U0653579

上海交通大学出版社教材出版基金资助项目

骨质疏松相关骨科疾病的诊断与治疗

Diagnostic and Therapeutic Approaches for Orthopedic Conditions in Osteoporosis

主编 赵庆华

上海交通大学出版社
SHANGHAI JIAO TONG UNIVERSITY PRESS

内容提要

　　本书系统阐述了骨质疏松症的基础知识、流行病学、病因及发病机制,深入探讨了骨质疏松症的预防策略,同时分析其诊断技术和治疗方案。书中还详尽介绍了骨质疏松症的风险评估、临床评估以及诊断标准,为临床实践提供了宝贵的参考。本书特别强调了均衡饮食、适量运动、戒烟限酒、享受日照、预防跌倒以及定期检测等健康生活方式在预防骨质疏松中的核心作用。此外,本书还总结了康复治疗、骨质疏松相关疾病知识以及疼痛管理的有关信息,为患者提供了全面的健康管理指导。本书不仅适用于骨科医生和医疗保健专业人员,还可作为医学生学习骨质疏松症的教材,帮助他们更深入地理解和掌握这一疾病。

图书在版编目(CIP)数据

　　骨质疏松相关骨科疾病的诊断与治疗/赵庆华主编.

上海:上海交通大学出版社,2025.7.—ISBN 978-7
-313-32823-6

　　Ⅰ.R681

　　中国国家版本馆 CIP 数据核字第 2025WC2261 号

骨质疏松相关骨科疾病的诊断与治疗
GUZHI SHUSONG XIANGGUAN GUKE JIBING DE ZHENDUAN YU ZHILIAO

主　　编:	赵庆华		
出版发行:	上海交通大学出版社	地　　址:	上海市番禺路 951 号
邮政编码:	200030	电　　话:	021-64071208
印　　制:	上海锦佳印刷有限公司	经　　销:	全国新华书店
开　　本:	787mm×1092mm　1/16	印　　张:	18.5
字　　数:	443 千字		
版　　次:	2025 年 7 月第 1 版	印　　次:	2025 年 7 月第 1 次印刷
书　　号:	ISBN 978-7-313-32823-6		
定　　价:	68.00 元		

版权所有　侵权必究

告读者:如发现本书有印装质量问题请与印刷厂质量科联系

联系电话:021-56401314

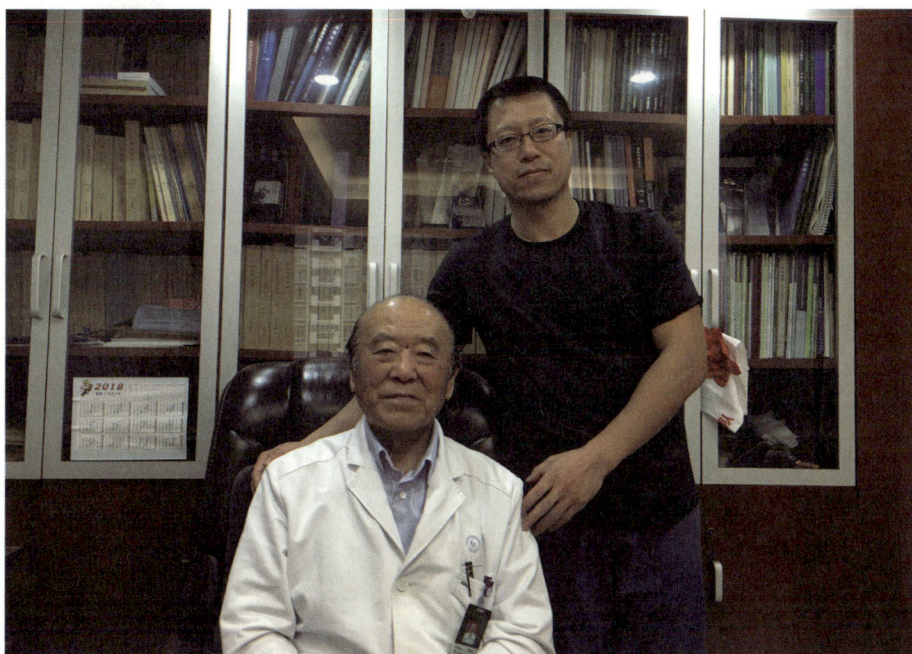

贾连顺教授（左）与赵庆华教授（右）

医生所有医疗活动行为的本质

救死扶伤

回归人性的关怀本真.

贾连顺教授语录

乙巳孟春玉小华书

作 者 简 介

赵庆华,主任医师,教授,特聘研究员,博士生导师。入选上海市浦江人才计划和上海市高校系统优青计划。担任国家自然科学基金评审专家、教育部学位中心论文评审专家等多项学术职务,同时兼任中华医学会科普分会老年病与骨健康学组委员、中国医师协会骨科医师分会青委骨质疏松学组副组长、中国康复医学会骨伤康复专业委员会脊柱外科学组副组长、全国卫生产业企业管理协会脊柱健康分会常务委员、中国食药促进会创新成果转化分会创转智库首席专家、中国骨科菁英会脊柱专业委员会委员、上海市医学会骨科学分会脊柱学组委员、上海市医学会骨质疏松分会青年委员会委员以及上海交通大学骨代谢－材料创新交叉学科创新基地主任等。

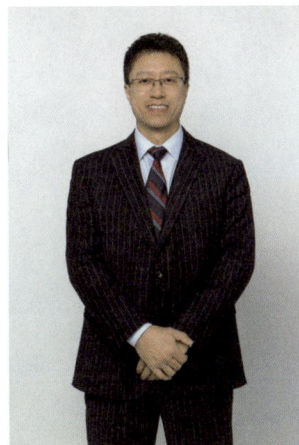

在临床医学领域,赵庆华医生致力于老年骨质疏松症相关脊柱疾病的管理与治疗,专家门诊年接待量超过 10000 人次,每年主刀的高难度四级脊柱手术超过 800 台;获得全国骨科年度好大夫、全国平安好医生等多项荣誉称号。

在科研领域,赵庆华作为通信作者,在 *Nature Metabolism*、*Aging and Disease*、*Spine* 等国际权威 SCI 期刊上发表了 50 余篇研究论文。*Nature Reviews Endocrinology*(IF:47.564)杂志邀请赵庆华撰写述评,并将赵庆华团队的研究成果推荐为 2023 年全球研究热点(Research highlights)。他受邀在欧洲骨科研究学会和 AO 研究院官方期刊 *European Cells & Materials* 上发表了骨质疏松专题综述论文。主持 15 项科研项目,包括国家自然科学基金面上项目、教育部博士点专项基金以及上海市自然科学基金等。获得全国青年骨科医师创新大赛最佳创新研究奖、上海市科技进步奖二等奖、上海市职工科技创新一等奖、上海市星光计划的“创新之星”称号、山东省高校优秀科研成果奖二等奖、上海交通大学医学院医学教育研究成果二等奖等荣誉。

在教育领域,赵庆华担任上海交通大学骨代谢－材料创新交叉学科创新基地及上海交通大学医学院骨代谢学生科技创新工作室负责人。在他的指导下,本科生成功获得了 3 项国家级大学生创新创业训练计划项目和 6 项校级项目。主持 6 项教学研究课题,并发表了 5

篇教学论文,主编了 2 部教学专著,还参与编写了 8 部学术专著。获得包括全国"科创杯"青少年科技创新大赛三等奖、上海市科技创新市长奖、上海交通大学医学院医学教育研究成果奖二等奖在内的多项教学荣誉,此外,还被评为上海交通大学医学院首届"十佳班导师"、首届"大学生创新训练计划"优秀指导教师、学生综述优秀指导教师以及本科生科研优秀指导教师等。

在科研转化领域,赵庆华团队正负责长三角国创中心的同萃科创项目——《用于骨质疏松防治的工程化骨靶向肝源性外泌体及其应用产品研发》。他们正稳步推动骨质疏松防治相关的工程化骨靶向肝源性外泌体制备,以及药物活性成分干预成骨细胞衰老机制的研究和产品研发工作。

在科学普及领域,赵庆华作为"健康中国医者"专家库的一员,其全网粉丝数量已超过250 万,视频播放量累计达到 1.5 亿次,收获超过 1100 万次的点赞。作品被人民网、环球网等权威平台转载。2024 年,他在上海市医务人员健康科普影响力排行榜中位列前 60 强,并荣获抖音平台健康科普影响力第 3 名。

编 委 会

主　编　赵庆华

副主编　陈亚楠　林龙帅　毛广振　赵　翔

编　者　（按姓氏汉语拼音排序）

曹　勇	车凌宾	戴之成	董　军	顾汉松	郭伟鸿
何恩俊	衡东阳	洪　维	胡　鹏	胡　硕	黄　凯
黄伟博	靳林煜	刘　胄	吕　鹏	马　君	毛　敏
孟　通	潘　峰	卿　成	阮盛哲	沙春河	邵正海
宋宇琛	隋海涛	王　震	王刚阳	王宏杰	王庆宇
王树强	吴建锋	吴文旭	吴振凯	伍　凯	西永明
杨京星	叶健鑫	尹华斌	张　浩	张冬瑞	张海峰
张晓星	张学军	赵　伟	赵康成	郑士亚	周　磊
周承豪	周立建	周盛源	朱　巍	朱梦依	邹　飞

序

骨质疏松及其相关骨科疾病已演变为影响公共健康的重大公共卫生问题。据估计，全球范围内每三秒钟便有一例骨质疏松性骨折发生，而在中国，60岁及以上的老年人群中，骨质疏松症的患病率已达到36%。由骨质疏松引发的骨折不仅导致残疾和死亡，还显著影响患者的生活质量，并给家庭和社会带来沉重的经济负担。在这一背景下，医学界对骨质疏松相关骨科疾病的研究不断深化，临床诊疗技术亦实现了迅速的更新换代。

骨质疏松性骨折与普通的创伤性骨折不同，其发病机制复杂，涉及骨代谢失衡、微结构破坏以及力学性能下降等多个层面的病理变化。随着基础研究的突破，我们对骨细胞生物学、钙磷代谢调控等理论的理解日益深入，这些进展为临床诊疗理念的革新提供了坚实的基础。同时，影像诊断技术从传统的X线、CT发展到高分辨率定量CT、显微CT，使得骨质疏松的早期诊断和骨折风险评估更加精确；微创手术技术如椎体成形术、经皮内固定术的广泛应用，显著降低了老年患者的手术创伤；生物材料领域的创新，例如新型骨水泥、可降解植入物的研发，为治疗效果的提升注入了新的动力。

赵庆华教授领衔编撰的《骨质疏松相关骨科疾病的诊断与治疗》一书，是众多临床专家和科研工作者智慧的结晶。赵庆华是我国脊柱外科领域中一位兼具深厚临床经验和突出科研能力的中青年专家。2004年，他考入第二军医大学，成为我的博士研究生，在脊柱外科的基础与临床研究领域不断深耕；2007年以优异成绩获得博士学位。在学术积累和临床实践中，赵庆华不仅奠定了扎实的骨科理论基础，还始终以极高的标准磨练临床技能。他在脊柱外科领域深耕多年，尤其擅长将基础研究成果转化为临床诊疗的新思路。近年来，赵庆华教授针对骨质疏松相关骨科疾病的临床诊疗难点，系统梳理了从基础病理机制、精准影像诊断到个体化治疗方案的全流程知识体系，其研究成果为提升骨质疏松性骨折等疾病的规范化诊疗水平提供了重要参考。

本书对骨质疏松性骨折的分型与鉴别诊断进行了深入细致的分析，结合丰富的临床案例和影像资料，为临床医生提供了清晰的诊断思路；在治疗策略方面，不仅详细阐述了保守治疗、手术干预的适应证和操作规范，还对新兴技术的应用要点和循证医学证据进行了深入解读。特别值得一提的是，本书强调了多学科协作理念的融入，涵盖了内分泌、康复、营养等多学科知识，为骨质疏松相关骨科疾病的综合管理提供了全面的指导。其先进性、科学性和实用性贯穿于每一个章节，无论是初涉该领域的年轻医师，还是经验丰富的临床专家，都能从中获益。

本书的内容编排遵循临床诊疗的逻辑，由浅入深、层层递进，从基础理论到前沿进展，从典型病例到疑难问题，全方位满足不同层次读者的学习需求。每一个知识点都经过反复推敲，每一幅插图都精心绘制，字里行间无不彰显着编者团队严谨的治学态度和对医学事业的热忱。

近 20 多年来，我有比较多的学业有成的学生，在自己专业领域做出了突出成就，他们以自己修炼出来的优秀品质、深厚的基础理论、精湛的外科技术，叱咤在广阔的学术领域之中，成为某个专业的大家，并且不断总结、撰写学术专著，赵庆华教授就是其中一位。

我欣喜地看到赵庆华教授撰写的《骨质疏松相关骨科疾病的诊断与治疗》的出版，这将为骨质疏松相关骨科疾病的规范化诊疗提供重要参考，助力提升我国在该领域的整体诊疗水平。同时，也欣喜地看到新一代骨科医师在专业领域的深耕与成长，这是我国骨科事业蓬勃发展的希望所在。期待本书能成为广大医务工作者临床实践与学术探索的良师益友，为守护患者骨骼健康发挥积极作用。

裴福兴

2025 年 5 月

前　言

　　一位患者向我叙述了她与腰背痛抗争的艰难旅程。最初的七天，她饱受剧烈疼痛的煎熬，不得不踏上前往骨科专家门诊的求医之路。经医生诊断，她被确诊为腰肌筋膜炎，随后使用了止痛药物，疼痛得以暂时缓解。然而，好景不长，疼痛卷土重来，剧烈到令她彻夜难眠。于是，她联系了一位康复理疗医生，被诊断为肌肉萎缩和软组织力量不平衡，接受了热疗和电刺激治疗。不幸的是，疼痛非但没有减退，反而持续加剧，两周时间里未见丝毫缓解。随后，她尝试了按摩技师提供的脊柱按摩，坚持了六个疗程，长达一个半月，但症状并未改善，她因此停止了治疗。这位女士持续遭受疼痛，彻夜难眠。最终，她甚至求助于心理科医生，以求安眠药治疗。直至她来到我的特需专家门诊，通过详尽的问诊与细致的体格检查，我逐一排除了先前的多种诊断，初步推测她可能患有骨质疏松症。经过 DXA 检查，显示其腰椎椎体骨密度 T 值（T-score）低至-3.8，证实了我的猜想。在经过规范抗骨质疏松药物治疗和功能锻炼后，她逐步恢复了正常的生活和活动。

　　随着社会老龄化的加剧，与老年性退变相关的疾病比例持续攀升。骨质疏松症，被称为"沉默的疾病"，其特征是骨量减少和骨微结构的破坏，导致骨脆性增加和骨强度下降。根据意大利的一项研究，4％的意大利人处于"脆弱"状态，骨折风险上升，65 岁以上人群有超过50％被视为"脆弱"。在我国，50 岁以上人群骨质疏松症的患病率高达 19.2％，其中，女性为32.1％，男性为 6.0％。这些数据表明，骨质疏松症不仅增加了骨折的风险，而且在老年人群中尤为普遍。这一疾病给社会医疗体系和患者个人都带来了深远而负面的影响。尽管骨科医生在外科手术细节上精益求精，但在面对与骨质疏松相关的骨科疾病时，不同医疗机构及医生间的诊疗策略仍显现出较大的差异性。随着骨质疏松症基础研究的深入和相关基础理论的显著进步，对骨质疏松症相关脊柱疾病的诊断和治疗方法不断得到更新。

　　我首次萌生编撰这本《骨质疏松相关骨科疾病的诊断与治疗》的想法是在 2019 年秋季，当时我正在美国纽约访学。在访学期间，我深刻地体会到，我国在骨质疏松症的理解和治疗上与国际顶尖医疗机构的同行们相比，仍存在一定的差距。"他山之石，可以攻玉"，针对我国患者骨质疏松相关骨科疾病的发病特点，我们不仅需要提升诊断技术，还应更加注重预防措施和个性化治疗方案的细节，实施精准的诊断和治疗，这也必将为患者带来最大的健康益处。

　　本书深入探讨了骨质疏松症，结合国内外指南和最新研究，全书共 3 篇 15 章，全面覆盖了该病的临床需求、关键问题、挑战和热点话题。研究显示,骨质疏松症是一种以骨量减少和骨微结构破坏为特征的全身性骨病,尤其在老年女性中发病率高。60~70 岁妇女的发病占 1/3,70 岁以上的妇女则占 2/3。此外,骨质疏松症的发病机制复杂,涉及成骨细胞和破骨细胞平衡、性激素水平变化以及遗传因素等。第一篇"骨质疏松症"全面介绍了该病症,内容涵盖了流行病学、国内外研究现状、骨代谢机制、病因、评估与诊断、预防、治疗以及康复管理等,详细解读了骨质疏松症,并提供了专业的标准和针对性的建议。第二篇"骨质疏松相关疾病"整理了常见的骨质疏松椎体压缩性骨折等并发症,并涉及骨质疏松症相关的创伤骨科、关节骨科和脊柱骨科疾病。本篇旨在为继发性骨质疏松、骨质疏松症并发症以及骨质疏松继发相关疾病的治疗和管理提供参考。第三篇"骨质疏松相关疼痛与功能管理"介绍了最新的管理理念,并针对常见的颈部、腰部疼痛进行了科普,提供了管理措施和诊疗建议。本篇强调了呼吸功能对脊柱健康的重要性,并介绍了相关的训练方法和技巧。我们特别关注老年人群的脊柱健康需求,精心设计了贴合老年人群需求的运动方案,旨在助力他们实现既适宜又安全高效的锻炼目标。全书辅以近 200 张精美插图,图文并茂,不仅适合骨科、脊柱外科、康复科的各级医师研读,对非医学背景人士及骨质疏松患者亦大有裨益,可助力他们更好地预防骨质疏松,实现自我管理。

本书的编写团队汇集了经验丰富的骨科医生和科研思维敏捷的研究生,他们对骨质疏松相关骨科疾病的手术指征、围手术期处理以及并发症的预防和治疗原则等关键临床问题有着深刻的理解。他们能够对不同的治疗方案进行客观公正的评价,并对临床应用结果进行深入分析。图书编撰之路,挑战重重,我们需应对浩如烟海的文献资料,化解治疗方案之争议,并统一英、德乃至拉丁文文献的翻译与整理。每一个阶段性成果的实现,都凝聚了编者们的辛勤劳动和汗水;编者们披荆斩棘,既确保行文规范、用词精准,又深度解读知识点,精细确定诊疗方案。但即便如此,本书仍可能存在一些不足之处,恳请各位读者给予批评指正。

随着本书即将付梓,作为主编,我衷心感谢过去三年中所有为本书付出辛勤劳动的编者们。尤其感谢陈亚楠与毛广振,他们于图书编撰中,事事精心协调,处处细致入微。此外,林龙帅与赵翔的文稿校对,一丝不苟,精益求精,亦令人钦佩。愿本书成为我们共同经历时光的见证,以及那永不磨灭的朋友、师生情谊的象征。

赵庆华

2025 年 3 月于上海

目　　录

第一篇　骨 质 疏 松 症

第二篇　骨质疏松相关疾病

第三篇　骨质疏松相关疼痛与功能管理

第一篇 骨质疏松症

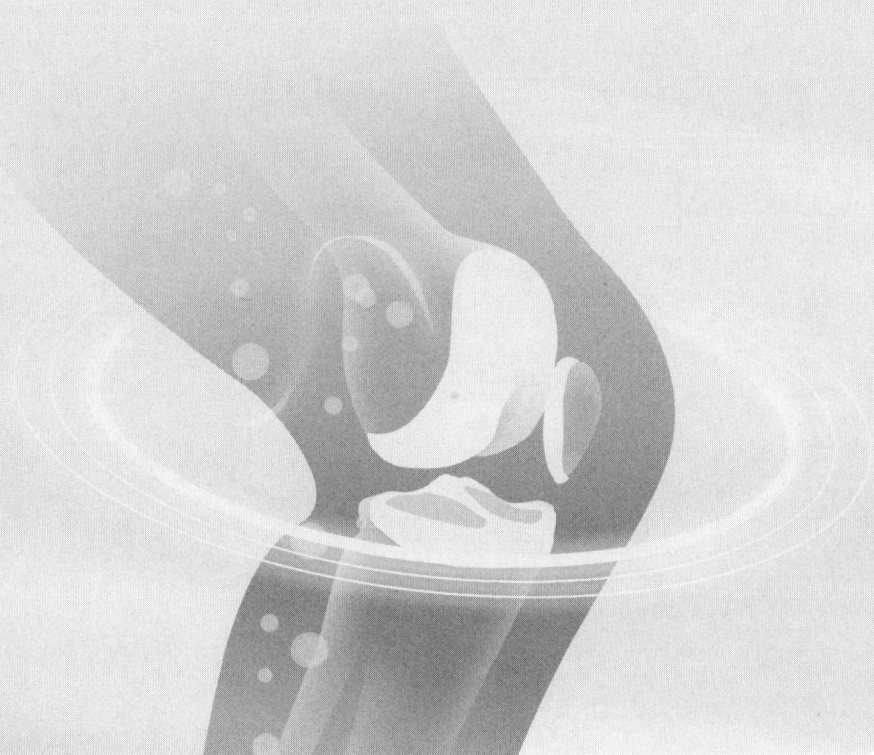

第一章
骨质疏松症概述

骨质疏松症是一种全球性的代谢性骨病,其主要表现为骨量显著减少、骨微结构受损,从而极大地增加了患者骨折的风险。每年 10 月 20 日的"国际骨质疏松日",旨在提升公众对骨质疏松的认识。影响骨质疏松症发病的因素众多,包括人种、年龄、性别等难以改变的因素,以及生活方式、饮食习惯等可通过调整来改善的因素。尽管早期诊断骨质疏松症存在一定的困难,但随着病情的进展,患者可能会出现腰背痛、身高逐渐缩短以及骨折等一系列症状。骨质疏松性骨折,尤其是髋部和脊柱骨折,严重影响患者的生活质量。世界卫生组织(WHO)提供诊断标准,治疗需考虑患者具体情况。提高公众认识有助于预防和管理骨质疏松症,减少其不良影响。

一、什么是骨质疏松症

骨质疏松症是全球范围内最常见的代谢性骨病,根据世界卫生组织的数据,全球女性骨质疏松性骨折发生率约为 30%,而男性骨质疏松发生率也达 20%。多数患者早期没有症状,随着人体骨质的逐步流失进而出现肢体无力、骨关节疼痛,甚至稍有不慎受到磕碰便会发生骨折。若未及时治疗,其后期发展往往伴随着其他并发症,可能导致严重后果。依据中国外科学教材的定义,骨质疏松症(osteoporosis)是一种代谢性骨病,特征在于骨量减少和骨组织微结构受损,从而使得骨骼变得更加脆弱,增加了骨折的风险。1994 年,世界卫生组织对骨质疏松症的描述被广泛接受,定义为"一种全身性骨骼疾病,其特征是骨量减少和骨组织微观结构恶化,从而增加骨脆性和骨折风险"。除了关注骨量和骨微结构外,2001 年美国国立卫生研究院(NIH)还引入了骨强度的概念,将骨质疏松症定义为一种骨骼系统疾病,其特征为骨强度降低和骨折风险增加。其中,骨强度涵盖了骨骼矿物质密度(bone mineral density,BMD,即骨密度)以及骨质量。

骨质疏松症可发生于任何年龄阶段,但更常见于绝经后女性和老年男性。该病的危险因素涵盖不可改变因素,如人种、年龄增长、女性绝经状态及母系家族史;同时也包括可调整因素,诸如低体重、性腺功能低下、吸烟、酗酒、咖啡及碳酸饮料过量饮用、缺乏运动、营养不均衡、蛋白质摄入不合理、高钠饮食习惯、钙或维生素 D 缺乏,以及影响骨代谢的疾病和药物使用。根据病因,骨质疏松症分为原发性和继发性两大类。原发性骨质疏松症包括绝经后骨质疏松症（Ⅰ型）、老年骨质疏松症（Ⅱ型）和特发性骨质疏松症（青少年型）。绝经后骨质疏松症通常在女性绝经后 5～10 年内发生；老年骨质疏松症一般指 70 岁以后发生的骨质疏松；特发性骨质疏松症主要发生在青少年，其病因尚未明确。继发性骨质疏松症是指由影响骨代谢的疾病或药物或其他明确病因导致的骨质疏松。

骨质疏松症作为一种相对隐匿的疾病，早期通常无明显临床表现，不易被发现。但病情逐渐恶化时，患者会出现腰膝酸软、腰背及四肢隐痛、全身乏力等症状，还可能出现驼背、脊柱变形、身高缩短，严重时甚至发生骨折。部分患者可能无临床症状，仅在发生骨质疏松性骨折等严重并发症后才被诊断为骨质疏松症。此外，骨质疏松性骨折，也称为脆性骨折，是骨质疏松症的常见且严重的并发症。这种骨折通常发生在脊柱、髋部、腕部及肩部等部位，且多为低能量或低暴力所致。绝经后女性和老年人群是该并发症的高风险群体。据研究，骨量丢失和年龄增长是导致绝经后女性骨质疏松性骨折的主要危险因素。

根据世界卫生组织的诊断标准，骨质疏松症中，髋部或腰椎的骨密度小于或等于年轻成人参考人群的平均 BMD（T 评分）2.5 个标准差。值得注意的是，骨质疏松症常作为慢性肾、肝、肺疾病的并发症出现，且与衰老过程密切相关。特发性骨质疏松症同样是导致骨质疏松性骨折的重要因素之一，因此，对于病因不明的骨质疏松症，治疗上也面临较大挑战。此外，骨质疏松症在女性中更为常见，与之相关的因素之一是绝经，这与雌激素对破骨细胞的影响有关。研究显示，妊娠次数、年龄增长以及体重指数的高低均与骨质疏松症的风险增加有关。骨质疏松症过程中发生骨折的一个重要决定因素是高龄，因此，在女性群体中尤其需要注意这个问题。

二、骨质疏松症的流行病学

骨质疏松症是一种多因素所致的慢性疾病，其特征是骨量下降和骨的微细结构破坏，表现为骨的脆性增加，因而骨折的危险性大为增加。随着全球人口老龄化的加速，骨质疏松症及其所引起的骨折已越来越受到全球的关注。如今，医疗从业者和卫生部门的工作人员已经普遍认识到，骨质疏松症是一个影响广泛人群的健康问题，它不仅可能影响新生儿到高龄老人的所有年龄段，而且根据世界卫生组织的数据，全球女性骨质疏松性骨折发生率约30%，男性发生率也达 20%。重要的是，无论男女，患病概率和易感性都是相同的。在相似条件下，差异主要体现在发病时间上。骨质疏松症已被列为影响全人类的十大疾病之一，与高血压、卒中和糖尿病等疾病并列，同时必须意识到，这些疾病本身也是骨质疏松症的潜在危险因素。在美国，据统计，有 1 500 万～2 000 万人患有骨质疏松症，且每年有 120 万人发生脆性骨折。美洲、欧洲和亚洲许多其他国家的患病率也相当高。骨质疏松症是一种对公共健康产生重大影响的疾病，未来骨质疏松性骨折的病例还将继续增加。

在中国，骨质疏松症患者有 6 000 万～8 000 万人，且随年龄增加患病率明显增高。骨质疏松症不仅给患者带来巨大的个人经济负担，还对社会经济造成显著影响，包括高额的医疗费用、护理成本以及因疾病导致的生产力损失。根据国际骨质疏松基金会 2013 年的调查报告，中国骨质疏松患者髋部骨折的平均治疗费用为 3 600～5 000 美元。2015 年，Chen 等人对骨质疏松症相关骨折的疾病负担进行了分析和预测。研究表明，受人口老龄化等因素影响，中国髋部骨折年发生量预计将从 2015 年的 41.1 万例激增至 2050 年的 100 万例。骨质疏松症相关骨折的医疗保健成本预计为：2015 年 110 亿美元，2035 年 200 亿美元，至 2050 年将达 250 亿美元。随着全球人口老龄化日益严重，骨质疏松症已成为最严重的健康问题之一。它不仅导致患者生活质量下降，还可致残致死，而且医疗费用昂贵，给国家、社会和家庭带来沉重的经济负担。

（一）骨质疏松症的全球流行病学

基于世界卫生组织对骨质疏松症的定义，2021 年的一项 Meta 分析显示，年龄在 15～105 岁的人群中，全球骨质疏松症患病率约为 18.3%，其中女性约为 23.1%，男性约为 11.7%；女性患病率高于男性，这主要归因于绝经后雌激素水平显著下降及内分泌代谢失衡。根据 2007 年 WHO 的报告，全球约有 2 亿女性患有骨质疏松症，患病率随着年龄增长而显著上升，50～60 岁、60～70 岁、70～80 岁、80～90 岁及 90 岁以上的女性患病率分别为 3.4%、8.5%、19.2%、37.7%、61.3%。相比之下，男性在相应年龄段的患病率较低，分别为 0.6%、1.7%、4.3%、10.4%、22.6%。可以看出，女性患病率高于男性，且随着年龄的增加，人体进入骨量丢失期，骨质疏松症患病率大幅上升。

（二）骨质疏松症的国外流行病学

根据 SALARI 等人的 Meta 分析，近 20 年非洲 18～95 岁人群的骨质疏松症患病率高达 39.5%，这一数据凸显了非洲已成为全球骨质疏松症患病率最高的地区之一。此外，该研究比较了五大洲的患病率，发现非洲＞欧洲＞亚洲＞大洋洲＞北美洲，这可能是环境、生活习惯或种族差异等因素导致的。一项 2005—2007 年的队列研究显示，日本 40 岁以上男性骨质疏松症患病率为 3.4%，女性为 19.2%。美国 2005—2010 年国家健康和营养检查调查（National Health and Nutrition Examination Survey，NHANES）显示，50 岁以上人群骨质疏松症患病率女性高于男性。在 2017—2018 年间，美国的骨质疏松症患病率高达 12.6%，其中女性患病率为 19.2%，显著高于男性的 4.4%。相较于 2007—2008 年的数据，女性骨质疏松症的患病率呈现上升趋势，而男性患病率则相对稳定。2017—2018 年，澳大利亚 45 岁及以上人群中自我报告骨质疏松症患病率为 9.2%。国际骨质疏松症基金会（IOF）统计显示，全球每年有 890 多万人因骨质疏松症发生骨折。在不同国家的流行病学数据中，印度的骨质疏松症患病率最高，超过 30%，而美国、欧盟相对较低，约为 10%。此外，一项全面的系统回顾和荟萃分析报告了世界骨质疏松症的患病率为 18.3%，印度 18 岁健康成人的骨质疏松症患病率与此相符，为 18.3%，骨量低下患病率更是高达 49.9%。2022 年全欧洲估计有 3 200 万名 50 岁以上的人患有骨质疏松症，相当于欧洲 50 岁以上总人口的 5.6%，其中约有 2 550 万女性（占 50 岁以上女性的 22.1%）和 650 万男性（占 50 岁以上男性的 6.6%），且这些地区在 2019—2034 年间骨质疏松性骨折的数量预计将增加 25%。从上述国际相关数据可以看出，各国骨质疏松症的患病率处于较高水平，但因缺乏同时期不同地区、种群等的调查数据，无法直接比较。

（三）骨质疏松症的国内流行情况

根据 1980—2008 年的流行病学调查数据显示，中国成年人的骨质疏松症患病率介于 6.6%～19.3%，平均患病率为 13%，且城乡之间的差异并不显著。2016 年的一篇综述揭示,2003—2008 年间,中国骨质疏松症的患病率为 14.94%,而到了 2009—2011 年,这一数字攀升至 23.65%,2012—2015 年间更是达到了 27.96%。由此可见,中国骨质疏松症的患病率呈现出逐年递增的趋势。

根据国际骨质疏松症诊断的金标准,我国 2018 年骨质疏松症流行病学调查显示:40~49 岁人群的患病率为 3.2%,低骨量率达到 32.9%;50~59 岁、60 岁及以上人群患病率分别为 10.2%、27.4%,低骨量率分别为 45.1%、47.5%;三个年龄段中女性患病率皆高于男性;40 岁以上人群中,农村地区患病率高于城市地区;在不同地区、不同民族,我国骨质疏松症的患病率有较大差异。

一篇 2022 年的 Meta 分析结果显示,中国南方地区 60 岁以上老年人骨质疏松症的患病率为 39.7%,中国北方地区为 35.7%,可见中国南方地区的患病率略高于北方,可能与当地日照时间相关,也可能因为南方人群与北方人群相比,体形相对瘦小。2022 年,吴惠一通过 Meta 分析研究中国女性绝经后的骨质疏松症患病率,结果显示华南地区患病率为 41.2%,华中地区为 36.8%、华北地区为 35.9%,与前述结论相符。然而,西北地区患病率为 43.5%,西南地区则为 36.2%,这与先前南方地区人群患病率高于北方的结论相悖,推测原因可能在于研究人群在性别、年龄等构成比上的差异,以及两地特殊的地理环境。

根据国内外研究,双能 X 线吸收法(dual-energy X-ray absorptiometry, DXA)被广泛用于筛查骨质疏松症患者。最新数据显示,我国 50 岁以上人群的骨质疏松症患病率达到了 19.2%,这一比例超过了欧洲。与欧洲和美洲国家的情况相似,我国女性的患病率也高于男性。流行病学数据表明,老年人群中骨质疏松症的患病率偏高,故而加强对高风险人群及患者的筛查、管理与治疗至关重要,这将有效减轻该疾病对老年人群的影响。

三、骨质疏松症带来的影响

骨质疏松症不仅涉及骨质本身的微结构变化,还可能与其他疾病并发,并引发多种并发症。根据加拿大慢性病监测系统(CCDSS)的数据,骨质疏松症在 40 岁及以上的加拿大人中有很高的患病率,且其对生活质量的影响尤为显著。研究显示,骨质疏松症不仅增加了骨折风险,还可能导致疼痛、活动能力受限和心理压力,从而对患者的生活质量产生深远影响。

(一) 骨质疏松症相关疾病

1. 骨质疏松症相关创伤骨科疾病

骨质疏松症相关的创伤骨科疾病主要指脆性骨折。在英国,每年约有 536 000 例新的脆性骨折发生,其中 79 000 例为髋部骨折。这一数据与骨质疏松症导致的髋部骨折占骨科病人的 20% 相一致,凸显了脆性骨折的普遍性。此外,骨折风险的上升趋势也得到了国际骨质疏松基金会的预测支持,预计未来脆性骨折的概率将急剧增加。这些骨折会给患者带来严重的疼痛和残疾。根据英国政府的估计,未解决的家庭跌倒危险预计会给英格兰 NHS 造成 4.35 亿英镑的损失,而每年因脆性骨折造成的总损失估计为 44 亿英镑。超过 1/3 的成年女性和 1/5 的成年男性在其一生中会经历一次或多次脆性骨折。

脆性骨折通常由急性创伤引起,而这种创伤不足以使正常微观结构的骨骼发生骨折。因此,这种骨折与骨质改变有关,骨质疏松被认为是主要的危险因素。髋部、椎骨、肱骨和前臂远端骨折被归类为重度骨质疏松性骨折,而手、脚和颅面骨骨折则不被视为骨质疏松性骨折。无论是临床无症状还是有症状,都与所有骨骼部位骨折的风险增加有关,可以通过影像学检查来识别或验证。本书第八章"骨质疏松相关创伤骨科疾病"中有详细阐述。

2. 骨质疏松症相关关节疾病

骨质疏松症对骨骼的影响不仅限于骨折,它还会引发一系列与关节相关的疾病。这些疾病涵盖了软骨磨损、多种类型的关节炎(诸如类风湿关节炎、银屑病关节炎及中轴型脊柱关节炎)以及因骨质疏松引发的骨折等情形。骨质疏松与关节疾病间存在着错综复杂的相互作用,骨质疏松会降低骨密度和骨强度,从而加大关节所受压力,进一步促使软骨磨损加速及关节炎的发生与发展。本书第九章"骨质疏松相关关节疾病"中有详细阐述。

3. 骨质疏松症相关脊柱疾病

随着人口老龄化和现代生活方式的改变,骨质疏松症对脊柱尤其是老年人脊柱的影响日益受到关注。骨质疏松导致脊柱骨质变得脆弱不堪,进而增加了罹患骨质疏松性疼痛、脊柱畸形等脊柱相关疾病的可能性。此外,高皮质醇症、甲状腺功能亢进、甲状旁腺功能亢进、酗酒等因素导致的脊柱疾病和继发性骨质疏松症患者数量也在不断增加。尽管物理和职业治疗、心理社会支持、卧床休息、疼痛管理、支架足以治疗大多数椎体骨折,但疼痛加剧、椎管狭窄、神经功能缺损或严重的体位畸形可能需要手术矫正。早日认识到与骨质疏松相关的脊柱疾病并及时接受正确的治疗至关重要。本书第十章"骨质疏松相关脊柱疾病"中有详细阐述。

(二)骨质疏松症的并发症

1. 骨折

骨折是骨质疏松症最严重的并发症之一,主要包括脊椎骨折、髋部骨折和桡骨远端骨折。随着年龄的增长,人体内骨含量逐渐流失,骨强度逐渐降低,即骨质疏松。50岁起骨量平均每年丢失0.5%~1%,有些绝经后妇女最高每年丢失骨量的3%~5%,是骨质疏松症的高危人群。老年人一旦遭受脆性骨折,今后再次骨折的可能性就大大增加。根据国际骨测量学会统计,遭受过一次椎体骨折的老人,再次发生椎体骨折的可能性就比没有骨折过的老人高4倍。即使骨折是由较大外力引起的,也应重视并进行排查,因为意外创伤事故可能预示着骨脆性和未来骨折风险的增加。骨折的发生受多种因素影响,诸如骨密度、皮质厚度、医疗保健服务的获取情况、并发症(例如糖尿病)以及骨骼的几何形态(例如髋轴长度)等,这些因素均在其中扮演着重要角色。

骨质疏松症引起的骨折中,椎骨(腰椎)、股骨近端(髋部)和前臂远端(腕部)骨折较为常见。若骨质疏松症未得到及时治疗,可能会陷入复发性骨折的恶性循环之中,进而导致残疾乃至过早死亡。临床或亚临床椎体骨折是最常见的骨折类型,其额外椎体骨折风险增加5倍,其他部位骨折风险增加2~3倍。骨质疏松性椎体压缩性骨折(osteopovotic vertebral compvession fracture, OVCF)是由于原发性骨质疏松症导致椎体骨密度和骨质量下降、骨强度减低,在轻微外伤甚至没有外伤的情况下发生压缩骨折,以胸/腰背部疼痛为主,伴或不伴有下肢神经症状。根据相关研究,中国目前约有9 000万骨质疏松症患者,其中OVCF是常见的并发症。随着人口老龄化,每年新增的OVCF病例数达到181万例,相当于每17.4秒就有一例新增病例。这给患者带来巨大的经济负担,并给国家造成巨大的经济损失。本书第七章"骨质疏松性椎体压缩性骨折"中有详细阐述。

对于大多数老年人发生的骨折，即使是由较大外力引起的，通常也与骨量低有关。骨折与低骨密度密切相关，老年人尤其面临后续骨折风险增加的问题。因此，老年人尤其需要注意骨质疏松问题。一项大型队列研究发现，高创伤和低创伤骨折对低 BMD 和未来骨折风险升高的预测作用相当。但手指、脚趾、面部及颅骨骨折多因创伤所致，与骨脆性关系不大，故通常不被归类为骨质疏松性骨折。

骨折可能导致完全恢复，也可能引发慢性疼痛、残疾甚至过早死亡。髋部、椎体和桡骨远端骨折会导致患者生活质量显著下降，其中髋部骨折最为危险。骨盆和（或）肱骨的低能量骨折在骨质疏松症患者中很常见，并导致发病率和死亡率增加。在社会心理症状（psychosocial symptoms）方面，骨折的后果中最常见的是抑郁和自尊心的下降。由于患者正努力应对疼痛、身体限制以及失去独立性，因此必须关注患者的心理状态。

骨质疏松性骨折表明患者已进入严重骨质疏松阶段，亟须进行治疗和预防，以防病情复发。既往椎骨骨折（临床或影像学记录）或髋关节骨折，以及超过一处骨折，表明未来骨折的风险很高。随着人口老龄化，临床医生在前凶骨折后进行干预至关重要。适当且及时的干预为预防患者复发性骨折、残疾及过早死亡提供了最佳契机。

此外，由于慢性病患者的存活率提高以及可能损害骨骼的药物使用增加，儿童骨质疏松症的发病率正在增加。由于缺乏统一的诊断标准和治疗指南，目前针对儿童骨质疏松症的治疗方法存在显著差异。然而，最新的研究和临床实践已经为儿童骨质疏松症的诊断和综合治疗提供了更为明确的指导，包括利用骨密度检查、化验指标和医学影像等多方面指标来全面评估骨质健康状况。糖皮质激素（Glucocorticoids，GC）是一类具有抗炎、免疫抑制和调节代谢功能的药物，广泛应用于多种儿科疾病的治疗。然而，这些药物伴随着多种不良反应，并且与骨密度降低及骨质脆弱性骨折相关，是常见的药物引发疾病的因素。

对于老年患者而言，他们所经历的骨折多数是由跌倒所引发的。据调查，跌倒已成为我国 65 岁以上老年人因伤致死的首要原因，平均每 10 人就有 3～4 人发生过跌倒。跌倒最大的影响是引发骨折，老年人跌倒中骨折比例高达 31.79%，受伤部位主要是下肢。随着年龄的增长，跌倒的风险逐渐升高。由于跌倒所致的死亡率很高，因此，进行跌倒风险评估对于预防骨折至关重要。在与跌倒相关的众多因素中，最为关键的包括既往跌倒史、肌肉力量减弱、步态和平衡能力受损、使用镇静或催眠药物、视力问题以及任何可能导致头晕的疾病，例如脱水和直立性低血压。值得注意的是，多项研究已经证实，旨在减少跌倒风险的物理治疗和锻炼计划是安全且有效的。

2. 肺部感染

医学专家指出，患有骨质疏松症的老年人，尤其是那些因疼痛难以起身的人，更容易遭受肺部感染。肺部的微小支气管若不洁净或气管功能出现异常，由于疼痛，他们可能无法有效地咳出痰液，这容易导致坠积性肺炎。许多老年患者在经历髋部骨折后，由于肺炎和肺部感染，抗生素治疗往往难以奏效，他们不得不依赖拍背帮助咳痰。因此，一些骨质疏松症患者可能因肺部感染而死亡。

3. 压疮

建议骨质疏松症患者在卧床期间使用气垫床，以预防骶尾部压疮的形成。骶尾部由于缺乏肌肉组织，除了皮肤和脂肪外，直接就是深层的骨骼。长时间保持同一姿势卧床的患者,数小时后皮肤便可能出现红斑,随后因血液循环受阻导致缺血,进而皮肤破损、起泡,严重时还会发生感染。感染若进一步扩散,可导致骨骼感染和深层骨髓炎,这是压疮的严重并发症。因此,一旦压疮形成,患者面临全身感染的风险将显著增加,生活质量的提升也将变得异常困难。骨折后的骨质疏松症患者往往需要长期卧床,这不仅会使血液黏稠度上升,限制腿部活动,减缓血液循环,还可能因压疮感染而引发败血症,进而危及生命。

4. 静脉血栓

通常,老年人易患高脂血症、高血压、糖尿病等慢性疾病。血管状况不佳导致血管壁变得粗糙,血液黏稠度增加,进而容易在下肢形成静脉血栓。对于骨质疏松症患者来说,一旦盆骨或下肢发生骨折,并且下肢长时间保持固定不动,血液的黏稠度会进一步增加,从而更易引发血栓的形成。如果下肢静脉血栓脱落并进入肺动脉,可能会导致肺栓塞,甚至危及生命。

四、骨质疏松症的成因及病理

骨质疏松是一种影响全身骨骼的疾病,主要波及脊椎、髋部和手腕等关键部位。在健康状态下,骨骼经历持续的更新与重塑,新骨的生成与旧骨的吸收之间维持着平衡状态。但骨质疏松症患者体内,骨形成与骨吸收的平衡被打破,骨吸收速度超过骨形成,导致骨量逐渐减少,骨密度降低。促成骨质疏松症及其相关骨折的疾病、病症和药物详见表 1.1。

表 1.1 导致或促成骨质疏松症和(或)骨折的病症、疾病和药物

生活方式因素	酗酒、体重过轻、过量摄入维生素 A、频繁跌倒、高盐饮食、久坐不动、钙质摄入不足、吸烟(包括主动和被动吸烟)以及维生素 D 缺乏
遗传病	囊肿性纤维化、Ehlers-Danlos 病、Gaucher's 病、血色病、低磷酸盐血症、低磷血症、马方综合征、Menkes 刚毛综合征、成骨不全症、父母有髋部骨折史、卟啉症、高胱氨酸尿症
性腺功能减退状态	神经性厌食症、雄激素不敏感综合征、女运动员三联症(female athlete triad)、高催乳素血症、性腺功能减退、全垂体功能减退症、早发性绝经(早于 40 岁)、Turner 综合征以及 Klinefelter 综合征。
内分泌失调	肥胖、库欣综合征、糖尿病(包括 1 型和 2 型)、甲状旁腺功能亢进、甲状腺功能亢进
胃肠道疾病	乳糜泻、减肥手术、胃旁路手术、胃肠手术、炎症性肠病(包括克罗恩病和溃疡性结肠炎)、吸收不良综合征、胰腺疾病以及原发性胆汁性肝硬化。
血液系统疾病	血友病、白血病、淋巴瘤、单克隆丙种球蛋白病、多发性骨髓瘤、镰状细胞病、系统性肥大细胞增多症以及地中海贫血。
风湿病和自身免疫性疾病	强直性脊柱炎、其他风湿性疾病、自身免疫性疾病、类风湿关节炎、系统性红斑狼疮、神经和肌肉骨骼风险因素、癫痫、肌肉萎缩症、多发性硬化症、帕金森病、脊髓损伤、卒中
其他病症和疾病	艾滋病、淀粉样变性、慢性代谢性酸中毒、慢性阻塞性肺疾病、充血性心力衰竭、抑郁症、肾脏疾病(包括 CKD Ⅲ、CKD Ⅳ、CKD Ⅴ/ESRD 阶段)、高钙尿症、特发性脊柱侧弯、移植后骨病、结节病、减肥以及低钠血症。

（续表）

药物	含铝抗酸剂、雄激素剥夺疗法、普通肝素等抗凝剂、苯巴比妥、苯妥英钠、丙戊酸钠等抗惊厥药物、芳香化酶抑制剂、巴比妥类药物、癌症化疗药物、环孢菌素 A、他克莫司、每日剂量等于或超过 5.0 mg 的糖皮质激素（如泼尼松或等效药物，连续使用 3 个月及以上）、GnRH 激动剂和拮抗剂、醋酸甲羟孕酮、氨甲蝶呤、肠外营养、质子泵抑制剂、选择性 5-羟色胺再摄取抑制剂、用于绝经前乳腺癌治疗的他莫昔芬、噻唑烷二酮类药物（例如吡格列酮和罗格列酮）以及过量的甲状腺替代激素。

（一）骨质疏松的诱因

（1）年龄增长：随着年龄的增长，人体的生理功能逐渐衰退。随着成骨细胞活性减弱，骨形成量减少；同时破骨细胞活性相对增强，骨吸收量增加，进而引发骨量丢失。

（2）性别因素：女性在绝经后，由于雌激素水平急剧下降，对破骨细胞的抑制作用减弱，骨吸收加快，更容易患上骨质疏松症。

（3）不良生活方式：长期吸烟、酗酒、缺乏锻炼、高盐饮食及过量摄入咖啡、碳酸饮料等不良习惯，均会干扰骨代谢，提升骨质疏松风险。

（4）营养不良：钙、维生素 D、蛋白质等营养素的缺乏，会阻碍骨骼正常生长与维护，进而造成骨量流失。

（5）药物影响：长期使用糖皮质激素、抗癫痫药、肝素等药物，可能扰乱骨代谢，诱发骨质疏松。

（6）疾病因素：患有某些慢性疾病，如类风湿关节炎、甲状腺功能亢进、慢性肾病等，也可能增加骨质疏松的发生概率。

（二）骨质疏松的病因

（1）遗传因素：遗传因素在骨质疏松症发病中起着一定的作用。家族中有骨质疏松患者的人群，其患病风险相对较高。

（2）激素失衡：除了绝经后雌激素水平下降外，甲状旁腺激素、降钙素等激素的分泌异常，也会影响骨代谢平衡，导致骨质疏松。

（3）内分泌失调：如生长激素、胰岛素样生长因子等内分泌激素异常，可能影响骨骼生长发育，提升骨质疏松风险。

（4）免疫因素：免疫系统的异常激活可能参与骨质疏松的发生、发展，通过释放炎症因子影响骨代谢。

骨质疏松是一种由多种因素导致的疾病，了解其诱因和病因对于预防、诊断和治疗具有重要意义。采取诸如健康生活方式、均衡饮食、规律运动及早期筛查等措施，能有效预防骨质疏松的发生，控制其发展进程，进而减少骨折风险，提升患者的生活质量。

五、骨质疏松症的发病机制

骨细胞主要在骨的内表面，即骨内膜上进行骨重塑。富含骨小梁的骨骼为骨细胞提供了广阔的重塑空间，涵盖了椎体、股骨颈肋骨、腕骨以及跟骨等部位。由于其巨大的表面积，这些骨小梁骨的吸收速度是长骨皮质骨的五倍。在骨组织中,尤其是那些处于水平应力线上的骨小梁,往往会首先呈现出消失的趋势。承受更大负荷的垂直"支柱"则能保持更长时间的完整,在X线片上表现为垂直条纹。研究显示,骨密度是决定骨强度的关键因素之一,占50%～80%的比重,但骨强度还受到骨质量、骨微结构、骨代谢、年龄和激素水平等多方面因素的影响。人们日益意识到,骨质疏松症远比原先认知得更为复杂,这意味着除了骨矿物质密度这一因素外,可能还有其他多种因素共同作用于骨骼脆弱性及治疗效果。骨质疏松症不仅与骨密度降低有关,而且与骨骼质量的退化紧密相关。在许多疾病中,骨骼质量受到的影响甚至比骨密度更大。

原发性骨质疏松症的发病机制复杂且涉及多种因素。许多人未能达到峰值骨量,随后逐渐发展为骨质疏松症。骨脆性受骨重塑、骨转换、骨密度和骨质量的影响。成人体重的维持受营养、生活方式、身体活动、激素状态、全身性疾病、遗传易感性、年龄增长和药物的影响。多种细胞因子和激素有助于刺激骨骼生长。骨强度代表骨骼的生物力学特性,它是由骨密度以及骨质的综合状况所决定的。骨小梁和皮质微结构、骨转换、微骨折、矿化和微损伤可影响骨质量。骨重塑是骨吸收和骨形成的紧密耦合循环,在正常状态下,骨吸收在10天内完成,骨形成在3个月内完成。骨细胞因其与生俱来的感知机械刺激和微损伤的能力,在骨骼的动态环境中起着调节机构的作用。骨细胞通过招募破骨细胞启动重塑周期。然后,这种重塑骨组织被由成骨细胞形成的类骨质基质所取代,最终发生矿化。存活下来的成熟成骨细胞作为骨细胞嵌入新的骨组织中,完成循环。

在健康的年轻人中,骨转换周期是平衡的,因此吸收与形成相匹配。在慢性疾病、衰老以及各种机械、激素和生化暴露(如糖皮质激素)的情况下,骨重塑会加速。随着时间的流逝,这个过程导致矿化骨的缺陷越来越大。

加速骨转换对皮质骨和小梁骨的影响存在细微差异。具体来说,骨吸收主要发生在骨骼表面,而小梁骨由于其表面积与质量比相对较高,因此相较于皮质骨,消耗速度更快。在每个重塑周期中,都会有骨组织的净损失。当骨重塑率增加时(例如,在更年期雌激素缺乏的情况下),骨质流失首先出现在富含小梁骨的骨骼部位,如脊柱,而皮质和小梁骨混合的部位,如髋部,稍后出现临床上明显的骨质缺失,因而这些地方也都是骨折的常见部位。本书第二章"骨质疏松症的发病机制"详细阐述了骨质疏松症相关骨代谢。

六、骨质疏松症的诊断

骨质疏松的诊断标准主要依据骨密度测定结果,分为正常、低骨量和骨质疏松三个等级。低骨量的诊断标准是指低于同性别峰值骨量的1个标准差以上,但小于2.5个标准差。骨质疏松的诊断标准是指低于同性别峰值骨量的2.5个标准差以上。此外,骨质疏松性骨折的诊断依据包括年龄、外伤、骨折史、临床表现以及影像学检查。

在诊断骨骼疾病的过程中,X线等影像学技术仍然占据着主导地位。目前,评估骨质疏松症最广泛使用的技术是双能X线吸收法(DXA),它用于测量骨密度(图1.1)。DXA技术在不同年龄段、性别以及特定人群(如儿童青少年、绝经前女性)中的应用,已经通过多项研究证明了其在临床诊断和治疗中的重要价值。DXA测量得出的BMD值以每平方厘米的矿物质克数(g/cm^2)来表示,并与两个标准进行对比:一是与年龄、性别和种族相匹配的参考人

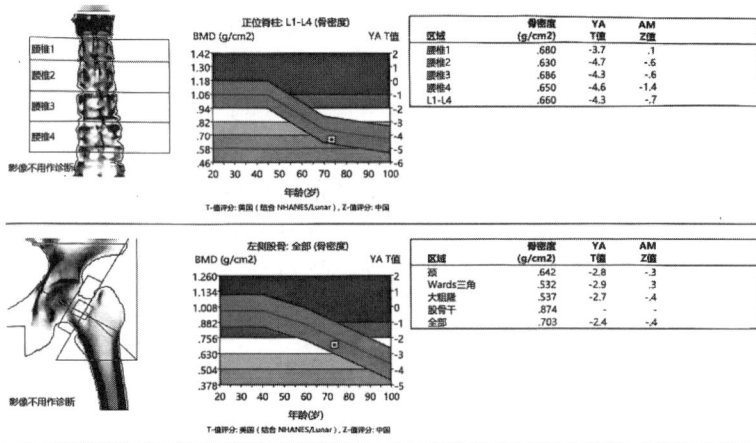

图 1.1　双能 X 线吸收测定法

群(Z值),二是年轻参考人群(T值)。根据国际临床骨密度测量学会(ISCD)的建议,为了进行骨密度的评估,应当考虑使用适合特定人群的数据库,包括绝经前女性、男性和非白种人群,而不仅限于高加索人种的年轻女性标准数据库。这一标准数据库不仅适用于高加索人种,而且被推荐为所有不同种族的女性和男性在进行骨密度测量时的通用参考标准。在评估 T 评分时,推荐采用已根据性别和种族因素调整过的年轻正常对照组作为参照,以确保评分结果的精确性和公平性。此外,值得注意的是,所推荐的参考标准并非固定不变,它们可能会依据研究背景、地域差异及特定人群特征等因素而进行相应的调整。

表 1.2　WHO 基于 BMD 的骨质疏松症定义

分类	BMD	T 值
正常	在年轻成人参考人群平均水平的 1.0 SD 范围内	T 值≥−1.0
低骨量(骨质减少)	比年轻成人参考人群的平均水平低 1.0~2.5 SD	T 值介于−1.0~−2.5
骨质疏松	比年轻成人参考人群的平均水平低 2.5 SD 或更多	T 值≤−2.5

骨密度已被证实与骨骼强度紧密相关。FNIH 骨质量研究的最新发现表明,基于双能 X 线吸收法的骨密度改善,预示着骨折风险的降低。这一点与先前的研究一致,该研究发现较高的 BMI 值与较低的骨折风险相关,但当校正 BMD 后,骨折风险的关联性有所变化。FNIH 研究团队的一项研究揭示,全髋部和腰椎 BMD 的增加可以预测这两个部位骨折风险的降低。BMD 的增加幅度越大,骨折风险的降低幅度也越大。例如,根据研究,髋关节骨密度每增加 2%,可预期地将椎体骨折风险降低 28%,髋部骨折风险降低 16%。进一步增加髋

关节骨密度至 6%,则可使椎体骨折风险降低 66%,髋部骨折风险降低 40%。

然而,这种方法存在固有的局限性。尽管 DXA 是目前广泛使用的骨密度测量方法,具有较高的准确性和可重复性,但其在评估严重退行性脊柱疾病、脊柱畸形、主动脉钙化和肥胖患者的真实 BMD 方面存在局限性。此外,仅凭骨密度数据不足以全面评估骨强度。小梁骨结构和物理特性的表征对于评估骨质量和识别骨折风险至关重要。因此,目前迫切需要一种临床上可行的工具来改善脊柱区域骨质疏松症的诊断。传统的胸椎/腰椎侧位 X 线检查被认为是识别椎体骨折和轻微椎体畸形的金标准。然而,DXA 辅助椎体骨折评估 (DXA-VFA)因其便捷性、低成本和最小的辐射暴露,已成为 X 线照相的替代方案。最近进行的 MRI 或 CT 成像检查,可以并且应当成为评估是否存在椎体骨折或椎体畸形的证据 (图 1.2)。

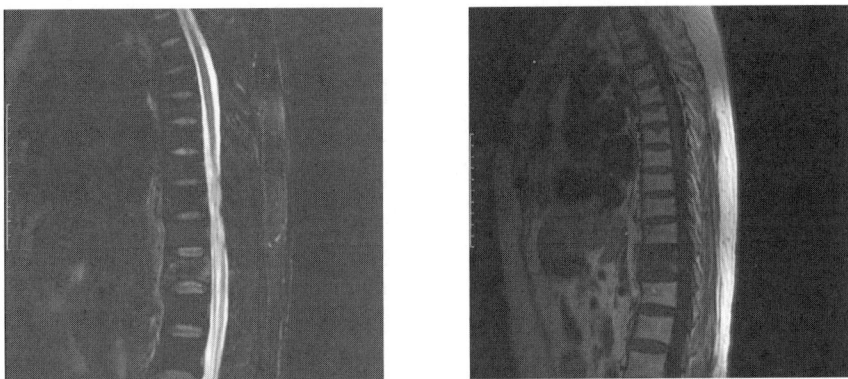

图 1.2　骨质疏松性胸腰椎骨折

有研究建议采用一种多模式、全面的骨质疏松症诊断方法,包括对个体骨折风险、个人及家族病史、体格检查的详尽评估,特别是那些表现出身高降低、背痛和(或)骨折等提示性症状的患者。此方法强调排除骨脆性的继发性原因,并通过椎体影像学检查来识别普遍存在的骨折。这是一个筛选和评估的过程。随着年龄的增长,骨折风险显著上升,这一点在统计数据中得到体现。例如,中国 55 岁及以上老年人群的髋部骨折发生率从 2012 年的 148.75/10 万缓慢下降到 2016 年的 136.65/10 万,而 50 岁及以上老年人群的椎体骨折发生率则从 2013 年的 85.21/10 万增加到 2017 年的 152.13/10 万。这些数据表明,骨折风险随年龄增长而上升,而骨密度则逐渐下降。基于此,对所有老年人进行筛查是合理的。对于那些已经发生骨折或骨折风险较高的患者,必须实施更为详尽的评估,以有效监测并管理其骨骼健康状况。转诊至代谢骨科专家可能是必要的。我们建议在基层医疗机构中,通过社区医生等对患者及亚临床患者进行细致的调查、评估和筛查,全面了解他们的健康状况,有效识别疾病的发生,并根据个人情况制定个性化的治疗计划。这同样是未来医学发展的一个新趋势。

最终,对于所有出现骨折、低骨量或骨质疏松症状的患者,都应检查是否存在继发性骨骼病因。例如,慢性肾病、甲状旁腺功能亢进症、骨软化症等其他疾病可能导致骨骼脆性增加、多发性椎体骨折和极低的骨密度。对于某些代谢性骨病,常规的骨质疏松症治疗可能不适用,甚至可能有害(如骨软化病或再生障碍性骨病)。因此,在开始抗骨折治疗之前,应进行相关的血液和尿液检查以排除继发性病因。一旦基础疾病得到妥善处理,那些被发现有继发性、可治疗的骨脆性病因的患者可能无须额外治疗。关于这一点,在本书第三章"骨质疏松症的评估与诊断"中有更详尽的讨论。

七、骨质疏松症的治疗

骨质疏松症的发病与环境因素、生活习惯及种族差异紧密相关,导致其在不同地区和民族间的患病率存在明显差异。针对骨质疏松症的防治,我们不仅需要加强对患病人群的筛选和管理,还应强调预防与治疗并重以及个体化治疗的重要性。对于未患病或风险较低的人群,维持健康生活方式极为关键。众多研究表明,运动和饮食在降低骨质疏松风险方面发挥着不可忽视的作用。健康的生活方式对于人们在各个成长阶段保持骨骼健康发挥着至关重要的作用。

管理骨质疏松时,多数国家建议评估人群骨折危险因素,并据此决定是否需进行骨密度检测和骨折风险评估,以制订合适的防治策略。对于中、高风险人群,应在医生的指导下,根据个人情况选择合适的治疗方案和药物。目前,常用的药物包括骨吸收抑制剂和骨形成促进剂,如双膦酸盐类、雌激素、降钙素、RANKL 抑制剂、甲状旁腺激素类似物等。

根据最新的研究,理疗和康复治疗被证实能够显著降低骨质疏松症患者的残疾率,改善身体功能,并有效减少未来跌倒的风险。在制订康复计划之前,需要对患者的身体和功能安全、心理和社会地位、医疗状况、营养状况以及药物使用情况进行全面评估和考虑。负重有氧运动、正确姿势训练、渐进式阻力训练以增强肌肉和骨骼、软组织及关节拉伸,以及平衡训练,均对患者有益。建议患者避免前屈和躯干屈曲运动,尤其是与扭转相结合的运动。遵循安全运动原则,步行、家务、园艺等日常活动,均为维持健康和增加骨量的有效手段。此外,在个人当前健康状况允许的范围内,渐进式抗阻训练和增加负荷练习对肌肉和骨骼强度有益。适当的运动可以改善身体表现/功能、骨量、肌肉力量和平衡,并降低跌倒的风险。

八、全球范围内的骨质疏松症管理

在骨质疏松症的管理过程中,多数国家建议对人群进行骨折危险因素的评估,包括年龄、性别、遗传与种族、体质量与体重指数、营养因素与生活方式等,以识别高风险个体。随后,根据评估结果决定是否进行进一步的骨密度测量和骨折风险评估,从而确定相应的防治方案。然而,不同国家在筛查的起始年龄、筛查频率以及筛查方式上存在差异。在欧洲,骨质疏松症对健康的威胁甚至超过了多种非传染性疾病,如类风湿关节炎、帕金森病、乳腺癌和前列腺癌。世界卫生组织统计,美国、欧洲及日本约有 7 500 万骨质疏松患者。遗憾的是,许多患者并未获得有关预防骨质疏松的适当指导,更有很多患者没有接受适当的检查来诊断骨质疏松或评估其风险,因此接受规范抗骨质疏松治疗的比例相对较低。

(一) 骨质疏松症的国际管理现状

英国国家骨质疏松症指南组(National Osteoporosis Guideline Group, NOCG)建议,绝经后妇女和年龄≥50 岁的男性应进行骨折危险因素评估。比利时针对绝经后妇女的骨质疏松症管理指南也提出,绝经后或 50 岁以上的女性应定期进行骨折危险因素评估,建议每两年进行一次筛查。若存在一项或多项骨折危险因素,则需评估骨折风险。英国推荐使用骨折风险评估工具(Fracture Risk Assessment Tool,FRAX),而比利时推荐使用 Garvan 骨折风险计算器(Garvan fracture risk calculator)和 FRAX。经过精确的校准过程,FRAX 工具已经将死亡率作为一个重要的竞争风险因素纳入考量。它能够准确预测在接下来的十年内,不同国家和不同种族的人群中发生骨质疏松性骨折以及髋部骨折的概率。凭借其广泛的应用范围和高度的预测精确度,FRAX 已成为全球评估骨质疏松风险领域中最具权威性和普遍使用的工具。FRAX 设定的骨折风险级别阈值和干预阈值并非固定不变,它们会因经济、种族等多种因素而异,不同国家的数值可能有所不同。NOCG 为不同年龄段的骨折风险提供了阈值和干预阈值,以识别骨折风险低、中、高或极高的患者。当两个概率所确定的风险类别存在不一致时,应以最高的风险类别为依据来指导相应的干预措施。对于中等骨折风险的人群,可考虑进行骨密度测量,并依据患者的具体情况来决定是否采用药物治疗。高或极高风险的男性或女性应采用 DXA 测量骨密度后重新计算骨折概率,这类人群均需进行药物治疗。

在美国,妇产科医师学会(American College of Obstetricians and Gynecologists,ACOG)和加拿大妇产医师协会(The Society of Obstetrics and Gynaecologists of Canada,SOGC)建议,65 岁以下的绝经女性应先使用 FRAX 评估骨折风险。其中,根据加拿大骨质疏松症协会的建议,骨折风险>10%或存在与骨折风险增加相关的疾病、服用增加骨折风险的药物的患者应进一步检测骨密度。此外,加拿大指南还强调了使用骨折风险评估工具(如FRAX 或 CAROC)来预测未来 10 年内有≥20%绝对骨折风险的患者,这些患者同样需要进行骨密度检测。根据 ACOG 的最新临床实践指南,建议所有超过 65 岁的绝经妇女进行骨折风险评估,并通过双能 X 线吸收测定法测量骨密度,以预防骨质疏松性骨折。ACOG指南指出,若初始骨密度结果接近治疗阈值或危险因素显著变化的绝经后患者需要 2 年后重复筛查骨质疏松症。与 NOCG 相似,SOGC 建议中等风险、高风险和极高风险的患者均需药物治疗。

(二)骨质疏松症的国内管理现状

中国推荐的初步筛查方法包括采用国际骨质疏松基金会(International Osteoporosis Foundation,IOF)的骨质疏松风险一分钟测试或亚洲人骨质疏松自我筛查工具(Osteoporosis Self-assessment Tool for Asians,OSTA)来评估骨质疏松症风险。对于测试结果为阳性的个体或 OSTA T 值<−1.0 的个体,建议进行骨密度测量和 FRAX 骨折风险评估。对于 65 岁以上的女性、70 岁以上的男性,以及年龄虽未达到上述标准但存在至少一个骨质疏松症危险因素的个体,推荐使用双能 X 线吸收法(DXA)来测量骨密度。对于 T 值≤−2.5 或 FRAX 评估为高风险的患者,或 T 值位于−1.0~−2.5 且有脆性骨折史的患者,以及有髋部骨折、脆性骨折或椎体压缩性骨折史的患者,均需接受药物治疗。而 FRAX评估为中风险的患者,可根据个人情况考虑治疗。

骨质疏松症是一种需要长期管理的疾病,不仅需要筛选中、高风险患者,还应建立完善的护理和信息管理系统。为确保预防骨折和跌倒的效果,应定期对医务人员进行专业培训,并加强对患者的随访和依从性监测。关于骨质疏松症根据中国指南,治疗开始后建议每年进行一次骨密度检测,以监测治疗效果和病情变化。当骨密度稳定后,检查频率可调整为每两年一次,以及时发现骨量的变化并采取相应的预防和治疗措施。美国建议 1～3 年检测一次,比利时推荐 5 年一次,英国则建议 3 年一次。在患者护理方面,国际骨质疏松基金会推荐使用骨折联络服务网络(Fracture Liaison Services,FLS),该服务已获得国际认可,并被证明能有效提高骨质疏松性骨折的诊断率,降低二次骨折发生率。例如,广东省中医院荣获 FLS 金牌认证,展示了其在骨质疏松及脆性骨折防治方面的卓越成果。FLS 通过识别易发生脆性骨折的患者,及时评估骨折和跌倒风险,并开展骨密度检查等,启动干预措施以降低跌倒和骨折风险。对于那些不幸遭受骨折的患者来说,骨折后的恢复过程是至关重要的。在骨折发生后的 16 周和 52 周这两个关键时间点,医生通常会安排随访,以确保治疗方案的正确性和有效性。例如,在缝匠肌骨瓣移植治疗中青少年股骨颈头下型骨折的研究中,随访成功率达到了 100.00%,平均随访时间为(3.1±0.4)年。在这个过程中,医生会细致审查治疗效果,评估骨折愈合状况,并确认患者是否遵循医嘱进行康复和治疗。此外,监测治疗依从性也是随访的重要内容,因为患者的积极配合对于骨折的完全恢复至关重要。医生会询问患者治疗期间的不适情况,检查活动能力的改善状况,并留意并发症的出现。细致的随访使医生能及时调整方案,确保患者获得最佳疗效。此外,英国实施综合护理系统(integrated care systems,ICS),以确保所有患者都能获得骨折联络服务,从而有效缓解术后疼痛,提高生活质量,并减轻脆性骨折对当地经济的负担。两系统的结合有助于降低再骨折率和死亡率。在患者信息管理方面,NOGG 提出确保患者健康记录系统与 FRAX 和 NOGG 网站相连接,并保证患者电子健康记录信息能够在 FLS 和初级保健团队之间传递。基于这些经验和建议,我国加大了对骨质疏松症防治的重视,并采取了一系列实践和改进措施。2018 年,中国成立了 54 家社区骨质疏松健康管理基地和 30 家全国骨质疏松症(专病联盟)分级诊疗中心,以促进优质医疗资源下沉,实现骨质疏松症分级诊疗制度的实施。2020 年,中国启动了"骨力计划",借鉴国际上推荐的 FLS 模式,搭建了智能数据平台,加强了多学科合作,探索建立符合我国国情的脆性骨折高风险患者标准化管理模式,以降低脆性骨折的再发风险。2021 年,中国发布的《老年髋部骨折的骨质疏松症诊疗专家共识》,推荐采用 FLS 模式管理老年髋部骨折患者的抗骨质疏松治疗和跌倒预防干预。

九、对医疗保健从业者的建议

医疗保健专业人员需深刻认识到,骨质疏松症导致的骨折已成为日益突出的公共卫生难题,并需在地方医疗保健规划中明确纳入相应的应对策略。应全力减少与跌倒及骨骼健康状况不佳相关联的、可预防的骨质疏松症及骨折风险因素。应确保绝经后妇女及 50 岁以上的老年男性能够获取关于药物干预效果的准确且最新的信息,从而帮助其做出明智的医疗决策。自 NOF 在 1999 年首次发布该指南以来,越来越明显的是,许多患者未能获得关于预防骨质疏松症的必要信息,也未能接受适当的检查来诊断骨质疏松症或评估其风险。更为重要的是,根据中华医学会骨质疏松和骨矿盐疾病分会的数据,大约 50% 的脊椎骨折患者没有得到过诊断与治疗,这些患者也未接受任何经 FDA 批准的有效治疗。应确保那些骨质疏松性骨折风险特别高的个体有机会接受适当的检查(如骨折风险评估、跌倒风险评估、骨密度测量)、生活方式建议(例如饮食、运动和戒烟)以及骨保护治疗。

十、总结

骨质疏松症的风险因素包括不可改变的如年龄、性别和家族史,以及可改变的生活方式和饮食习惯。早期可能无症状,但后期可能出现腰背疼痛、身高缩短和骨折。骨质疏松性骨折是严重并发症,特别是髋部和脊柱骨折。预防和管理需综合考虑患者情况,提高公众认识。随着人口老龄化,骨质疏松症患病率上升,成为公共卫生问题。骨质疏松症影响骨质微结构,可能并发多种疾病,骨折严重影响生活质量。成因复杂,涉及遗传、激素失衡等多方面。预防、诊断和治疗需深入了解诱因和病因。健康生活方式、均衡饮食、适当运动和早期筛查可预防和控制骨质疏松症,降低骨折风险,提升生活质量。诊断依赖骨密度测量,治疗包括骨吸收抑制剂和骨形成促进剂,辅以理疗和康复治疗,降低残疾率,改善身体功能,减少跌倒风险。全球管理强调预防与治疗并重及个体化治疗。在中国,推荐使用骨质疏松风险评估工具,建立护理和信息管理系统,医疗保健专业人员应认识到骨质疏松症引起的骨折是公共卫生挑战,纳入地方医疗保健规划,减少可预防风险因素。

———————————— 参 考 文 献 ————————————

[1] ZHANG Z. Primary Osteoporosis Diagnosis and Treatment Guidelines (2022). Chinese Medical Association Osteoporosis and Bone Mineral Disease Branch [J]. Chinese General Practice, 2023, 26(14):1671-1691.

[2] RACHNER T D, KHOSLA S, HOFBAUER L C. Osteoporosis: now and the future [J]. The Lancet, 2011, 377 (9773):1276-1287.

[3] FERRARI S, LIPPUNER K, LAMY O, et al. 2020 Recommendations for Osteoporosis Treatment According to Fracture Risk from the Swiss Association against Osteoporosis (SVGO) [J]. Swiss Medical Weekly, 2020, 150:w20352.

[4] WU H, LIU Y, LAN Y, et al. Meta-analysis of the Prevalence of Osteoporosis in Postmenopausal Chinese Women [J]. Chinese Journal of Evidence-Based Medicine, 2022, 22(8):882-890.

[5] ZHU J, GAO M, SONG Q, et al. Meta-analysis of the Prevalence of Osteoporosis in Chinese Elderly People [J]. Chinese General Practice, 2022, 25(3):346-353.

[6] ENSRUD K E, LUI L Y, TAYLOR B C, et al. A Comparison of Prediction Models for Fractures in Older Women: Is More Better [J]. Archives of Internal Medicine, 2009, 169(22):2087-2094.

[7] VAN DEN BERGH J P W, VAN GEEL T A C M, LEMS W F, et al. Assessment of Individual Fracture Risk: FRAX and Beyond [J]. Current Osteoporosis Reports, 2010, 8(3):131-137.

[8] CRANDALL C J, LARSON J C, WATTS N B. Comparison of fracture risk prediction by the US Preventive Services Task Force strategy and two alternative strategies in women 50-64 years old in the Women's Health Initiative [J]. The Journal of Clinical Endocrinology and Metabolism, 2024, 99(12):4514-4522.

[9] ENSRUD K E. Epidemiology of fracture risk with advancing age [J]. The Journals of Gerontology. Series A, Biological Sciences and Medical Sciences, 2013, 68(10):1236-1242.

[10] GBD 2019 Risk Factors Collaborators. Global burden of 87 risk factors in 204 countries and territories, 1990-2019: a systematic analysis for the Global Burden of Disease Study 2019 [J]. Lancet (London, England), 2020, 396 (10258):1223-1249.

[11] KHAN A A, ALROB H A, ALI D S, et al. Guideline No. 422g: Menopause and Osteoporosis [J]. JOGC, 2022, 44(5):527-536.e5.

[12] ENSRUD K E, TAYLOR B C, PETERS K W, et al. Implications of expanding indications for drug treatment to prevent fracture in older men in the United States: cross sectional and longitudinal analysis of prospective cohort study [J]. BMJ, 2014, 349:g4120.

[13] HILL K D, HUNTER S W, BATCHELOR F A, et al. Individualized home-based exercise programs for older

people to reduce falls and improve physical performance: A systematic review and meta-analysis [J]. Maturitas, 2015,82(1):72 - 84.

[14] CORONADO-VÁZQUEZ V, CANET-FAJAS C, DELGADO-MARROQUÍN M T, et al. Interventions to facilitate shared decision-making using decision aids with patients in Primary Health Care: A systematic review [J]. Medicine, 2020,99(32):e21389.

[15] US PREVENTIVE SERVICES TASK FORCE, NICHOLSON W K, SILVERSTEIN M, et al. Interventions to Prevent Falls in Community-Dwelling Older Adults: US Preventive Services Task Force Recommendation Statement [J]. JAMA, 2024,332(1):51 - 57.

[16] ORIMO H, NAKAMURA T, HOSOI T, et al. Japanese 2011 guidelines for prevention and treatment of osteoporosis—executive summary [J]. Archives of Osteoporosis, 2012,7(1):3 - 20.

[17] DOHERTY D A, SANDERS K M, KOTOWICZ M A, et al. Lifetime and five-year age-specific risks of first and subsequent osteoporotic fractures in postmenopausal women [J]. Osteoporosis international: a journal established as a result of cooperation between the European Foundation for Osteoporosis and the National Osteoporosis Foundation of the USA, 2001,12(1):16 - 23.

[18] ENSRUD K E, CRANDALL C J. Osteoporosis [J]. Annals of Internal Medicine, 2017,167(3):ITC17.

[19] MITHAL A, KAUR P. Osteoporosis in Asia: a call to action [J]. Current Osteoporosis Reports, 2012,10(4): 245 - 247.

[20] WILLERS C, NORTON N, HARVEY N C, et al. Osteoporosis in Europe: a compendium of country-specific reports [J]. Archives of Osteoporosis, 2022,17(1):23.

[21] WATTS N B, ADLER R A, BILEZIKIAN J P, et al. Osteoporosis in men: an Endocrine Society clinical practice guideline [J]. The Journal of Clinical Endocrinology and Metabolism, 2012,97(6):1802 - 1822.

[22] SARAFRAZI N, WAMBOGO E A, SHEPHERD J A. Osteoporosis or Low Bone Mass in Older Adults: United States, 2017 - 2018 [J]. NCHS Data Brief, 2021(405):1 - 8.

[23] Osteoporosis Prevention, Screening, and Diagnosis: ACOG Clinical Practice Guideline No. 1 [J]. Obstetrics and Gynecology, 2021,138(3):494 - 506.

[24] CRANDALL C J, LARSON J, GOURLAY M L, et al. Osteoporosis screening in postmenopausal women 50 to 64 years old: comparison of US Preventive Services Task Force strategy and two traditional strategies in the Women's Health Initiative [J]. Journal of Bone and Mineral Research: The Official Journal of the American Society for Bone and Mineral Research, 2014,29(7):1661 - 1666.

[25] DOMAZETOVIC V, MARCUCCI G, IANTOMASI T, et al. Oxidative stress in bone remodeling: role of antioxidants [J]. Clin Cases Miner Bone Metab, 2017,14(2):209 - 216.

[26] ETTINGER B, ENSRUD K E, BLACKWELL T, et al. Performance of FRAX in a cohort of community-dwelling, ambulatory older men: the Osteoporotic Fractures in Men (MrOS) study [J]. Osteoporos Int, 2013,24(4):1185 - 1193.

[27] ADLER R A, TRAN M T, PETKOV V I. Performance of the Osteoporosis Self-assessment Screening Tool for osteoporosis in American men [J]. Mayo Clinic Proceedings, 2003,78(6):723 - 727.

[28] YOSHIMURA N, MURAKI S, OKA H, et al. Prevalence of knee osteoarthritis, lumbar spondylosis, and osteoporosis in Japanese men and women: the research on osteoarthritis/osteoporosis against disability study [J]. Journal of Bone and Mineral Metabolism, 2009,27(5):620 - 628.

[29] CHEN P, LI Z, HU Y. Prevalence of osteoporosis in China: a meta-analysis and systematic review [J]. BMC Public Health, 2016,16(1):1039.

[30] RUBIN K H, FRIIS-HOLMBERG T, HERMANN A P, et al. Risk assessment tools to identify women with increased risk of osteoporotic fracture: complexity or simplicity? A systematic review [J]. Journal of Bone and Mineral Research, 2013,28(8):1701 - 1717.

[31] DIEM S J, PETERS K W, GOURLAY M L, et al. Screening for Osteoporosis in Older Men: Operating Characteristics of Proposed Strategies for Selecting Men for BMD Testing [J]. Journal of General Internal Medicine, 2017,32(11):1235 - 1241.

[32] NORDIN C. Screening for osteoporosis: U. S. Preventive Services Task Force recommendation statement [J]. Annals of Internal Medicine, 2011,155(4):276; author reply 276 - 277.

[33] BURNETT-BOWIE S A M, WRIGHT N C, YU E W, et al. The American Society for Bone and Mineral Research Task Force on clinical algorithms for fracture risk report [J]. Journal of Bone and Mineral Research, 2024,39(5):

517 - 530.

[34] SANCHEZ-RODRIGUEZ D, BERGMANN P, BODY J J, et al. The Belgian Bone Club 2020 guidelines for the management of osteoporosis in postmenopausal women [J]. Maturitas, 2020, 139:69 - 89.

[35] SALARI N, GHASEMI H, MOHAMMADI L, et al. The global prevalence of osteoporosis in the world: a comprehensive systematic review and meta-analysis [J]. Journal of Orthopaedic Surgery and Research, 2021, 16(1): 609.

[36] WRIGHT N C, LOOKER A C, SAAG K G, et al. The recent prevalence of osteoporosis and low bone mass in the United States based on bone mineral density at the femoral neck or lumbar spine [J]. Journal of Bone and Mineral Research, 2014, 29(11):2520 - 2526.

[37] WRIGHT N C, LOOKER A C, SAAG K G, et al. The recent prevalence of osteoporosis and low bone mass in the United States based on bone mineral density at the femoral neck or lumbar spine [J]. Journal of Bone and Mineral Research, 2014, 29(11):2520 - 2526.

[38] CADARETTE S M, MCISAAC W J, HAWKER G A, et al. The validity of decision rules for selecting women with primary osteoporosis for bone mineral density testing [J]. Osteoporos int, 2004, 15(5):361 - 366.

[39] GOURLAY M L, OVERMAN R A, FINE J P, et al. Time to Osteoporosis and Major Fracture in Older Men: The MrOS Study [J]. American Journal of Preventive Medicine, 2016, 50(6):727 - 736.

[40] GREGSON C L, ARMSTRONG D J, BOWDEN J, et al. UK clinical guideline for the prevention and treatment of osteoporosis [J]. Archives of Osteoporosis, 2022, 17(1):58.

第二章
骨质疏松症的发病机制

骨代谢构成了一个错综复杂的动态体系,其中骨形成与骨吸收之间的微妙平衡至关重要。在人类的生长发育阶段,骨形成的速率超越骨吸收,促使骨量持续线性增长,具体表现为骨皮质逐渐增厚以及骨松质密度显著提升,这一系列变化被科学地命名为骨构建或骨塑形过程。人进入成人期后,尽管骨生长已经停止,骨的形成与吸收依旧持续进行,维持着一种平衡状态,即骨重塑。骨重塑失衡是导致骨质疏松症等骨骼疾病的重要因素,据国际骨质疏松基金会估计,全球范围内女性中有三分之一,男性中有八分之一患有骨质疏松症。因此,掌握骨代谢的机制对于深入理解骨质疏松的病因以及开发有效的治疗策略至关重要。本章将从骨代谢的生理过程、参与骨代谢的分子机制以及骨质疏松症中骨代谢的变化三个方面进行详细阐述。

一、生理性骨重塑

对于成人骨骼健康而言,骨重塑扮演着至关重要的角色。它涉及两个主要阶段:骨形成与骨再吸收。这两个阶段的平衡对于保持骨骼质量和全身矿物质平衡至关重要。骨骼是一个独特的动态器官,它具备持续再生的能力。骨骼建模是负责塑造和维持骨骼形态的过程,它从胎儿时期开始,一直持续到骨骼成熟,即骨骺板闭合或骨骼纵向生长完成。即便在骨骼成熟后,骨再生过程依然存在,通过在相同位置定期用新骨替换旧骨,这一过程被称为骨重塑。日常的物理负荷和预防衰老及其相关效应需要骨重塑来修复旧的损伤。骨骼重塑过程中若发生损伤,往往会加速骨质疏松症的发展,成为全球范围内亟待解决的重大健康问题。整个骨重塑过程是由多种细胞类型严格控制和协调的复杂过程。维持生理性骨重塑及全身矿物质平衡的关键在于确保骨形成与骨吸收之间的动态平衡。

二、参与骨重塑的细胞

骨骼谱系由特定细胞构成,这些细胞在人体内扮演着关键角色,负责维护骨骼健康并修复受损的骨骼组织。这个谱系中包含了多种不同类型的细胞,它们各自承担着不同的任务。其中,一些细胞专门参与骨骼和软骨的形成过程,比如成骨细胞,它们负责生成新的骨组织;

骨细胞则存在于已经形成的骨组织中,它们在维持骨骼结构和功能方面起着关键作用;软骨细胞则主要存在于软骨组织中,它们对于软骨的生长和修复至关重要。另一方面,还有一类细胞专门负责骨骼的分解和吸收过程,这些是破骨细胞,它们实际上来源于造血谱系,负责去除旧的或损伤的骨组织,从而为新骨组织的形成腾出空间。

1. 成骨细胞

成骨细胞源自骨髓基质中的间充质干细胞,主要负责合成骨基质并进行后续的矿化过程。成骨细胞的核心功能是合成骨基质,它们在驻留骨细胞总数中占比 4%～6%。由于其寿命较短,所以通常由前成骨细胞(其直接前体)持续补充。成骨细胞来源于间充质干细胞。如果该过程被破坏,将会导致各类骨骼疾病。根据胞质中肌动蛋白的特点可将成骨细胞分成 3 型:Ⅰ型环状肌动蛋白丝结构薄;Ⅱ型肌动蛋白丝呈放射状;Ⅲ型肌动蛋白纤维网络有方向性。成骨细胞凭借其独特的微观结构,能够执行特定的生理功能,这些结构包括大立方体形状的极化细胞质以及发达的高尔基体等。成骨细胞起源于多种细胞,因此骨骼可以迅速应变机体代谢的各种变化。在骨骼形成过程中,成骨细胞负责分解类骨质,并合成胶原蛋白和非胶原蛋白等大分子物质,这些物质以羟基磷灰石为模板,为骨基质的矿化过程提供必要的结构支撑。其自身随之转变为骨基质中的骨细胞。在此过程中,其细胞结构也随之变化,例如,内质网和高尔基体的减少,表明蛋白质合成和分泌的减少。

2. 骨细胞

骨细胞是分化成熟的成骨细胞,在成人全骨细胞中占 90%～95%,并可以在矿化环境中存活,其代谢周期大约为 10 年。它们的作用主要是支撑骨架和维持骨代谢。一项研究认为,骨细胞充当了骨重塑过程的机械传感器和协调者,局部和全身的因素共同维持骨稳态。细胞间的交流则是通过在骨细胞突和小管之间的间质液完成的。终末分化的骨细胞位于小管网络形成的空隙中,通过该网络延伸突起,并与其他结构连接起来。在生理条件下,骨重塑是一个耦合过程,破骨细胞去除旧骨与成骨细胞形成新骨的过程保持平衡,确保去除的骨量与新形成的骨量相同。最后,骨细胞凋亡是启动骨吸收的关键刺激。骨细胞的死亡与骨吸收密切相关,坏死骨细胞释放的 DAMP,可经由促炎因子进一步增强骨吸收。

3. 破骨细胞

破骨细胞是由单核细胞/巨噬细胞的单核祖细胞融合形成的大型多核巨细胞,这一过程被称为破骨细胞发生。破骨细胞是骨吸收的主要功能细胞,在骨发育、生长、修复、重建中具有重要的作用。它们起源于血系单核-巨噬细胞系统,通过分泌多种酶和酸性物质溶解骨基质,释放钙离子,确保骨质的正常发育和持续重塑。破骨细胞是由造血干细胞(HSC)产生的骨髓单核细胞/巨噬细胞谱系的破骨细胞祖细胞(OCP)融合形成的多核细胞。破骨细胞的分化是一个多步骤过程,涉及造血干细胞产生集落形成单核粒细胞/巨噬细胞,这些粒细胞/巨噬细胞进一步分化为骨髓中单核细胞/巨噬细胞谱系的细胞。在这一过程中,RANK/RANKL/OPG 系统起着关键的调控作用,其中 RANKL 被认为是促进破骨细胞分化成熟及其功能活性最重要的因子。骨髓或循环中单核细胞/巨噬细胞谱系的骨髓单核细胞(BMMs)的细胞间融合和多核化是破骨细胞成熟和骨吸收能力的重要过程。此融合过程依赖于巨噬细胞集落刺激因子(M-CSF)及核因子受体激活剂(NF)-κB 配体(RANKL)的参与,同时受到细胞因子、趋化因子及转录因子等多种复杂信号分子的精细调控。在破骨细胞中,RANKL 刺激诱导各种细胞因子的表达和活化以刺激破骨分化。这些转录因子介导包括 DNA 甲基化和组蛋白修饰在内的一系列表观遗传变化。

破骨细胞的骨吸收伴随着其细胞成分的顺序重组，导致膜结构域的极化。成熟的破骨细胞在极化过程中会经历细胞骨架的重排，它们利用细胞表面高度表达的 αvβ3 整合素，紧密地黏附于骨基质之上，进而形成一种独特的细胞黏附结构——封闭带（sealing zone），亦称肌动蛋白环，这一结构明确了骨吸收的具体区域。封闭带建立后，形成两个新的膜结构域：封闭带内的褶皱边界膜和骨骼另一侧的功能性分泌结构域。在封闭带内部，破骨细胞会将其内部的质子排放至密封区域，从而营造出一个酸性环境。酸性环境中，破骨细胞激活组织蛋白酶 K（CTSK）溶解骨组织中的羟基磷灰石，通过褶皱的边界膜消化骨骼的有机成分，形成骨陷窝。经过消化处理的骨物质，会通过跨细胞的途径顺利排出 FSD。在完成骨吸收功能后，破骨细胞生命周期结束，走向细胞凋亡。随着年龄的增长，特别是在 50 岁以上人群中，由于激素水平的变化和骨代谢的不平衡，破骨细胞的过度活跃导致骨吸收增加，进而引发与衰老相关的骨质流失和骨质疏松症。

4. 其他细胞

骨衬里细胞，即覆盖在骨表面的静止扁平成骨细胞，源自成骨细胞，含有少量细胞器，例如粗糙的内质网和高尔基体。它们通常不参与骨吸收和骨形成，其活性受骨骼生理状态的调控。研究指出，在不需要主动吸收的情况下，骨衬里细胞能够阻止破骨细胞与骨基质之间的相互作用。此外，骨骼中还存在包裹血管壁的周细胞。研究表明，骨基质蛋白或许在调节周细胞及骨衬里细胞的功能方面发挥着重要作用。在成年期，骨骼及其微环境（诸如炎症细胞、内皮细胞等）始终保持着恢复骨骼稳态的能力。有观点认为，在骨骼中，成骨细胞与破骨细胞的活性功能在解剖学位置或时间上可能存在不同步的现象。其他细胞类型包括骨髓基质细胞（bone marrow stromal cell，BMSC），它们被认为是成骨细胞的前体细胞，其干细胞特性可能受到细胞外基质（extracellular matrix，ECM）的影响。

三、生理性骨重塑的调节

为了实现正常的生理性骨重塑，骨形成与骨吸收之间的适当耦合需要依赖不同骨细胞间的直接交流。骨重塑过程通常包括五个阶段：静止期、激活期、吸收期、逆转期、成骨期和终止期。在激活阶段，骨细胞感知到局部的机械信号或激素作用，进而触发骨重塑过程；随后进入吸收阶段，此时，成熟的破骨细胞会分泌基质金属蛋白酶（matrix metalloproteinase，MMPs），用以分解矿物质和有机基质。在逆转阶段，成熟的破骨细胞发生凋亡，而 BMSC/成骨细胞则在骨基质释放的因子引导下，迁移至骨吸收表面，开始新的骨形成过程。形成阶段耗时较长，此阶段，局部和全身因子共同作用，诱导成骨细胞的形成，并促进有机骨基质的沉积。最后是终止阶段，即骨基质再吸收和形成达到等量时，骨形成终止，成骨细胞走向凋亡或形成新的骨细胞。骨矿化的开始和完成均在终止阶段。骨重塑过程受到局部（如生长因子和细胞因子）和全身（如降钙素和雌激素）因子的调节。

骨重塑是在成骨细胞和破骨细胞的相互作用下进行的。在基本多细胞单位（basic multicellular units，BMUs）中，通过骨吸收和随后的骨形成的协调过程，对骨组织进行持续的重建。从组织学上讲，骨重塑周期包括两个主要阶段：破骨细胞的骨吸收和成骨细胞的骨形成。正常情况下，成熟骨骼中的两个组织形态测量阶段通过等量吸收新骨和形成新骨来保持平衡,从而主要用新骨替代旧骨,确保骨组织结构的完整性。骨重塑受到系统性、局部性和中枢性因素的严格调控,这些因素激活骨的基本结构单位(BSUs),并向新形成的 BSUs 发送信号。

中枢神经系统在骨重塑中扮演着重要角色。遗传和生理研究已经证明,瘦素通过下丘脑受体抑制骨形成,以及 CART(可卡因和安非他命调节转录物)的作用。瘦素的抗成骨功能是由交感神经系统通过在成骨细胞中表达的肾上腺素能受体-2介导的。交感神经系统通过增加破骨细胞分化因子 RANKL 在成骨细胞祖细胞中的表达来促进骨吸收。成骨细胞起源于骨髓的基质前体。它们是合成骨基质和增强骨矿化的骨形成细胞。成骨细胞系细胞的增殖和分化是在多种转录因子、生长因子和激素的共同作用下进行的。例如,转化生长因子-β(TGF-β)和骨形态发生蛋白(BMP)是成骨细胞分泌的因子,它们被隔离在骨基质中。当破骨细胞吸收骨基质时,这些因子被释放,从而促进成骨细胞前体的分化和激活。此外,甲状旁腺激素(PTH)及其局部产生的同源物,即甲状旁腺激素相关肽(PTHrP),能够促进成骨细胞谱系中的细胞进行分化。

间充质间质细胞对破骨细胞的分化起着关键作用,并与造血前体细胞之间存在着紧密的相互作用。基质细胞和已成熟的成骨细胞会表达细胞因子和生长因子,这些因子对于启动和支持破骨细胞的分化至关重要。巨噬细胞集落刺激因子(M-CSF)、膜附着和可溶性 RANKL 是诱导破骨细胞形成所必需的。M-CSF 能够诱导成骨细胞中 RANKL 受体的表达,以及破骨细胞前体中 RANK 的表达,进而在 RANKL 存在时促使这些细胞分化为破骨细胞。成骨前细胞/基质细胞表面表达的 RANKL 与破骨前体细胞上的 RANK 结合,且 RANKL 对破骨细胞的分化、多核细胞融合、活化和存活至关重要。成骨前细胞/基质细胞支持破骨细胞发育的能力在成骨细胞分化过程中迅速丧失,这主要是由于 RANKL 的下调。除了 RANKL,成骨细胞还能产生 OPG,它是 RANKL 的诱饵受体。OPG 与 RANK 一样,是肿瘤坏死因子(TNF)受体超家族的成员,在调节破骨细胞发展中起关键作用。OPG 的主要生物学作用是抑制破骨细胞的分化。RANKL/OPG 比值在破骨细胞分化过程中起着核心调节作用,它通过调控破骨细胞前体中 RANK 的激活来实现这一点。另外,诸如 TGF-α、IL-1、PTH 以及 1,25-(OH)2-维生素 D_3 等多种细胞因子和激素,通过调控成骨细胞或基质细胞中 OPG 和 RANKL 的产生,进而影响破骨细胞的形成。

骨重塑过程受各种局部和全身因素及其表达和释放的控制,并以有组织的方式进行。降钙素(CT)通过抑制破骨细胞的活性和功能,减少骨吸收,是治疗骨质疏松的重要激素调节剂。维生素 D3[1,25-(OH)2-维生素 D3]促进钙吸收,与降钙素协同作用,有助于维持骨量和骨密度。雌激素则通过降低骨对甲状旁腺素(PTH)的敏感性、促进降钙素的产生以及直接作用于骨骼,间接抑制骨吸收。前三种的分泌是由控制生理血清钙水平的需要驱动的。除了全身激素调节外,生长因子如 IGF、TGF-β、FGF、EGF、WNT 和 BMP 等在调节生理性骨重塑中发挥的重要作用也越来越明显。

1. PTH 和 PTHrP

甲状旁腺激素(PTH)是由甲状旁腺合成并分泌的一种激素,其主要功能是维持血液中钙离子的稳定水平。此外,PTH 还以内分泌方式调节骨骼的矿物质含量。甲状旁腺激素相关肽(PTHrP)是一种能够模拟 PTH 多种功能的相关肽。PTH 与 PTHrP 在氨基末端结构域(这一区域对其生物活性至关重要)的前 13 个氨基酸残基上展现出约 70% 的同源性。研究表明,PTHrP的羧基末端与氨基末端结构域间的相互作用,能够激活间充质干细胞和成骨细胞样细胞内的信号传导路径。不同于PTH,PTHrP广泛分布于几乎所有组织,通过自分泌或旁分泌机制发挥其功能。

PTH1R作为PTH与PTHrP的共同受体,主要表达于间充质谱系的骨细胞和软骨细胞中。PTHrP调节生长板软骨细胞的增殖和分化,PTHrP缺失的小鼠表现出由软骨细胞成熟加速导致的生长板缩短现象。在胚胎小鼠中,靶向破坏PTHrP是致命的,会导致软骨内骨发育受损。PTH1R缺失小鼠也表现出类似的骨骼表型。除了关节软骨细胞外,早期成骨细胞谱系细胞也表达PTHrP,这表明PTHrP在成骨细胞调节中起着重要作用。PTHrP过度表达的小鼠四肢更短且粗壮。此外,PTHrP杂合子缺失小鼠和成骨细胞特异性PTHrP敲除小鼠的骨量均减少,并伴有缺陷。这表明PTHrP在骨形成中具有合成代谢作用。

PTH能够对骨骼产生分解代谢和合成代谢作用。根据临床研究,每天注射低剂量的PTH已被证实能够显著提高骨密度,增加动物和人类的骨量。PTH对破骨细胞没有直接影响。PTH或PTHrP的持续给药是通过它们对成骨细胞的作用间接诱导骨吸收。PTH诱导破骨细胞形成的作用机制主要是通过成骨细胞刺激RANKL表达并抑制OPG mRNA表达来实现的。众所周知,持续高水平的PTH促进骨吸收,而低剂量和间歇性的PTH会增加腰椎和髋关节的骨密度,并促进新骨形成。PTH的合成代谢作用被认为是通过其在体外和体内增加成骨细胞增殖和分化,减少成骨细胞凋亡,并激活骨髓细胞。

众多研究已经阐明了PTH合成代谢作用机制,主要是通过调节多种生长因子和趋化因子途径来实现的。例如,PTH诱导IGF-1的合成以刺激成骨细胞增殖和分化,并间接刺激破骨细胞活性。据报道,PTH介导的新骨形成被Dkk1减弱,Dkk1是一种Wnt信号的抑制剂,这表明PTH可通过Wnt通路发挥作用。此外,PTH受体在T淋巴细胞中的激活通过促进这些细胞合成Wnt10b,从而在PTH诱导的骨形成过程中发挥作用。在骨细胞中表达组成性活性PTH/PTHrP受体(PPR)的小鼠表现出增加的骨量和骨重塑,这足以通过LRP5依赖和非依赖机制抑制SOST表达(另一种Wnt通路抑制剂)。这些研究揭示了PTH与Wnt信号通路间的相互作用是调控骨形成的关键机制。据此,PTH及PTHrP在调节骨代谢中所展现的复杂性和深入认识,为探索新型治疗手段开辟了道路。

维生素D在骨骼的正常发育和维持中扮演着至关重要的角色,它有助于肠道吸收钙质,缺乏维生素D可能导致钙吸收不足,从而引发骨质疏松和骨折风险增加。活性形式的1,25-二羟基维生素D_3,也就是1,25-$(OH)_2$-维生素D_3,在维持钙的平衡和骨骼的稳定状态中扮演着极其关键的角色。该化合物通过与维生素D受体(VDR)结合,实现其生物学功能,VDR广泛分布于肠道、骨骼、肾脏及甲状旁腺等人体重要组织。VDR基因敲除小鼠的表型与维生素D缺乏的小鼠极为相似。与维生素D的经典内分泌作用不同,越来越多的研究证据表明,维生素D在骨骼中还具有自分泌作用。CYP27B1酶(也称为1α-羟化酶)在维生素D代谢中起着关键作用,它主要存在于肾脏近端小管,负责将25(OH)D在1α位羟化为1,25(OH)2D3。它负责将25-羟基维生素D(25D)转化为其活性形式1,25-二羟基维生素D(1,25D),也称为骨化三醇(Calcitriol)。研究表明,CYP27B1的表达与成骨细胞成熟的不同阶段密切相关,在矿化过程达到峰值之前,其表达量达到最高。小鼠体内CYP27B1基因缺失会导致骨软化,原因是低钙血症和甲状旁腺功能亢进引发的皮质空隙扩大。另外,研究表明,25 -羟基维生素 D 在破骨细胞谱系细胞中的代谢能促进破骨细胞分化,增强活性,并促进骨吸收与形成的耦合。报告指出,1,25 -$(OH)2 - D_3$ 处理能增强成骨细胞矿化,诱导 iPS 衍生的骨髓细胞(iPSop 细胞)表达骨细胞标志物(牙本质基质蛋白- 1 和 FGF - 23),证明其为成骨细胞向骨细胞转化的有效促进剂。为了支持这一观点,还有证据表明骨细胞中存在 VDR 转录物,并且骨细胞中的 $25(OH)D_3$ 可以直接激活。综上所述,$1,25 -(OH)_2 -$ 维生素 D_3 在骨骼中既具有内分泌作用,又具有自分泌作用。

2. 降钙素

降钙素(CT)是由甲状腺 C 细胞分泌的一种含有 32 个氨基酸的激素。降钙素基因的组织特异性选择性剪接可产生另一种肽——降钙素基因相关肽- 1(CGRP - 1)。降钙素肽通过与细胞表面的特定受体结合,启动信号转导过程。这些受体包括降钙素受体(CTR)和降钙素受体样受体(CLR),它们属于 GPCR 家族。CTR 通过 Gs 蛋白与 PKA 耦联,而 CLR 通过 Gq 蛋白与 PKC 耦联,从而实现降钙素肽的大部分生理作用。CT 通过在破骨细胞上表达的 CTR 发挥其功能,促进骨形成。破骨细胞特异性缺失 CTR 会抑制破骨细胞释放 1 -磷酸鞘氨醇(S1P)。随时间推移,CT 通过直接导致破骨细胞皱褶边缘的丧失和减少破骨细胞数量来抑制基础吸收并刺激再吸收。尽管普遍认为成骨细胞样细胞上不表达降钙素受体,但仍有研究报告指出,在某些系统中,CT 能与成骨细胞发生相互作用。例如,CT 可增强重组人骨形态发生蛋白- 2(rhBMP - 2)对成骨细胞的成骨诱导作用,并增加人成骨细胞样细胞培养物中胰岛素样生长因子(IGF - 1 和 IGF - 2)的细胞外水平。此外,CT 还能预防成骨细胞和骨细胞的凋亡。尽管有这些报告,CT 对成骨细胞的影响仍不完全清楚。有证据显示,骨细胞也能表达 CTR,且其表达量随年龄增长而减少。CT 主要通过抵消 PTH 引起的骨吸收增加来补充 PTH 的功能。然而,这些最新的观察结果可能会改变我们对 CT 的传统认识。

3. 雌激素

雌激素是调节女性和男性骨代谢的关键激素之一,它通过多种机制影响骨吸收和骨形成,维持骨骼健康。它能够抑制破骨细胞的生成并促进其凋亡。然而,雌激素对骨代谢的调节作用是多方面的。研究表明,当在成熟破骨细胞中特异性地敲除雌激素受体 α(ERα)时,雌性小鼠因破骨细胞数量增多而骨量减少,相比之下,雄性小鼠中 ERα 的缺失对骨量无显著影响。在成骨细胞中缺失 ERα 的雌性小鼠,骨量减少是由于成骨细胞活性降低而非破骨细胞数量减少,导致松质骨(如胫骨近端、椎骨和股骨远端)和皮质骨(如胫骨中轴和 L_5 椎体皮质)骨量减少,这表明成骨细胞中的 ERα 对于维持适当骨量至关重要。在间充质干细胞中缺失 ERα 的小鼠模型中,由于经典 Wnt 信号通路的减弱,导致骨膜细胞的增殖与分化能力下降,进而引发皮质骨量的减少。

在破骨细胞中,雌激素通过降低 c - Jun 活性来阻断 RANKL/M - SCF 诱导的激活蛋白-1 依赖性转录,从而抑制 RANKL 诱导的破骨细胞分化。此外,雌激素还被证实可以调节多种骨吸收细胞因子的产生,包括 IL - 1、IL - 6、TNF - α、M - CSF 和前列腺素。T 细胞是体内雌激素缺乏导致骨质流失的重要介质,雌激素通过抑制 T 细胞产生 TNF - α 来阻止破骨细胞调节骨吸收。此外,雌激素已被证实可通过激活 Src/Shc/ERK 信号通路抑制成骨细胞凋亡并延长成骨细胞寿命和下调 JNK。综上所述,雌激素通过多种机制调节骨骼重塑,包括抑制破骨细胞的活性和骨吸收,以及促进成骨细胞的活性和骨形成。具体而言,雌激素能够通过诱导破骨细胞凋亡、抑制破骨细胞分化、减少 RANKL 表达和增加 OPG 表达来减少骨吸收。同时,雌激素还能通过促进成骨细胞的骨钙素分泌和碱性磷酸酶活性来增强骨形成。雌激素可以分别通过成骨细胞祖细胞和破骨细胞调节皮质骨量和小梁骨量。

4. 雄激素

雌激素是女性绝经后维持骨骼健康的关键激素调节剂,其重要性已得到广泛认可并经过深入研究。与此同时,雄激素对男性和女性的骨量发展及维持同样具有积极影响。雄激素缺乏会导致男性骨重塑过程失衡,进而加剧骨质流失。它能够调控生长板的成熟与闭合,进而影响骨骼的纵向生长。此外,雄激素还调节骨小梁和皮质骨的骨量,并抑制骨质流失。研究显示,在雄性小鼠中,雄激素受体(AR)的缺失与骨质疏松和骨量减少有关,表现为骨转换率升高、骨吸收增加、骨小梁和皮质骨量减少,以及骨膜骨形成减少。相反,仅在成骨细胞和骨细胞中缺失 AR 的小鼠显示出正常的皮质骨,这暗示雄激素可能通过调节骨膜骨形成而不直接作用于成熟的成骨细胞。这些效应可能与雄激素促进肌肉质量和力量的作用密切相关,进而激活骨形成区域和骨祖细胞,最终提升身体活动水平。然而,这些小鼠也表现出小梁骨量的减少,这表明 AR 在小梁成骨细胞中发挥着作用。关于 AR 如何正面影响骨小梁的具体机制,目前尚不清楚。有证据显示,雄激素可能通过影响成骨细胞/骨细胞和 RANKL/RANK/OPG 系统间接抑制破骨细胞活性和骨吸收。雄激素还能提高转化后的克隆人成骨细胞内胶原蛋白、1 型蛋白及 mRNA 的表达水平,促进骨钙素的分泌和碱性磷酸酶的活性,进而推动其分化与矿化过程。此外,抑制睾酮或雌二醇会增强男性的 PTH 骨吸收作用,这揭示了性类固醇与甲状旁腺轴之间的相互作用。综上所述,雄激素能够直接和间接地调节成骨细胞和破骨细胞的活性,并可能通过 AR 和 ERα 维持骨量。目前,仍需进一步研究来阐明雄激素在不同性别中对骨骼的具体作用。

5. 甲状腺激素

下丘脑-垂体-甲状腺轴是内分泌系统中的关键调节机制,不仅在骨骼发育和峰值骨量的实现中起着至关重要的作用,还调节着骨转换过程。正如研究指出,该轴通过调节甲状腺激素的分泌,维持甲状腺功能的平衡,其异常可能导致多种甲状腺疾病。甲状腺功能减退会减少成骨细胞的形成和破骨细胞的吸收,进而导致骨转换率降低或骨重塑过程放缓。相反,在甲状腺异常情况下,成骨细胞和破骨细胞的活性均会增加,导致骨转换率上升,骨形成周期被打乱,加速以快速吸收为特征的骨重塑过程。在成人甲状腺功能亢进与骨重塑的增加、骨密度的降低以及骨折风险的提高相关,这种情况主要出现在绝经后的妇女中。

在体外试验中,甲状腺激素的生物活性衍生物三碘甲状腺原氨酸(T3)对成骨细胞和破骨细胞均产生影响。T3 对成骨细胞具有双重效应:研究指出,T3 在成骨细胞系和原代颅骨成骨细胞中,不仅能促进成骨细胞的分化,还能促进其增殖。对于破骨细胞,T3 可以直接或通过细胞因子间接增强其活性。T3 的作用依赖于甲状腺激素核受体(TRs)。研究指出,TRα 和 TRβ 受体在介导 T3 对骨重塑作用中均发挥作用。与野生型小鼠相比,TRα 缺陷小鼠表现出更高的骨量,而使用 GC-1(一种 TRβ 激动剂)激活 TRβ 可以防止骨骼骨质流失,从而得出结论,T3 通过 TRα 介导其在骨骼中的作用。总体而言,甲状腺激素与核受体超家族其他成员相似,对成骨细胞和破骨细胞的活性具有显著影响,对维持骨矿物质稳态、促进正常骨骼生长及保持骨量至关重要。

6. 糖皮质激素

糖皮质激素(glucocorticoid, GC)通过促进骨吸收和抑制骨形成,扰乱了正常的骨重塑过程。长期使用糖皮质激素或因库欣综合征导致的过度暴露,会降低骨密度,并可能引发糖皮质激素诱导的骨质疏松症(glucocorticoid-induced osteoporosis, GIOP)。GIOP 中,骨小梁骨质退化显著,且与糖皮质激素剂量及暴露时长紧密相关。在成骨过程中,功能性糖皮质激素受体(glucocorticoid receptor, GR)主要分布在前成骨细胞/基质细胞和成骨细胞中。与这些发现相一致,GC 通过成骨细胞中的 GR 抑制骨形成,这一点在成骨细胞特异性(Runx2-Cre)GR 敲除小鼠中未得到体现,其骨形成未受影响。同样地,GC 抑制 OPG 合成并促进 RANKL 合成,从而增加破骨细胞数量。OPG 与 RANKL 比率下降,进一步加速破骨细胞分化及净骨吸收。研究显示,长期使用 GC 减少骨形成,途径包括直接抑制成骨细胞增殖分化(如 Runx2 和Ⅰ型胶原蛋白表达受抑)及提高成熟成骨细胞和骨细胞凋亡率。此外,GC 通过抑制促性腺激素的分泌,间接负向调节雄激素和雌激素的水平,从而加剧骨吸收。GC 进一步通过抑制肠道对钙的吸收以及促进尿液中钙的排泄,从而引发体内的钙负衡状态。综上所述,骨内的直接 GC-GR 信号传导可导致骨量减少,并通过间接影响骨重塑的系统性调节因素。

7. 生长激素

生长激素(growth hormone, GH)是一种由脑垂体分泌的肽类激素,其分泌受到下丘脑的精细调控。研究揭示,缺乏 GH 的人群以及敲除生长激素受体(growth hormone receptor, GHR)基因的小鼠,其纵向骨生长均会受到显著限制。对这些缺乏 GH 的成人和儿童进行 GH 补充治疗,可以有效促进骨骼生长,这包括骨密度(BMD)的提升和骨转换标志物的增加。GH 及其结合蛋白GHBP,通过直接与 GH 受体 GHR 相互作用来调节生长过程,同时,它们还刺激肝脏和骨骼产生胰岛素样生长因子-1(IGF-1),以此间接地促进生长。有报告指出,GH 可以直接或通过促进 IGF-1 及其结合蛋白(IGFBP)的产生来刺激成骨细胞的增殖和胶原蛋白的合成。与此相一致的是,通过应用重组人 IGF-1(hIGF-1)于GHR 基因敲除小鼠,成功恢复了其正常的骨形成能力。此外,GH 亦能促进骨吸收,但关于这一效应是直接由 GH 引起,还是经由成骨细胞产生的 IGF-1 或 IGFBP 介导,目前尚存争议。最终,大鼠实验显示,联合使用 GH 与甲状旁腺激素(PTH)不仅能促进骨生长与形成,还能有效减少骨吸收,对增强骨密度及增加骨量展现出显著的协同效应。

8. 骨形态发生蛋白

骨形态发生蛋白(BMP)属于 TGF-β 超家族的成员,它们在调节骨髓间充质细胞分化为骨、软骨或脂肪组织方面发挥着至关重要的作用。多项研究指出,BMP-2、BMP-4、BMP-5、BMP-6 和 BMP-7 这些特定的 BMP 家族成员均表现出强大的成骨活性,它们的信号传导过程对于骨骼的重塑和骨量的维持至关重要,主要通过激活 BMP1A 型和 1B 型受体来实现。BMP 介导的信号传导主要通过 Smad 和 MAPK 途径,进而促进 Runx2 和 Osx 的表达。作为 BMP 家族中的关键成员,BMP-2 的研究非常广泛,它能够显著提升骨钙素的表达,且 BMP-2 的短期表达就足以触发骨形成。研究显示,BMP-2 和 BMP-4 的缺失将导致成骨过程严重受损。此外,BMP-7 不仅能激活碱性磷酸酶(ALP),促进骨矿化进程,还能有效强化成骨细胞的分化能力。BMP-2 的骨诱导特性使其在改善开放性胫骨骨折愈合方面具有潜在的应用前景,这表明 BMP-2 在临床治疗中可能具有重要的价值。

9. 转化生长因子- β

众所周知,转化生长因子(TGF)-β 信号通路在控制和维持骨骼重塑过程中扮演着至关重要的角色。相较于野生型小鼠,$TGF-\beta_1$ 基因缺失的小鼠在胫骨近端干骺端展现出骨矿物质含量减少的现象,且胫骨整体长度偏短。相反,转基因小鼠通过表达 $TGF-\beta_2$,会发展出与破骨细胞骨吸收增加相关的骨质疏松症。然而,矛盾的是,$TGF-\beta_1$ 还能促进破骨细胞的凋亡。因此,TGF-β 在破骨细胞和成骨细胞中的作用表现出复杂性。TGF-β 对成骨细胞的作用具有双重性:既能促进早期成骨细胞分化及骨基质蛋白表达,又能抑制晚期成骨细胞的分化进程。TGF-β 与其受体(TβRI 和 II)结合后,通过磷酸化激活 Smad2 和 Smad3。此外,磷酸化的 Smad3 与 Runx2 形成复合物,通过组蛋白脱乙酰酶(HDAC4 和 HDAC5)的参与,降低 Runx2 的转录活性和成骨活性。TGF-β 和 BMPs 在成骨细胞分化中通过使用不同的 Smad 分子表现出相反的作用。内源性 TGF-β 通过诱导抑制性 Smads 来抑制 BMP 信号转导,进而抑制晚期成骨细胞的成熟。此外,TGF-β 和 PTH 信号在调节成骨细胞生成和骨重塑信号中相互协调。TβRII 与 PTH1R 形成内吞复合物并磷酸化 PTH1R 细胞质结构域,加速 PTH1R 信号转导的下调。小鼠成骨细胞中 TβRII 的缺失导致类似于 PTH1R 过度激活的骨表型,这进一步支持了上述观点。TGF-β 蛋白以潜伏形式存在于骨基质中,破骨细胞能够通过骨吸收过程释放并激活 TGF-β。因此,活性 $TGF-\beta_1$ 通过 Smad2 和 Smad3 的磷酸化作用,将骨间充质干细胞募集到骨重塑区域,从而促进骨吸收与骨形成的耦合。

10. 表皮生长因子及其受体

表皮生长因子受体(epidermal growth factor receptor,EGFR)是一种跨膜糖蛋白。在小鼠实验中,EGFR 的缺失会导致小鼠早期死亡,而少数幸存的 EGFR 缺失幼崽则会出现颅面畸形、软骨原发性骨化延迟以及小梁骨形成障碍。降低小鼠前成骨细胞和成骨细胞中的 EGFR 表达,会减少成骨细胞生成并增加骨吸收,进而引发小梁骨和皮质骨量的减少。因此,成骨细胞中的 EGFR 信号在骨代谢中发挥着合成代谢的作用。然而,所有 EGF 样配体都会抑制成骨细胞的分化,它们能够抑制成骨细胞特异性转录因子 Runx2 和 Osterix 基因的表达,以及碱性磷酸酶、骨唾液酸蛋白(bone sialoprotein,BSP)和骨钙素等成骨细胞标志物的基因表达。研究显示,在骨祖细胞中,表皮生长因子受体信号通路的激活已被证实能够促进细胞增殖并抑制细胞凋亡,从而增加成骨细胞的数量。这表明 EGFR 信号转导对于维持成骨细胞数量至关重要。除此之外,EGF 和 TGF-α 还能刺激胎鼠长骨和人骨髓中的骨吸收,这表明 EGFR 信号转导还调节破骨细胞的生成和骨吸收。据报告,在成骨细胞/破骨细胞共培养实验中,成骨细胞的 OPG 表达降低和 MCP-1 表达增加,但对 RANKL 表达没有影响。

11. 成纤维细胞生长因子

成纤维细胞生长因子(fibroblast growth factor,FGF)是肝素结合生长因子家族的一员。碱性成纤维细胞生长因子(FGF-2)由成骨细胞产生,是软骨和骨生长及分化过程中的关键调节剂。研究显示,FGF-2 在骨形成及骨分化过程中通过其受体(FGFR)调控广泛的生物学效应,包括细胞增殖、存活、迁移和分化等。例如,FGF-2/PELA/BMP-2 微囊支架被证明能显著促进大鼠骨膜来源干细胞的成骨分化。研究显示,小鼠体内 FGF-2 的缺失会减少骨小梁和骨形成率。此外,FGF-2 能够促进骨髓间充质基质细胞向脂肪细胞或成骨细胞分化。内源性 FGF-2 被确认为在小鼠骨合成代谢过程中,对于 PTH 和 BMP-2 的作用至关重要。FGF 家族的另一成员 FGF-18,对小鼠间充质干细胞的成骨分化起着至关重要的调节作用,研究发现,FGF-18 缺陷小鼠表现出骨化延迟,这凸显了 FGF-18 在骨发育过程中的关键作用。相反,FGFR1 的失活会导致骨量增加,这表明通过 FGFR1 的信号转导可以负性调控体内成骨细胞的成熟和骨形成。而 FGFR2 的缺失则会导致成骨细胞功能异常,骨髓细胞增殖减少,骨密度降低,这证明了 FGFR2 在骨形成中的作用。Wnt 和 FGFR 信号共同作用,控制间充质干细胞的分化,这表明 FGF/FGFR 信号转导与 Wnt-β-连环蛋白信号转导之间的相互作用调节成骨细胞的功能。FGF-23,作为 FGF 家族的关键成员,主要由骨细胞和成骨细胞产生,对肾脏和甲状旁腺发挥重要作用。它在维持骨和肾脏之间的磷酸盐稳态以及信号转导中扮演着关键角色。在慢性肾脏病(CKD)患者中,FGF-23 的浓度升高与心血管疾病风险增加有关,其通过调节肾脏对血磷的重吸收和维生素 D 的活化,影响矿物质代谢。骨细胞产生的 FGF-23 也受到全身激素的调节,尤其是 PTH 和 $1,25-(OH)_2$-维生素 D_3。FGF-23 对年轻成年小鼠外周血及骨髓中的红细胞生成具有负调节作用。研究指出,FGF-23 直接影响骨髓基质细胞的分化。FGF-23 影响骨矿化,这一过程被认为与磷酸盐稳态相关的生理机制有关。然而,研究表明,过量的 FGF-23 能负调节骨矿化,且这一过程独立于全身磷酸盐水平。目前,关于 FGF-23 的所有作用和作用机制尚不完全清楚。

12. 胰岛素样生长因子-1

胰岛素样生长因子-1(insulin-like growth factor-1,IGF-1)是骨基质中最丰富的生长因子,它不仅能够促进细胞的增殖和功能发挥,还对成骨细胞的存活至关重要。IGF-1 在成骨细胞及破骨细胞中表达,对骨骼生长和重塑过程起着关键作用。其在骨基质中的主要功能是保持骨重塑过程中的骨量和骨骼稳定性。全身功能性 IGF-1 缺乏的小鼠表现出严重的骨形成缺陷和高达 60% 的峰值骨密度(BMD)缺陷。此外,IGF-1 还促进破骨细胞的分化;IGF-1 的缺乏导致小鼠展现出高骨量特征,并伴有骨吸收功能的受损,这再次证明了 IGF-1 在调控破骨细胞分化过程中的核心作用。IGF-1 通过调节 RANKL 和 RANK 的表达,有助于成骨细胞和破骨细胞之间正常的生理相互作用。肝脏是血清 IGF-1 的主要来源,其水平受到生长激素(GH)的严格调控,而多种其他组织因子也能与 GH 协同作用,共同调节组织 IGF-1 的产生。多项研究报告指出,IGF-1 与甲状旁腺激素在骨重塑方面具有协同效应,特别是在骨髓来源的 IGF-1 对骨骼生长发育的调控作用中。例如,同济大学的研究发现成体骨髓基质细胞和巨核细胞高表达 IGF-1,其下调导致骨形成减少和骨修复受损。此外,IGF51 在骨质疏松症的骨代谢中起着关键作用,其缺失与骨量减少和骨密度降低密切相关。

13. WNT 及其拮抗剂

在骨骼发育过程中,WNT 信号与从近端到远端的生长以及背腹侧肢体模式的形成紧密相连。遗传学研究在人类和动物模型中揭示,经典的 Wnt/β-catenin 通路、BMP 信号转导以及 Runx2 在成骨细胞的分化、骨骼的发育和骨的形成中发挥着至关重要的作用。WNT 信号具有抑制间充质干细胞向软骨细胞和脂肪细胞分化路径转变的能力,同时,它还能促进成骨细胞分化路径的发展。成骨细胞和骨细胞中的 WNT-β-catenin 信号通过增加骨保护素的分泌,对破骨细胞的分化和骨吸收产生不利影响。

典型的 WNT 信号转导机制是通过抑制 GSK - 3 - β 对 β - catenin 的磷酸化作用,从而保持 β - catenin 的稳定性。另一方面,成骨细胞表达的 WNT5a 激活非经典途径,刺激破骨细胞前体的分化和破骨细胞的生成。与 *Hepcidin* 基因敲除小鼠实验中 *WNT10b* 基因上调导致骨质量提高的情况相反,*WNT10b* 基因敲除小鼠表现出骨小梁和血清标志物的减少。有研究指出,WNT6a 和 WNT10a 能够调节间充质细胞分化为成骨细胞或脂肪细胞的命运,从而控制生理性骨重塑。总的来说,WNT 信号对成骨细胞和破骨细胞的骨细胞谱系具有直接和间接的影响,导致骨形成的总体增加。Dickkopf 家族成员(Dkk1 和 Dkk2)和分泌卷曲相关蛋白(Sfrps)是负调节经典 WNT 信号的细胞外蛋白家族。另一个是硬化蛋白,这是一种由 SOST 基因编码的分泌糖蛋白,它与 LRP5/6 受体结合,抑制 BMP 和 WNT 刺激的骨形成。针对 Dkk1 和硬化蛋白(如 AMG785)的中和性单克隆抗体,已被研发作为治疗骨质疏松症的新型药物。目前处于 3 期临床试验阶段的抗硬化蛋白抗体似乎是最有前景的,并且可能是治疗骨质疏松症的一种新型合成代谢疗法。

简单来说,所谓的生理性骨重塑,实际上是指在我们身体的正常生理状态下,骨骼所经历的一种自然的重塑过程。这一过程是通过骨细胞的活跃活动来实现的,它们持续不断地调整骨组织的形态和结构,使之精准适应身体对骨骼功能的多样化需求,并有效承受各种外力负荷。在这一生理性骨重塑的过程中,涉及的骨细胞类型包括成骨细胞、破骨细胞以及骨质细胞等。这些骨细胞通过不断地进行骨形成和骨吸收这两种活动,来维持骨骼的稳定和平衡状态。而这一复杂而精细的重塑过程,受到激素水平、细胞因子释放以及机械刺激等多重因素的精密调控和影响。这些因素能够对骨细胞的活性和功能产生影响,从而进一步影响到骨重塑的整个进程。生理性骨重塑在维护骨骼健康与功能方面扮演着至关重要的角色,它赋予骨骼适应多样负荷与环境条件的能力,从而确保骨骼强度的稳固与结构的完整。然而,如果生理性骨重塑失去了平衡,那么可能会导致一系列的骨骼疾病,例如骨质疏松症等。

四、骨质疏松症中的骨代谢

骨质疏松症是一种影响全身骨代谢的疾病,其核心特征是骨量减少和骨微结构的改变,这导致骨强度下降、骨脆性增加以及骨折风险的提高。该病的发生与多种因素相关,其中性别和年龄的影响最为显著,同时它还受到地域、种族、遗传、体重指数以及基础性疾病等因素的影响。骨质疏松症的病理基础是骨重建平衡被打破,成骨细胞与破骨细胞功能失衡,引发骨代谢异常,表现为骨吸收加快,骨形成减缓,最终使得骨吸收远超骨形成,导致骨量净减少。通常,骨质疏松症是一种常见的骨骼疾病,随着年龄的增长,患病率会显著上升。根据流行病学调查,50 岁以上的女性患病率显著高于男性,例如,在我国 50 岁以上人群中,女性的骨质疏松症患病率为 32.1%,而男性的患病率仅为 6.0%。绝经后骨质疏松症和老年性骨质疏松症是较为常见的类型。绝经后骨质疏松症,主要由雌激素水平急剧下降引起,导致骨量加速流失,主要影响小梁骨,并与椎体和腕部骨折密切相关。根据国际骨质疏松基金会的数据,亚洲绝经期后的妇女骨质疏松症发病率为 13%～18%,女性与男性的骨质疏松发生率约为 6:1。而老年性骨质疏松症则主要影响皮质骨,使得老年男女容易发生髋部骨折。

骨骼重塑是一个既复杂又精细的生物学过程,涉及破骨细胞与成骨细胞的紧密协作,这一过程对于保持骨骼健康和功能发挥着至关重要的作用。在骨重塑单位中,破骨细胞与成骨细胞共存,它们协同作业,替换受损微小的骨骼组织,并根据骨骼的使用模式和受力情况调整其形态与密度。骨重塑的循环以破骨细胞对旧骨的侵蚀为起点,这些细胞通过其皱褶边缘下的封闭区域紧贴骨表面,分泌酸性物质,导致骨脱矿并降解有机基质。随后,成骨细胞在这些侵蚀区域沉积类骨质,这是一种未矿化的骨组织,最终通过矿化过程形成坚硬的骨组织。破骨细胞起源于单核细胞造血谱系,并与巨噬细胞共享相同的前体细胞,在骨吸收过程中,它们扮演着至关重要的角色。成骨细胞则源自骨髓基质前体的成纤维样细胞,它们不仅能够形成新的类骨质,还能够促进类骨质的矿化,这一过程受多种因素的调控,诸如激素(例如雌激素、PTH、维生素 D)、白细胞介素(例如 IL-1、IL-6、IL-11)以及其他细胞因子和生长因子等。为了确保骨重塑过程的正常进行,成骨细胞和破骨细胞之间必须进行精确的协调交流。成骨细胞能够响应内外部刺激,分泌关键因子如巨噬细胞集落刺激因子(M-CSF)和核因子 κ-B 配体膜结合受体激活因子(RANKL),这些因子对于破骨细胞的生成、分化和活化至关重要,并且能够防止破骨细胞的凋亡。例如,研究显示,RANKL 和 M-CSF 联合使用能够有效诱导破骨样细胞的生成,且这些细胞具有形成骨吸收陷窝的能力。同时,成骨细胞还会产生一种名为骨保护素(osteoclastogenesis inhibitory factor, OPG)的诱饵受体,它能够抑制 RANK-RANKL 信号通路,从而调节骨重塑过程。此外,甲状旁腺激素、维生素 D、细胞因子、白细胞介素、前列腺素及噻唑烷二酮等多种物质,能够激发 RANKL 的表达;而雌激素、TGF-β 以及机械力等因素,则起到抑制 RANKL 表达的作用。这些复杂因素协同作用,共同调控骨重塑过程,从而维护骨骼的健康与正常功能。

若骨骼重塑周期能够完美无缺地进行,骨骼将永远不会出现丢失或增生的情况。骨骼的基本多细胞单位(basic multicellular unit, BMU)将完全替代最初被吸收的骨组织。然而,与大多数生物过程一样,骨骼重塑并非总是完美无缺;尽管在每一次正常的骨重塑过程中,这种不平衡可能并不明显,但随着时间的推移,其累积效应会导致骨量每年显著下降约 0.5%,最终引发与年龄增长相关的骨质流失现象。骨细胞在完成其初始功能后,会面临不同的命运。破骨细胞会通过细胞凋亡或程序性细胞死亡而消亡,并被原位吞噬。而相比之下,成骨细胞则有多种可能的结局。它们可以转变为衬里细胞,迁移到新的 BMU,嵌入类骨细胞中,成为骨细胞,或者最终通过凋亡而死亡。这些不同命运的优势将决定 BMU 中可用成骨细胞的数量,从而最终影响破骨细胞的分化和激活。

(一) 老年性骨质疏松症中的骨代谢

随着年龄增长,骨量会发生变化,这主要是由于骨膜附着与骨膜内骨吸收这两个相互作用的生理过程共同作用所致。骨膜附着发生在骨骼外部,而骨膜内骨吸收则发生在骨骼内部。尽管男性和女性在骨吸收方面均呈现下降趋势,但男性骨膜附着的程度相对较低,这可能是男性脊柱骨折相对女性较少的原因之一。此外,与年龄相关的骨质流失还受到激素水平变化以及细胞数量和功能变化的共同影响。如前所述,在男性和女性中,由于 RANKL 水平升高和破骨细胞凋亡减少,破骨细胞的形成和活性增加,同时雌激素水平也会下降。

与年龄相关的骨骼变化密切相关的第二种激素是维生素 D。阳光照射的减少和富含维生素 D 的食物摄入减少,会导致维生素 D 缺乏症。此外,皮肤代谢维生素 D 的能力随着年龄增长而减弱。维生素 D 缺乏症常导致继发性甲状旁腺功能亢进，进而促进破骨细胞骨吸收。除了激素的变化外，骨微环境中细胞的变化还包括间充质干细胞的移动性和分化的变化，以及随后骨细胞结构的变化。细胞结构的改变包括脂肪细胞水平升高、成骨细胞数量减少。成骨细胞和脂肪细胞在骨髓中具有相同的前体，因此脂肪生成的增加是以成骨细胞生成减少为代价的。此外，细胞凋亡的增加缩短了成骨细胞的存活时间。总之，老化骨中的细胞变化减少了用于骨重塑和形成的成骨细胞的数量。尽管年龄相关性骨质流失主要由激素刺激和骨细胞结构变化引起，但受试者中，一部分仅因生理因素而骨量减少，另一部分则因病理性骨质流失而罹患骨质疏松症。虽然饮食、体育活动和基因在加速骨质流失中起作用，但可能还有其他激素和分子因素仍有待阐明。

尽管我们对年龄相关性骨质流失的潜在机制已有深入了解，但正常衰老过程与老年性骨质疏松症之间的确切联系依然模糊。脱氧核糖核酸修复和转录缺陷的小鼠模型表明，后驼背和骨质疏松症伴随着加速衰老。过度氧化应激的小鼠也表现出类似的骨骼表型。此外，端粒酶活性在衰老和衰老细胞中通常会降低，端粒酶活性的保存可以提高成骨细胞的存活率和更多板层骨的生成。关于衰老和老年性骨质疏松症之间联系的最有趣的证据可能是对 Hutchinson-Gilford 早衰综合征中 LMNA 基因突变的描述，该突变导致层粘连蛋白 A/C 的异常。该综合征的患者有严重的骨质疏松症和与骨老化相适应的变化，这与缺乏层粘连蛋白 A/C 的小鼠模型相似，也具有早衰特征。衰老的成骨细胞中，层粘连蛋白 A/C 的表达呈现下降趋势，这种表达变化进一步影响了成骨细胞和骨细胞的活性，促使脂肪生成发生变化，与脂肪的分布及再分布模式相吻合。虽然还需要进一步的研究，但粘连蛋白 A/C 表达的调控可能成为阐明老年性骨质疏松症一些分子机制的重要研究领域。

老年性骨质疏松症的主要特征是骨髓脂肪堆积，这种积累似乎与雌激素无关，因为即使在雌激素水平正常的情况下，骨髓脂肪也会在骨骼中出现。另外，在缺乏雌激素受体的小鼠中，其骨髓脂肪含量并未显著高于野生型小鼠。因此，独立于激素变化的衰老本身似乎对骨髓脂肪形成有显著贡献，这提高了老年性骨质疏松症是一种糖中毒疾病的可能性。但是骨髓脂肪的作用尚不清楚。虽然它可能只是占用造血功能减少和小量肿块空出的空间，但它也可能发挥重要的病理作用。而且骨髓脂肪细胞似乎对成骨细胞有毒性作用。脂肪细胞和成骨细胞的共培养表明，脂肪细胞可以抑制成骨细胞的活性和存活，这可能是由于骨髓中脂肪细胞数量增加而释放脂肪因子和脂肪酸所致。在使用罗格列酮治疗的人类中获得的数据表明了骨髓脂肪在老年性骨质疏松症中的作用。罗格列酮诱导过氧化物酶体增殖物激活受体 γ-2（PPARg2）的表达，PPARg2 是骨髓中与年龄相关的脂肪生成增加的关键转录因子。一项临床研究（ADOPT）显示，接受罗格列酮治疗的女性患者骨折发生率显著高于二甲双胍组或格列本脲组，这表明罗格列酮可能增加骨折风险。最近，有人提出，与年龄相关的骨质流失代表了"骨质肥胖"。尽管如此，在糖尿病小鼠中抑制 PPARg 活性虽能减少骨髓脂肪积累，却未能阻止骨质流失。总之，骨髓脂肪诱导骨细胞结构的变化，特别是成骨细胞谱系的变化，这可以解释老年性骨质疏松症的一些变化。

（二）绝经后骨质疏松症中的骨代谢

骨重塑是一个贯穿一生的自然过程，涉及旧骨的移除和新骨的形成。对于绝经后妇女而言，骨重塑的速率会增加，这通常会导致骨质流失加速和骨折风险的提升。围绝经期因雌激素缺乏,破骨细胞吸收活性增强,而成骨细胞活性未同步提升,导致骨重塑周期失衡。结果是骨吸收超过了骨沉积,导致了骨的净损失。最初,这一现象被称为"解耦"。在破骨细胞的级联反应中,RANKL(核因子 B 配体的受体激活剂)是最后一个关键的细胞因子,它由成骨细胞产生并与破骨细胞上的 RANK 受体结合,从而促进破骨细胞的分化。骨保护素,也称为破骨细胞抑制因子(osteoclastogenesis inhibitory factor,OPG),它属于肿瘤坏死因子(TNF)受体家族,是一种由基质成骨细胞谱系细胞分泌的生长因子受体,具有可溶性,并作为 RANKL 的天然拮抗剂存在。雌激素能够促进 OPG 的分泌。目前我们认识到,成骨细胞分泌的解耦联因子实际上就是 RANKL。这些因子通过增加骨髓前破骨细胞池的大小来促进骨吸收,并受到雌激素的调节。雌激素的一个关键作用在于促进 OPG 的分泌,并同时减少 M-CSF 和 RANK 的水平。众多骨病动物模型的研究已经表明,RANKL 的抑制会导致骨吸收显著减少,皮质骨和松质骨的体积、密度和强度均有所提高。

雌激素在骨细胞代谢过程中发挥着至关重要的作用。这种性激素通过保持骨密度,尤其是通过雌激素受体 α(estrogen receptor α,ERα)来强化骨组织的强度。雌激素受体似乎是雌激素作用于骨组织的主要途径。雌激素通过其基因向性和非基因向性作用,调节骨细胞的生命周期,减少细胞因子驱动的破骨细胞生成,进而维持骨量,抑制骨吸收并促进骨形成。雌激素通过非基因组作用方式对成骨细胞发挥抗凋亡作用,并通过促进破骨细胞凋亡以及调节 OPG/RANKL/RANK 系统来抑制破骨细胞的骨吸收。绝经期或卵巢切除术后雌激素缺乏与外周血单核细胞、骨髓基质细胞、成骨细胞中 IL-1、IL-6 和 TNF-α 分泌增加以及骨中 TGF-β 表达减少有关,这些细胞因子均可促进破骨细胞的生成。绝经期雌激素的缺乏会加速中年期的骨重塑过程,从而导致骨质流失速度加快。高骨转换的后果是小梁变薄,导致小梁穿孔,随后骨强度急剧下降。水平小梁的丧失会导致该结构的疲劳和强度的降低。

(三) 继发性骨质疏松症中的骨代谢

继发性骨质疏松症是由其他疾病或药物等明确因素引起的骨代谢紊乱。在骨形成方面,多种因素可能抑制成骨细胞的功能和活性,例如,慢性疾病引起的全身炎症状态可产生炎症因子,这些因子直接抑制成骨细胞的增殖和分化;某些药物(如糖皮质激素)可能干扰成骨细胞的基因表达和蛋白质合成,从而影响骨基质的形成。在骨吸收方面,常见的诱因包括甲状旁腺功能亢进,这会导致甲状旁腺激素分泌量上升,进而激发破骨细胞活性,使其更加活跃,从而加速骨吸收过程;在慢性肾病的情况下,体内维生素 D 的代谢会出现紊乱,导致活性维生素 D 的产生减少,肠道对钙的吸收也随之降低。为了弥补这一不足,甲状旁腺激素的分泌会代偿性增加,进而加剧骨吸收。激素调节异常也是关键因素。比如,当甲状腺功能亢进时,体内会分泌过多的甲状腺激素,这些激素会加速骨转换过程,促进骨吸收,并同时抑制骨的形成。患库欣综合征时,体内过高的糖皮质激素抑制成骨细胞功能,促进破骨细胞生成,导致骨量减少。此外,营养吸收障碍(如维生素 D 和钙摄入不足、吸收不良)、长期制动等因素也会通过影响骨代谢的平衡,导致继发性骨质疏松症的发生。综上所述,继发性骨质疏松症的骨代谢异常是多种因素综合作用的结果,明确并纠正其病因是治疗的关键。

五、总结

骨代谢是一个复杂而精细调控的过程,它涉及骨骼的形成和重塑,是维持骨骼健康的关键机制。骨质疏松症的发生与骨代谢失衡有着密不可分的关系,这种失衡导致骨骼中的骨量减少,骨结构变得脆弱,从而增加了骨折的风险。为了更好地理解和控制这一过程,深入探究骨代谢的机制显得尤为重要。科学家期望通过此类研究,开发出更高效的诊断手段与治疗策略,有效应对骨质疏松症,进而大幅提高患者生活质量。未来研究应着重探索新的治疗靶点,特别是骨代谢中起核心作用的分子及信号通路。此外,研究者需致力于开发个性化治疗方案,兼顾患者个体差异,包括遗传背景、生活方式及环境因素。随着科技的不断进步,尤其是分子生物学和遗传学领域的飞速发展,我们有理由相信,在骨代谢研究领域取得突破性进展的可能性正在增加。例如,基因编辑技术如 CRISPR - Cas9 的出现,为治疗骨质疏松症提供了新的可能性,它可能通过精确地修改与骨代谢相关的基因,从而改善骨骼的健康状况。此外,精准医疗的兴起将使我们能够根据患者的遗传背景和疾病特征,制订更为精确和个性化的治疗方案。精准医疗强调的是对患者进行深入的分子和遗传分析,以识别疾病的根本原因,并据此选择最合适的治疗方法。同时,大数据和人工智能的应用将帮助我们更好地分析和预测疾病的发展趋势,从而实现早期干预和个性化治疗。借助这些尖端技术的综合运用,我们有望在骨质疏松症的防治领域取得更为瞩目的成果,进而达成提升患者生活品质的最终目标。

───────────────────── 参 考 文 献 ─────────────────────

[1] BUCKLEY L, GUYATT G, FINK H A, et al. 2017 American College of Rheumatology Guideline for the Prevention and Treatment of Glucocorticoid-Induced Osteoporosis [J]. Arthritis Care & Research, 2017, 69(8): 1095 - 1110.

[2] CAMACHO P M, PETAK S M, BINKLEY N, et al. American Association of Clinical Endocrinologists/American College of Endocrinology clinical practice guidelines for the diagnosis and treatment of postmenopausal osteoporosis-2020 update [J]. Endocrine Practice: Official Journal of the American College of Endocrinology and the American Association of Clinical Endocrinologists, 2020, 26 (Suppl 1):1 - 46.

[3] KENDLER D L, PALACIOS S, COX D A, et al. Arzoxifene versus raloxifene: effect on bone and safety parameters in postmenopausal women with osteoporosis [J]. Osteoporos Int, 2012, 23(3):1091 - 1101.

[4] Assessment of fracture risk and its application to screening for postmenopausal osteoporosis. Report of a WHO Study Group [J]. World Health Organization Technical Report Series, 1994, 843:1 - 129.

[5] PRASAD B, FERGUSON T, TANGRI N, et al. Association of Bone Mineral Density With Fractures Across the Spectrum of Chronic Kidney Disease: The Regina CKD-MBD Study [J]. Canadian Journal of Kidney Health and Disease, 2019, 6:2054358119870539.

[6] EMENY R T, CHANG C H, SKINNER J, et al. Association of Receiving Multiple, Concurrent Fracture-Associated Drugs With Hip Fracture Risk [J]. JAMA Network Open, 2019, 2(11):e1915348.

[7] WILSON L M, REBHOLZ C M, JIRRU E, et al. Benefits and Harms of Osteoporosis Medications in Patients With Chronic Kidney Disease: A Systematic Review and Meta-analysis [J]. Annals of Internal Medicine, 2017, 166(9): 649 - 658.

[8] IDRIS A, SOPHOCLEOUS A, LANDAO-BASSONGA E, et al. Cannabinoid receptor type 1 protects against age-related osteoporosis by regulating osteoblast and adipocyte differentiation in marrow stromal cells [J]. Cell Metabolism, 2009, 10(2):139 - 147.

［9］ AL-BASHAIREH A M, ALQUDAH O. Comparison of Bone Turnover Markers between Young Adult Male Smokers and Nonsmokers［J］. Cureus, 2020, 12(1): e6782.

［10］ BELLIDO T, SAINI V, PAJEVIC P D. Effects of PTH on osteocyte function［J］. Bone, 2013, 54(2): 250 - 257.

［11］ KANIS J A, COOPER C, RIZZOLI R, et al. Executive summary of European guidance for the diagnosis and management of osteoporosis in postmenopausal women［J］. Aging Clinical and Experimental Research, 2019, 31 (1): 15 - 17.

［12］ BANDYOPADHYAY A, TSUJI K, COX K, et al. Genetic analysis of the roles of BMP2, BMP4, and BMP7 in limb patterning and skeletogenesis［J］. PLoS enetics, 2006, 2(12): e216.

［13］ DING K, HUA F, DING W. Gut Microbiome and Osteoporosis［J］. Aging and Disease, 2020, 11(2): 438 - 447.

［14］ BLASCHKE M, KOEPP R, CORTIS J, et al. IL - 6, IL - 1β, and TNF - α only in combination influence the osteoporotic phenotype in Crohn's patients via bone formation and bone resorption［J］. Advances in Clinical and Experimental Medicine: Official Organ of Wroclaw Medical University, 2018, 27(1): 45 - 56.

［15］ PARRY W H, MARTORANO F, COTTON E K. Management of life-threatening asthma with intravenous isoproterenol infusions［J］. American Journal of Diseases of Children (1960), 1976, 130(1): 39 - 42.

［16］ Management of osteoporosis in postmenopausal women: the 2021 position statement of The North American Menopause Society［J］. Menopause (New York, N. Y.), 2021, 28(9): 973 - 997.

［17］ CHEN L R, KO N Y, CHEN K H. Medical Treatment for Osteoporosis: From Molecular to Clinical Opinions［J］. International Journal of Molecular Sciences, 2019, 20(9): 2213.

［18］ ATKINS G J, ANDERSON P H, FINDLAY D M, et al. Metabolism of vitamin D3 in human osteoblasts: evidence for autocrine and paracrine activities of 1 alpha, 25-dihydroxyvitamin D3［J］. Bone, 2007, 40(6): 1517 - 1528.

［19］ BASSETT J H D, BOYDE A, HOWELL P G T, et al. Optimal bone strength and mineralization requires the type 2 iodothyronine deiodinase in osteoblasts［J］. Proceedings of the National Academy of Sciences of the United States of America, 2010, 107(16): 7604 - 7609.

［20］ WATTS N B, ADLER R A, BILEZIKIAN J P, et al. Osteoporosis in men: an Endocrine Society clinical practice guideline［J］. The Journal of Clinical Endocrinology and Metabolism, 2012, 97(6): 1802 - 1822.

［21］ HSU C Y, CHEN L R, CHEN K H. Osteoporosis in Patients with Chronic Kidney Diseases: A Systemic Review ［J］. International Journal of Molecular Sciences, 2020, 21(18): 6846.

［22］ Osteoporosis Prevention, Screening, and Diagnosis: ACOG Clinical Practice Guideline No. 1［J］. Obstetrics and Gynecology, 2021, 138(3): 494 - 506.

［23］ AKKAWI I, ZMERLY H. Osteoporosis: Current Concepts［J］. Joints, 2018, 6(2): 122 - 127.

［24］ WU Q, XIAO X, XU Y. Performance of FRAX in Predicting Fractures in US Postmenopausal Women with Varied Race and Genetic Profiles［J］. Journal of Clinical Medicine, 2020, 9(1): 285.

［25］ QASEEM A, HICKS L A, ETXEANDIA-IKOBALTZETA I, et al. Pharmacologic Treatment of Primary Osteoporosis or Low Bone Mass to Prevent Fractures in Adults: A Living Clinical Guideline From the American College of Physicians［J］. Annals of Internal Medicine, 2023, 176(2): 224 - 238.

［26］ HARA T, HIJIKATA Y, MATSUBARA Y, et al. Pharmacological interventions versus placebo, no treatment or usual care for osteoporosis in people with chronic kidney disease stages 3 - 5D［J］. The Cochrane Database of Systematic Reviews, 2021, 7(7): CD013424.

［27］ EASTELL R, ROSEN C J, BLACK D M, et al. Pharmacological Management of Osteoporosis in Postmenopausal Women: An Endocrine Society* Clinical Practice Guideline［J］. The Journal of Clinical Endocrinology and Metabolism, 2019, 104(5): 1595 - 1622.

［28］ CRANDALL C J, LARSON J, LACROIX A, et al. Predicting Fracture Risk in Younger Postmenopausal Women: Comparison of the Garvan and FRAX Risk Calculators in the Women's Health Initiative Study［J］. Journal of General Internal Medicine, 2019, 34(2): 235 - 242.

［29］ CAMACHO P M, DAYAL A S, DIAZ J L, et al. Prevalence of secondary causes of bone loss among breast cancer patients with osteopenia and osteoporosis［J］. Journal of Clinical Oncology: Official Journal of the American Society of Clinical Oncology, 2008, 26(33): 5380 - 5385.

［30］ EDWARDS B J, BUNTA A D, SIMONELLI C, et al. Prior fractures are common in patients with subsequent hip fractures［J］. Clinical Orthopaedics and Related Research, 2007, 461: 226 - 230.

［31］ BARZEL U S. Recommended testing in patients with low bone density［J］. The Journal of Clinical Endocrinology and Metabolism, 2003, 88(3): 1404 - 1405; author reply 1405.

［32］ BENNETT C N, LONGO K A, WRIGHT W S, et al. Regulation of osteoblastogenesis and bone mass by Wnt10b ［J］. Proceedings of the National Academy of Sciences of the United States of America, 2005,102(9):3324 - 3329.

［33］ CHAU Y P, AU P C M, LI G H Y, et al. Serum Metabolome of Coffee Consumption and its Association With Bone Mineral Density: The Hong Kong Osteoporosis Study ［J］. The Journal of Clinical Endocrinology and Metabolism, 2020,105(3):dgz210.

［34］ TANG Y, WU X, LEI W, et al. TGF-beta1-induced migration of bone mesenchymal stem cells couples bone resorption with formation ［J］. Nature Medicine, 2009,15(7):757 - 765.

［35］ REID H W, SELVAN B, BATCH B C, et al. The break in FRAX: Equity concerns in estimating fracture risk in racial and ethnic minorities ［J］. Journal of the American Geriatrics Society, 2021,69(9):2692 - 2695.

［36］ WHITLOCK R H, LESLIE W D, SHAW J, et al. The Fracture Risk Assessment Tool (FRAX®) predicts fracture risk in patients with chronic kidney disease ［J］. Kidney International, 2019,95(2):447 - 454.

［37］ COMPSTON J, COOPER A, COOPER C, et al. UK clinical guideline for the prevention and treatment of osteoporosis ［J］. Archives of Osteoporosis, 2017,12(1):43.

［38］ TANNENBAUM C, CLARK J, SCHWARTZMAN K, et al. Yield of laboratory testing to identify secondary contributors to osteoporosis in otherwise healthy women ［J］. The Journal of Clinical Endocrinology and Metabolism, 2002,87(10):4431 - 4437.

第三章
骨质疏松症的评估与诊断

在我国,骨质疏松症的防治正面临一个严峻的挑战:高患病率与低知晓率、低诊断率、低治疗率(即"一高三低"现象)。这一现象表明,尽管骨质疏松症在我国中老年群体中的发病率居高不下,但公众对该疾病的认知度却仍然偏低,且在诊断和治疗环节存在显著短板。此外,我国在骨质疏松症的诊疗水平方面,地区间及城乡间的差异显著存在。这种差异既体现在医疗资源的配置上,也体现在医生的专业素养和治疗技术层面。骨质疏松症已经成为影响我国中老年人群健康的一个主要问题。随着人口老龄化的加剧,这一问题的严重性将日益凸显。骨质疏松症的诊断和治疗至关重要,而确定哪些人群需要进行骨质疏松筛查以及何时开始抗骨质疏松治疗是两个关键问题。本章将详细介绍骨质疏松症的评估与诊断流程,涵盖风险评估、临床评估、诊断方法、诊断标准以及鉴别诊断等五个方面,旨在明确解答上述两个关键问题。通过全面的评估和准确的诊断,可以有效地识别出高风险人群,并及时给予适当的治疗,从而减少骨质疏松症带来的健康风险和经济负担。

一、骨质疏松症的风险评估

所有绝经后女性以及 50 岁及以上的男性都应进行骨质疏松症风险评估,以确定是否需要进行骨密度检测和(或)脊椎影像学检查。一般而言,风险因素的数量与骨折风险成正比,即风险因素越多,发生骨折的可能性就越大。骨质疏松症虽然可以预防和治疗,但由于在骨折发生前缺乏明显的预警信号,许多人在疾病早期未能得到及时的诊断和有效的治疗。骨密度评估不仅有助于诊断,还能提供关于未来发生骨折可能性的重要信息。尽管骨密度测试在预测骨折风险方面具有较高的特异性,但其敏感性较低,这意味着许多骨折可能发生在骨密度 T 值未达到骨质疏松症诊断标准的女性中。例如,根据骨密度测试,T 值在$-1\sim$$-2.5$ 之间表示骨量减少,而 T 值 <-2.5 则表明骨质疏松症,但骨折风险的增加并不总是与骨密度的降低成正比。

英国国家骨质疏松症指南小组(National Osteoporosis Guideline Group, NOGG)明确表示,他们并不支持仅通过骨密度测试来进行大规模的人群筛查。他们认为,真正具有临床应用价值的检测技术应该包括对髋部、腰椎和前臂进行的双能 X 线吸收法(DXA)测试。特别是髋部的 DXA 测量,它被认为是进行 FRAX 评估的一个重要组成部分。除此之外,其他

非侵入性的技术,例如定量超声和计算机断层扫描(CT),也被广泛应用于骨骼的评估工作。然而,需要指出的是,目前没有任何一种技术能够全面满足骨骼评估的所有需求,这些需求包括但不限于诊断、预后判断以及治疗监测。通过全面纳入与骨密度不直接相关的风险因素进行综合考量,能够显著提高 BMD 评估的有效性和准确性。例如,年龄就是一个非常重要的考量因素,它在评估骨质疏松症的风险时扮演着关键角色。根据加拿大骨质疏松症指南,建议对 50 岁及以上人群进行骨折风险评估。评估因素包括:40 岁后发生的脆性骨折;父母有髋部骨折史;生活方式因素,例如吸烟、过度饮酒和缺乏体育锻炼;25 岁以后体重减少超过 10%;营养不良和早绝经。此外,指南还强调了既往骨折史、使用糖皮质激素、跌倒史、体重指数低、目前吸烟、酒精摄入量大等因素作为骨折风险评估的一部分。此外,根据系统应用糖皮质激素患者的 FRAX 骨折风险评估分析,长期使用糖皮质激素(超过 3 个月)且日均等效剂量超过 7.5 mg 的患者,在治疗开始后的 3～6 个月内,骨折风险显著增加。

多种因素共同影响着骨质疏松症患者骨折风险的增加。这些因素包括导致或加剧骨质疏松和骨折的状况、疾病和药物;跌倒的危险因素以及临床危险因素等。低体重指数(body mass index,BMI)是髋部骨折的一个重要危险因素,但在调整骨密度后,BMI 在预测其他类型骨折方面的价值会显著降低。在骨质疏松症特征部位的既往骨折史是进一步骨折的重要风险因素,风险部分独立于 BMD。先前有骨折史者,其再次骨折的风险约翻倍。对于不止一处椎体骨折,风险的增加更为显著。中度及重度椎骨骨折,即便无症状,亦构成脊柱及其他骨骼部位后续骨折的重要风险因子。因此,高危个体应考虑使用腰椎和胸椎侧位 X 线片或脊柱侧位 DXA 成像进行椎体骨折评估。后者辐射剂量大幅降低,而性能却与传统 X 线片相当。骨折后立即发生骨折的风险最高,超过 1/3 的后续骨折发生在首次骨折 1 年内。父母有髋部骨折史是一个重要的危险因素,它在很大程度上独立于 BMD。吸烟是部分依赖于骨密度的风险因素。皮质激素以剂量依赖性方式增加骨折风险。然而,骨折风险的增加并不仅仅归因于骨质流失,还与糖皮质激素的使用有关。事实上,除了骨骼密度的降低之外,长期应用糖皮质激素,或诱发骨质疏松症,从而加剧骨折风险。这种药物的使用会干扰骨骼正常代谢过程,抑制骨形成,同时加速骨吸收,从而导致骨骼结构变得脆弱,容易发生骨折。

研究显示,酒精摄入量与个体发生骨折的风险之间存在着一种明显的剂量依赖性关系。具体来说,当一个人每天的酒精摄入量平均保持在不超过两个单位的水平时,研究并没有发现骨折风险有显著的提升。然而,当个体的日均酒精摄入量达到三个单位或以上时,剂量依赖性对骨折风险的影响变得显著,骨折风险随之增加。例如,长期酗酒易导致股骨头坏死,且喝酒容易脸红的人发生髋骨骨折的风险是正常人的 2.48 倍。

骨质疏松症的继发原因众多,包括炎症性肠病和内分泌失调等。然而,多数情况下,这些因素与低骨密度或糖皮质激素使用等因素的相关性尚不明朗。相比之下,类风湿关节炎会增加骨折的风险,而这一风险与 BMD 和糖皮质激素的使用无关。糖尿病(特别是 2 型)也可能对骨折风险产生独立于 BMD 的影响。此外,部分骨折风险因素仅通过降低 BMD 影响风险,而其他因素或因缺乏验证,或不适用于特定治疗,尚未明确其作用。NOGG 协作小组建议,识别和验证其他临床风险因素应作为进一步研究的重要领域。

原发性骨质疏松症的风险因素包括:

(1) 遗传因素:对于那些有腰椎和髋部骨折史的绝经后患者的女儿(即那些尚未经历绝

经的女性),她们的腰椎和股骨颈骨密度通常会低于那些没有此类家族史的同龄女性。科学研究和医学研究已经明确指出,研究显示,青年女性的骨密度受到多种因素的影响,包括体重、BMI、体脂百分比、运动和营养等。尽管参考资料中没有直接提及年轻女性骨密度与其母亲骨密度之间的相关性,但遗传和环境因素可能共同作用,导致母女之间骨密度存在一定的相关性。进一步的研究,特别是双胞胎研究,已经揭示了遗传因素在骨量的获得以及骨丢失速率方面所起的重要作用。这些研究凸显了家族史在评估年轻女性骨质疏松风险中的关键作用,并揭示了遗传背景对骨骼健康的深远影响。

(2)生活方式:长期大量吸烟不仅严重损害肺部健康,还直接加速骨丢失,对骨骼健康构成不利影响。酗酒者和长期中等量饮酒者往往面临骨密度较低的问题,这使得他们骨折的危险性显著增加。其机制可能涉及酗酒引发的肝脏疾病影响钙代谢,以及增加跌倒风险,进而加剧骨折危险性。此外,有研究报告指出,长期饮用咖啡可能会增加尿钙的丢失,继而降低骨密度和增加骨折的危险性。在饮食习惯方面,高钠饮食也是一个值得关注的问题,因为当钠经肾脏排泄时,可能会导致钙的被动丢失,这也可能与骨丢失有关。

(3)钙摄入不足:这是一个普遍存在的问题,尤其是在骨质形成的关键时期。根据研究,成年人适宜的钙摄入量可能应为1 000 mg/d左右,以提高骨密度并降低骨质疏松的风险。钙作为构成骨骼和牙齿的主要矿物质成分,对于获得理想的骨密度峰值至关重要。在儿童和青少年时期,缺乏足够的钙摄入,会影响成年后骨骼的健康基础。此外,随着年龄的增长,人体对钙的吸收能力会逐渐下降,因此在年轻时积累足够的钙储备显得尤为重要。钙摄入充足,并辅以适量维生素D,能提升钙吸收率,减缓骨质流失,降低骨质疏松性骨折风险。维生素D的活性形式对肠道钙吸收至关重要,阳光紫外线是其合成的主要途径。因此,在老年人群中,由于营养不良和阳光暴露不足,很容易导致钙和活性维生素D的缺乏,进而增加骨质疏松症和骨折的风险。建议老年人均衡饮食,适量户外活动,以确保钙和维生素D的充足摄入,预防相关疾病。

(4)年龄与性别:随着年龄的增长,骨密度的逐渐下降以及骨强度的逐渐减弱,是导致多重骨折类型,尤其是髋部和脊椎骨折随着年龄的增长而增加的主要原因。根据科学研究和医学报告,50岁以后,每增加5~10岁,骨折的风险将翻一番,这一现象在女性中尤其明显。在白种人女性中,这种情况比黑种人女性更为常见,而亚洲女性的发病率则介于两者之间。绝经后女性的骨质流失率通常为1%~2%,但绝经后的前5~8年,流失率可能显著上升至3%~5%。例如,研究显示,在更年期后最初的5年里,骨量流失最为严重,前2年每年流失3.4%,第4年流失1.7%,第9年流失0.8%。一些女性在70岁后骨质流失率可能再次增加。女性一生中,骨密度可能下降达50%;而男性骨峰值后,骨质流失率则相对较低,年流失率为0.2%~0.5%。这一差异归因于女性绝经后,体内雌激素水平骤降,加速了骨质流失。而男性由于没有经历类似生理变化,骨质流失相对平稳。因此,对于女性来说,采取适当的预防措施,如增加钙和维生素D的摄入,进行适当的体育锻炼,以及在必要时使用药物治疗,对于维持骨密度和预防骨折至关重要。

(5)其他方面:当我们考虑平均值时,可以观察到一个有趣的事实,那就是与高加索人种相比,黑种人的骨密度普遍较高,而亚洲人的骨密度则相对较低。这种现象可能与种族的遗传特征有关,但值得注意的是,即使在同一种族内部,个体之间的骨密度也存在着显著的差异性。此外,营养不良、神经性厌食症以及过度运动导致的闭经(这些情况都会导致体内雌激素水平的降低或缺失)对骨峰值的形成有着不利的影响,尤其是在青少年的成长阶段。此外,身材较矮小的人群也更容易患上骨质疏松症。

结合骨质疏松症和跌倒风险的评估,对于有效降低老年人骨折风险至关重要,这一点在老年骨质疏松性骨折患者的研究中得到了证实。通过历史上的跌倒经历来预测未来跌倒的风险是一个关键因素,因为这些历史数据可以提供有关个体跌倒倾向的重要信息。此外,一个重要的指标是个人是否能够在不借助手臂的情况下从椅子上站起来,并且能够走几步然后返回原位,这一过程通常被称为起床和行走测试。该测试旨在评估个体的肌肉力量和平衡感,这两者均是预防跌倒不可或缺的因素。除了上述因素,痴呆症和身体机能的下降也被研究发现与老年人跌倒和骨折风险密切相关。痴呆症患者因认知能力下降,往往难以准确判断环境风险,进而增加了跌倒的概率。同时,随着年龄的增长,身体机能的逐渐下降,如关节活动度减少、肌肉力量减弱等,也会增加跌倒和骨折的风险。因此,综合考虑这些因素,采取相应的预防措施,对于保护老年人免受骨折的威胁至关重要。

当前,多种风险评估工具被广泛使用。例如,国际骨质疏松基金会(IOF)的骨质疏松风险1分钟测试题以及专为亚洲人群设计的骨质疏松自我筛查工具(OSTA),它们主要用于初步的疾病风险筛查(详见表 3.1、3.2)。国际骨质疏松基金会提供的骨质疏松风险一分钟测试题,虽然操作简单快捷,便于初步筛查,但其结果仅能提示存在骨质疏松风险,并不能作为确诊骨质疏松症的依据。OSTA(Osteoporosis Self-Assessment Tool for Asians)是一种基于年龄和体重指数的筛查工具,用于评估亚洲人骨质疏松的风险。尽管 OSTA 在亚洲人群中显示出较高的敏感性和特异性,能够识别出高风险个体,但其依赖的指标相对有限,因此在评估骨质疏松风险时,应结合其他危险因素,如家族史、饮食习惯和生活方式等。此外,OSTA 主要适用于亚洲绝经后妇女,对于其他人群的适用性需要进一步研究。骨折风险预测工具(FRAX®)是世界卫生组织推荐的评估工具,用于综合分析患者的临床骨折危险因素,预测未来 10 年内髋部骨折及主要骨质疏松性骨折(包括椎体、前臂、髋部或肩部)的可能性。该工具考虑了包括性别、年龄、体质量指数、既往骨折史、父母髋部骨折史、长期糖皮质激素使用史、类风湿关节炎史、大量饮酒史、吸烟以及是否患有其他导致继发性骨质疏松症的疾病等因素,以指导临床医生对骨折风险进行分层和适当干预。

表 3.1 国际骨质疏松基金会(IOF)骨质疏松症风险快速评估测试题

问　　题	回答	
是否实际年龄超过 60 岁(女)/70 岁(男)?	是	否
50 岁以后是否有骨折史?	是	否
是否体质量过轻?	是	否
是否于 40 岁后身高减少超过 4 cm?	是	否
您是否遇到以下任何一种情况:患有类风湿关节炎、消化系统疾病(包括炎症性肠病、乳糜泻)、糖尿病、慢性肾病、甲状腺或甲状旁腺疾病、肺部疾病(如慢性阻塞性肺疾病)、长期卧床或艾滋病?	是	否
您是否曾经接受过以下药物治疗:长期使用类固醇激素(例如连续服用泼尼松超过 3 个月)、噻唑烷二酮类药物、器官移植后的免疫抑制剂、抗抑郁药物、抗惊厥药物或抗癫痫药物?	是	否

（续表）

问　　题	回答	
女士回答　您是否遇到以下任何一种情况：患有乳腺癌、正在接受芳香化酶抑制剂治疗乳腺癌、经历早期绝经、不正常的闭经、进行过卵巢切除手术，或者因为性腺功能减退导致的低雌激素水平？	是	否
男士回答　您是否遇到以下任何一种情况：患有前列腺癌、正在接受雄激素剥夺治疗、存在低睾酮水平（性腺功能减退）、每天饮酒量是否超过 3 个单位，以及/或者您目前是否吸烟？	是	否
若上述问题中任何一题的答案为"是"，则表明可能存在骨质疏松症的风险，建议您进行骨密度检测或FRAX 风险评估。		

表 3.2　亚洲人骨质疏松症自我评估工具（OSTA）

计算	结果判断
风险＝[体重(kg)－年龄(岁)]×0.2	＞－1,骨质疏松症的风险较低
	＜－4,面临较高的骨质疏松症风险,应尽快接受治疗
	处于－4～－1,属于中等风险等级,建议采取及时的预防措施

二、骨质疏松症的临床评估

早期且准确的诊断对于有效治疗至关重要。例如,骨质疏松症可以通过骨密度值的测量进行早期诊断,当骨密度值≤－2.5 时,说明患者已经患有骨质疏松症。在存在风险因素的情况下,获取关于骨骼状况的可靠信息显得尤为重要。以下关键问题必须得到精确回答:

- 当前的骨密度是多少（包括最近和以往的测量结果）?
- 目前骨质流失的速度如何（通过血液和（或）尿液中的骨重塑标志物来评估）?
- 是否已经出现身体损伤（通过 X 线片检查是否有骨折迹象）?
- 这些变化（如果存在的话）是否可逆?

临床研究的目标包括:

- 排除与骨质疏松症相似的其他疾病（例如骨软化病、骨髓瘤）。
- 阐明骨质疏松症的成因。
- 明确骨质疏松症的严重程度和分布情况,并评估后续骨折的风险。
- 选择最适宜的治疗方案。
- 进行必要的基线测量,以便对所给予的任何治疗进行后续监测。

在骨折发生之前,骨质疏松症通常没有明显的临床症状。因此,进行病史采集和体格检查是至关重要的,并且应设定几个评估目标。

（1）识别可能导致骨质流失的因素（其中一些可能是可逆的）。

（2）确定可能预示未来骨折的因素。

（3）排除骨质疏松症的继发性原因。除了疾病和药物以及临床危险因素外,其他代谢性骨病,如甲状旁腺功能亢进症或骨软化症,也可能与低骨密度相关。这些疾病通常具有特定的治疗手段,借助详尽的病史采集、体格检查及血液、尿液、影像学检查,能够准确诊断。

任何成年期骨折都可能是骨质疏松症的征兆,应进行相应的评估。骨质疏松症也影响男性,但这种情况往往被忽视。评估男性骨质疏松症时需特别留意,因男性潜在病因的实验室检查项目与女性存在差异。

体检应包括身高和体重的测量,因为低体重和低 BMI 是低骨密度和骨折的预测因素。椎骨骨折是骨质疏松症最常见的表现形式。约三分之二椎体骨折可能无明显症状,但仍可导致慢性背痛和活动能力减退。由于椎体骨折与未来骨折风险增加有关,因此临床医生通过有针对性的体格检查识别未被发现的椎体骨折患者至关重要。椎体骨折可能导致脊柱后凸、身高下降以及肋骨与骨盆距离缩短。历史身高损失 6 厘米(最高身高与当前测量身高之差)或测量身高损失 2 厘米(来自 3 年内两次或多次就诊)与椎体骨折的存在有关。若符合上述身高损失标准,则应进行脊柱侧位 X 线检查以确诊椎体骨折。跌倒和骨折风险可以通过起床和去测试简单地评估,即要求患者在不使用手臂的情况下从椅子上站起来。建议对跌倒者进行多因素跌倒评估,包括环境和功能评估。

身高下降是一个需要警惕的健康警示,可能暗示着潜在的健康隐患,故我们极力推荐对其进行深入的医学检查。这种评估应当包括对胸椎和腰椎进行侧位 X 线检查,以便更准确地诊断问题所在。不幸的是,尽管 CT 检查在骨折诊断中被认为较为准确,但在某些情况下,X 线检查可能无法确诊骨折,需要进一步的 CT 检查。这强调了对临床医生而言,及时进行 X 光检查的重要性,尤其是在初步诊断阶段。骨质疏松性椎体压缩性骨折在 X 线片上通常表现为椎体高度丢失和压缩,椎体前缘皮质隆起,骨质密度不均匀,骨小梁粗细不均,呈不规则栅栏状。CT 检查呈现椎体楔形变,骨质结构中断,见透亮线影;前缘呈双边改变,见"双边征";椎体后缘向椎管内隆起。MRI 检查则表现为椎体后上缘后翘,突入椎管压迫硬膜囊;病变椎体见横行分层信号。这些特征性的影像学改变对于诊断具有决定性意义。因此,脊柱的影像学检查在检测椎体高度减少和椎体骨折方面扮演着至关重要的角色。

三、骨质疏松症的诊断方法

(一) 骨密度检测

骨密度,作为单位面积(面积密度,g/cm^2)或单位体积(体积密度,g/cm^3)内的骨量,是诊断和管理骨质疏松症的关键环节。骨密度检查被广泛用于临床上,通过手腕关节的扫描可以了解骨质疏松的程度,并预测病理性骨折的风险。尽管骨密度检查准确性适中,可以达到一定程度的筛选和诊断作用,但需要结合具体部位进行判断。骨密度测量技术能够无创性地对被测人体的骨矿含量、骨密度和体质成分进行定量分析。常见的骨密度测量方法包括双能 X 线吸收法(DXA)、定量计算机断层扫描(QCT)、外周双能 X 线吸收法(pDXA)、单能 X 线骨密度测量(SXA)、外周定量 CT(pQCT)和定量超声(QUS)等。目前,国际和国内普遍认可的骨质疏松症诊断标准是基于 DXA 检测结果,我国已将骨密度检测纳入 40 岁以上人群的常规体检项目。

骨质疏松症的诊断主要通过测量骨密度或在无重大创伤(如车祸或多层坠落)的情况下发生的成年髋部或脊椎骨折来确定。前瞻性研究表明,骨密度降低与骨折风险增加呈正相关。骨密度每下降一个标准差（SD），骨折风险大约增加 2 倍；BMD 对髋部骨折的预测价值至少与血压对卒中的预测价值相当。在骨质疏松症的诊断评估中，骨密度检测至关重要，它要求在指征明确时评估 BMD，同时排除类似疾病，明确病因，并管理相关并发症。

1. 骨密度检测适应证和注意事项

依据中华医学会骨质疏松和骨矿盐疾病分会于 2017 年发布的《原发性骨质疏松症诊疗指南》，骨密度测定的临床指征包括：65 岁及以上女性、70 岁及以上男性；65 岁以下女性和 70 岁以下男性，存在一个或多个骨质疏松风险因素；有脆性骨折史或脆性骨折家族史的成年人；性激素水平低下的男女成年人。在 X 线片上已显示出骨质疏松改变者；正在接受骨质疏松治疗或需要进行疗效监测的患者；具有影响骨代谢的疾病历史或曾使用过影响骨代谢的药物；国际骨质疏松基金会骨质疏松症风险一分钟测试题回答结果为阳性者；亚洲人骨质疏松自我筛查结果≤−1 者。

在进行骨密度检查前，需注意以下事项：孕妇和哺乳期妇女不宜进行骨密度检查；接受造影检查（包括钡餐透视）或核医学检查的患者，需至少等待 3 天，之后方可安排进行骨密度检查；体内有金属植入物的患者不宜检查，若一侧髋部有假体，则应检查健康一侧的髋部骨密度；对于脊柱变形导致无法平卧的患者，应避免进行此项检查；骨密度检测通常需要同时检查多个部位，主要是最容易发生骨折的部位，如腰椎（$L_1 \sim L_4$）、髋部和前臂。不同部位骨密度值可能存在差异，因此诊断时应遵循'就低不就高'的原则，即以最低的骨密度值作为最终的诊断依据。

2. 双能 X 线吸收法

双能 X 线吸收法是世界卫生组织推崇的骨密度测量的黄金标准，它被用于确立或验证骨质疏松症的诊断、预测未来的骨折风险以及监测患者的治疗效果（图 3.1）。然而，必须注

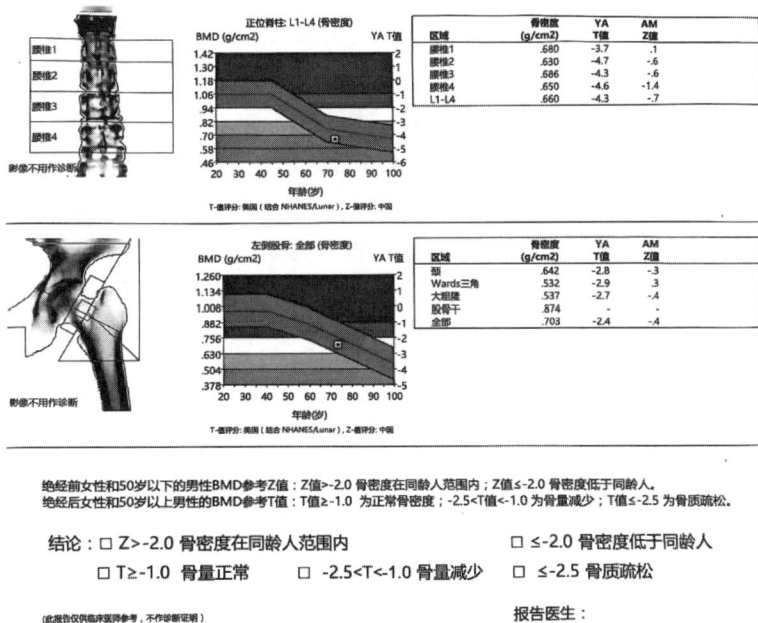

图 3.1　双能 X 线吸收法

意的是,骨密度的数值与两个标准相关联:T 值和 Z 值。T 值是将测量值与同性别、同种族的 30 岁健康成年人的平均值进行比较,而 Z 值则是与同年龄、同性别、同种族的人群平均值比较。

T 值(T-score)是一种通过对比受检者的骨密度与同性别健康青年人的骨密度平均值来得出的数值。这个数值可以表示为高于(用＋号表示)或低于(用－号表示)年轻人标准差的数值。T 值的计算公式是:T 值＝(受检者 BMD 值－青年人 BMD 平均值)/青年人 BMD 标准差。T 值是一个相对数值,它能够揭示出受检者与青年人之间的骨密度差异。在临床实践中,T 值通常被用来评估人体的骨密度,正常人的骨密度 T 值应＞－1。骨量低下时,骨密度值大于－2.5 小于－1。骨质疏松时,骨密度 T 值＜－2.5。因此,T 值是目前诊断原发性骨质疏松症最有效的指标,尤其适用于 50 岁以上的男性和绝经期后的女性。个体的骨密度通过 T 值表示为高于或低于参考人群平均骨密度的标准差。根据世界卫生组织的诊断标准,骨密度正常(T 值≥－1.0)、低骨质量(T 值介于－1.0 和－2.5 之间)、骨质疏松(T 值≤－2.5)以及严重或已确诊的骨质疏松(T 值≤－2.5,并且合并至少一处骨折)的诊断基于此。但值得注意的是,T 值仅适用于诊断原发性骨质疏松(主要指绝经后及老年性骨质疏松),对于儿童、绝经前女性及 50 岁以下的男性,不能用 T 值来评估其是否存在骨质疏松。

Z 值(Z-score)是一种通过将个体的骨密度与具有相同性别和年龄的正常人群的骨密度平均值进行对比,从而得出一个能够反映被检者与正常同龄人之间骨密度差异的数值。其计算方式是通过以下公式:Z 值的计算公式为:Z 值＝(受检者的 BMD 值－同年龄段人群的 BMD 平均值)/同年龄段人群的 BMD 标准差。Z 值的正负号表明被检者的骨密度是高于还是低于同年龄段健康人群的平均水平。与 T 值类似,Z 值是一个以标准差(SD)为单位的相对数值。然而,重要的是要注意,即使 Z 值处于正常范围,也不能完全排除被检者存在骨密度问题的可能性。例如,在老年人群中,即便 Z 值显示正常,也不能直接得出他们没有骨质疏松或骨折风险较低的结论。在同一年龄段内,即使是骨密度正常的老年人,也可能因年龄增长而出现骨量减少、骨密度下降以及骨骼脆弱性增加的情况。因此,在这种情况下,不能仅仅依赖 Z 值来判断是否存在骨质疏松,而应该结合 T 值来更准确地评估患者的骨密度状况。换言之,尽管 Z 值能够提供关于被检者骨质疏松严重程度的信息,但它对于诊断老年性骨质疏松症的诊断价值是有限的,临床应用更多地集中在儿童骨质疏松症的诊断上。

尽管这些定义对于确认骨质疏松症的存在至关重要,但它们不应成为治疗决策的唯一依据。目前,测量腰椎、髋部及外周骨骼(如前臂、足跟、手指)的技术,能评估未来特定部位及整体的骨折风险。然而,髋部的 DXA 测量是预测未来髋部骨折风险的最佳指标。世界卫生组织和国际骨质疏松症基金会推荐,诊断骨质疏松症的黄金标准技术是应用于股骨颈的双能 X 线骨密度仪。股骨颈因其对骨折风险的高预测价值,成为首选测量部位。虽然退行性变化在老年人中高发,可能导致 BMD 值人为提高,使脊柱不适用于诊断,但仍是评估治疗反应的重要部位。腰椎和髋部的 DXA 测量需由专业培训的技术人员,在维护良好的设备上进行。

一些临床指南支持在股骨近端和腰椎同时使用 BMD 对患者进行评估。根据两个 T 值中较低的一个,将患者归类为骨质疏松症患者。然而,通过使用多个测量部位来改善骨折预测并未得到证实,因此不推荐使用多个部位进行诊断。在实际操作中,如果髋关节测量因技术原因无法进行,或者对于脊柱受不同影响的年轻绝经后女性和男性,可以考虑使用脊柱

BMD 测量。若髋部和脊柱的测量均不可行,远端桡骨的 BMD 测量可作为备选方案。外周双能 X 射线骨密度仪(pDXA)可以测量前臂、手指或脚跟的面积骨密度。已验证的 pDXA 设备测量数据,可用于评估绝经后女性椎骨及整体骨折的风险。对于绝经前女性、50 岁以下男性和儿童,不应采用 WHO 骨密度诊断分类。

国际临床密度测量学会(ISCD)建议,应使用种族或种族调整的 Z 值代替 T 值。根据 ISCD 的官方立场,Z 值≤-2.0 定义为"实足年龄的低骨密度"或"低于预期年龄范围",而 Z 值>-2.0 则表示"在预期年龄范围内"。这一建议有助于更准确地评估个体的骨密度状况,并预测骨折风险。美国国家骨质疏松基金会不建议在儿童或青少年中进行 BMD 测量,除非有明显的骨折史或存在骨质流失的特定风险因素,健康年轻男性或绝经前女性通常也不会进行常规骨密度检测。

3. 其他骨密度测量技术

定量计算机断层扫描(QCT)能够测量脊柱和臀部的体积积分、骨小梁和皮质骨密度,从而评估骨强度。通过 QCT 数据的二维投影计算得出的股骨颈和全髋 T 分数,与用于诊断骨质疏松症的 DXA 衍生 T 分数具有可比性。外周 QCT(pQCT)则专注于测量前臂或胫骨等部位。高分辨率 pQCT(HR - pQCT)进一步测量体积密度、骨骼结构和微结构。绝经后妇女中,QCT 测量脊柱小梁 BMD 可预测椎体骨折,而前臂桡骨远端 pQCT 对髋部骨折预测有效,但对椎体骨折预测能力较弱。

与中央 DXA 或 pDXA 相比,QCT 和 pQCT 涉及更多的辐射暴露。$L_1 \sim L_2$ 的 BMD 是 QCT 检查报告的标准测量部位(ISCD)。骨质疏松的诊断阈值分为正常(T 值>-1)、骨量减少(T 值在-1 与-2.5 之间)和骨质疏松(T 值<-2.5),这些阈值构成了诊断骨质疏松的黄金标准。骨小梁评分(TBS)是一项技术,用于评估骨密度,已被 FDA 批准用于某些密度计。它能够测量骨组织的微结构,并增强预测骨折风险的能力。其他评估骨骼状态的技术尚未像 DXA 测量技术那样得到充分验证。国家骨质疏松症指南组(NOGG)不推荐使用包括定量超声在内的其他技术来诊断骨质疏松症。这并不排除在风险评估中使用这些或其他经过验证的技术。

4. 定量超声密度测定法(QUS)

QUS 主要测量感兴趣区域(包括软组织、骨组织、骨髓组织)对声波的反射和吸收所导致的超声信号衰减情况,通常选择跟骨作为测量部位。该检测设备便携且无辐射,特别适用于筛查骨质疏松风险人群以及评估骨质疏松性骨折的风险,依据包括低骨密度、既往脆性骨折史等因素。然而,该设备不适用于确诊骨质疏松症或评估药物疗效,因为这些需要更详尽的医学评估和检测。对于通过 QUS 筛查出的高危人群,建议进一步进行 DXA 检查以评估骨密度。

5. 外周骨密度测量

外周骨密度测量涵盖了 pQCT、pDXA、SXA 以及放射吸收法(RA)等利用 X 线进行骨密度测量的技术。测量部位涵盖桡骨远端、跟骨、指骨及胫骨远端等,主要反映皮质骨的密度状况。pQCT 技术还可用于评估骨微结构。目前,外周骨密度测量尚不能用于骨质疏松症的诊断,仅适用于骨质疏松风险人群的筛查和骨质疏松性骨折的风险评估。

6. 骨小梁分数(TBS)

TBS 作为 DXA 衍生的一项新指标,基于 DXA 图像的灰阶变化来评估骨骼结构。通过

TBS 软件对 DXA 腰椎图像进行测量,其数据采集过程与骨密度测量保持一致。骨密度与 TBS 的主要区别在于,骨密度的算法依赖于灰阶值,而 TBS 的算法则着重于灰阶之间的差异。因此,TBS 作为骨密度的有力补充,提供了骨密度之外的额外信息,有助于评估骨骼的微观结构。TBS 可以与骨密度或其他临床风险因素结合使用,以评估骨折风险,并可作为 FRAX® 的校正因素,增强其预测骨折风险的准确性。但当前,TBS 既不被推荐作为治疗药物的依据,也不适宜作为监测骨吸收抑制剂效果的指标。由于 TBS 在我国应用初起步,临床研究数据不足,其临床应用价值尚需更多验证。

(二) WHO 骨折风险算法(FRAX®)

国际骨质疏松基金会和世界卫生组织建议,骨折风险应以绝对风险的形式表示,即 10 年内的发生概率。骨折的绝对风险受年龄、预期寿命以及当前的相对风险影响。10 年的评估周期既包括了可能的初始治疗持续时间,也涵盖了治疗停止后可能持续的益处。FRAX® 算法用于计算髋部骨折和严重骨质疏松性骨折(定义为临床椎体、髋部、前臂或肱骨近端骨折)的 10 年概率,同时考虑了股骨颈骨密度和临床危险因素。FRAX® 算法可在以下网址获取:www. nof. org 和 www. shef. ac. uk/FRAX(http://www. shef. ac. uk/FRAX/tool. aspx)。此外,它也可在较新的 DXA 机器上使用,或通过在骨密度报告中提供 FRAX® 分数的软件升级获得。根据英国国家卫生与护理卓越研究所(NICE)的建议,评估患者骨折风险时应使用骨折风险评估工具,如 FRAX 或 QFracture。特别是对于 65 岁及以上的女性和 75 岁及以上的男性,这些工具的使用被特别推荐,以帮助识别高风险人群并采取相应的预防措施。

不同国家和人群的治疗阈值存在差异,需要进行相应的校准。研究已经证实,对有髋部或椎骨骨折史的个体以及 DXA 股骨颈 T 值≤ −2.5 的个体进行治疗具有成本效益,腰椎 T 值≤ −2.5 的个体同样需要治疗。FRAX® 对股骨颈骨密度低的患者尤其有用。然而,在腰椎骨密度较低但股骨颈骨密度相对正常的患者中,使用 FRAX® 可能会低估骨折风险。此外,FRAX 评估体系尚未纳入先前的治疗历史或多个风险因素的累积效应考量。例如,先前的两个部位骨折比单个部位骨折具有更高的风险。使用糖皮质激素的影响也更为显著。由于不可能使用 FRAX 算法对所有此类场景进行建模,因此这些限制应当影响临床判断。

(三) 机会性骨质疏松症筛查

CT 是一种广泛使用的诊断工具。在 2015 年,美国每 1 000 名患者中就有 240 人接受了 CT 检查。2013 年,有超过 3 100 万名患者接受了腹部或骨盆 CT 检查,这些检查在覆盖腹部和骨盆的同时,也涉及了腰椎和股骨近端,为我们提供了关于骨密度的宝贵数据。此外,其他适应证获得的 CT 扫描也可用于定量评估骨状态。这种做法被称为"机会性骨质疏松症筛查"。

CT 扫描利用旋转的 X 线发射器和探测器,能够计算每个组织的三维块(立体像素)的能量衰减。X 线衰减被标准化,并计算为线性衰减系数,即亨斯菲尔德单位(HU)。每个扫描器为每个像素计算一个 HU,并将其以灰度形式显示在平面图像上。X 线的衰减程度与组织中原子的质量以及每个元素中原子的数量密切相关,成正比关系。因此,通常情况下,

HU 与骨密度成正比。

目前,已经开发出多种使用 CT 评估骨状态的方法。最简单的方法是使用标准 PACS 软件确定椭圆形感兴趣区域(ROI)中的平均 HU。通常,对于脊柱,将在椎体的前 2/3 位置绘制轴向或矢状切面。选择一个通过椎体中部或椎弓根的代表性区域,并绘制一个仅包括松质骨的感兴趣区域。避免任何骨缺损、骨折或骨岛至关重要。L_1 椎体的 Hounsfield 单位(HU)值常被用作评估骨质疏松的诊断标准,通过胸部和腹部 CT 扫描进行测量。在退变性腰椎侧弯患者的研究中,L_1 椎体的平均 HU 值为(122.2±45.0)HU,而骨质疏松的诊断标准通常设定为低于 110HU。因此,L_1 椎体作为测量骨密度的理想椎体,其 HU 值的测量在临床上具有重要的诊断意义。作者建议优先绘制较大的椭圆,可靠性研究显示,多个小椭圆与单一大椭圆在感兴趣区域的平均表现上无显著差异。

同步扫描患者与含有不同浓度羟磷灰石钙的体膜,能获取更精确的定量 CT 扫描结果,这些骨密度数据可应用于任意感兴趣区域,即同步定量 CT(qCT)。这是一种卓越的研究工具,但在临床实践中并未广泛采用。异步 qCT 依据每日 CT 扫描仪的校准数据,无需同步扫描患者与体模,其可靠性等同于标准同步 qCT,可用于骨密度计算。目前,这主要用作一种研究工具。

影响 X 线衰减和 HU 的因素众多。CT 生产厂商和日常波动很小,静脉造影可使脊柱 HU 增加约 11,而最重要的因素是 CT 扫描仪的电压源能量。大多数 CT 扫描使用 120 kV,但较新的扫描仪允许双能 CT 扫描,并且存在显著的负相关性。

依据 Hounsfield 单位,通过设定阈值来评估骨质疏松症的存在。Pickard 建议以 L_1 椎体的 HU 阈值为 135,这一建议在提高灵敏度和特异性方面表现优异。当 HU 值超过 160 时,可排除骨质疏松症的可能性;而当 HU 值低于 110 时,则极可能表明存在骨质疏松症。Schreiber 将 HU 值与 DXA 和 T 值进行了对比研究。他研究发现,正常骨组织(T 值>-1.0)的平均 HU 值为 133,而骨质疏松症患者(T 值介于-2.5 与-1.0 之间)的平均 HU 值降至 101,对于 T 值<-2.5 的严重骨质疏松症患者,其平均 HU 值更是仅为 78。

已经证实,HU 值对于脊柱患者的管理具有重要价值。尽管目前尚未确立统一的阈值,但弹性模量、表观屈服应变和拉拔力与 HU 值之间存在显著的线性相关性。Weiser 进一步指出,通过同步 CT 扫描和椎弓根螺钉周期测试获得的骨密度数据,与失败率及载荷承受能力之间同样呈现出显著的线性关系。脊柱患者已经通过机会性 CT 扫描进行了评估。Meredith 指出,由于骨折患者常伴有脊柱畸形,术前 HU 值的降低与近端交界性后凸畸形之间存在显著的相关性。众多研究表明,融合手术的成功率与更高的骨密度水平紧密相关,而未融合患者的 HU 值则明显低于成功融合的患者。Wagner 发现,接受腰椎融合的患者 CT HU 值与 DXA 之间有很强的相关性,其中 12% 的患者被诊断为骨质疏松症,而其中 2/3 的患者之前从未被诊断或治疗过。Mi 等人研究发现,后路椎间融合后,融合器下沉患者的 HU 值低于未下沉患者,且随访时骨融合更少。经计算,L4 的 HU 阈值确定为 132,能有效识别具有下沉风险的患者。

DT 扫描在鉴别隐匿性骨折方面发挥着重要作用。在对接受腹部 CT 扫描的患者进行研究时,Grafty 发现有 8.2% 的患者存在隐匿性椎体骨折,这一现象与骨密度的降低有显著关联。隐匿型骨折是指患者在骨折早期,经过常规 X 线等影像学检查后,未发现明显的骨折现象,但实际上骨骼的完整性和连续性已经遭到破坏。CT 扫描因其高分辨率和横断面成像的优势,能够提供更为详细的骨骼结构信息,有助于发现隐匿性骨折。Lee 指出,对于接受腹部 CT 扫描的患者,DXA 在预测骨折方面表现不佳。隐匿性骨折患者中,97% 的骨密度单位(HU)值低于 145,而 DXA T 值在所有患者中均 > -2.5。此外,有 82% 的 CT 隐匿性骨折在放射学报告中被遗漏。

(四) 骨质疏松症的实验室检查

1. 基础检查项目

在没有并发症的情况下,原发性骨质疏松症患者的血液和尿液检测指标通常保持在正常范围内。因此,实验室检测的主要目的是识别继发性骨质疏松症(表 3.3)。无论患者年龄大小,进行常规的血液和尿液检查都是必要的,以便筛查继发性骨质疏松症或排除其存在的可能性。因此,在诊断过程中及之后定期进行以下"基础"的实验室筛查检查:

表 3.3　用于评估继发性骨质疏松症的实验室检查项目

基础检查	疾病	需包括的额外检查
全血细胞计数	吸收不良	PTH、维生素 D、钙(S)
		铁蛋白、维生素 B_{12}
	多发性骨髓瘤	骨髓活检
		蛋白电泳(血清、尿液)
	白血病	血涂片
	骨转移	PSA、Ca15-3、CEA
促甲状腺激素(TSH)	甲状腺功能亢进	甲状腺素(T4)、T3
葡萄糖(S, U)	糖尿病	口服葡萄糖耐量试验
皮质醇(S)	库欣综合征	ACTH、地塞米松试验
	艾迪生病	ACTH
HIV 抗体	艾滋病	感染诊断
HLA B-27	强直性脊柱炎	CRP
男性睾酮	性腺功能减退	SHBG、LH、FSH、催乳素
钙(S)	甲状旁腺功能亢进	PTH
	吸收不良	全血细胞计数
	克罗恩病	PTH、维生素 D
	乳糜泻	碱性磷酸酶、麦胶蛋白
	骨软化症	PTH、维生素 D
碱性磷酸酶	慢性肾衰竭	PTH、钙、磷酸盐(S)

（续表）

基础检查	疾病	需包括的额外检查
	骨软化症	PTH、维生素 D
		钙(S)
蛋白电泳	多发性骨髓瘤	全血细胞计数
		骨髓活检
转氨酶	血色素沉着症	铁、铁蛋白(S)
	酒精性肝病	
	原发性胆汁性肝硬化	抗体
肌酐	慢性肾衰竭	PTH、钙、磷酸盐(S)
24 小时尿组胺	肥大细胞增多症	骨髓活检

- 红细胞沉降率。
- 血常规检查。
- 钙和磷（血清）。
- 碱性磷酸酶（血清）。
- 葡萄糖（血清/尿液）。
- C 反应蛋白（CRP）。
- 转氨酶和 γ-谷氨酰转移酶（血清）。
- 肌酐（血清）、肾小球滤过率。

在出现适当的适应证时：

- 促甲状腺激素（TSH）、三碘甲状腺原氨酸（T3）和甲状腺素（T4）。
- 雌激素和（或）睾酮水平。
- 维生素 D 代谢产物。
- 最近，维生素 K 已被引入作为一种新的生化标志物。
- 甲状旁腺激素（PTH）。
- 蛋白质电泳和免疫电泳。

值得注意的是，20%的女性骨质疏松症患者和 64%的男性患者还伴有与骨质疏松症相关的其他疾病，这进一步凸显了上述分析的关键性。总的来说，应根据患者的个人风险特征（由病史和生活方式因素决定）为其安排适当的检查和检测。

2. 骨转换生化标志物（BTMs）

骨重塑（或转换）是生命过程中持续进行的生理活动，旨在修复骨骼疲劳损伤、微骨折，并保持矿物质平衡。骨重塑的生化标志物包括再吸收标志物，如血清 C 端肽（CTX）和尿 N 端肽（NTX），以及形成标志物，如血清骨特异性碱性磷酸酶（BSAP）、骨钙素（OC）和 I 型前胶原氨基末端前肽（PINP）。这些生化指标有助于进行风险评估，并在治疗监测过程中发挥关键作用。NOGG 建议进一步研究该领域，以评估它们在临床实践中的效用，用于诊断、预后和治疗监测（参见表 3.4、表 3.5）。

表 3.4　骨转换生化标志物

骨形成标志物	骨吸收标志物
血清碱性磷酸酶（ALP）	空腹 2 小时尿钙与肌酐比值（LCa/Cr）
血清骨钙素（OC）	血清抗酒石酸酸性磷酸酶（TRACP）
血清骨源性碱性磷酸酶（BALP）	血清 I 型胶原交联羧基端肽（CTX）
血清 I 型前胶原羧基端前肽（P1CP）	尿嘧啶（Pyr）
血清 I 型前胶原氨基端前肽（P1NP）	尿脱氧吡啶酮（D‑Pyr）
	尿 I 型胶原交联氨基端肽（L‑NTX）
	尿 I 型胶原交联羧基端肽（L‑CTX）

表 3.5　主要骨转换生化指标参考值

指标	国家	男性	女性
P1NP	中国	$16.89\sim65.49\,\mu g/L$（35～45 岁）	$17.83\sim88.77\,\mu g/L$（30～44 岁绝经前）
			$13.72\sim58.67\,\mu g/L$（35～45 岁）
	西方国家	$20.29\sim110.53\,\mu g/L$（30～50 岁）	$17.10\sim102.15\,\mu g/L$（覆盖 30 岁至绝经前年龄段）
			$16.3\sim78.2\,\mu g/L$（30～39 岁）
CTX	中国	$0.100\sim0.612\,\mu g/L$（35～45 岁）	$0.04\sim0.67\,\mu g/L$（30～44 岁绝经前）
			$0.112\sim0.497\,\mu g/L$（35～45 岁）
	西方国家	$0.11\sim0.83\,\mu g/L$（30～50 岁）	$0.08\sim0.72\,\mu g/L$（30 岁至绝经前）
			$0.114\sim0.628\,\mu g/L$（30～39 岁）
OC	中国	$5.58\sim2.62\,\mu g/L$（35～45 岁）	$4.91\sim22.31\,\mu g/L$（35～45 岁）

注：P1NP＝ I 型前胶原氨基端前肽，CTX＝ I 型胶原交联羧基端肽，OC＝骨钙素。

尽管 BTMs 不能直接诊断骨质疏松症，但可预测未治疗患者的骨折风险，评估骨质流失速度，预测骨折风险降低及骨密度增加情况，协助评估治疗依从性和持续性，并确定“药物假期”时长及重启用药需求。原发性骨质疏松症患者的骨转换标志物水平通常正常或轻度升高。若 BTMs 水平显著升高，则需考虑排除高转换型继发性骨质疏松症、甲状旁腺功能亢进症、畸形性骨炎及恶性肿瘤骨转移等代谢性骨病。在这些标志物中，血清 P1NP 和 CTX 被推荐为反映骨形成和骨吸收敏感性较高的标志物。

骨标志物并不能诊断骨质疏松症，但仍能解答一些关键的临床疑问：

● 预测未来骨质流失的速度（高骨转换率或低骨转换率）。

● 根据 WHO 推荐的骨折风险因子工具（FRAX）和临床研究，对骨质疏松性骨折的风险进行评估。

● 在骨质疏松症的治疗过程中，患者应定期进行骨密度检查以评估治疗效果。

(五) 骨质疏松症诊断的最新进展

近期,两项关键进展揭示了 DXA 扫描仪在预测骨折风险能力上的显著提升。椎体骨折评估(VFA)技术利用理想的胸腰段脊柱侧位 X 线片进行。Genant 视觉半定量(VSQ)量表常用于识别轻度、中度或重度椎体骨折。通过此方法,可以测量每一节段的前、中、后椎体高度,并与对照组进行对比。VSQ 系统将骨折分为轻度(20%~25%高度丢失)、中度(25%~40%高度丢失)和重度(40%高度丢失)。VFA 技术不仅能识别隐匿性骨折,还能与骨密度(BMD)的功能缺陷建立关联。例如,Muszkat 的研究显示,在常规 DXA 检查的患者群体中,有 17%的患者被 VFA 技术检测出中至重度椎体骨折,且其中 88%为之前未被发现的隐匿性骨折。骨小梁评分(TBS)作为骨微结构的替代指标,提供了骨质量的评估。TBS 利用特定软件评估骨结构,适用于现有的腰椎 DXA 数据。选择与 DXA 相同的感兴趣区域,并为二维图像上的每个像素根据骨阈值赋值。TBS 的计算依据像素间的差异,这种差异在疏松骨质中相较于正常骨小梁更为突出。骨小梁评分独立于 BMD 之外,且相较于 T 评分,其预测价值更高。通过利用 TBS,我们可以进一步优化 FRAX 骨折风险评估模型。具体而言,TBS 得分越高,骨折风险相应降低,反之则风险增加。当 TBS 值大于 1.31 时,表明骨微结构完整;当 TBS 值小于 1.23 时,则意味着骨微结构退化;而 TBS 值在 1.23~1.31 时,代表骨微结构部分退化。

四、骨质疏松症的诊断标准

骨质疏松症的诊断依据包括详尽的病史采集、体格检查、骨折风险评估、骨密度测量,以及影像学和实验室检查。诊断标准主要基于 DXA 骨密度测量结果和(或)脆性骨折的存在。

(一) 基于骨密度的诊断

DXA 骨密度测量,即双能 X 线吸收法,是目前公认的诊断骨质疏松症的金标准。对于绝经后女性和 50 岁及以上的男性,建议遵循世界卫生组织(WHO)推荐的诊断标准(详见表 3.6)。DXA 测量得出的骨密度值通常需要转换为 T 值(T-score),以便于进行诊断。T 值的计算公式为:T 值=(骨密度的实测值-同种族同性别正常青年人峰值骨密度)/同种族同性别正常青年人峰值骨密度的标准差。建议使用中轴骨(L_1~L_4、股骨颈或全髋部)或桡骨远端 1/3 骨密度的 T 值≤-2.5 作为骨质疏松症的诊断标准。对于儿童、绝经前女性和 50 岁以下的男性,建议采用同种族的 Z 值来评估其骨密度水平。Z 值的计算公式为:Z 值=(骨密度测定值-同种族同性别同龄人骨密度均值)/同种族同性别同龄人骨密度标准差。Z 值≤-2.0 被视为'低于同年龄段预期范围',即低骨量。

表 3.6　基于 DXA 测定骨密度的分类标准

诊断	T 值
正常	T 值≥-1.0
骨量减少	-2.5<T 值<-1.0

(续表)

诊断	T 值
骨质疏松	T 值 $\leqslant -2.5$
严重骨质疏松	T 值 $\leqslant -2.5 +$ 脆性骨折

(二)基于脆性骨折的诊断

髋部或椎体发生脆性骨折时,即便不依赖于骨密度的测定,临床上也可确诊为骨质疏松症;若肱骨近端、骨盆或前臂远端出现脆性骨折,并且骨密度测定显示骨量减少($-2.5 <T$值 < -1.0),同样可以诊断为骨质疏松症(参见表 3.7)。

表 3.7　骨质疏松症诊断标准

骨质疏松症诊断标准(符合以下三条中之一者)
髋部或脊椎骨的脆性骨折
在 DXA 测定中,若中轴骨骨密度或桡骨远端 1/3 骨密度的 T 值 $\leqslant -2.5$,则表明存在骨质疏松
骨密度检测显示骨量减少($-2.5 <T$ 值 < -1.0)并伴有肱骨近端、骨盆或前臂远端的脆性骨折

五、骨质疏松症的鉴别诊断

(一)骨质疏松症的鉴别诊断

骨质疏松症可能由多种病因引起。确诊原发性骨质疏松症前,务必重视并排查其他可能影响骨代谢的因素,防止漏诊或误诊。详细询问病史至关重要,评估可能导致骨质疏松症的各种病因、危险因素及药物使用情况,特别指出一些可能引起继发性骨质疏松症的疾病可能缺乏特异性症状和体征,因此需要依赖进一步的辅助检查。

需要鉴别的病因主要包括:影响骨代谢的因素涵盖内分泌疾病(例如甲状旁腺疾病、性腺疾病、肾上腺疾病、甲状腺疾病等),自身免疫性疾病如类风湿关节炎,以及影响钙和维生素 D 吸收代谢的消化道和肾脏疾病。此外,还包括神经肌肉疾病、多发性骨髓瘤等恶性疾病,多种先天性和获得性骨代谢异常,以及长期使用糖皮质激素或其他可能影响骨代谢的药物。

(二)鉴别诊断的检查项目

1. 基础实验室检查
参见表 3.3。

2. 骨骼 X 线检查
骨骼 X 线检查在骨密度降低 30% ~ 40% 时方能显示出骨质流失,故不适用于早期诊断。然而,它们对于发现既往骨折或压缩情况极为有效。松质骨被吸收而皮质骨保持原状时,椎体形态会发生变化。松质骨的流失遵循一种可预测的模式。首先,非负重的骨小梁被吸收,导致椎体通常表现为水平骨小梁稀疏,而垂直骨小梁相对突出(垂直化、垂直条纹),并伴有加固线。此外,椎体的皮质边缘显著突出,椎体则呈现出类似空心盒的明显外观特征。另一个关键指标是椎间隙的膨大现象,这预示着椎体的顶板和底板正经历压缩变形,形成双凹形的特征。许莫氏结节源于椎间盘向椎体的异常突出,尽管它经常出现在骨质疏松症患者中,但并不能作为该病症的特有标志。在脊柱侧位 X 线片上提示骨质疏松症存在的标准包括:

- 透射率有所提升。
- 竖向骨小梁明显。
- 存在加强筋结构。
- 椎体终板变得更薄。
- 存在压缩性骨折现象。

脊柱 X 线检查:尽管其在确定骨密度测量结果不明确情况下的准确性不及双能 X 线吸收测定法,X 线检查仍是揭示导致继发性骨质疏松症的多种病症的首选方法。侧位 X 线片能迅速提示疑似椎体骨折,并通过观察骨密度的变化、骨小梁的改变和椎体形态的改变来辅助判断骨质疏松。根据患者的临床症状和体征,医生可以有针对性地对疑似病变区域进行骨骼 X 线检查。该检查手段能精准展现骨骼内部的病理变化,诸如骨密度下降及骨结构受损等情况。通过这些影像学的发现,医生可据此为骨质疏松症的诊断提供确凿依据,同时有助于区分其他骨骼疾病,进而为患者制定更加精准且个性化的治疗方案。

3. 选择性检查项目

为了进一步进行鉴别诊断,医生可能会建议进行一系列的辅助检查,这些检查包括但不限于 C 反应蛋白测试,以评估炎症水平;性腺激素检测,用于了解性激素的平衡状态;血清催乳素水平的测定,有助于评估垂体功能;甲状腺功能测试,以检查甲状腺激素的水平是否正常;24 小时尿游离皮质醇测定或小剂量地塞米松抑制试验,用于评估肾上腺皮质功能;血气分析,以了解血液的酸碱平衡状态;尿本周蛋白检测,有助于诊断某些类型的肾脏疾病;M 蛋白和血/尿轻链的测定,用于检测多发性骨髓瘤等血液疾病;以及放射性核素骨扫描,以评估骨骼的异常情况;骨髓穿刺或骨活检有助于诊断血液疾病和某些类型的癌症。

骨髓活检(BMB)的适用范围得到了显著扩展,其应用数量也大幅上升。尽管多数临床医生仍认为结合临床病史、体格检查及生化指标、影像学检查、骨扫描等信息足以诊断骨质疏松症,但考虑到影像学和骨密度测定在诊断中的局限,以下情况下进行骨活检是合理的:当诊断存在疑问时;当在非典型情况下出现严重的或进行性的骨骼脆弱时;当需要确认如转移瘤、多发性骨髓瘤或系统性肥大细胞增多症等特定病理过程时;当需要进一步分类以做出治疗决策时,例如,不同亚型的肾型骨病、原发性甲状旁腺功能亢进症(pHPT 或骨软化症);在需要对特定治疗过程进行追踪观察时,如骨软化症治疗或肿瘤转移病灶的后续监测;当怀疑患有罕见的代谢性骨病时;当怀疑患有淀粉样变性病时。

对于骨质疏松症,应始终检查其继发性病因,在许多情况下,骨和(或)骨髓活检可能提供关键信息,例如在肾病、内分泌疾病、胃肠道疾病、血液病和肿瘤疾病等。

六、总结

本章详细探讨了骨质疏松症的评估与诊断流程,并着重指出我国在该领域存在的"一高三低"挑战:高患病率伴随低知晓率、低诊断率及低治疗率。本章详细阐述了骨质疏松症的风险评估、临床评估、诊断方法、诊断标准以及鉴别诊断的步骤。风险评估环节着重指出,所有绝经后女性及 50 岁及以上男性群体均应接受骨质疏松风险评估,据此判断是否需进一步进行骨密度检测。风险评估工具包括国际骨质疏松基金会的骨质疏松风险 1 分钟测试题和专为亚洲人群设计的骨质疏松自我筛查工具(OSTA)。临床评估强调,骨质疏松症在骨折发生前通常无明显症状,因此,详细采集病史及进行体格检查显得尤为重要。评估的目标是识别可能导致骨质流失的因素、确定预示未来骨折的风险因素以及排除骨质疏松症的继发性原因。诊断方法部分阐述了骨密度检测为诊断骨质疏松症的关键手段,其中双能 X 线吸收法(DXA)为常用方法之一。DXA 测量得到的骨密度值通常需要转换为 T 值,以便进行诊断。其他诊断方法还包括定量计算机断层扫描(QCT)和定量超声(QUS)。诊断标准部分说明,骨质疏松症的诊断主要依据 DXA 骨密度测量结果和(或)脆性骨折的存在。对于绝经后女性和 50 岁及以上的男性,建议遵循世界卫生组织推荐的诊断标准,即骨密度 T 值低于 -2.5 标准差可诊断为骨质疏松。鉴别诊断部分强调,在确诊为原发性骨质疏松症之前,必须排除其他可能影响骨代谢的病因,包括内分泌疾病、类风湿关节炎、消化道和肾脏疾病、神经肌肉疾病、多发性骨髓瘤等。通过全面的评估和准确的诊断,可以有效识别高风险人群,并及时给予适当的治疗,从而减少骨质疏松症带来的健康风险和经济负担。

参 考 文 献

[1] 第七次全国人口普查公报(第五号)——人口年龄构成情况[J].中国统计,2021(5):10-11.

[2] 吕遐,扶琼.原发性骨质疏松症的研究进展与最新指南解读[J].临床内科杂志,2020,37(5):319-322.

[3] KANIS J A, JOHANSSON H, HARVEY N C, et al. A brief history of FRAX [J]. Archives of Osteoporosis, 2018,13(1):118.

[4] EXPERT PANEL ON MUSCULOSKELETAL IMAGING: WARD R J, ROBERTS C C, et al. ACR Appropriateness Criteria ® Osteoporosis and Bone Mineral Density [J]. Journal of the American College of Radiology: JACR, 2017,14(5S):S189-S202.

[5] CAMACHO P M, PETAK S M, BINKLEY N, et al. American Association Of Clinical Endocrinologists/American College Of Endocrinology clinical practice guidelines for the diagnosis and treatment of postmenopausal osteoporosis-2020 update executive summary [J]. Endocrine Practice: Official Journal of the American College of Endocrinology and the American Association of Clinical Endocrinologists, 2020,26(5):564-570.

[6] OSNES E K, LOFTHUS C M, MEYER H E, et al. Consequences of hip fracture on activities of daily life and residential needs [J]. Osteoporos Int, 2004,15(7):567-574.

[7] RIGGS B L, WAHNER H W, DUNN W L, et al. Differential changes in bone mineral density of the appendicular and axial skeleton with aging: relationship to spinal osteoporosis [J]. The Journal of Clinical Investigation, 1981,67(2):328-335.

[8] KANIS J A, COOPER C, RIZZOLI R, et al. European guidance for the diagnosis and management of osteoporosis in postmenopausal women [J]. Osteoporos Int, 2019,30(1):3-44.

[9] LOURES M A R, ZERBINI C A F, DANOWSKI J S, et al. Guidelines of the Brazilian Society of Rheumatology for the diagnosis and treatment of osteoporosis in men [J]. Revista Brasileira De Reumatologia, 2017,57 Suppl 2:497-514.

[10] ZHANG Z, OU Y, SHENG Z, et al. How to decide intervention thresholds based on FRAX in central south Chinese postmenopausal women [J]. Endocrine, 2014,45(2):195-197.

[11] NIH Consensus Development Panel on Osteoporosis Prevention, Diagnosis, and Therapy, March 7-29, 2000: highlights of the conference [J]. Southern Medical Journal, 2001,94(6):569-573.

[12] JOHNSTON C B, DAGAR M. Osteoporosis in Older Adults [J]. The Medical Clinics of North America, 2020,104(5):873-884.

[13] GLASER D L, KAPLAN F S. Osteoporosis. Definition and clinical presentation [J]. Spine, 1997,22(24 Suppl):12S-16S.

[14] WU Q, XIAO X, XU Y. Performance of FRAX in Predicting Fractures in US Postmenopausal Women with Varied Race and Genetic Profiles [J]. Journal of Clinical Medicine, 2020,9(1):285.

[15] SHOBACK D, ROSEN C J, BLACK D M, et al. Pharmacological Management of Osteoporosis in Postmenopausal Women: An Endocrine Society Guideline Update [J]. The Journal of Clinical Endocrinology and Metabolism, 2020, 105(3):dgaa048.

[16] EASTELL R, ROSEN C J, BLACK D M, et al. Pharmacological Management of Osteoporosis in Postmenopausal Women: An Endocrine Society* Clinical Practice Guideline [J]. The Journal of Clinical Endocrinology and Metabolism, 2019,104(5):1595-1622.

[17] SAAG K G, PETERSEN J, BRANDI M L, et al. Romosozumab or Alendronate for Fracture Prevention in Women with Osteoporosis [J]. The New England Journal of Medicine, 2017,377(15):1417-1427.

[18] ROUX C, BRIOT K. The crisis of inadequate treatment in osteoporosis [J]. The Lancet. Rheumatology, 2020,2(2):e110-e119.

[19] COMPSTON J, COOPER A, COOPER C, et al. UK clinical guideline for the prevention and treatment of osteoporosis [J]. Archives of Osteoporosis, 2017,12(1):43.

[20] LUKERT B P. Which Drug Next? Sequential Therapy for Osteoporosis [J]. The Journal of Clinical Endocrinology and Metabolism, 2020,105(3):dgaa007.

[21] WANG G X, HAN J H, ZHOU R Z, et al. Response of vertebral fractures to treatment with denosumab in a patient with postpartum osteoporosis: a case report and literature review [J]. J Int Med Res, 2023,51(7):3000605231187951.

[22] JOHNSON M I, PALEY C A, JONES G, et al. Efficacy and safety of transcutaneous electrical nerve stimulation (TENS) for acute and chronic pain in adults: a systematic review and meta-analysis of 381 studies (the meta-TENS study) [J]. BMJ Open, 2022,12(2):e051073.

[23] WU L C, WENG P W, CHEN C H, et al. Literature review and meta analysis of transcutaneous electrical nerve stimulation in treating chronic back pain [J]. Reg Anesth Pain Med, 2018,43(4):425-433.

[24] ALQURASHI H B, ROBINSON K, O'CONNOR D, et al. The effects of neuromuscular electrical stimulation on hospitalised adults: systematic review and meta-analysis of randomised controlled trials [J]. Age Ageing, 2023,52(12):afad236.

[25] SHIELDS R K, DUDLEY-JAVOROSKI S, LAW L A. Electrically induced muscle contractions influence bone density decline after spinal cord injury [J]. Spine (Phila Pa 1976), 2006,31(5):548-553.

[26] ZHANG W, LUO Y, XU J, et al. The possible role of electrical stimulation in osteoporosis: a narrative review [J]. Medicina (Kaunas), 2023,59(1):121.

[27] KAYA A, KAMANLI A, ARDICOGLU O, et al. Direct current therapy with/without lidocaine iontophoresis in myofascial pain syndrome [J]. Bratisl Lek Listy, 2009,110(3):185-191.

[28] VAN DER JAGT O P, VAN DER LINDEN J C, SCHADEN W, et al. Unfocused extracorporeal shock wave therapy as potential treatment for osteoporosis [J]. J Orthop Res, 2009,27(11):1528-1533.

[29] SHI L, GAO F, SUN W, et al. Short-term effects of extracorporeal shock wave therapy on bone mineral density in postmenopausal osteoporotic patients [J]. Osteoporos Int, 2017,28(10):2945-2953.

[30] MICIĆ I, JEON I H, PARK S H, et al. The effect of short-term low energy ultraviolet B irradiation on bone mineral density and bone turnover markers in postmenopausal women with osteoporosis: a randomized single-blinded controlled clinical trial [J]. Srp Arh Celok Lek, 2013,141(9-10):615-622.

[31] ALAYAT M S M, ABDEL-KAFY E M, ELSOUDANY A M, et al. Efficacy of high intensity laser therapy in the treatment of male with osteopenia or osteoporosis: a randomized placebo-controlled trial [J]. J Phys Ther Sci, 2017,29(9):1675-1679.

[32] ALAYAT M S M, ABDEL-KAFY E M, THABET A A M, et al. Long-term effect of pulsed nd-yag laser combined with exercise on bone mineral density in men with osteopenia or osteoporosis: 1 year of follow-up [J]. Photomed Laser Surg, 2018,36(2):105 - 111.

[33] EBID A, EL-SHAMY S, THABET A, et al. Effect of pulsed electromagnetic field versus pulsed high intensity laser in the treatment of men with osteopenia or osteoporosis: a randomized controlled trial [J]. F1000Research, 2022,11(86):86.

[34] ALIN C K, FRISENDAHL N, KRONHED A G, et al. Experiences of using an activating spinal orthosis in women with osteoporosis and back pain in primary care [J]. Arch Osteoporos, 2020,15(1):171.

[35] KAIJSER ALIN C, UZUNEL E, GRAHN KRONHED A C, et al. Effect of treatment on back pain and back extensor strength with a spinal orthosis in older women with osteoporosis: a randomized controlled trial [J]. Arch Osteoporos, 2019,14(1):5.

[36] PFEIFER M, KOHLWEY L, BEGEROW B, et al. Effects of two newly developed spinal orthoses on trunk muscle strength, posture, and quality-of-life in women with postmenopausal osteoporosis: a randomized trial [J]. Am J Phys Med Rehabil, 2011,90(10):805 - 815.

[37] KOIKE T, ORITO Y, TOYODA H, et al. External hip protectors are effective for the elderly with higher-than-average risk factors for hip fractures [J]. Osteoporos Int, 2009,20(9):1613 - 1620.

[38] FAN L, WU Z, LI M, et al. Effectiveness of electroacupuncture as a treatment for osteoporosis: a systematic review and meta-analysis [J]. Medicine (Baltimore), 2021,100(3):e24259.

[39] XU G, XIAO Q, ZHOU J, et al. Acupuncture and moxibustion for primary osteoporosis: an overview of systematic review [J]. Medicine (Baltimore), 2020,99(9):e19334.

[40] ABDOLALIPOUR S, MIRGHAFOURVAND M. Effect of education on preventive behaviors of osteoporosis in adolescents: a systematic review and meta-analysis [J]. Int Q Community Health Educ, 2021,41(3):325 - 347.

[41] KALKıM A, DAĞHAN . Theory-based osteoporosis prevention education and counseling program for women: a randomized controlled trial [J]. Asian Nurs Res (Korean Soc Nurs Sci), 2017,11(2):119 - 127.

[42] RUBÆK M, HITZ M F, HOLMBERG T, et al. Effectiveness of patient education for patients with osteoporosis: a systematic review [J]. Osteoporos Int, 2022,33(5):959 - 977.

第四章

骨质疏松症的治疗

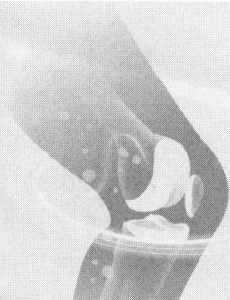

处理骨质疏松症时,多国建议广泛评估人群骨折风险因素,通过全面个体检查识别潜在骨折危险。基于这些评估结果,医疗专业人员能够判断是否需进一步实施骨密度检测,并深入评估骨折风险。这样的评估有助于确定最适合个体的防治策略。对于未患病或风险较低的个体,建议维持健康生活方式,采取保守预防措施,以降低骨折风险。这包括均衡饮食、适量运动、避免吸烟和限制酒精摄入等。对于中、高风险人群,应在医生指导下,根据个人情况选择适当的治疗方案和药物。此外,通过维持健康的生活方式,也可以帮助预防或延缓骨量的减少,从而降低骨折的风险。

治疗的核心目标是预防骨折!理想的治疗药物应具备以下特性:具有良好的耐受性,高度的安全性,且不良反应极少;具备口服、皮下或静脉给药的生物利用度;已证实其能有效提升骨密度,优化骨微结构,并大幅降低髋部及关键部位骨折风险。当前,治疗骨质疏松症常用药物分为骨吸收抑制剂和骨形成促进剂两大类。骨吸收抑制剂如双膦酸盐类药物,能够减缓骨质流失的速度;而骨形成促进剂,例如雌激素、降钙素、RANKL抑制剂和甲状旁腺激素类似物等,则有助于促进新骨的形成,增强骨骼的强度和密度。

一、保守治疗

(一)确保充足的钙和维生素 D 摄入

根据最新的研究显示,通过日常饮食或服用补充剂来增加钙的摄入量,可以对骨密度(BMD)产生一定的正面影响,即略微提升骨密度。例如,一项研究指出,成年人适宜的钙摄入量对提高骨密度至关重要,当钙摄入量达到或超过 1 000 mg/d 时,骨密度增加幅度不再随钙的增加而增加。此外,柠檬酸被发现有助于促进钙的吸收,而个人长期摄入足量的钙也被证明能够显著提高骨密度。然而,目前的科学证据并不足以证明仅通过钙补充剂就能显著降低骨折的风险。实际上,过量摄入钙补充剂可能会带来一些不良的健康影响,比如增加肾结石的风险以及引起胃肠道的不适反应。尽管一些研究指出钙补充剂可能增加心血管疾病的风险,但其他研究和最近的 Meta 分析结果表明,在补充维生素 D 的情况下,钙补充剂与心血管疾病风险的关联并不具有统计学上的显著性。因此,专家建议,为了保持骨骼健康,每日的钙摄入量应该维持在 700～1 200 mg，并且最好通过食物来获取钙质，因为食物中的钙更易于人体吸收和利用。

对于那些已经进入绝经期的妇女以及年龄在 50 岁以上的老年男性来说，他们骨折的风险以及维生素 D 缺乏的可能性相对较高，因此在选择补充剂时需要更加谨慎。根据营养科学咨询委员会（SACN）的建议，所有成年人每日维生素 D 的摄入量应达到 400 国际单位的参考营养素摄入量（RNI）。然而，对于特定人群，如老年人、孕妇和哺乳期妇女，推荐摄入量可能会有所不同，例如，70 岁以上的普通人群每日推荐摄入量为 800 IU（20 μg），以预防营养性佝偻病并可能降低呼吸道感染的风险。但是，在绝经后妇女和那些骨折风险较高的老年男性中，现有的研究证据支持使用更高剂量的维生素 D。值得注意的是，单独使用维生素 D 对降低骨折风险效果有限，但与钙补充剂联用，可轻微减少髋部和腰椎骨折发生率。进一步的 Meta 分析也指出，维生素 D 对骨折的保护作用只有在日剂量超过 800 IU（相当于 20 μg）时才变得明显。然而，需要注意的是，过量摄入维生素 D 可能会增加跌倒的风险。因此，建议绝经后妇女和 50 岁以上的男性，特别是那些骨折及维生素 D 缺乏风险较高的个体，在医生指导下适量补充维生素 D，而不是盲目追求高剂量。

补充钙质和维生素 D 通常被作为治疗骨质疏松症的辅助手段，这是因为大量的临床试验都是在那些已经使用了这些补充剂的患者中进行的。对于正在接受骨保护性治疗的绝经后女性和老年男性而言，若日常膳食中钙的摄入量不足 700 mg，额外补充钙质便显得尤为重要。而对于那些存在维生素 D 缺乏风险，或者已经有维生素 D 缺乏证据的患者，他们应该考虑补充维生素 D，以帮助改善他们的骨骼健康状况。

适量摄入蛋白质对于维持肌肉和骨骼系统的健康功能是至关重要的，并且它还可以帮助减少髋部骨折后可能出现的并发症。近期研究显示，针对老年髋部骨折患者，适量的蛋白质补充不仅有助于骨折修复和增强抵抗力，还能显著降低感染率，缩短住院时间，从而改善临床病程。例如，一项研究指出，入院血红蛋白含量较低的患者住院时间会延长，而膳食蛋白质摄入量每天增加 25 g，可使髋部骨折风险降低 14％。关于这一主题的更多详细信息，读者可以参考本书的第八章，该章节的标题为"饮食与骨质疏松症"，其中包含了更多关于营养与骨骼健康之间关系的深入讨论。

（二）定期进行负重和肌肉强度锻炼

为了有效减少跌倒和骨折的风险，建议定期进行负重训练和肌肉强化锻炼。虽然研究表明负重运动对于提高骨密度（BMD）具有正面的作用，但目前尚缺乏足够的证据来证明它能够显著降低骨折的风险。因此，制定锻炼计划时，应充分考虑每位患者的具体需求和身体能力，以确保锻炼计划的个性化和适宜性。在骨折康复过程中，物理治疗发挥着至关重要的作用，它通过多种方法如电疗、热疗、冷疗和运动疗法等，促进血液循环，缓解肌肉紧张，防止关节僵硬，并促进骨折愈合。通过专门设计的肌肉强化和平衡训练，运动干预不仅能够增强患者的信心和身体协调性，而且有助于维持骨量，从而有效降低跌倒的可能性。此外，这些训练还能够提升患者的敏捷性、力量、姿势控制和平衡能力，这些都有助于进一步降低跌倒的风险。同时，适量的运动还可能对增加骨密度产生积极的影响。

美国国家骨质疏松症基金会（National Osteoporosis Foundation，NOF）是一个致力于提高公众对骨质疏松症认识的组织，他们强烈倡导所有年龄段的人们应该终身坚持体育锻炼,以此来预防骨质疏松症的发生,并且保持整体的健康状态。该基金会强调,当人们停止进行体育锻炼时,之前通过锻炼获得的健康益处也会逐渐消失。为了预防骨质疏松症,NOF推荐了一系列的运动方式,这些运动方式主要可以分为两大类:负重运动和肌肉强化运动。负重运动,即那些能给骨骼施加一定压力的运动,有助于提升骨骼的密度和强度。NOF推荐的负重运动种类多样,包括步行、慢跑、太极、爬楼梯、跳舞和网球等。这些活动不仅能维护骨骼健康,还能增强心肺功能,提升身体协调性。另一方面,肌肉强化运动则侧重于增强肌肉的力量和耐力,这对于维持骨骼健康同样至关重要。NOF推荐的肌肉强化运动包括重量训练,以及其他形式的阻力运动,例如瑜伽和普拉提。这些运动有助于提高肌肉的力量,从而更好地支撑和保护骨骼。对于骨质疏松症患者,在开始如跑步或举重等新运动计划前,务必接受临床医生的评估。这是因为某些运动可能会增加骨折的风险,特别是对于那些骨骼已经变得脆弱的患者。因此,专业医疗人员的评估和指导对于确保运动的安全性和有效性至关重要。

二、预防跌倒

在多数骨折案例中,跌倒是其前兆。对于那些骨折风险较高的个体,应密切监控其跌倒历史,并对这些高风险个体进行深入评估,采取相应的预防措施。跌倒的风险因素多样,涵盖增强骨密度、个人风险评估、太极拳等锻炼活动、家庭安全环境的优化,以及在专业指导下逐步调整精神药物使用。社区团体和家庭锻炼计划、太极拳以及家庭安全干预措施已被证实能有效降低社区居民跌倒的风险。针对60岁以上的成年人,跌倒预防运动计划能显著减少导致骨折的跌倒事件。及时矫正视力问题可以增强活动能力并降低跌倒风险。髋关节保护器对于减少老年人在护理或住宿护理机构中髋部骨折的风险同样有效,尽管老年人对此的接受度并不高。目前,市场上已推出多种高科技跌倒预防产品,它们在实际应用中取得了显著成效。

三、药物治疗

(一)骨质疏松药物治疗对象

绝经后女性和50岁及以上的男性,若存在以下情况,应考虑接受治疗:
(1)髋部或椎骨骨折患者。
(2)股骨颈、全髋或腰椎的T值≤−2.5。
(3)低骨量(股骨颈或腰椎的T值介于−1.0和−2.5之间)。
(4)10年髋部骨折概率≥3%或10年严重骨质疏松症相关骨折概率≥20%。

若患者近期服用了对骨骼有害的药物,应立即停止使用,或采取必要的预防措施,以缓解药物对骨骼造成的不良影响。例如,接受全身性糖皮质激素(GC)治疗的患者,在治疗的最初3~6个月内骨量下降尤为显著,主要影响小梁骨。骨量损失的程度与药物剂量及治疗时长密切相关,低剂量虽较高剂量损害小,但仍无绝对安全界限。西班牙风湿病学会的共识指出,对于所有接受剂量高于5 mg/d的泼尼松(或等效药物)超过3个月的患者,必须尽早开始预防糖皮质激素诱导的骨质疏松症(GIOP)。

有效预防 GIOP,关键在于实施一系列预防措施。这些措施包括开具尽可能低剂量的 GC 以控制基础疾病,同时鼓励患者参与体育锻炼,以增强骨骼和肌肉的力量。此外,避免使用有害产品,如烟草和酒精,因为这些物质会对骨骼健康产生负面影响。均衡饮食,确保充足钙和维生素 D 摄入,对预防 GIOP 至关重要。实际上,最近的一项系统性研究得出结论,为了预防 GIOP 的发展,所有接受 GC 治疗的患者的钙和维生素 D 补充剂应与健康儿童推荐的剂量相同,特别是当治疗预计持续 3 个月以上时。此外,研究建议在停止 GC 治疗后 3 个月内继续补充钙和维生素 D 等营养素,因为即便治疗已经停止,激素对骨骼的负面影响仍可能持续,而补充这些营养素有助于缓解这种影响。然而,目前尚未有研究明确界定双膦酸盐(BP)的最佳补充时长。因此,本书推荐将其用于预防,视为一种有效的药物干预手段。

(二) 美国食品药品监督管理局(FDA)对治疗药物的规定

根据美国国立卫生研究院(NIH)的数据,骨质疏松症是一种常见的骨骼疾病,其特点是骨量减低和骨组织结构退化,可能导致骨折风险增加。FDA 批准的药物,如唑来膦酸和伊班膦酸钠,已被证明能有效增加骨密度并降低骨折风险。因此,NOF 建议在预防和治疗骨质疏松症时,应优先考虑使用经过 FDA 批准的药物。目前,FDA 批准用于治疗骨质疏松症的药物包括:

(1) 双膦酸盐类药物(包括阿仑膦酸钠、伊班膦酸钠、利塞膦酸钠、唑来膦酸)。

(2) 雌激素相关治疗药物(例如 ET/HT、雷洛昔芬以及结合雌激素/巴多昔芬)。

(3) 甲状旁腺激素类似物(如特立帕肽、阿巴帕肽)。

(4) RANK -配体抑制剂(例如地舒单抗)。

(5) 硬化抑素抑制剂(例如 Romosozumab)。

(6) 鲑鱼降钙素。

(三) 当前临床广泛使用的抗骨质疏松症治疗药物

抗骨质疏松症药物主要分为两大类:抗骨吸收药物和促进骨合成药物(见表 4.1)。抗骨吸收疗法,如双膦酸盐、地舒单抗、雷洛昔芬,旨在靶向并阻断破骨细胞的活性,以减少骨吸收和骨密度的流失。而合成代谢疗法,例如特立帕肽、阿巴帕肽,则通过短暂刺激 PTH 受体来促进成骨细胞活性和骨形成。目前,抗骨吸收药物是治疗骨质疏松症的主要选择。这些药物通过作用于破骨细胞功能的多个关键点,有效抑制其活性,进而减少骨吸收。其中,双膦酸盐、雌激素、降钙素、组织蛋白酶 K 抑制剂以及 RANKL 抑制剂是主要的代表药物。然而,相比之下,市场上能够促进骨形成的骨质疏松症治疗药物则显得较为稀缺。

表 4.1 常用的骨质疏松症治疗药物

类别	药物	临床药物名称	不良反应
骨骼基础营养补充剂	钙	碳酸钙、醋酸钙	过量摄入导致高钙血症
	维生素 D	VD,也叫钙化醇、抗佝偻病维生素	过量摄入导致高钙血症和维生素 D 中毒

（续表）

类别	药物	临床药物名称	不良反应
抗骨吸收	双膦酸盐	阿仑膦酸钠、唑来膦酸钠、伊班膦酸钠、依替膦酸钠、氯膦酸盐	
	更年期激素	雌激素、孕酮	
	选择性雌激素受体调节剂，SERM	雷洛昔芬	不适合男性骨质疏松症患者。其静脉血栓形成的风险低于使用雌激素治疗
	降血钙素	醚卡酮，醚卡酮	面部潮红、恶心以及过敏等症状
	全人源 RANKL 单克隆抗体	地舒单抗	低钙血症，感染（包括膀胱炎、上呼吸道感染、肺炎、皮肤蜂窝织炎等），皮疹，皮肤瘙痒，以及肌肉或骨骼疼痛是可能的不良反应。长期使用可能导致骨吸收过度抑制，从而引发下颌骨坏死或非典型股骨骨折
	组织蛋白酶 K 抑制剂	奥达那卡提	心血管事件，涵盖心房颤动与卒中风险
	PTH 类似物	醋酸特立帕肽、阿巴帕肽	短期高钙血症的治疗时间不宜超过 24 个月
合成	Anti-sclerotin 单克隆抗体	罗莫珠单抗	需要进一步的临床数据支持
	维生素 K	甲萘醌	胃部不适，华法林服用者应避免使用
双向调节	锶	雷奈酸锶	静脉血栓形成的危险以及心脑血管疾病的不良反应

1. 双膦酸盐类药物

（1）阿仑膦酸盐。阿仑膦酸钠维 D3 片（商品名：福美加®），是一种处方药，由默沙东公司（在美国和加拿大称为默克）研发和生产。2013 年 3 月，该药物获得国家食品药品监督管理总局的批准，在中国上市。作为中国首个也是目前唯一的骨质疏松症药物与维生素 D 的单片复方制剂，阿仑膦酸钠维 D3 片每周仅需服用一次，显著提升了患者的顺应性和依从性。福美佳®已纳入国家医保目录，为患者在不增加经济负担的情况下，提供了新的抗骨质疏松治疗选择。依据 2011 版《原发性骨质疏松治疗指南》，患者在适当补充钙和维生素的基础上，还需补充抗骨质疏松药物。阿仑膦酸钠维 D3 片作为临床治疗的一线用药，口服阿仑膦酸钠相当于为骨骼健康打下"基石"，有助于增加骨密度和降低骨折风险。维生素 D 如同一位"搬运工"，负责将摄入的钙输送到骨骼中，对于维护骨骼健康和降低骨折风险同样发挥着重要作用。该联合疗法具有双重功效，既能提升骨密度并促进钙吸收，又能优化血清维生素 D 水平。目前，阿仑膦酸钠维 D3 片（商品名：福美加®）已被美国国家骨质疏松症基金会（NOF）发布的《骨质疏松症预防与治疗临床指南》2013 年版，以及美国临床内分泌医师学会（AACE）制定的绝经后骨质疏松诊治指南 2010 年版等权威指南一致推荐。此外，阿仑膦酸盐也被批准用于增加患有骨质疏松症的男性的骨量，以及用于治疗服用糖皮质激素的男性和女性的骨质疏松症。在 3 年内,阿仑膦酸盐可将既往椎骨骨折患者或髋部骨质疏松症患者的脊柱和髋部骨折发生率降低约 50%。它还使没有先前椎骨骨折的患者的椎骨骨折发生率降低了 48%。在患有骨质疏松症的绝经后妇女中,每日 10 mg 的阿仑膦酸盐已被证实可以减少椎体、非椎体和髋部骨折的风险。根据 BMD 桥接研究,批准在患有骨质疏松症的男性以及服用糖皮质激素的男性和女性中使用阿仑膦酸盐。阿仑膦酸盐片剂必须在空腹状态下服用,即早上起床后用 220 ml 开水(不使用其他液体)口服药物。服用药物后,患者必须等待至少 30 分钟才能进食、饮水或服用任何其他药物。在此期间,患者应保持直立(坐着或站立)。

(2)伊班膦酸盐。伊班膦酸钠是治疗绝经后骨质疏松症的有效药物,广受认可。其使用方式有两种:每月一次,片剂 150 mg;或每三个月一次,静脉注射 3 mg。此外,口服制剂也已被批准用于预防该病。临床研究表明,三年内,伊班膦酸钠能降低脊椎骨折发生率约 50%。特别是每日 2.5 mg 的口服剂量,已被证明能显著减少椎骨骨折。对于那些股骨颈 BMD T 值低于 -3.0,即高骨折风险的女性,伊班膦酸盐同样显示出非椎骨骨折的显著减少。目前,关于髋部骨折的数据尚不充分。伊班膦酸盐应在空腹状态下服用,建议在早上起床后用 220 ml 的白开水(不建议使用其他液体)送服。服药后,患者需保持直立姿势至少 60 分钟,之后方可进食、饮水或服用其他药物。至于每三个月一次的 3 mg 静脉注射,应在 15～30 秒内完成。每次注射前,应检查血清肌酐水平。伊班膦酸盐的使用需要在医生的指导下进行,以确保药物的安全性和有效性。患者在使用过程中,应定期进行骨密度监测,以评估治疗效果。同时,患者应避免食用可能影响药物吸收的食物,如高钙食物。如果在服用伊班膦酸盐期间出现任何不适,应立即停止使用并咨询医生。

(3)利塞膦酸盐。利塞膦酸钠已获得美国食品药品监督管理局(FDA)的批准,用于预防和治疗绝经后骨质疏松症。具体剂型包括每日 5 mg 片剂、每周 35 mg 普通片剂、每周 35 mg 缓释片剂、每周 35 mg 片剂搭配 6 片 500 mg 碳酸钙片剂、每月两次 75 mg 片剂及每月一次 150 mg 片剂。此外,利塞膦酸盐也被批准用于增加患有骨质疏松症的男性的骨量,以及预防和治疗正在使用或即将开始使用糖皮质激素的男性和女性的骨质疏松症。在为期 3 年的临床研究中,利塞膦酸盐将脊椎骨折的发生率降低了 41%～49%,非脊椎骨折的发生率降低了 36%,并且在治疗后一年内显著降低了既往发生过椎骨骨折患者再骨折风险。对于绝经后患有骨质疏松症的妇女,每天 5 毫克的剂量已被证实可以减少椎体和非椎体骨折的发生。在大量老年妇女中,利塞膦酸盐显著降低了髋部骨折的风险,尤其在骨质疏松症妇女中效果更为显著。

根据骨密度桥接研究,利塞膦酸盐被批准用于治疗患有骨质疏松症的男性以及绝经后使用糖皮质激素的妇女。服用利塞膦酸盐片剂时,患者需要空腹,即在早上起床后用 220 ml 的白开水(不饮用其他饮料)口服药物。服药后,患者必须等待至少 30 分钟才能进食、饮水或服用任何其他药物。在这段时间内,患者应保持直立姿势(无论是坐着还是站立)。

(4)唑来膦酸。唑来膦酸是一种在医疗领域扮演重要角色的药物,其主要作用包括预防和治疗绝经后妇女的骨质疏松症。临床观察表明,唑来膦酸在提高骨密度和改善骨质疏松症状方面具有显著效果。根据推荐的用药方案,这种药物的剂量为每年一次,每次至少需要 15 分钟的静脉输注,剂量为 5 mg。对于预防用途,建议的用药频率为每两年一次。除了在女性患者中的应用,唑来膦酸也被批准用于改善骨质疏松症男性患者的骨量状况。此外,它还适用于那些预计将接受糖皮质激素治疗至少 12 个月的男性和女性患者,以预防和治疗他们的骨质疏松症。唑来膦酸也适用于近期发生过创伤性髋部骨折的男女患者,有助于预防新发骨折。临床研究已经证明,唑来膦酸能够显著降低绝经后骨质疏松症妇女在椎体、非椎骨以及髋部骨折的发生率。特别是在首次髋部骨折后给予唑来膦酸,可以有效降低患者发生临床骨折风险,并且有助于减少随之而来的死亡风险。

根据 BMD 桥接研究和多项临床观察,唑来膦酸已被证实对治疗骨质疏松症有效,特别是在增加骨密度和缓解相关症状方面。它已被批准用于治疗患有骨质疏松症的男性和绝经后女性,以及那些接受糖皮质激素治疗的男性。一项针对 65 岁以上骨质减少的绝经后女性的随机对照试验显示,每 18 个月接受一次 5 mg 唑来膦酸的静脉注射,持续 6 年,可显著减少椎体和非椎骨骨折的发生。这与《新英格兰医学杂志》中关于唑来膦酸的研究结果一致,该研究指出唑来膦酸每 12～18 个月给药一次可预防老年女性骨折,且其对骨密度和骨转换的影响可持续 5 年以上。具体而言,唑来膦酸将椎体骨折的发生率降低了 70%(一年内显著降低),髋部骨折的发生率降低了 41%,并且在 3 年内非椎体骨折的发生率降低了 25%。唑来膦酸的推荐剂量为 5 mg/100 ml,每年或每两年进行一次静脉输注,输注时间至少为 15 分钟。为确保治疗安全,患者在接受唑来膦酸治疗期间应充分补充水分,并可通过使用对乙酰氨基酚进行预处理,来降低可能出现的急性期反应风险,如关节痛、头痛、肌痛和发热等。在首次给药后,有 32% 的患者出现这些症状,第二次给药后为 7%,第三次给药后为 3%。

药物安全:口服双膦酸盐类药物可能引发一系列不良反应,包括胃肠道不适如上腹疼痛、反酸等症状,以及食道异常和食管排空延迟(例如狭窄或贲门失弛缓症)。患者在服用药物后至少需保持 30～60 分钟的直立姿势,以减少食道刺激和相关并发症的风险。对于其他上消化道疾病的患者,应谨慎使用这些药物。妊娠和哺乳期妇女使用双膦酸盐类药物是禁忌的。

双膦酸盐类药物在肾功能正常时可正常使用,但约 60% 的药物会以原形从肾脏排泄,因此对于肾功能异常的患者,尤其是肌酐清除率低于 35 ml/min 的患者,应慎用或减少剂量。对于肾小球滤过率(GFR)低于 30～35 ml/min 的患者,应禁用这些药物。唑来膦酸禁用于肌酐清除率低于 35 mL/min 的患者或有急性肾功能损害证据的患者,因为其使用可能对肾功能造成损害。医疗保健专业人员在给予唑来膦酸之前,应进行患者筛查,以识别有风险的患者,并应通过以下方式评估肾功能:在每次服用唑来膦酸之前监测肌酐清除率。此外,也可能发生眼部炎症。一旦发现此类并发症,应立即通知医疗服务提供者。

罕见的不良反应包括颌骨坏死(ONJ)和非典型股骨骨折。尽管长期使用双膦酸盐治疗骨质疏松症导致颌骨坏死(ONJ)的报道不多,但癌症患者在大剂量静脉注射双膦酸盐治疗后,颌骨坏死的发生率显著升高,尤其是在接受治疗超过 4 年的患者中。ONJ 的风险似乎随着治疗时间超过五年而增加。对于有牙齿疾病或其他危险因素(如糖皮质激素、烟草使用)的患者,在口服或静脉注射双膦酸盐治疗之前,建议进行预防性牙科检查。治疗期间,患者应尽可能避免进行侵入性牙科手术。对于需要牙科手术的患者,目前没有数据表明停止治疗是否能降低颌骨坏死的风险。

治疗医生的临床判断应根据个体的益处/风险评估来指导每位患者的管理计划。在治疗期间,应鼓励所有患者保持良好的口腔卫生,接受常规牙科检查,并报告任何口腔症状,如牙齿活动、疼痛或肿胀。虽然罕见,但低创伤非典型股骨骨折可能与长期使用双膦酸盐(例如使用＞5年)有关。在丹麦最近的一项全国性队列研究中,使用阿仑膦酸盐超过10年与髋部骨折风险降低30%相关,并且股骨转子下股骨和股骨干骨折的风险没有增加。大腿或腹股沟区域的疼痛可能是双侧的,通常发生在这些不常见的骨折之前。应仔细评估患者的这些不常见骨折,包括主动询问大腿和腹股沟是否疼痛。对于大腿和腹股沟疼痛的患者,可能会出现股骨转子下区域或股骨干的应力性骨折。当怀疑非典型股骨骨折时,应进行双侧股骨X线检查,必要时应进行MRI或放射性核素骨扫描。

手术固定适用于某些情况,而药物保守治疗则适用于其他情况。若出现非典型股骨骨折,应立即停用双膦酸盐类药物。对于表现出耳部症状(包括慢性耳部感染)的患者,应考虑外耳道骨坏死的可能性。外耳道骨坏死的潜在危险因素包括使用类固醇、化疗以及/或局部危险因素,如感染或创伤。

由于双膦酸盐在骨骼中的保留时间不同,停止治疗后,其有益效果可能会持续一段时间。因此,对服用双膦酸盐的患者进行治疗评估至关重要。阿仑膦酸盐治疗2~3年后,可能会出现骨密度(BMD)降低和骨转换增加的情况;伊班膦酸盐和利塞膦酸盐治疗1~2年后,骨转换也会增加。在阿仑膦酸盐(FLEX)的骨折干预试验长期扩展研究中,先前接受阿仑膦酸盐治疗5年的女性,根据骨折干预试验的长期扩展研究,先前接受阿仑膦酸盐治疗5年的女性,在停用该药物5年后,其临床椎骨骨折的发生率明显低于那些继续使用阿仑膦酸盐5年的女性。在唑来膦酸一次(HORIZON)研究扩展的健康结局和发病率降低中,与改用安慰剂组相比,治疗3年后继续使用唑来膦酸3年的女性中,形态测量性椎体骨折的风险显著降低,但治疗组和安慰剂组的非椎骨骨折风险相似。根据上述证据,在以下情况下,通常推荐继续使用双膦酸盐治疗超过3~5年(唑来膦酸为3年,阿仑膦酸盐、伊班膦酸盐和利塞膦酸盐为5年);年龄75岁或以上;有既往髋部或椎骨骨折史;排除治疗依从性差及继发性骨质疏松症原因后,若治疗期间发生一个或多个低创伤骨折;目前口服糖皮质激素治疗(如泼尼松龙7.5 mg/d或同等剂量)。如果决定停止治疗,应重新评估骨折风险。在阿仑膦酸盐、利塞膦酸盐或伊班膦酸盐治疗5年后以及唑来膦酸治疗3年后,可以使用FRAX与股骨颈BMD重新评估治疗个体的骨折风险。当髋部BMD T 值达到-2.5时,不论FRAX评估的骨折风险如何,均应着手考虑采取恢复治疗措施。

2. 降钙素

鲑鱼降钙素主要适用于治疗绝经至少5年的女性骨质疏松症患者,尤其是在其他替代疗法不适用的情况下。该药物能够将既往发生过椎体骨折的患者的椎体骨折复发率降低约30%,但目前尚无证据表明它能减少非椎体骨折的风险。推荐剂量为每日一次,200 IU,通过鼻内喷雾给药。此外,降钙素也可以通过皮下注射的方式进行给药。

药物安全性:鼻内使用降钙素可能会导致鼻炎、鼻出血以及过敏反应,尤其是对于有鲑鱼过敏史的患者。一项荟萃分析显示,在21项鲑鱼降钙素随机对照临床试验中,长期使用鲑鱼降钙素(包括鼻喷雾剂和研究性口服剂型)的患者与接受安慰剂治疗的患者相比,患恶性肿瘤的风险轻微升高。在这些试验中,接受鲑鱼降钙素治疗的患者恶性肿瘤的总发病率(4.1%)高于接受安慰剂治疗的患者(2.9%)。由于数据的限制,无法对特定类型的恶性肿瘤进行更深入地分析。尽管从这项荟萃分析中无法明确确定鲑鱼降钙素与恶性肿瘤之间的因果关系,但在考虑使用该药物时,应仔细评估所有可能的风险,并权衡个体患者的益处。

3. 雌激素/激素治疗(ET/HT)

雌激素/激素疗法旨在预防骨质疏松症,缓解血管舒缩症状,并治疗绝经相关的外阴及阴道萎缩。对于未进行子宫切除术的女性,HT是必需的,它包含了孕激素成分以保护子宫内膜。根据妇女健康倡议会(WHI)的研究,五年HT(Prempro®)治疗可将临床脊椎骨折和髋部骨折的风险降低34%,其他骨质疏松性骨折的风险降低23%。此外,一项研究显示,代谢综合征与骨折风险降低有关,但具体机制尚不明确。而其他治疗骨质疏松的药物,如双膦酸盐Alendronate,在临床试验中显示能显著降低非椎骨骨折和髋部骨折的风险。ET/HT有多种口服和透皮制剂形式,包括单独的雌激素、孕激素以及雌孕激素的组合。ET/HT的剂量方案包括循环、顺序和连续方案。一旦停止治疗,骨质流失会迅速发生,因此应考虑使用替代药物来维持BMD。

激素替代疗法(HRT)采用大剂量雌激素或雌激素与孕激素组合制剂,部分制剂已获批用于预防骨折,尤其针对高风险绝经后女性的骨质疏松症。结合马雌激素0.625 mg/d±2.5 mg/d醋酸甲羟孕酮已被证实可减少未根据低骨密度或高骨折风险选择的绝经后妇女的椎骨、非椎骨和髋部骨折。

药物安全性:根据妇女健康倡议会(WHI)的报告,结合马雌激素和醋酸甲羟孕酮(Prempro®)五年治疗期内,心肌梗死、卒中、浸润性乳腺癌、肺栓塞及深静脉血栓风险上升。对这些数据的进一步分析显示,在绝经后10年内开始治疗的女性,心血管疾病的发病率并未增加。根据WHI研究,单独使用雌激素治疗的妇女在平均7.1年的治疗期间,并未显示出乳腺癌发病率的增加。目前尚无其他剂量和组合的雌激素与孕激素的研究,因此在缺乏可比数据的情况下,应假定它们的风险是相似的。

鉴于这些风险,雌激素/孕激素治疗(ET/HT)应在最短的时间内,以最低有效剂量使用,以治疗中度至重度的绝经症状。鉴于老年绝经后妇女风险/收益比不佳,HRT治疗骨质疏松通常限于60岁以下、有绝经症状且骨折风险高的女性。当仅考虑使用ET/HT来预防骨质疏松症时,美国食品药品监督管理局(FDA)建议应首先仔细考虑批准的非雌激素治疗。停止ET/HT治疗后,骨质流失会迅速发生,应考虑使用替代药物来维持BMD。

4. 雌激素激动剂/拮抗剂(曾被称为SERMs):雷洛昔芬

雷洛昔芬被用于预防和治疗绝经后妇女的骨质疏松症。根据MORE试验,雷洛昔芬在为期48个月的随访中,对既往椎骨骨折患者显示出显著的保护效果,1年后椎骨骨折风险下降了68%,4年后下降了50%。目前尚未有记录显示雷洛昔芬能降低非椎体骨折的风险。此外,雷洛昔芬也适用于降低患有骨质疏松症的绝经后妇女患浸润性乳腺癌的风险。然而,雷洛昔芬并不会降低患冠心病的风险。60 mg片剂,可随餐或空腹服用。

药物安全性:雷洛昔芬禁用于有生育潜力、有静脉血栓栓塞病史或不明原因子宫出血的女性。肝损伤和严重肾功能损害同样是禁忌证。对于有卒中病史或有卒中风险因素的女性,应谨慎使用。不良反应有潮热加剧、腿抽筋、水肿及血管舒缩症状等。雷洛昔芬增加深静脉血栓形成的风险与雌激素观察到的相似。主要在治疗的最初几个月内,并且据报道,致命卒中的风险略有增加。在Ⅲ期试验中,接受雷洛昔芬治疗的女性患乳腺癌的风险显著降低。

5. 甲状旁腺激素:特立帕肽

PTH(1-34),即特立帕肽,商品名为Forteo®。特立帕肽,经美国食品药品监督管理局

(FDA)批准,已被证实能有效治疗绝经后女性及骨折高风险男性的骨质疏松症。临床试验证明,使用特立帕肽的患者在 18 个月内,其骨形成标志物及骨密度值明显高于依降钙素组,缓解疼痛效果与依降钙素组相似。此外,特立帕肽在促进骨折愈合方面也显示出积极的意义。此外,它也被批准用于治疗那些因持续全身性糖皮质激素治疗而面临骨折高风险的男性和女性。特立帕肽在男性骨质疏松症和糖皮质激素诱导的骨质疏松症治疗上的批准,是基于研究显示其能够提高腰椎骨密度并减少骨折发生概率。在一项为期 2 年的对照研究中,针对患有严重骨质疏松症的绝经后妇女,与接受利塞膦酸盐(每周一次,35 mg)的女性相比,接受特立帕肽 20 μg 每日皮下注射治疗的女性在新发椎体骨折和临床骨折的风险上显著降低。

目前尚无关于髋部骨折的数据。临床研究显示,经过平均 18 个月的治疗,特立帕肽注射液能够显著降低骨质疏松症患者的椎体骨折风险约 65%,以及非椎体脆性骨折风险约 53%。特立帕肽是一种合成代谢(促进成骨)药物,推荐的剂量为每日皮下注射 20 μg。一旦停止使用特立帕肽,骨质流失会迅速发生,因此,在考虑停药时,应同时考虑采用其他药物来维持 BMD。建议的治疗时长不超过 18～24 个月。

药物安全:特立帕肽不适用于高钙血症患者、妊娠期和哺乳期妇女,以及除骨质疏松症以外的其他代谢性骨病、严重肾功能不全、曾接受过骨骼放射治疗以及患有影响骨骼的恶性疾病的患者。重度肾功能不全患者应谨慎使用。特立帕肽可能引发的不良反应包括头痛、恶心、头晕和直立性低血压。由于啮齿动物实验中高剂量、长期应用特立帕肽会导致骨肉瘤发病率增高,故对于存在骨肉瘤风险的患者(例如佩吉特骨病患者、曾接受骨骼放射治疗者)、骨转移患者、高钙血症患者或具有骨骼恶性肿瘤病史的患者,应避免使用特立帕肽进行治疗。停用特立帕肽后,一般建议采用抗骨吸收剂(主要为双膦酸盐)进行序贯疗法,旨在维持或增强 BMD。特立帕肽注射后,患者可能会出现短暂且轻微的血清钙浓度上升现象。

6. 核因子 kappa-B (RANK)配体(RANKL)/RANKL 抑制剂的受体激活剂:地舒单抗

地舒单抗,商品名为 Prolia®,是一种被 FDA 批准用于治疗骨折高风险绝经后妇女的骨质疏松症的药物。一项荟萃分析研究表明,经地舒单抗治疗后可降低影像学诊断的新发椎体骨折风险 68%、髋部骨折风险 44% 以及非椎体骨折风险 20%。此外,地舒单抗也适用于增加骨折高风险男性的骨量,治疗因接受芳香酶抑制剂治疗而引发骨质流失的乳腺癌女性,以及治疗因接受促性腺激素降低激素治疗而面临骨质流失风险的前列腺癌高风险男性。推荐剂量为每六个月进行一次 60 mg 的皮下注射。

药物安全性:地舒单抗禁用于低钙血症患者或对制剂中任何成分过敏者。接受地舒单抗治疗的患者中,低钙血症是一个已知风险,且风险程度随肾功能损害加剧而上升。治疗前,必须检查患者是否已有低钙血症,若因维生素 D 缺乏所致,则应使用维生素 D(例如,口服 50 000～100 000 IU 作为负荷剂量)进行治疗。对所有患者,尤其是肾功能严重受损者,确保充足的钙和维生素 D 摄入至关重要。易发生低钙血症(如肌酐清除率仅为 3 ml/min 的严重肾功能受损者)或疑似出现低钙血症症状的患者,应在每次地舒单抗给药前及初始剂量后两周内监测血钙。建议患者报告低钙血症的症状。

不推荐在怀孕或儿科人群中使用地舒单抗(年龄 18 岁以下)。不良反应包括皮肤感染,主要是蜂窝织炎以及低钙血症。地舒单抗引起颌骨坏死的情况较为罕见,无论是用于治疗骨质疏松症还是癌症患者(后者使用更高剂量),尽管在癌症患者中更为常见。在绝经后妇女中,使用地舒单抗治疗骨质疏松症的患者在治疗 3 年、5 年和 10 年时的颌骨坏死(ONJ)发病率分别为 0.04%、0.06% 和 0.44%,这表明 ONJ 的风险随治疗持续时间的延长而增加。对于有牙齿疾病或其他风险因素(如糖皮质激素治疗、吸烟)的患者,建议在治疗前进行预防性牙科检查。治疗期间,建议患者避免接受不必要的侵入性牙科手术。对于需要牙科手术的患者,目前尚无数据表明停止治疗是否能降低 ONJ 风险。治疗医生需根据患者的个体益处与风险评估结果,为每位患者制定合适的管理计划。治疗期间,鼓励患者维持良好的口腔卫生习惯,定期接受牙科检查,并一旦发现牙齿松动、疼痛或肿胀等口腔症状,立即向医生报告。地舒单抗还与非典型股骨骨折的发生有关。若停止狄诺塞麦的使用,可能会导致骨质迅速流失,因此应考虑采用替代药物来维持 BMD。

停止地舒单抗治疗后,患者可能会经历快速的骨质流失。尽管目前尚不明确这是否会导致骨折风险显著增加,但有病例报告指出,脊柱骨折(通常是多发的)可能在停止治疗后 18 个月内发生。一项研究显示,与口服阿仑膦酸钠相比,地舒单抗降低了患者的骨折风险,但停药后骨质流失可能会增加骨折风险。尽管需要进一步研究,患者在未经专科医生检查前不应自行停药,因为通常需要使用替代疗法。

7. 骨化三醇

骨化三醇,即 1,25 -二羟基维生素 D3,是维生素 D 的活性形态,已被批准用于治疗确诊的绝经后骨质疏松症。临床研究显示,骨化三醇联合钙尔奇 D 或阿仑膦酸钠等药物治疗,可显著提高治疗效果。推荐的口服剂量为每日两次,每次 0.25 μg。此外,它也被用于治疗肾透析患者出现的低钙血症和代谢性骨病。骨化三醇还被批准用于治疗甲状旁腺功能减退症,包括外科手术后和特发性甲状旁腺功能减退症,以及假性甲状旁腺功能减退症。其主要作用机制是抑制骨吸收。临床研究和实践表明,骨化三醇不仅能够降低绝经后骨质疏松症妇女发生椎骨骨折的风险,还被证实可以减少非椎体骨折的发生,如髋部骨折。有高钙血症或转移性钙化的患者应禁用骨化三醇。由于骨化三醇可能导致高钙血症和(或)高钙尿症,因此建议在治疗开始后的第 1、3 和 6 个月以及之后每隔 6 个月进行 1 次血清钙和肌酐水平的监测。

8. 雷尼酸锶

雷尼酸锶含有两个与雷奈酸相连的锶原子。其作用机制尚不明确,尽管其具体作用尚未完全明确,但雷尼酸锶似乎兼具抗吸收和促进骨形成的特性。此药物已获批用于治疗绝经后骨质疏松症,旨在减少脊柱及髋部骨折风险,尽管其确切作用机制仍在研究中。推荐剂量为每日 2 g。研究证明,雷尼酸锶能够降低绝经后患有骨质疏松症的妇女发生椎体和非椎骨骨折的风险,适用年龄范围广泛,包括 80 岁以上的妇女。一项针对 74 岁或以上股骨颈 BMD T 值低于 -2.4 的女性的事后分析显示,髋部骨折的发生率显著降低。鉴于服用雷尼酸锶的个体心肌梗死风险增加,该药物应仅限于治疗绝经后妇女和骨折高风险男性的严重骨质疏松症。不适用于已确诊或曾有缺血性心脏病、外周动脉疾病、脑血管疾病病史的患者,以及未控制的高血压患者。

服用雷尼酸锶的患者需定期接受医生评估,若发生心脏或循环系统问题(如高血压失控或心绞痛),应立即停药。肌酐清除率低于 30 ml/min 或有静脉血栓栓塞风险的患者应慎用雷尼酸锶。常见不良反应有腹泻、头痛、恶心及皮炎。在Ⅲ期试验中观察到血栓栓塞风险小幅增加,并且极少数情况下可能发生超敏反应。雷尼酸锶应在两餐之间和最后一餐后至少 2

小时服用。

9. 替勃龙

替勃龙是一种具有组织特异性的雌激素类药物,能够预防骨质流失并缓解更年期症状。在欧洲,它被广泛用于治疗更年期的血管舒缩症状以及预防骨质疏松症,然而在美国,该药物尚未获得批准上市。

10. 金雀异黄素

作为一种异黄酮类植物雌激素,金雀异黄素可能对绝经后妇女的骨骼健康有益,然而,为了确认其对骨骼健康及骨折风险的具体影响,仍需更多数据支持。

(四) 药物的选择

选择药物时需考虑骨骼部位的抗骨折作用谱、不良反应、患者偏好以及成本。广谱抗骨折药物如阿仑膦酸盐和利塞膦酸盐的通用制剂成本较低,通常作为一线治疗方案。对于无法口服双膦酸盐或有禁忌的患者,静脉注射双膦酸盐、地舒单抗或雷尼酸锶是既合适又经济的替代治疗方案。尽管 VERO 研究显示特立帕肽疗效更佳,但其价格通常在 $109 \sim 5\,338$ 元,高昂的成本限制了其在高风险人群中的应用,尤其是对于椎骨骨折患者。

在根据骨折风险分层选择治疗药物方面,骨质疏松症治疗的主要目标是降低骨折发生的风险。目前,药物治疗策略已逐渐转向依据骨折风险分层进行。以下情况可供参考,以对骨质疏松症患者进行骨折风险分层,并据此选择合适的治疗药物。所有符合骨质疏松症诊断标准的病患,均被视为高风险骨折群体,初始治疗可选用阿仑膦酸钠、利塞膦酸钠等药物;若患者无法耐受口服药物,则可考虑使用唑来膦酸或地舒单抗等。骨质疏松症患者若合并以下任意一条危险因素,则属于极高骨折风险者。这些危险因素包括:

(1) 近期发生脆性骨折(尤其是 24 个月内发生的脆性骨折)。

(2) 在抗骨质疏松症药物治疗期间仍发生骨折。

(3) 多发性脆性骨折(包括椎体、髋部、肱骨近端或桡骨远端等)。

(4) 正在使用可能导致骨骼损害的药物,如高剂量糖皮质激素($\geqslant 7.5\,mg/d$ 泼尼松龙超过 3 个月)等。

(5) DXA 测量骨密度 T 值 < -3.0。

(6) 存在高跌倒风险或因慢性疾病导致有跌倒历史的患者。

(7) FRAX® 计算未来 10 年主要骨质疏松骨折风险 $> 30\%$ 或髋部骨折风险 $> 4.5\%$。

针对极高骨折风险的患者,初始治疗可考虑选用特立帕肽、唑来膦酸、地舒单抗或罗莫佐单抗等药物。对于髋部骨折极高风险患者,建议优先选择唑来膦酸或地舒单抗。

目前尚不明确仿制药和(或)生物仿制药特立帕肽在短期内是否会改变现状。当治疗方案的成本效益相近时,了解并考虑患者的个人偏好变得尤为重要,因为这直接关系到治疗的依从性和效果。通常,合成代谢疗法和抗骨吸收剂的序贯治疗是首选。阿仑膦酸盐或利塞膦酸盐是一线治疗的常用药物。对于无法耐受口服双膦酸盐或有禁忌证的女性,静脉注射双膦酸盐或地舒单抗提供了最合适的替代方案,其他选择包括雷洛昔芬、雷奈酸锶或激素替代疗法。特立帕肽的高昂成本限制了其在高风险人群,特别是椎体骨折患者中的应用。建议在唑来膦酸治疗 3 年和口服双膦酸盐治疗 5 年后进行治疗回顾。对于年龄 > 75 岁的患者、有髋部或椎骨骨折病史的患者、在治疗期间持续骨折的患者以及服用口服糖皮质激素的患者,通常推荐将双膦酸盐治疗持续超过 3~5 年。如果停止治疗,无论何时发生,均应在新发骨折后重新评估骨折风险。若未出现新发骨折情况,建议在 18 个月到 3 年的时间内重新评估骨折风险。目前尚无证据指导超过 10 年的治疗决策,应对此类患者进行单独考虑,并酌情提供专科医生建议或转诊。

特立帕肽与抗骨吸收剂的联合治疗方案,已被多项临床研究支持,可认真考虑并应用于有严重骨质疏松症的患者,尤其是那些已经遭受过脊柱或髋部骨折的患者。例如,最新研究显示,特立帕肽联合间充质干细胞治疗骨质疏松性椎体压缩骨折患者是可行和可耐受的,且在功能障碍指数、视觉模拟评分等方面有明显提高。虽然通常情况下,将两种抗骨吸收治疗手段结合使用的情况并不常见,但在某些特定情况下,例如患者正在经历显著的骨质流失,或者正在使用低剂量的激素治疗以缓解更年期症状,又或者是在使用雷洛昔芬来预防乳腺癌的女性,可以考虑在短期内采用这种联合治疗的方案。值得注意的是,药物治疗并非永久有效。所有非双膦酸盐类药物的疗效均为暂时性,停药后将逐渐减弱。如果停止使用这些治疗手段,其带来的益处会迅速消失。然而,双膦酸盐类药物即使在停止治疗后,也可能产生一定的残留效应。因此,有可能在停用双膦酸盐类药物后,至少在几年内仍然能够保持对骨折的残余益处。然而,关于超过 5 年使用期限的疗效证据尚不充分,同时,诸如颌骨坏死和非典型股骨骨折等罕见安全问题,在持续使用超过 5 年后出现的频率有所增加。

鉴于缺乏广泛证据指导治疗的持续时间,治疗时长的决策应根据个体情况进行定制。完成初始的 3~5 年治疗周期后,需进行全面的风险评估。这应涵盖临床病史,特别是骨折史、新出现的慢性疾病或用药情况,以及身高测量、BMD 检查和脊椎影像学检查。对于那些在初始治疗期后表现出中等骨折风险的患者,3~5 年后停止使用双膦酸盐是合理的。相反,对于那些骨折风险较高的患者,应考虑继续使用双膦酸盐或采用替代疗法进行治疗。

(五) 及时监测治疗效果

骨质疏松症的药物治疗要求患者具有较高的依从性,不可随意中断或更换药物,以期达到最佳疗效。我们建议患者严格遵循标准化的抗骨质疏松治疗方案,并持续关注其风险因素的变化。同时,鼓励患者适当摄入钙和维生素 D,进行锻炼,预防跌倒,以及采取其他健康生活方式措施。此外,每年应评估是否继续使用药物治疗骨质疏松症。治疗的持续时间应根据个体情况定制。一些患者在治疗数年后可能会选择暂停治疗,尤其是在接受双膦酸盐治疗后。若决定停止治疗,连续监测应包括对骨折、跌倒、任何间歇性慢性疾病的临床评估,并考虑对某些患者进行连续的 BMD 检测、生化标志物的使用和椎骨影像学检查。准确的年度身高测量对于评估骨质疏松症治疗效果至关重要。根据世界卫生组织(WHO)的诊断标准,骨密度测量是诊断骨质疏松症的金标准。如果患者身高急剧或累积减少 2 厘米或以上,应进行重复的定期椎体影像学检查,以确定自上次检查以来是否发生了新的椎体骨折。

DXA 骨密度定期检查是骨质疏松管理不可或缺的一环。髋关节或腰椎的 DXA 骨密度评估被认为是骨密度连续评估的"金标准"。QCT 和腰椎容积 BMD 可用于监测男性和女性与年龄、疾病和治疗相关的 BMD 变化。pDXA、pQCT 和 QUS:外周骨骼部位对药物的反应与脊柱和臀部不同,因此目前不适用于监测治疗反应。骨转换的生化标志物:特定抗骨吸收疗法治疗 3~6 个月后,抑制骨转换的生化标志物,以及特定合成代谢疗法 1~3 个月后生化标志物的增加,可能具有更大的预测价值。应在禁食一夜后的清晨采集样本,以减少生物变异性。连续测量应在同一实验室的同一时间进行。椎体影像学检查:一旦进行了一次椎体影像学检查以确定常见的椎体骨折,若患者状况发生变化,提示新的椎体骨折。对于考虑暂停药物治疗的患者,建议重复进行椎体成像检查,以确保停药期间未发生椎体骨折。若治疗期间出现新的椎体骨折,则意味着需要采取更强化或持续的治疗方案,而非停止治疗。

四、中医中药治疗

针对骨质疏松症的病理机制和临床表现,中医学中与之相似的病症包括骨痿和骨痹。骨痿通常表现为缺乏明显疼痛,或仅感到腰背酸软无力("腰背不举,骨枯而髓减"),多为虚证;而骨痹则表现为"腰背疼痛或全身骨痛,伴有身体沉重、四肢难以抬起"的症状,常伴有瘀血阻络、筋骨受损,因此多为虚实夹杂。根据"虚则补之"的原则,中医学依据"肾主骨""肝主筋""脾主肌肉"的理论进行补益;依据"不通则痛"或"不荣则痛"的理论,以补益肝肾、健脾益气、活血祛瘀为基本治法,攻补兼施。在所使用的药物中,具有明确有效成分的中成药包括骨碎补总黄酮、淫羊藿总黄酮和人工虎骨粉;中药复方制剂主要有以补益为主的仙灵骨葆胶囊、左归丸;攻补兼施的芪骨胶囊、骨疏康胶囊。中成药治疗骨质疏松症不仅能够针对病因治疗,还能改善临床症状,应在中医理论指导下使用,具体适应证、用法和注意事项请参照药品说明书。

五、康复治疗

骨质疏松症的康复治疗涵盖运动疗法、物理因子疗法及作业疗法等多种手段(详见本书第五章"骨质疏松症的康复治疗")。

六、骨质疏松症治疗的缺口

尽管骨质疏松症的患病率在某些地区如美国呈现上升趋势,但治疗率并不一定随之上升,甚至可能呈现下降趋势。尽管已有新的高效药物和被证实能减少骨折事件的治疗方案问世,然而,骨质疏松症的治疗方面仍存在显著的不足。这一缺口的原因主要有:这包括医生的决策迟疑、治疗责任划分的不清晰、患者长期治疗的不依从性、DXA扫描报销的复杂性、对罕见副作用的担忧,以及对药物长期效果的不确定性。例如,尽管骨质疏松性骨折在全球范围内造成了巨大的经济负担,例如2010年中国50岁以上人群中近233万例骨折导致直接经济负担近427.6亿元,但约58%的高骨折风险患者未接受抗骨质疏松治疗。特别是在德国,这一比例甚至高达80%,凸显了治疗差距和预防措施的不足。

尽管已有大量治疗骨质疏松症的有效药物,但证据表明,许多本应接受强效药物治疗的患者要么未被提供此类药物,要么在开具处方后未坚持服用。这一现象甚至存在于髋部骨折或多发性椎体骨折的患者中,尽管这些患者已被公认适合接受药物治疗。许多患者和医生尚未充分意识到,髋部骨折作为一种灾难性事件,其生存率相较于非骨折患者会下降20%。导致这一治疗不足的最主要原因可能是对罕见不良反应的过分担忧。强效抗骨吸收药物,例如双膦酸盐和地诺单抗,可能干扰骨组织修复,进而提升易感患者非典型掌骨骨折

（AFF）的风险。确实，服用双膦酸盐的患者发生非典型股骨骨折的相对风险有所增加，特别是在亚裔女性中，风险较白人女性高。一项研究显示，与白人女性相比，亚裔美国女性的非典型股骨骨折风险较大，校正治疗时间、生理因素后，风险仍存在。例如，在亚裔女性中，每10 000人每年发生6.4～10.3例非典型股骨骨折。根据最新研究，双膦酸盐在治疗骨折高风险患者时显示出显著的预防效果。例如，唑来膦酸每12～18个月给药一次，可预防老年女性骨折，且其对骨密度和骨转换的影响可持续5年以上。在一项为期10年的研究中，唑来膦酸组与安慰剂组相比，脆性骨折、任何骨折和主要骨质疏松性骨折的相对风险分别降低了28%、30%和40%。此外，口服双膦酸盐治疗也被证明可降低骨折发生率，MPR最高者较MPR最低者降低了总体骨折率。因此，对于骨折高风险患者，双膦酸盐治疗每10 000名骨质疏松女性，可预防约1 000例骨折，而不良反应极为罕见。因此，双膦酸盐治疗在预防骨折方面的益处远远大于其潜在危害。

双膦酸盐的另一种罕见的不良反应——颌骨坏死（ONJ），最初见于接受大剂量静脉注射双膦酸盐治疗的多发性骨髓瘤或转移性癌症患者的病例报告中。尽管在治疗骨质疏松症时，双膦酸盐在常规推荐剂量下的不良反应发生率极低，具体而言，口服双膦酸盐的病例发生率低于每10万患者年1例，静脉注射则低于每1万患者年1例，地舒单抗亦是如此，其发生率同样低于每1万患者年1例。但患者仍需注意可能的副作用，如消化道反应、肾功能损害、颌骨坏死和低钙血症等。此外，超过90%的报告病例与接受癌症治疗的患者相关。通过增强对患者、医生及牙科从业者的教育力度，并维持良好的口腔卫生与健康习惯，可以有效克服这一治疗上的障碍。迄今为止，尚未有24岁以下儿童和年轻人发生颌骨坏死的病例报道。

七、分级诊疗

骨质疏松症的分级诊疗，即依据疾病的严重程度、紧急性以及治疗的难易程度进行分级，不同级别的医疗机构承担不同复杂度的治疗任务。基层首诊与双向转诊机制旨在高效利用卫生资源，强化骨质疏松症的预防、控制与管理，并提升医疗卫生机构在骨质疏松症防控上的能力。近年来，国内对此进行了积极的实践和实质性的推进。

（一）骨质疏松症分级诊疗服务目标

以基层首诊、双向转诊、急慢分治、上下联动作为骨质疏松症分级诊疗的基本诊疗模式，逐步实现不同级别、不同类别医疗机构之间的有序转诊。指导患者合理就医和规范治疗，以降低骨质疏松症及其骨折的发病率和死亡率。

（二）各级医疗机构在骨质疏松症诊疗中的分工

（1）一级医院，包括乡镇卫生院、村卫生室、社区卫生服务机构等基层医疗卫生机构，通过建立居民健康档案、组织居民健康检查等多种方式开展骨质疏松症高危人群筛查。根据我国50岁以上人群骨质疏松症女性患病率为32.1%，男性为6.0%的数据，以及65岁以上人群女性患病率为51.6%，男性为10.7%的统计数据，基层医疗机构在筛查过程中特别关注这些高发人群，确保及时登记确诊的骨质疏松症患者，并采取相应的治疗和预防措施。负责在社区中推广骨质疏松症及其相关危险因素的健康教育,执行患者随访、基础治疗及康复方案,并对诊断不明确或有严重并发症的患者,及时转介至上级医院进行深入的诊疗。

（2）二级医院:主要负责进行骨质疏松症的初步临床诊断,并依据最新的诊疗指南,为患者制定个性化的治疗方案。对于诊断不明确或病情严重的患者,将迅速转至三级医院进行进一步诊治,同时,对病情稳定的患者实施持续的随访管理。

（3）三级医院:承担骨质疏松症的确诊任务,根据临床需要完善各项检查,以明确病因。同时,负责开展全面且规范的治疗方案。对于治疗后病情稳定的患者,将转诊至一、二级医疗机构,进行后续的康复治疗和随访管理。

八、总结

骨质疏松症是一种以骨密度降低和骨折风险增加为特征的疾病,其治疗涉及多方面策略,包括生活方式的调整、药物治疗以及康复和分级诊疗。根据疾病的严重程度和治疗难度,不同级别的医疗机构承担不同的治疗任务。基层医疗机构负责筛查和基本治疗,二级医院负责初步诊断和治疗方案的制定,三级医院负责确诊和综合治疗。通过上述综合治疗策略,可以有效管理骨质疏松症,减少骨折风险,提高患者的生活质量。针对高骨折风险患者的治疗,其减少骨折所带来的益处,显著超越了可能引发的严重不良事件风险。确凿的证据显示,对于适宜的患者群体,药物治疗能带来显著的益处。依据 WHO 的指导方针,2020—2030 年被定义为"健康老龄化行动十年",在此期间,骨骼健康和骨折预防被特别强调,被视为促进老年人健康生活的关键领域。

参 考 文 献

［1］ 夏维波,章振林,林华,等.维生素 D 及其类似物临床应用共识［J］.中华骨质疏松和骨矿盐疾病杂志,2018,11(1): 1 - 19.

［2］ BABER R J, PANAY N, FENTON A, et al. 2016 IMS Recommendations on women's midlife health and menopause hormone therapy［J］. Climacteric: The Journal of the International Menopause Society, 2016,19(2): 109 - 150.

［3］ MATSUMOTO T, ITO M, HAYASHI Y, et al. A new active vitamin D3 analog, eldecalcitol, prevents the risk of osteoporotic fractures—a randomized, active comparator, double-blind study［J］. Bone, 2011,49(4):605 - 612.

［4］ MCCLUNG M R, BOLOGNESE M A, BROWN J P, et al. A single dose of zoledronate preserves bone mineral density for up to 2 years after a second course of romosozumab［J］. Osteoporos Int, 2020,31(11):2231 - 2241.

［5］ MCGUIRE R. AAOS Clinical Practice Guideline: the Treatment of Symptomatic Osteoporotic Spinal Compression Fractures［J］. The Journal of the American Academy of Orthopaedic Surgeons, 2011,19(3):183 - 184.

［6］ LI N, CORNELISSEN D, SILVERMAN S, et al. An Updated Systematic Review of Cost-Effectiveness Analyses of Drugs for Osteoporosis［J］. PharmacoEconomics, 2021,39(2):181 - 209.

［7］ OTT S M, HECKBERT S R. Atypical Femur Fracture Risk versus Fragility Fracture Prevention with Bisphosphonates［J］. The New England Journal of Medicine, 2020,383(22):2188 - 2189.

［8］ SHANE E, BURR D, ABRAHAMSEN B, et al. Atypical subtrochanteric and diaphyseal femoral fractures: second report of a task force of the American Society for Bone and Mineral Research［J］. Journal of Bone and Mineral Research: The Official Journal of the American Society for Bone and Mineral Research, 2014,29(1):1 - 23.

［9］ COSMAN F, DE BEUR S J, LEBOFF M S, et al. Clinician's Guide to Prevention and Treatment of Osteoporosis ［J］. Osteoporos Int, 2014,25(10):2359 - 2381.

［10］ HALLSTRÖM H, WOLK A, GLYNN A, et al. Coffee, tea and caffeine consumption in relation to osteoporotic fracture risk in a cohort of Swedish women [J]. Osteoporo Int, 2006,17(7):1055 – 1064.

[11] CUMMINGS S R, SAN MARTIN J, MCCLUNG M R, et al. Denosumab for prevention of fractures in postmenopausal women with osteoporosis [J]. The New England Journal of Medicine, 2009,361(8):756 – 765.

[12] MILLER P D, PANNACCIULLI N, BROWN J P, et al. Denosumab or Zoledronic Acid in Postmenopausal Women With Osteoporosis Previously Treated With Oral Bisphosphonates [J]. The Journal of Clinical Endocrinology and Metabolism, 2016,101(8):3163 – 3170.

[13] KHAN A A, MORRISON A, HANLEY D A, et al. Diagnosis and management of osteonecrosis of the jaw: a systematic review and international consensus [J]. Journal of Bone and Mineral Research: The Official Journal of the American Society for Bone and Mineral Research, 2015,30(1):3 – 23.

[14] MCCLUNG M R, BROWN J P, DIEZ-PEREZ A, et al. Effects of 24 Months of Treatment With Romosozumab Followed by 12 Months of Denosumab or Placebo in Postmenopausal Women With Low Bone Mineral Density: A Randomized, Double-Blind, Phase 2, Parallel Group Study [J]. Journal of Bone and Mineral Research: The Official Journal of the American Society for Bone and Mineral Research, 2018,33(8):1397 – 1406.

[15] SCHWARTZ A V, BAUER D C, CUMMINGS S R, et al. Efficacy of continued alendronate for fractures in women with and without prevalent vertebral fracture: the FLEX trial [J]. Journal of Bone and Mineral Research: The Official Journal of the American Society for Bone and Mineral Research, 2010,25(5):976 – 982.

[16] RAMCHAND S K, DAVID N L, LEE H, et al. Efficacy of Zoledronic Acid in Maintaining Areal and Volumetric Bone Density After Combined Denosumab and Teriparatide Administration: DATA-HD Study Extension [J]. Journal of Bone and Mineral Research: The Official Journal of the American Society for Bone and Mineral Research, 2021,36(5):921 – 930.

[17] DE FREITAS P H L, HASEGAWA T, TAKEDA S, et al. Eldecalcitol, a second-generation vitamin D analog, drives bone minimodeling and reduces osteoclastic number in trabecular bone of ovariectomized rats [J]. Bone, 2011,49(3):335 – 342.

[18] RELIGI A, BACKES C, CHATELAN A, et al. Estimation of exposure durations for vitamin D production and sunburn risk in Switzerland [J]. Journal of Exposure Science & Environmental Epidemiology, 2019, 29(6): 742 – 752.

[19] BISCHOFF-FERRARI H A, DAWSON-HUGHES B, STAEHELIN H B, et al. Fall prevention with supplemental and active forms of vitamin D: a meta-analysis of randomised controlled trials [J]. BMJ (Clinical research ed.), 2009,339:b3692.

[20] SUNG H, FERLAY J, SIEGEL R L, et al. Global Cancer Statistics 2020: GLOBOCAN Estimates of Incidence and Mortality Worldwide for 36 Cancers in 185 Countries [J]. CA: a cancer journal for clinicians, 2021, 71(3): 209 – 249.

[21] ANAGNOSTIS P, PASCHOU S A, KENANIDIS E, et al. "Holidays" for osteoporosis drugs: A case-based approach [J]. Case Reports in Women's Health, 2019,23:e00127.

[22] SACHECK J M, VAN ROMPAY M I, CHOMITZ V R, et al. Impact of Three Doses of Vitamin D3 on Serum 25 (OH) D Deficiency and Insufficiency in At-Risk Schoolchildren [J]. The Journal of Clinical Endocrinology and Metabolism, 2017,102(12):4496 – 4505.

[23] GOLDHAHN J, FÉRON J M, KANIS J, et al. Implications for fracture healing of current and new osteoporosis treatments: an ESCEO consensus paper [J]. Calcified Tissue International, 2012,90(5):343 – 353.

[24] XU F, DAI D, SUN R, et al. Long-Term Bioavailability of Single Doses of Intramuscular Vitamin D2 [J]. Endocrine Practice: Official Journal of the American College of Endocrinology and the American Association of Clinical Endocrinologists, 2020,26(11):1244 – 1254.

[25] ADLER R A, EL-HAJJ FULEIHAN G, BAUER D C, et al. Managing Osteoporosis in Patients on Long-Term Bisphosphonate Treatment: Report of a Task Force of the American Society for Bone and Mineral Research [J]. Journal of Bone and Mineral Research: The Official Journal of the American Society for Bone and Mineral Research, 2016,31(1):16 – 35.

[26] HELLSTEIN J W, ADLER R A, EDWARDS B, et al. Managing the care of patients receiving antiresorptive therapy for prevention and treatment of osteoporosis: executive summary of recommendations from the American Dental Association Council on Scientific Affairs [J]. Journal of the American Dental Association (1939), 2011, 142 (11):1243 – 1251.

[27] JIANG Y, ZHANG Z L, ZHANG Z L, et al. Menatetrenone versus alfacalcidol in the treatment of Chinese

postmenopausal women with osteoporosis: a multicenter, randomized, double-blinded, double-dummy, positive drug-controlled clinical trial [J]. Clinical Interventions in Aging, 2014, 9: 121 − 127.

[28] MANSON J E, ARAGAKI A K, ROSSOUW J E, et al. Menopausal Hormone Therapy and Long-term All-Cause and Cause-Specific Mortality: The Women's Health Initiative Randomized Trials [J]. JAMA, 2017, 318(10): 927 − 938.

[29] DING Y, ZENG J C, YIN F, et al. Multicenter Study on Observation of Acute-phase Responses After Infusion of Zoledronic Acid 5mg in Chinese Women with Postmenopausal Osteoporosis [J]. Orthopaedic Surgery, 2017, 9(3): 284 − 289.

[30] SIU A, ALLORE H, BROWN D, et al. National Institutes of Health Pathways to Prevention Workshop: Research Gaps for Long-Term Drug Therapies for Osteoporotic Fracture Prevention [J]. Annals of Internal Medicine, 2019, 171(1): 51 − 57.

[31] COSMAN F, CAULEY J A, EASTELL R, et al. Reassessment of fracture risk in women after 3 years of treatment with zoledronic acid: when is it reasonable to discontinue treatment [J]. The Journal of Clinical Endocrinology and Metabolism, 2014, 99(12): 4546 − 4554.

[32] DE VILLIERS T J, HALL J E, PINKERTON J V, et al. Revised global consensus statement on menopausal hormone therapy [J]. Maturitas, 2016, 91: 153 − 155.

[33] LANGDAHL B L, LIBANATI C, CRITTENDEN D B, et al. Romosozumab (sclerostin monoclonal antibody) versus teriparatide in postmenopausal women with osteoporosis transitioning from oral bisphosphonate therapy: a randomised, open-label, phase 3 trial [J]. Lancet (London, England), 2017, 390(10102): 1585 − 1594.

[34] SAAG K G, PETERSEN J, BRANDI M L, et al. Romosozumab or Alendronate for Fracture Prevention in Women with Osteoporosis [J]. The New England Journal of Medicine, 2017, 377(15): 1417 − 1427.

[35] COSMAN F, CRITTENDEN D B, ADACHI J D, et al. Romosozumab Treatment in Postmenopausal Women with Osteoporosis [J]. The New England Journal of Medicine, 2016, 375(16): 1532 − 1543.

[36] FIXEN C, TUNOA J. Romosozumab: a Review of Efficacy, Safety, and Cardiovascular Risk [J]. Current Osteoporosis Reports, 2021, 19(1): 15 − 22.

[37] CHESNUT C H, AZRIA M, SILVERMAN S, et al. Salmon calcitonin: a review of current and future therapeutic indications [J]. Osteoporosis international: a journal established as a result of cooperation between the European Foundation for Osteoporosis and the National Osteoporosis Foundation of the USA, 2008, 19(4): 479 − 491.

[38] TSAI J N, UIHLEIN A V, LEE H, et al. Teriparatide and denosumab, alone or combined, in women with postmenopausal osteoporosis: the DATA study randomised trial [J]. Lancet (London, England), 2013, 382(9886): 50 − 56.

[39] BLACK D M, REID I R, CAULEY J A, et al. The effect of 6 versus 9 years of zoledronic acid treatment in osteoporosis: a randomized second extension to the HORIZON-Pivotal Fracture Trial (PFT) [J]. Journal of Bone and Mineral Research: The Official Journal of the American Society for Bone and Mineral Research, 2015, 30(5): 934 − 944.

[40] HADJI P, ZANCHETTA J R, RUSSO L, et al. The effect of teriparatide compared with risedronate on reduction of back pain in postmenopausal women with osteoporotic vertebral fractures [J]. Osteoporos Int, 2012, 23(8): 2141 − 2150.

[41] KARACHALIOS T, LYRITIS G P, KALOUDIS J, et al. The effects of calcitonin on acute bone loss after pertrochanteric fractures. A prospective, randomised trial [J]. The Journal of Bone and Joint Surgery. British Volume, 2004, 86(3): 350 − 358.

[42] GU J mei, WANG L, LIN H, et al. The efficacy and safety of weekly 35-mg risedronate dosing regimen for Chinese postmenopausal women with osteoporosis or osteopenia: 1-year data [J]. Acta Pharmacologica Sinica, 2015, 36(7): 841 − 846.

[43] ANDREWS E B, GILSENAN A W, MIDKIFF K, et al. The US postmarketing surveillance study of adult osteosarcoma and teriparatide: study design and findings from the first 7 years [J]. Journal of Bone and Mineral Research: The Official Journal of the American Society for Bone and Mineral Research, 2012, 27(12): 2429 − 2437.

[44] LI Y T, CAI H F, ZHANG Z L. Timing of the initiation of bisphosphonates after surgery for fracture healing: a systematic review and meta-analysis of randomized controlled trials [J]. Osteoporos Int, 2015, 26(2): 431 − 441.

[45] MATSUMOTO T, TAKANO T, SAITO H, et al. Vitamin D analogs and bone: preclinical and clinical studies with eldecalcitol [J]. Bone Key Reports, 2014, 3: 513.

［46］ANASTASILAKIS A D, PAPAPOULOS S E, POLYZOS S A, et al. Zoledronate for the Prevention of Bone Loss in Women Discontinuing Denosumab Treatment. A Prospective 2-Year Clinical Trial ［J］. Journal of Bone and Mineral Research: The Official Journal of the American Society for Bone and Mineral Research, 2019, 34（12）: 2220 – 2228.

第五章

骨质疏松症的康复治疗

康复治疗在骨质疏松症患者中非常重要,并且具有良好的效果。通过非药物干预措施,如均衡饮食、适度运动和避免不良生活习惯等,康复治疗帮助预防骨质疏松症的进一步发展。物理治疗方法,如物理疗法、推拿按摩、针灸等,可以有效缓解骨质疏松引起的骨疼痛症状。此外,康复治疗通过运动锻炼增强骨骼的强度和稳定性,改善平衡能力,降低骨折风险,并通过改善身体功能和活动能力,减轻骨疼痛和其他不适症状,提高患者的生活质量。本章以《骨质疏松症康复治疗指南(2024 版)》和《骨质疏松症的职业治疗(2011)》为指导,结合众多参考文献和临床研究,从骨质疏松症的康复评估、物理因子治疗、职业治疗、康复辅助器具、认知行为及心理治疗、传统中医治疗以及健康教育七个方面进行详细阐述,旨在系统性地规范骨质疏松症的康复治疗流程。

一、康复评估

康复评定构成了康复治疗的核心。例如,在骨质疏松症的康复评定中,通过一系列客观且精确的检查,如双能 X 线骨密度测定和 Barthel 指数评定量表,能够判断患者功能障碍的性质、部位、范围和程度,评估剩余的代偿能力,预测功能障碍的发展趋势、转归和预后。在此基础上,康复评定有助于确定康复目标,制定相应的康复措施,评估康复效果,并最终决定患者的去向。根据国际功能、残疾和健康分类(ICF),骨质疏松症的康复评定不仅关注身体结构与功能,还包括活动参与度和环境因素。康复评定是一个全面系统的工作,涉及从骨结构、骨质量等基础问题到患者的症状、功能、生存质量等多层面的问题。

(一) 疼痛评估

疼痛是骨质疏松症患者就医时的主要症状,常表现为腰背或全身骨骼疼痛,尤其在夜间休息或进行负重活动时疼痛会明显加剧。此外,患者可能伴有肌肉痉挛和活动受限等症状。根据以往的指南和专家共识,疼痛评估是骨质疏松症管理中的关键指标。在进行疼痛评估时,骨质疏松症患者通常采用单维度疼痛量表,例如视觉模拟评分法(visual analogue scale, VAS)和数字评分法(numeric rating scale, NRS)。VAS 通过一条标有"无疼痛"到"最剧烈的疼痛"的直线,让患者根据自己的感受在线上标记,而 NRS 则要求患者选择一个从 0(无疼痛)到 10(最剧烈的疼痛)的数字来描述疼痛。这些单维度量表专注于评估疼痛强度,是临床中最常用的疼痛评估工具。它们通过数字、文字或图像等方式,帮助患者将主观的疼痛感受客观化。总的来说,单维度疼痛量表因其简便易行、评估快速的特点,使得患者在接受简短指导后,通常能够在 1 分钟内顺利完成评估。

VAS 是评估疼痛强度的常用单维度测量工具,尤其在骨质疏松症治疗效果评估中被广泛应用。该方法通过在纸上绘制一条 10 cm 长的横线,一端标注为 0 mm,象征"完全无痛",另一端则标注为 10 cm,代表"极度疼痛"。疼痛程度在这条线上从 0 mm 至 10 mm 逐渐增强,评分数值越高,表示疼痛程度越剧烈。脸谱 VAS 通过更直观的面部表情图像,进一步增强了评估的准确性。

(二) 关键肌群肌力与脊柱/四肢主要关节活动度的评估

肌力减弱是老年骨质疏松症患者常见的功能障碍,并且会增加跌倒的风险。患有严重骨质疏松症的个体,由于椎体压缩性骨折,可能出现身高缩短或脊柱畸形等现象。因此,对骨质疏松症患者的肌力和关节活动度进行评估是至关重要的。肌力评估主要针对腰背肌、腹肌、三角肌和股四头肌等关键肌肉群。在临床实践中,肌力评估普遍采用徒手肌力检查(manual muscle testing, MMT),该方法因其广泛适用性和操作简便性而备受推崇。MMT 评分标准基于 Lovett 的 6 级评分系统改良而来,主要依据外加阻力的大小和(或)活动范围的大小,对 2～5 级进行更细致的区分,使用"＋"和"－"符号来表示,从而形成一个包含 13 个级别的更精细评分体系。关节活动度评估可以分为主动关节活动度和被动关节活动度。使用测角仪进行测量是关节活动度评估的首选方法。测量步骤如下:受试者需维持特定体位,固定旋转轴心后,明确固定臂与移动臂位置,随后指导其执行关节运动,测量并记录活动度数。测量时需分别详尽记录主动及被动关节活动度。

表 5.1　徒手肌力检查表(manual muscle testing, MMT)

分级	表现
5	能够对抗的阻力与正常响应肌肉相同,并能进行全范围的活动
5－	能够对抗的阻力与 5 级相同,但活动范围小于 100% 且大于 50%
4＋	在活动的初期和中期,我们能够应对与 4 级相同的阻力,但在活动的末期,我们能够应对 5 级的阻力
4	能够抵御阻力,但其强度尚未达到 5 级标准
4－	能够对抗的阻力与 4 级相同,但活动范围小于 100% 且大于 50%
3＋	能够承受重力并进行全关节活动范围的运动,同时在运动结束时能够对抗一定的阻力
3	能够进行抗重力运动,并且能够完成 100% 的活动范围,但无法对抗任何额外的阻力
3－	能够进行抗重力运动,但活动范围小于 100% 且大于 50%
2＋	能够抵抗重力的运动,但活动范围小于 50%

(续表)

分级	表　现
2	无法抵抗重力,但在消除了重力的影响后,能够进行全关节活动范围的运动
2−	即便在消除了重力影响的情况下,活动范围仍受限,介于50%～100%
1	触诊时可察觉到肌肉收缩,但无法引发任何关节运动
0	没有任何肌肉收缩的迹象

(三)心理功能评估

骨质疏松症患者由于长期遭受疼痛的困扰,他们的生活质量受到了极大的影响,这不仅限于身体上的痛苦,还包括因骨折导致的活动能力受限、出现驼背等畸形,这些身体变化常促使患者产生焦虑及抑郁情绪。在一些严重的情况下,这些负面情绪可能进一步演变为抑郁症。多项科学研究已经表明,抑郁症与脊柱、全髋关节和股骨颈的骨密度降低之间存在一定的关联。例如,抑郁症患者的骨密度比正常人低,更易发生骨量减少,乃至骨质疏松症。最近的研究更是明确指出,骨质疏松症本身就是一个独立的抑郁症风险因素。因此,对于骨质疏松症患者来说,进行心理功能评估显得尤为必要和重要。在实际诊疗过程中,医生和医疗专业人员经常采用汉密尔顿焦虑量表(Hamilton anxiety scale,HAMA)、汉密尔顿抑郁量表(Hamilton depression scale,HAMD)以及患者健康问卷9项版(patient health questionnaire-9,PHQ-9)作为评估手段。

(四)身体结构评估

对骨质疏松症患者进行身体结构评估是至关重要的。建议采用双能X射线吸收法(dual energy X-ray absorptiometry,DXA)来测定骨密度,并通过X线平片对脊柱结构进行评估。通过DXA扫描测得的髋部和腰椎骨密度值,已被国际和国内学术界广泛认可为诊断骨质疏松症的权威标准,一般建议每年或每隔两年进行一次检测。

骨质疏松症的诊断标准主要依据DXA(双能X线吸收检测法)测量。DXA测量结果包括骨密度绝对值、T值(与青年人对比的相对值)和Z值(与同龄人对比的相对值)。当T值低于同性别、同种族正常成年人骨峰值不足1个标准差时,骨密度被视为正常;T值降低1～2.5个标准差表明骨量低下/低骨量;若T值降低程度≥2.5个标准差,则被诊断为骨质疏松症。若符合骨质疏松症的诊断标准且伴有至少一处或多处脆性骨折,则为严重骨质疏松。椎体压缩性骨折是骨质疏松性骨折中最常见的一种。根据系统评价和指南的推荐,X线检查是诊断脆性骨折,尤其是胸、腰椎压缩性骨折的首选方法。通常采用Genant视觉半定量判定方法对胸腰椎侧位X线影像进行评估,将椎体压缩性骨折分为楔形骨折、双凹骨折和垂直压缩性骨折三种类型,并根据压缩程度分为轻、中、重度,即椎体压缩分别为20%～25%、25%～40%及40%以上。

(五)日常生活活动能力评定

骨质疏松症对患者的日常生活有着显著影响,因此,对骨质疏松症患者的日常生活活动能力(activities of daily living，ADL)进行评估显得尤为重要。常用的评估工具包括改良 Barthel 指数(见表 5.2)和 Oswestry 功能障碍指数(Oswestry disability index，ODI)。

表 5.2　改良 Barthel 指数评定表

功能	评价标准	评分	
		月　　日	月　　日
① 大便	0＝失明或昏迷 5＝偶尔失禁(每周<1 次) 10＝能控制		
② 小便	0＝失禁或昏迷或需要他人导尿 5＝偶尔失禁(每 24 h<1 次,每周>1 次) 10＝能控制		
③ 修饰	0＝需要帮助 5＝独立洗脸、梳头、刷牙、剃须		
④ 用厕	0＝依赖别人 5＝需要部分帮助 10＝自理		
⑤ 吃饭	0＝依赖 5＝需要部分帮助 10＝全面自理		
⑥ 转移 (椅→床)	0＝完全依赖别人,不能坐 5＝需大量帮助(2 人),能坐 10＝需少量帮助(1 人)或指导 15＝自理		
⑦ 活动(平地 45 m)	0＝不能动 5＝在轮椅上独立行动 10＝需 1 人帮助步行 15＝独自步行(可用辅助器)		
⑧ 穿衣	0＝依赖 5＝需一般帮助 10＝自理		
⑨ 上楼梯	0＝不能 5＝需帮助 10＝自理		
⑩ 洗澡	0＝依赖 5＝自理		
总分			
ADL 能力缺陷程度			
评定者签名			

评定结果:正常 100 分;≥60 分,生活基本自理;41~59 分,中度功能障碍,生活需要帮助;21~40 分,重度功能障碍,生活依赖明显;≤20 分,生活完全依赖。

(六) 社会参与生活质量评估

骨质疏松症患者常因疼痛、骨骼结构异常、功能障碍及活动受限,这些因素可能影响其职业活动、社会交往以及休闲娱乐,从而不可避免地降低其生活质量。因此,对患者的社会参与能力进行评估显得尤为重要。评估主要关注骨质疏松症患者的整体健康状况和生活质量问题,涵盖社会生活现状、工作能力、学习能力、社会交往以及休闲娱乐等方面。SF-36 量表,作为评价健康相关生命质量(HRQoL)的重要工具,常用于衡量社会参与能力和生活质量。例如,在国内骨科疾病中的应用现状显示,SF-36 量表具有良好的信度、效度及反应度,尽管其在骨科疾病中的应用相对较少,但其在内科疾病疗效评价中的作用日益突出。

(七) 跌倒风险评估

患有骨质疏松症的个体由于骨骼的脆弱性,非常容易发生跌倒,这往往会导致脆性骨折的发生。平衡能力减退被认为是导致跌倒的主要因素之一。因此,对骨质疏松症患者的平衡能力和跌倒风险进行准确地评估,对于预防跌倒事件的发生、降低骨质疏松性骨折的发生率以及减少致残率具有极其重要的意义。目前,在国际和国内的临床实践中,Berg 平衡量表是应用最为普遍的评估平衡功能的工具之一。多项系统评价和研究已经表明,该量表在评估平衡功能方面具有优秀的信度和效度。此外,MORSE 跌倒评估量表在医院患者跌倒风险评估中也显示出较高的准确性,这一点在表 5.3 中得到了体现。在实际临床应用中,Berg 平衡量表和 MORSE 跌倒评估量表针对骨质疏松症患者的信度和效度研究尚显不足,亟须我们深入探究。

表 5.3 MORSE 跌倒评定量表

项目	评价标准		得分
① 跌倒史	近 3 个月内无跌倒史	0	
	近 3 个月内有跌倒史	25	
② 超过 1 个医学诊断	没有	0	
	有	15	
③ 行走辅助	不需要/完全卧床/有专人扶持	0	
	拐杖/手杖/助行器	15	
	依扶家居行走	30	
④ 静脉输液/置管/使用特殊药物	没有	0	
	有	20	
⑤ 步态	正常/卧床休息/轮椅代步	0	
	虚弱乏力	10	
	平衡失调/不平衡	20	

(续表)

项目	评价标准		得分
⑥ 认知状态	了解自己能力,量力而行	0	
	高估自己能力/忘记自己受限制/意识障碍/躁动不安/沟通障碍眠障碍	15	
评分标准:<25分,跌倒低危人群;25~45分,跌倒中危人群;45分,跌倒高危人群。			

(八) 脆性骨折风险评估

脆性骨折,这个术语描述的是在遭受轻微外力,或者在日常生活中由于低能量或非暴力因素的影响下发生的骨折现象。这种骨折类型通常发生在髋部、脊柱以及尺桡骨的远端区域。脆性骨折是骨质疏松症患者可能面临的最严重的并发症之一。患有骨质疏松症的人群通常会使用骨折风险评估工具FRAX来预测未来10年内遭遇骨折的可能性,这一工具考虑了年龄、性别、体重指数、骨折史等因素,以评估髋部骨折和主要骨质疏松性骨折的概率。FRAX工具的主要功能是评估患者在未来十年内发生髋部骨折以及遭遇任何主要骨质疏松性骨折的可能性。通常情况下,如果髋部骨折的概率达到或超过了3%,或者任何主要骨质疏松性骨折的概率达到或超过了20%,那么患者就被认为是处于高风险状态,需要及时采取相应的干预措施。国际骨质疏松基金会对骨质疏松症患者的干预阈值进行了全面而系统的评价,研究结果显示,与骨密度测量相比,FRAX在评估和识别高风险患者方面展现出更高的有效性和重要性。

二、物理因子治疗

物理因子治疗,也被广泛称为理疗,是一种利用天然或人造物理能量的治疗方法。这种治疗方式通过神经、体液、内分泌等生理调节机制作用于人体,目的是提升个体的健康水平、预防和治疗各种疾病、恢复或改善身体功能与结构,以及促进参与能力,最终实现康复的目标。物理因子治疗主要分为两大类:自然因子和人造因子。自然因子涵盖自然物质(如日光、空气、海水)及自然环境(如高山、洞穴、森林);人造因子则细分为九类,包括电疗、光疗、超声波、磁疗、水疗、低温疗法及传导热疗法等。

在治疗骨质疏松症时,物理因子治疗发挥着关键作用,能有效减轻患者疼痛、提升骨密度、维护骨骼结构完整,并促进骨折愈合,因此在防治该病症上效果显著。由于其积极的治疗作用,物理因子治疗被多个临床指南推荐为有选择性地使用方法,以帮助患者更好地管理他们的病情。

(一) 全身振动疗法

全身振动(whole-body vibration,WBV)疗法是一种无需手术介入、通过被动方式诱导机械刺激的手段,它能通过引发应变和调整肌肉收缩力度,来提升骨组织的机械负荷,进而产生促进骨骼生长的效果。研究表明,WBV能够提升绝经后骨质疏松症患者的骨密度。此外,WBV与等速肌力训练相结合,有助于进一步增强肌力训练效果、改善平衡功能。因此,

WBV 疗法可作为骨质疏松症患者的辅助干预手段。

(二) 脉冲电磁场疗法

脉冲电磁场(pulsed electromagnetic fields，PEMFs)是一种高能非电离辐射形式,它已经变成了一种广泛应用于物理治疗领域的手段。FDA 已经正式批准了 PEMFs 疗法,用于缓解疼痛、减少组织肿胀、促进骨折愈合以及治疗抑郁症等多种疾病。众多研究已经表明,特定强度和频率的 PEMFs 疗法能够显著提升骨质疏松症患者的骨密度,并有效缓解疼痛。根据最新的科学研究证据,PEMFs 疗法在预防腰椎和股骨颈骨密度降低方面显示出与常规抗骨质疏松药物和运动疗法相当甚至更优的效果。例如,一项临床研究显示,使用特定参数(频率 8 Hz,强度 3.8 mT,每次 20 分钟)的 PEMFs 治疗,能够有效减缓骨质疏松症发生,并且在治疗骨质疏松症患者时,能够显著增加骨密度并缓解疼痛。PEMFs 疗法治疗时通常采用的频率范围为 8～100 Hz,强度范围为 1.2～5 mT,疗程为 30～36 次,每次治疗的时长为 30～60 分钟,整个干预周期不少于 12 周。国内的研究者们对绝经后骨质疏松症患者进行了 PEMFs 疗法的实验,结果显示,在采用 8～12 Hz 的频率和 3.8 mT 的磁场强度下,每天进行一次治疗,每次治疗时长为 40 分钟,每周治疗 6 次,连续 5 周共进行 30 次治疗后,患者疼痛明显减轻,骨密度增加超过 5.6%。研究发现,使用阿仑膦酸钠治疗绝经后骨质疏松症的患者,在 VAS 上显示出与对照组相当的疗效,并且这种疗效至少可以持续 72 周。因此,PEMFs 疗法可以作为一种有效的康复辅助手段,用于改善骨质疏松症患者的骨密度和疼痛症状。

(三) 高能量激光疗法

高能量激光疗法(high-intensity laser therapy，HILT)是一种先进的理疗技术,它利用近红外激光对受损或患病的组织进行精确、有效的刺激。这种技术的核心在于引发光生物调制效应,即利用光能量深入皮肤,直接作用于受损或患病的组织。通过这种方式,HILT 通过生物刺激和光学机械刺激,有效地促进细胞的修复与再生,加速新血管的形成,并显著减少炎症反应。HILT 技术不仅能够增进细胞的新陈代谢,缓解疼痛,还能减轻肌肉痉挛,并改善损伤组织的微循环。这种治疗方法是非侵入性的,无需使用药物,因此它为疼痛管理提供了一种安全有效的选择。一项随机对照试验显示,HILT 与传统物理治疗相结合,每周进行 3 次,持续 12 周,能够显著减轻骨质疏松症患者的疼痛感,并有效提升他们的生活质量。此外,研究显示,在 24 周的治疗周期内,HILT 与运动训练相结合,相较于单独的运动训练,在改善骨质疏松症患者腰椎骨密度方面显示出更显著的效果。因此,HILT 技术可以作为一种与运动训练相结合的康复治疗手段,为骨质疏松症患者治疗提供了新的可能性。

(四) 体外冲击波疗法

体外冲击波疗法(extracorporeal shock wave therapy，ESWT)是一种非侵入性的治疗手段,它通过高能量声波透过皮肤传导至体内,从而达到治疗软组织损伤和缓解疼痛症状的目的。该疗法广泛应用于肌骨疾病治疗领域,有效松解粘连组织,促进微血管新生,加速骨折及软组织修复进程。ESWT 在治疗骨不连和新发骨折方面显示出了其显著的疗效。研究显示,骨质疏松症患者在经过为期一年的低能量(4 000 个脉冲,0. 15 mJ/mm^2)或高能量(4 000 个脉冲,0. 28 mJ/mm^2)ESWT 治疗后,全髋、股骨颈和股骨大结节的骨密度均有所增加。这与之前的研究结果一致,例如维生素 D 注射液治疗和重组人甲状旁腺素(1 - 34)治疗后观察到的骨密度提升。特别是那些接受体外冲击波疗法(ESWT)的患者,他们的骨密度提升更为显著。因此,ESWT 可以作为一种改善骨质疏松症患者骨密度的治疗选择。然而,在进行 ESWT 治疗前,医生应综合考虑患者的偏好、治疗的可及性、适应证以及使用剂量等因素,以确保治疗的安全性和有效性。

(五) 暂不推荐的理疗方法

1. 低强度频脉冲超声波疗法

超声波是一种以机械波形式传播的高频、不可听见的声能机械波。它的频率通常非常高,远远超出了人类听觉的范围。低强度脉冲超声波(low-intensity pulsed ultrasound,LIPUS)强度通常低于 3 W/cm^2,能深入穿透生物组织,触及人体内部各部位。通过机械振动和温热效应,LIPUS 在人体组织中产生显著的热量。这种热量有助于促进血液循环,缓解局部疼痛,加速代谢过程,提升肌肉运动能力。尽管 LIPUS 在促进骨折愈合和骨组织再生方面显示出积极效果,目前的研究尚未明确指出它对骨密度有显著的改善作用。这可能主要归因于 LIPUS 的声学特性,使其无法有效穿透骨皮质,从而无法对骨骼产生足够的刺激。

2. 经皮电神经刺激疗法

经皮电神经刺激(transcutaneous electric nerve stimulation,TENS)疗法也被称为周围神经粗纤维电刺激疗法,是一种基于疼痛闸门控制理论,在 20 世纪 70 年代发展起来的以缓解疼痛为主的非侵入性治疗方法。尽管其临床应用已扩展至疼痛治疗之外,例如在康复医学、物理治疗等领域,但疼痛缓解仍是其主要用途。TENS 疗法与传统神经刺激疗法有所不同。传统电刺激主要作用于运动纤维,而 TENS 疗法主要作用于感觉纤维,通过激活粗纤维来关闭疼痛闸门并释放内源性镇痛物质,如内啡肽等。临床研究证明,TENS 疗法在治疗痛经、功能性消化不良、慢性盆腔疼痛以及带状疱疹后神经痛等方面具有显著的镇痛效果。TENS 是一种操作简便、无创、成本低廉的物理因子疗法,适用于多种疼痛的缓解,包括但不限于慢性疼痛、急性疼痛、神经性疼痛等。在骨质疏松症的康复过程中,TENS 疗法似乎能减轻急性和慢性疼痛患者的痛感,然而,其治疗效果尚存争议,故尚未被确立为骨质疏松症的专门治疗手段。一些研究指出,TENS 疗法可能对某些患者有效,但需要更多的临床试验和研究来验证其有效性和安全性。

3. 神经肌肉电刺激疗法

神经肌肉电刺激(neuromuscular electrical stimulation,NMES)利用 20～50 Hz 的低频电流,通过电极作用于特定肌肉群,诱发肌肉抽搐或收缩,从而达到功能修复和改善的目的。这种技术被证明能够有效地预防肌肉萎缩,并且能够增强肌力。在成人住院患者中,NMES 似乎能够显著改善肌力和活动功能障碍。有临床病例表明,对于完全性脊髓损伤的患者,在接受 NMES 治疗后,与那些没有接受电刺激的肢体相比,其骨密度下降的程度有所减少。尽管如此,NMES 对骨质疏松症的具体影响仍不明确,尚需更多研究和探讨来揭示。

4. 离子导入疗法

离子导入疗法(iontophoresis therapy，IT)是一种基于物理因子的治疗手段，它利用直流电场的作用，将特定的离子直接导入人体组织内，从而实现治疗疾病的目的。该疗法的精髓在于借助直流电的特性，使药物离子穿透皮肤或黏膜层，直达体内病灶部位。在治疗过程中，离子导入疗法结合了直流电疗法的生物学效应，使得其在临床应用中具有独特的治疗优势。在阴极操作下，离子导入疗法能显著提升局部血液循环效率，对加速骨折愈合过程具有积极作用。此外，它还能刺激周围神经和肌肉的兴奋性，从而有助于缓解肌肉疲劳和疼痛。阳极操作下的离子导入疗法则表现出不同的疗效，有助于减轻疼痛感，尤其对某些慢性疼痛症状具有缓解作用。同时，它还能促进血管的重新开放，这对于改善局部血液循环和促进组织修复具有重要意义。尽管离子导入疗法在多种临床应用中显示出其潜在的治疗价值，但目前尚缺乏足够的科学研究来证实其对骨质疏松症患者的临床疗效。然而，一些临床研究，如离子导入骨碎补总黄酮对骨质疏松症患者腰椎骨密度影响的研究，显示了离子导入疗法在治疗骨质疏松症方面的积极效果。因此，未来的研究需要进一步探索和验证离子导入疗法在治疗骨质疏松症方面的有效性和安全性。

5. 紫外线疗法

根据目前可获得的临床证据和研究结果，尽管紫外线疗法(ultraviolet therapy，UVT)在提升患者的骨密度方面并未显示出明显的效果，但多项研究已证实这种治疗方法能够显著提高患者血液中的 25 -羟基维生素 D3 水平，从而可能对维生素 D 的储存水平产生积极影响。进一步的研究还表明，对于那些血液中维生素 D 水平低于正常标准的患者，经过 UVT 治疗后，其血液中的 25 -(OH)- D3 水平以及骨碱性磷酸酶的水平显著增加，这表明 UVT 治疗在改善维生素 D 缺乏患者的维生素 D 状态和骨代谢方面具有显著效果。鉴于这些发现，目前 UVT 尚未被广泛推荐作为治疗骨质疏松症的常规方法。然而，对于同时患有骨质疏松症和维生素 D 缺乏的患者，UVT 可作为潜在治疗选项，有助于改善其维生素 D 水平及相关生化指标。

三、职业治疗

(一) 背景

职业治疗(occupational therapy，OT)是一种旨在通过帮助人们建立和发展各种技能，从而促进身心健康和提高生活质量的医疗和康复方法。其核心目标是协助个体顺利参与日常生活活动，恢复或改善健康状况，进而提升生活质量。职业治疗的核心理念是以个体为中心，关注其整体发展和生活环境，通过提供适宜的活动和环境，助力个体实现其最大潜能。职业治疗师会全面评估个体的具体能力和实际需求，进而量身定制个性化的治疗方案，借助涵盖日常生活、工作及娱乐的多样化活动，旨在促进个体功能的恢复并提升其生活自理能力。

虽然针对骨质疏松症的职业治疗尚缺乏充分的循证医学证据，但依据 ICF 框架，结合国内外权威指南及专家共识，普遍认为职业治疗能够为骨质疏松症患者带来积极益处。职业治疗主要关注骨质疏松症患者的康复教育，包括指导正确的姿势和改善不良生活习惯。此外,治疗过程中的注意力转移有助于减少患者对疼痛的关注,并缓解由骨质疏松症引起的焦虑和抑郁等负面情绪。在职业治疗的精心指导和专业咨询下,患者能够接受针对性的日常活动能力培训,并实施环境适应性改造及职业培训等措施,这些综合举措有效提升骨质疏松症患者个体功能,进一步增强其生活自理能力,从而提高生活质量。

在康复的不同阶段,职业治疗的作用会根据评估中发现的问题而进行相应的调整和优化。例如,在骨质疏松症的早期阶段,职业治疗的重点主要集中在减轻因骨质疏松症引起的骨性疼痛和心理功能障碍上,同时,预防骨折的发生也是这一阶段的重要目标。因此,在生活、工作和娱乐中保持正确的安全姿势、调整环境并进行体位训练至关重要,能有效减少骨折风险,提升生活质量。而在骨质疏松症导致的运动功能障碍及骨折后残疾阶段,以及由此引起的生活、工作和娱乐活动障碍中,运动功能障碍的职业治疗活动、日常生活能力训练和作业辅助器具的选用可能变得更为关键。这些治疗与训练能改善患者的运动功能,帮助其更好地融入日常生活,增强独立性,减轻对他人的依赖。

(二) 疼痛与职业治疗

原发性骨质疏松症患者最常见的症状之一是疼痛,尤其是腰背部疼痛,疼痛可能沿脊柱向两侧扩散,仰卧或坐位时疼痛减轻,直立时后伸或久立、久坐时疼痛加剧。这种疼痛的产生主要是由于骨转换过程的加速,导致骨吸收的增加,进而引起骨小梁和骨膜下皮质骨的破坏,从而引发全身性的骨痛。疾病早期,疼痛主要集中在腰背部,患者常感全身乏力,疼痛多为酸痛或钝痛,时轻时重,休息后可缓解。然而,随着时间的推移,这种疼痛可能会演变为持续性的,尤其是在久坐或久站后,疼痛会加剧。此外,患者的负重能力也会明显低于常人。疼痛不仅出现在腰背部,还可能波及骶骨、膝肘关节或全身的骨关节,给患者的生活带来极大的不便和困扰。

通过参与工作疗法中的有意义活动,患者可以显著减少对疼痛等不愉快刺激的感知。相反,如果患者在医院或家中无所事事,可能会导致疼痛感加剧或更加关注疼痛。因此,职业治疗活动能够帮助患者最大限度地分散注意力,减少对疼痛的关注,并提高他们的痛阈。同时,我们必须认识到患者通常处于衰弱无力的状态,无论是疾病本身还是药物的影响,都可能导致他们的思考力和协调力下降。治疗师需理解患者能力变化,设计适合的作业疗法,且疗法难度应低于患者以往水平。过于困难的活动会给患者带来压力和苦恼。优秀的职业治疗师应鼓励患者尝试完成之前未曾尝试过的职业治疗活动。这些活动包括手工艺品的制作,通过分步骤、分阶段的个体和集体职业治疗活动,让患者完成所选的手工艺品。成功的职业治疗活动不仅能让患者获得满足感,还能有效减轻疼痛对他们的影响。

(三) 运动功能恢复的职业治疗

1. 背景

骨质疏松症的严重并发症之一是骨折,人体最易发生骨折的部位包括椎体、股骨颈和上肢前臂等。骨折后,患者的运动功能通常会受到损害。在外科治疗后的康复过程中,运动功能障碍是康复治疗需要解决的关键问题之一。由于骨质疏松症导致的疼痛,患者活动量减少,这也会引起运动功能障碍。恢复运动功能并不仅仅依赖于运动疗法,职业治疗中的活动治疗同样能够发挥显著作用。

2. 优势

职业治疗活动融合了运动疗法的所有优点,特别是户外活动,它不仅能够接受充足的阳光照射,促进皮肤合成更多的维生素 D,从而增强人体对钙的吸收,还能通过各种运动方式如慢跑、游泳、打太极拳等,改善骨骼强度,使其更能承受外部力量,有效预防未来的骨折。此外,定期参与活动可以提升人体内分泌系统的功能,促进钙质在体内的转化。值得注意的是,运动疗法通常依赖于患者独立完成的徒手或器械训练,而职业治疗活动则更倾向于小组形式,活动种类繁多,且具有较高的趣味性、团体性和自愿性。

3. 注意事项

(1)活动前应做好充分的准备。

(2)应适当控制活动量。

(3)选择合适的活动时间。

(4)定期监测身体状况。

(5)应循序渐进,持之以恒,并鼓励积极进取。

4. 禁忌证

(1)避免进行高强度活动;鉴于老年患者心肺功能储备的减弱,以及部分老年人可能存在的隐匿性心肺疾病,高强度活动可能会引发心慌、心悸、胸闷、气紧、昏厥等症状。

(2)避免进行耐力要求高的活动。

(3)避免进行负荷过重的活动。

(4)避免进行对抗性极强的活动。

(5)避免进行单调乏味的活动。

(6)避免进行技巧要求高的活动。

(四)日常生活能力训练

由于肌力、耐力和心肺功能的下降,尤其是骨折后,患者的日常生活能力可能会受到影响。为了有效恢复并提升患者的日常生活自理能力,建议实施针对性的日常生活能力训练计划。训练项目包括:大便、小便、个人卫生、使用厕所、进食、转移、步行、穿衣、上楼梯和洗澡。

(五)工作能力恢复性训练

骨质疏松症患者由于整体活动能力的下降以及骨折后能力的丧失,均可能导致工作能力的降低。为了恢复患者的工作能力,可以采用职业治疗活动,有针对性地提升患者的灵活性、协调性和平衡性。

(六)环境的改进

1. 家庭环境的改进

为了减少骨质疏松症患者发生骨折的风险,应对患者的家庭环境进行必要的调整和优化。调整的基本原则在于清除活动区域内的障碍物,减少跌倒风险,并增设防护设施,进一步降低意外事件的发生率。

家庭环境的改进措施包括安装扶手、改进门槛、改善厕所及浴室地面、优化便器设计、提升照明效果以及合理摆放家具等。

2. 工作环境的改进

在骨质疏松症患者的工作场所,可以实施必要的调整以减少骨折和疼痛的风险。这些调整可能涉及文件架高度、工作桌与座椅的布局,以及工作内容的适当调整。

(七) 娱乐活动的选择

对于那些患有骨质疏松症的朋友们来说,由于他们常常会遭受疼痛的困扰,活动能力也受到限制,而且由于骨骼脆弱,容易受到外力的影响而导致骨折,因此,在挑选适合自己的娱乐活动时,安全因素必须放在首位。合适的娱乐活动不仅融合了参与性、运动性、趣味性和艺术性,还能作为有效的治疗手段。这些活动能够帮助患者提升运动能力,起到强化骨骼的作用,同时还能调节情绪、愉悦心情、缓解孤独感、陶冶情操、促进养生和延年益寿。

在参与娱乐活动时,患者应该根据自己的个人情况量力而行,逐步进行。对于骨质疏松症患者而言,建议选择非竞争性的活动以减少不必要的压力和紧张感。同时,应采取劳逸结合的方式,避免剧烈运动,以防止骨折。在进行户外活动时,应适当晒太阳以增加维生素 D 的活性,有利于钙的吸收。此外,增加安全防护措施,如佩戴护具和选择软垫地面,可以有效减轻精神压力,确保活动的安全性。

四、康复辅具

康复辅具,即康复辅助器具,是指用于预防残疾、改善、补偿、替代人体功能以及辅助性治疗的产品。康复辅具涵盖器具、设备、仪器、技术和软件等多个方面。其核心宗旨在于帮助功能障碍者恢复功能,提升独立生活的能力,这包括步态辅助器具、缓解疼痛器具、运动训练器具等多种类型(图5.1～图5.6)。对于骨质疏松症患者而言,康复辅具的使用能够显著提高他们的日常生活能力,扩大活动范围,减少肢体骨折的风险,并增强自主生活的能力与信心。

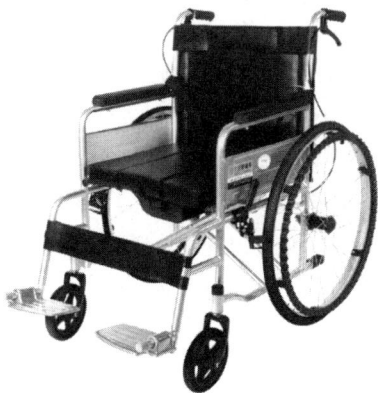

图 5.1　轮　　椅

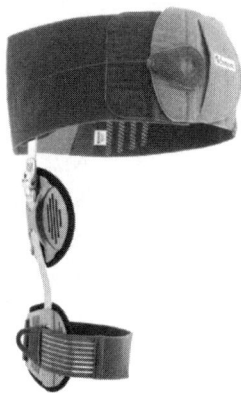

图 5.2　髋关节保护器

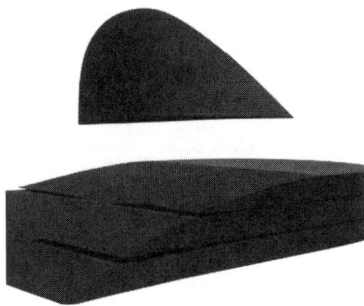

图 5.3 矫形鞋垫

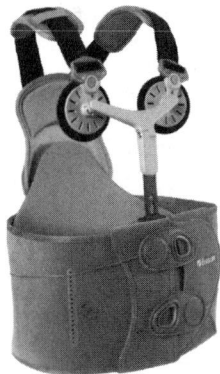

图 5.4 脊柱矫形器

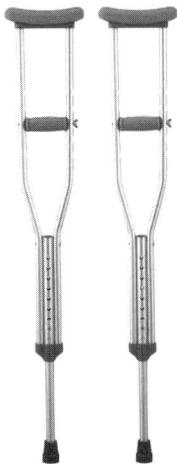

图 5.5 拐 杖

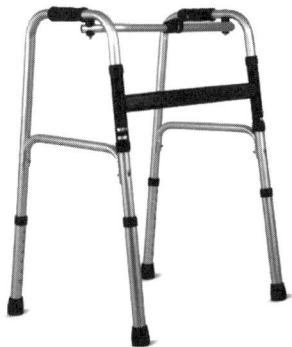

图 5.6 助 行 器

穿戴脊柱矫形器,如 Fuzion™,已被证明对于缓解骨质疏松症患者的背部疼痛具有显著效果,特别是在减少椎体压缩性骨折后的疼痛方面。特别是对于那些脊柱骨折的患者,脊柱矫形器不仅能够减轻背痛、纠正姿势、增强躯干肌肉力量,还能显著提升他们的生活质量。因此,对于患有骨质疏松症并伴有背痛,特别是脊柱骨折的患者,穿戴脊柱矫形器是缓解腰背痛的有效途径。对于有跌倒史和低体重指数的患者,为了预防髋部骨折,可以常规使用助行器(如拐杖)和(或)髋部保护装置。此外,矫形鞋垫作为一种辅助手段,可以帮助改善骨质疏松症患者的平衡能力,预防跌倒。针对骨折或活动能力受限的患者,他们可以通过使用诸如取物器、洗澡椅、穿衣棒和助行器等自助器具,来有效辅助日常生活活动。

五、认知行为及心理治疗

尽管目前尚无循证医学证据支持认知行为及心理治疗作为骨质疏松症康复干预的有效性,但根据 ICF 原则,以及国内外的临床指南和专家组共识,普遍认为骨质疏松症患者能够从心理咨询(包括情绪疏导和心理支持)以及基于自我管理的认知行为疗法中受益。因此,建议对骨质疏松症患者实施心理咨询(包括情绪疏导和心理支持)以及基于自我管理的认知行为疗法干预。心理治疗不仅关注患者的疼痛问题,还通过职业治疗小组活动帮助缓解由骨质疏松症引起的焦虑、抑郁等负面情绪。

六、传统中医治疗

传统中医治疗涵盖了中医理论所归纳总结的一系列治疗方法,其中包括针灸、推拿按摩、中医药疗法、气功疗法等。中医疗法凭借个体化、综合化的治疗理念,以及疾病预防和保守治疗的特色,在临床实践中展现出了广泛的应用价值。电针作为一种独立或辅助治疗手段,有可能减轻骨质疏松症相关性疼痛。针灸和艾灸则被证实能够改善原发性骨质疏松症患者的骨密度,并缓解疼痛。故而,针对骨质疏松症患者,探索传统中医康复治疗之道不失为一种良策,诸如电针与艾灸等疗法,均可作为辅助手段,助力患者康复。

七、健康教育

(一) 背景

健康教育能够提升公众对骨质疏松症的认识和态度,促进有效的预防措施。对于那些面临骨质疏松风险的人群,通过预防教育的干预,可以增强他们对骨质疏松症的认知、提高每日钙摄入量以及增加每周的运动时间。尤为重要的是,鉴于骨质疏松症患者常伴有肌肉力量衰退及骨折风险攀升,如何在日常点滴中强化自我保护意识,已成为医患双方在治疗征途上不可忽视的焦点。

骨折和肌肉力量减弱是骨质疏松症的严重并发症,它们不仅给患者带来极大的痛苦,还严重限制了患者的活动能力,加剧了病情的发展,并可能缩短患者的寿命。根据国外资料报道,髋骨骨折患者在骨折后一年内的死亡率高达 $10\%\sim20\%$,这一数据与国内外的医学研究结果一致。临床研究指出,骨质疏松症患者可能在轻微外力甚至无明显外力作用下发生骨折。目前,临床上尚缺乏对骨质疏松症骨折的满意治疗方法,因此,在日常生活中加强自我保护显得尤为重要。健康教育正是实现这一目标的有效手段。

(二) 疾病教育

骨质疏松的预防与治疗同等重要。借助疾病教育,我们强烈建议 40 岁以上的中老年人,特别是女性群体,务必重视骨密度检测筛查,以便尽早发现问题并迅速采取行动,通过调整生活习惯和合理用药来有效遏制病情的发展。此外,疾病起因、危险因素以及转归,疾病在不同阶段适应的干预或治疗方法等,也是疾病教育的关键内容。

(三) 安全性教育

对于那些已经不幸患上骨质疏松症的人来说,进行安全性教育是至关重要的。这包括在日常生活中采取正确的姿势,对家庭环境进行适当的调整,学习预防跌倒的有效方法,以及认识到康复治疗的重要性。具体来说,患者需要了解如何进行安全防护,以预防跌倒的发生;保持家中地面的整洁,避免随意放置杂物,以免造成绊倒的危险;确保走廊或楼梯过道有良好的照明,以避免在光线不足的情况下发生跌倒;同时,橱柜或电灯开关的高度不宜过高,以免在取物时增加难度,从而导致跌倒的风险。

对于中老年人群来说,保持正确的体态姿势是阻止骨质疏松症进一步恶化的重要一环。家属和护理人员应当提醒中老年人,在坐立时保持腰背挺直,避免长时间的不良姿势,这有助于减轻脊椎的压力。此外,经常进行扩胸和伸背等牵伸运动,可以增强背部肌肉的力量,从而为脊椎提供更好的支持。卧床休息时,建议采取仰卧姿势,搭配低枕使用,确保背部平直,从而有效减少脊椎弯曲。在选择床垫时,应避免过于柔软的床垫,因为它们可能无法提供足够的支撑。考虑到个人习惯差异,建议中老年人优选硬板床,以更好地维持脊椎自然曲线,缓解由骨质疏松症引发的不适。

(四) 饮食教育

一个科学合理的饮食结构是预防和治疗骨质疏松症的基础。与骨质疏松症紧密相关的饮食成分包括钙质、胶原蛋白、维生素 D 以及蛋白质。例如,骨质疏松症患者在饮食上除了补充一般营养外,最重要的是补充钙质及胶原蛋白。供给充足的蛋白质,如奶中的乳白蛋白、骨头里的骨白蛋白、猪蹄中的高蛋白、核桃中的核白蛋白、蛋类的白蛋白,都含有弹性蛋白和胶原蛋白,应常吃。维生素 C 对胶原合成有利故患者应补充这些营养。大量研究结果表明,饮食在预防骨质疏松症方面发挥着显著作用。本书在第八章"饮食与骨质疏松症"中对这一主题进行了详细探讨。

八、总结

本章节的主要目的是为各级医疗机构的临床医生和治疗师们提供一套全面、系统化、标准化以及精准化的骨质疏松症康复治疗方案的指导原则。本方案旨在帮助医疗专业人员更好地理解骨质疏松症的复杂性,并为患者提供科学、合理的治疗建议。尽管如此,我们仍然需要更多的临床研究来进一步验证和支撑某些康复治疗方法的有效性和安全性。例如,骨质疏松症康复治疗的新进展,如干细胞治疗和基因治疗,尽管在临床试验中取得了一定成果,但仍需进一步研究以确定其长期疗效和安全性。这些研究将有助于我们更深入地了解不同治疗方法对不同患者群体的具体影响。鉴于康复治疗的高度个体化,每位患者的具体情况和需求各异,治疗方案需据此进行个性化调整与优化。在制订治疗计划时,医生与治疗师需全面考量患者的年龄、性别、骨密度、病史及生活方式,以保障治疗方案的个性化和有效性。

───────── 参 考 文 献 ─────────

[1] SALARI N, GHASEMI H, MOHAMMADI L, et al. The global prevalenceof osteoporosis in the world: a comprehensive systematic review and meta-analysis [J]. J Orthop Surg Res, 2021,16(1):609.
[2] 中华医学会骨质疏松和骨矿盐疾病分会. 中国骨质疏松症流行病学调查及"健康骨骼"专项行动结果发布[J]. 中华骨质疏松和骨矿盐疾病杂志,2019,12(4):317 - 318.
[3] 中国健康促进基金会骨质疏松防治中国白皮书编委会. 骨质疏松症中国白皮书[J]. 中华健康管理学杂志,2009,3

(3):148－154.

［4］ ORAL A, KÜÇÜKDEVECI AA, VARELA E, et al. Osteoporosis. The role of physical and rehabilitation medicine physicians. The European perspective based on the best evidence. A paper by the UEMS-PRMsection professional practice committee ［J］. Eur J Phys Rehabil Med, 2013, 49(4):565－577.

［5］ CLYNES M A, HARVEY N C, CURTIS E M, et al. The epidemiology of osteoporosis ［J］. Br Med Bull, 2020, 133(1):105－117.

［6］ LEBOFF M S, GREENSPAN S L, INSOGNA K L, et al. The clinician's guide to prevention and treatment of osteoporosis ［J］. Osteoporos Int, 2022, 33(10):2049－2102.

［7］ CAMACHO P M, PETAK S M, BINKLEY N, et al. American Association of Clinical Endocrinologists/American College of Endocrinology clinical practice guidelines for the diagnosis and treatment of postmenopausal osteoporosis-2020 update ［J］. Endocr Pract, 2020, 26 (Suppl 1):1－46.

［8］ MORIN S N, FELDMAN S, FUNNELL L, et al. Clinical practice guideline for management of osteoporosis and fracture prevention in Canada: 2023 update ［J］. CMAJ, 2023, 195(39):E1333－E1348.

［9］ 中华医学会物理医学与康复学分会,中国老年学和老年医学学会骨质疏松康复分会.原发性骨质疏松症康复干预中国专家共识［J］.中华物理医学与康复杂志,2019,41(1):1－5.

［10］ 陈耀龙,杨克虎,王小钦,等.中国制订/修订临床诊疗指南的指导原则(2022 版)［J］.中华医学杂志,2022,102(10):697－703.

［11］ ALONSO-COELLO P, SCHÜNEMANN H J, MOBERG J, et al. GRADE evidence to decision (EtD) frameworks: a systematic andtransparent approach to making well informed healthcare choices. 1: introduction ［J］. BMJ, 2016, 353:i2016.

［12］ CHEN Y, YANG K, MARUŠIĆ A, et al. A reporting tool for practice guidelines in health care: the RIGHT statement ［J］. Z Evid Fortbild Qual Gesundhwes, 2017, 11:127－128.

［13］ HIGGINS J P, ALTMAN D G, GØTZSCHE P C, et al. The Cochrane Collaboration's tool for assessing risk of bias in randomised trials ［J］. BMJ, 2011, 343:d5928.

［14］ SHEA B J, GRIMSHAW J M, WELLS G A, et al. Development of AMSTAR: a measurement tool to assess the methodological quality of systematic reviews ［J］. BMC Med Res Methodol, 2007, 7:10.

［15］ STANG A. Critical evaluation of the Newcastle-Ottawa scale for the assessment of the quality of nonrandomized studies in meta analyses ［J］. Eur J Epidemiol, 2010, 25(9):603－605.

［16］ WHITING P F, WESWOOD M E, RUTJES A W, et al. Evaluation ofQUADAS, a tool for the quality assessment of diagnostic accuracy studies ［J］. BMC Med Res Methodol, 2006, 6:9.

［17］ BROUWERS M C, KHO M E, BROWMAN G P, et al. AGREE II: advancing guideline development, reporting and evaluation in health care ［J］. CMAJ, 2010, 182(18):E839－E842.

［18］ PAOLUCCI T, SARACENI V M, PICCININI G. Management of chronic pain in osteoporosis: challenges and solutions ［J］. J Pain Res, 2016, 9:177－186.

［19］ PICKERING M E, JAVIER R M, MALOCHET S, et al. Osteoporosis treatment and pain relief: a scoping review ［J］. Eur J Pain, 2024, 28(1):3－20.

［20］ ALONSO PÉREZ J L, MARTÍN PÉREZ S, BATTAGLINO A, et al. An update of the muscle strengthening exercise effectiveness in postmenopausal women with osteoporosis: a qualitative systematic review ［J］. J Clin Med, 2021, 10(11):2229.

［21］ LEE J G, KIM W J, KYOUNG K J. Effects of resistance exercise program on pain, stress, range of motion, and body composition of older adults: a randomized controlled trial ［J］. Altern Ther Health Med, 2022, 28(7):95－103.

［22］ JENSEN A M, STEVENS R J, BURLS A J. Estimating the accuracy of muscle response testing: two randomised-order blinded studies ［J］. BMC Complement Altern Med, 2016, 16(1):492.

［23］ XIE H, LOH S, SHAN C P, et al. Osteoporosis in adults with mental illnesses: a systematic review ［J］. JBI Libr Syst Rev, 2012, 10(56 Suppl):1－20.

［24］ STAMM T A, PIEBER K, BLASCHE G, et al. Health care utilisation in subjects with osteoarthritis, chronic back pain and osteoporosis aged 65 years and more: mediating effects of limitations in activities of daily living, pain intensity and mental diseases ［J］. Wien Med Wochenschr, 2014, 164(7－8):160－166.

［25］ IMAI T, TANAKA S, KAWAKAMI K, et al. Health state utility values and patient-reported outcomes before and after vertebral and non vertebral fractures in an osteoporosis clinical trial ［J］. Osteoporos Int, 2017, 28(6):

1893 - 1901.

[26] CIZZA G, PRIMMA S, COYLE M, et al. Depression and osteoporosis: a research synthesis with meta-analysis [J]. Horm Metab Res, 2010, 42(7):467 - 482.

[27] CHEN K, WANG T, TONG X, et al. Osteoporosis is associated with depression among older adults: a nationwide population-based study in the USA from 2005 to 2020 [J]. Public Health, 2024, 226:27 - 31.

[28] KHAN S N, CRAIG L, WILD R. Osteoporosis: therapeutic guidelines. Guidelines for KJGpractice management of osteoporosis [J]. Clin Obstet Gynecol, 2013, 56(4):694 - 702.

[29] GREGSON C L, ARMSTRONG D J, BOWDEN J, et al. UK clinical guideline for the prevention and treatment of osteoporosis [J]. Arch Osteoporos, 2022, 17(1):58.

[30] TANNER S B. Dual-energy X-ray absorptiometry in clinical practice: new guidelines and concerns [J]. Curr Opin Rheumatol, 2011, 23(4):385 - 388.

[31] MALGO F, HAMDY N A T, TICHELER C H J M, et al. Value and potential limitations of vertebral fracture assessment (VFA) compared to conventional spine radiography: experience from a fracture liaison service (FLS) and a meta-analysis [J]. Osteoporos Int, 2017, 28(10):2955 - 2965.

[32] GENANT H K, WU C Y, VAN KUIJK C, et al. Vertebral fracture assessment using a semiquantitative technique [J]. J Bone Miner Res, 1993, 8(9):1137 - 1148.

[33] GOVINDARAJAN V, DIAZ A, PEREZ-ROMAN R J, et al. Osteoporosis treatment in patients undergoing spinal fusion: a systematic review and meta-analysis [J]. Neurosurg Focus, 2021, 50(6):E9.

[34] WILHELM M, ROSKOVENSKY G, EMERY K, et al. Effect of resistance exercises on function in older adults with osteoporosis or osteopenia: a systematic review [J]. Physiother Can, 2012, 64(4):386 - 394.

[35] TOSTESON A N, HAMMOND C S. Quality-of-life assessment in osteoporosis: health-status and preference-based measures [J]. Pharmacoeconomics, 2002, 20(5):289 - 303.

[36] TAKAHASHI H. Assessment of health related quality of life in osteoporotic patients [J]. Nihon Rinsho, 2002, 60 (Suppl 3):479 - 484.

[37] LIX L M, ACAN OSMAN B, ADACHI J D, et al. Measurement equivalence of the SF - 36 in the Canadian multicentre osteoporosis study [J]. Health Qual Life Outcomes, 2012, 10:29.

[38] BALABEM A C C P, OLIVEIRA M N, HERVAL Á M, et al. Quality of life of family health strategy professionals: a systematic review [J]. Sao Paulo Med J, 2021, 139(4):331 - 340.

[39] HU J, ZHENG W, ZHAO D, et al. Health-related quality of life in men with osteoporosis: a systematic review and meta-analysis [J]. Endocrine, 2021, 74(2):270 - 280.

[40] WEI F, HU Z, HE R, et al. Effects of balance training on balance and fall efficacy in patients with osteoporosis: a systematic review and meta-analysis with trial sequential analysis [J]. J Rehabil Med, 2023, 55:jrm00390.

[41] DOWNS S, MARQUEZ J, CHIARELLI P. The Berg balance scale has high intra- and inter-rater reliability but absolute reliability varies across the scale: a systematic review [J]. J Physiother, 2013, 59(2):93 - 99.

[42] HAINES T P, HILL K, WALSH W, et al. Design-related bias in hospital fall risk screening tool predictive accuracy evaluations: systematic review and meta-analysis [J]. J Gerontol A Biol Sci Med Sci, 2007, 62(6): 664 - 672.

[43] HARRINGTON L, LUQUIRE R, VISH N, et al. Meta-analysis of fall-risk tools in hospitalized adults [J]. J Nurs Adm, 2010, 40(11):483 - 488.

[44] KANIS J A, HARVEY N C, COOPER C, et al. A systematic review of intervention thresholds based on FRAX: a report prepared for the national osteoporosis guideline group and the international osteoporosis foundation [J]. Arch Osteoporos, 2016, 11(1):25.

[45] LUO X, ZHANG J, ZHANG C, et al. The effect of whole-body vibration therapy on bone metabolism, motor function, and anthropometric parameters in women with postmenopausal osteoporosis [J]. Disabil Rehabil, 2017, 39(22):2315 - 2323.

[46] ZHU S, LI Y, WANG L, et al. Pulsed electromagnetic fields may be effective for the management of primary osteoporosis: a systematic review and meta-analysis [J]. IEEE Trans Neural Syst Rehabil Eng, 2022, 30:321 - 328.

[47] 刘慧芳,刘颖,杨霖,等. 脉冲电磁场治疗绝经后骨质疏松症的疗效观察[J]. 生物医学工程学杂志,2014,31(1): 48 - 52.

[48] WARDEN S J, BENNELL K L, MATTHEWS B, et al. Efficacy of low-intensity pulsed ultrasound in the prevention of osteoporosis following spinal cord injury [J]. Bone, 2001, 29(5):431 - 436.

［49］LEUNG K S, LEE W S, CHEUNG W H, et al. Lack of efficacy of low intensity pulsed ultrasound on prevention of postmenopausal bone loss evaluated at the distal radius in older Chinese women ［J］. Clin Orthop Relat Res, 2004, 427:234 – 240.

［50］OHTORI S, AKAZAWA T, MURATA Y, et al. Risedronate decreases bone resorption and improves low back pain in postmenopausal osteoporosis patients without vertebral fractures ［J］. J Clin Neurosci, 2010, 17 (2): 209 – 213.

第六章
继发性骨质疏松症

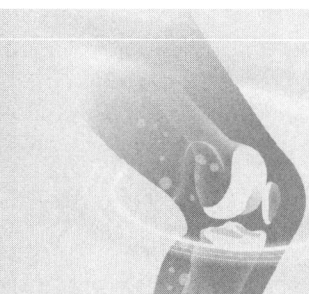

在诊断骨质疏松症的过程中，首要步骤是将"原发性"或"特发性"骨质疏松症与那些有明确潜在原因的"继发性"骨质疏松症区分开来。所谓的"原发性"骨质疏松症，通常是指绝经后骨质疏松症以及与年龄增长相关的退化性骨质疏松症。尽管有多种已知诱发因素，但这类骨质疏松症仍被归为原发性。而继发性骨质疏松症，也被称作"骨质疏松综合征"（如图16.1所示），它在所有骨质疏松性骨折中大约占据了20%的比例。值得注意的是，继发性骨质疏松症的病因常与合并症相关联，特别是在有原发性更年期骨质疏松症的老年患者中更为常见。

最新统计数据显示，约有20%的女性和60%的男性在接受骨质疏松症专家治疗时，被发现同时患有与骨质疏松症相关的其他疾病，这种情况被称为'继发性骨质疏松症'或更通俗的'骨质疏松综合征'。在临床实践中，医生在面对患者时，若发现患者出现以下特定症状或情况，应当特别留意并深入考虑继发性骨质疏松症的可能性，因为这些症状可能暗示着潜在的其他健康问题：

● 患者出现异常骨折，即骨折发生在轻微的外力作用下，这种情况与正常骨折模式不符，提示骨质可能异常脆弱。

● 年轻患者表现出与年龄不符的低骨密度，骨密度测试显示骨质明显低于正常标准，这通常是警示信号。

● 即便患者持续接受有效治疗，复发性骨折仍时有发生，表明存在其他未受控的危险因素。

● 患者基础实验室检查结果显示贫血、低钙血症、高钙血症或血沉升高等异常，可能预示骨质疏松症的进展。

● 患者经历不明原因骨痛，尤其在无明显外伤时，持续疼痛可能是骨质疏松症导致骨结构变化的标志。

● 骨扫描或X光片发现未确定骨损伤，如转移性病变、骨髓瘤等，可能与继发性骨质疏松症相关。

一、继发性骨质疏松症的成因

继发性骨质疏松症成因多样，涵盖内分泌失调、自身免疫病、消化系统疾病及药物使用等(详见表6.1)。

表6.1　继发性骨质疏松症的病因

内分泌紊乱	精神疾病
糖尿病 甲状旁腺功能亢进 库欣综合征 性腺机能减退 月经不调 绝经期 男性睾酮和雌二醇水平低 高密乳素血症 怀孕和哺乳	抑郁 饮食失调
	癌症
	乳房 前列腺
	结缔组织疾病
自身免疫性疾病	成骨不全 Ehlers-Danlos 综合征 Marfan 综合征 Menkes 综合征
类风湿关节炎 炎症性肠病 红斑狼疮 多发性硬化 强直性脊柱炎	
	药物引起的疾病
消化系统和胃肠道疾病	糖皮质激素 肝素 抗惊厥药 氨甲蝶呤,环孢素 黄体生成激素释放激素(LHRH) 肌动激活拮抗剂治疗 质子泵抑制剂 含铝抗酸剂
腹腔疾病 炎症性肠病 减重手术 胃切除术	
血液学/血液疾病	**其他疾病和状况**
白血病和淋巴瘤 多发性骨髓瘤 镰状细胞病 血液和骨髓疾病 浆细胞发育不良:多发性骨髓瘤和巨球蛋白血症 骨髓增生异常:红细胞增多症 地中海贫血	艾滋病 慢性阻塞性肺疾病 女运动员三联征 饮食、月经紊乱、骨质疏松 肾脏疾病 肝病 器官移植 脊髓灰质炎和脊髓灰质炎后综合征 饮食不良,包括营养不良 减重 脂质沉积:戈谢病(Gaucher disease) 坏血病
神经系统/神经系统疾病	
卒中、帕金森病、多发硬化 脊髓损伤	

二、糖皮质激素诱导的骨质疏松症

(一) 糖皮质激素

生理条件下,肾上腺皮质分泌的皮质醇对成骨细胞和破骨细胞分化及功能调节至关重要。但皮质醇水平过高或其类似物会对骨组织发育、生长及代谢产生显著不良影响。糖皮质激素(glucocorticoids, GC)诱导的骨质疏松症(GIOP)是临床上常见的一种继发性骨质疏松症,随着糖皮质激素使用的日益普及,其导致的 GIOP 的发生率也在不断上升,据英国报道,口服糖皮质激素者约占该国成人的 1.0%,在 70~79 岁的老人中增加到 2.46%,即该国约有 35 万人存在 GIOP 的风险。糖皮质激素广泛应用于治疗慢性非感染性炎症性疾病(包括结缔组织病)、过敏性疾病以及器官移植,骨质疏松是其最严重的不良反应之一。即便是生理剂量的糖皮质激素,也可能促使骨量减少,其中绝经后的妇女以及年龄超过 50 岁的男性群体面临更高的风险。尤其是关节疾病患者,他们往往更有可能需要接受长期且持续的糖皮质激素治疗。

多项纵向研究表明,糖皮质激素治疗后,骨质疏松和骨折风险的增加发生得非常迅速,并且随着治疗剂量的增加而加剧。椎体和非椎体骨折(包括髋部骨折)的风险均有所上升,部分风险与骨密度(BMD)无关。对于大剂量糖皮质激素的使用,例如每日剂量达到 15 mg 的泼尼松龙或其等效药物,可能需要更大程度地调整对骨折风险的评估。

近年来,人们正致力于开发新的糖皮质激素类药物,旨在进一步降低蛋白分解和骨质疏松的不良反应。泼尼松、泼尼松龙、甲泼尼龙和地塞米松仍然是主要的口服糖皮质激素制剂,广泛应用于临床。因此,必须加强对这些药物引起的 GIOP 的预防和治疗。尽管许多国家已经制定了关于糖皮质激素诱导的骨质疏松症的预防和管理指南,但有证据显示,对于长期使用口服糖皮质激素的患者,其骨质疏松症风险的评估和管理仍然不足。例如,专家建议应使用 FRAX 工具评估患者的骨折风险,并在长期使用糖皮质激素的最初几个月至 1 年内以及持续用药 10 年以上时特别关注。此外,建议定期进行骨密度检查,并在使用激素治疗过程中,定期收集患者临床资料,利用骨密度、FRAX 对患者进行骨折风险分层。

(二) 发病机制

糖皮质激素诱发骨质疏松的病理生理机制极为复杂,其主要特征表现为持续的骨形成减少,伴随早期短暂的骨吸收增加。糖皮质激素能直接调控成骨细胞、破骨细胞及骨细胞的功能。

(1) 激素对骨形成的作用:在早期阶段,糖皮质激素通过多条途径抑制成骨细胞的招募,并加速其凋亡过程,这最终导致骨质疏松的发生。随着时间的推移,激素的持续影响会进一步作用于成骨细胞,不仅影响它们的数量,还会影响它们的合成能力,最终导致骨形成过程的减少。目前,科学界普遍认为,激素主要通过上调 PPARs 和抑制 Wnt/β-catenin 信号通路两种机制,影响成骨细胞。这两种机制共同作用,对骨形成过程产生深远的影响。

(2) 激素对骨吸收的作用:首先,激素,特别是糖皮质激素,能够促进核因子-κB 受体活化因子配体(RANKL)的生成。RANKL 是一种关键的信号分子,在骨代谢过程中扮演着至关重要的角色,它不仅在骨质疏松症的发病中起重要作用,而且在调节成骨细胞和破骨细胞的分化、发育、成熟及骨吸收的过程中也具有关键性作用。RANKL 的增加会直接导致破骨细胞的形成和活化,因为 RANKL 是破骨细胞前体细胞成熟和存活所必需的。与此同时,激素会减少一种名为骨保护素(osteoprotegerin, OPG)的物质生成,OPG 是 RANKL 的天然抑制剂,它能与 RANKL 结合,防止 RANKL 与破骨细胞表面的 RANK 受体相连,进而抑制破骨细胞的活跃度。因此,激素通过增加 RANKL 的生成和减少 OPG 的生成,共同作用于破骨细胞,导致其寿命延长、数量增多以及活性增强。这种由激素引起的骨吸收效应,短期内能有效调节骨代谢,但长期下来,效果可能会减弱,因为身体会通过其他方式来调整骨吸收与骨形成,保持骨骼的健康稳定。

(3) 激素对骨细胞的作用:在使用激素的初期,就有可能引起骨细胞的凋亡现象,这种细胞的死亡会对骨小管的血液循环产生负面影响,进而导致骨质的质量下降。值得注意的是,即便骨密度尚未明显下降,骨折的风险也可能因此上升。此外,激素还可能通过一系列间接的机制导致骨质的丢失,这些机制包括性激素水平的下降、甲状旁腺激素水平的升高、肠道和肾脏对钙质吸收和重吸收的减少,以及肌肉量的减少和力学敏感性的下降等。

(三) 临床表现及特点

1. 典型症状

(1) 疼痛:患者可能会遭遇腰背部或全身骨骼的剧烈疼痛,尤其在承受额外身体负荷时,疼痛感受会明显加剧,进而严重限制其日常活动能力。在严重情况下,患者可能会发现翻身、坐起以及行走变得困难。

(2) 脊柱变形:对于骨质疏松症严重的患者,身高可能会缩短,出现驼背或脊柱畸形,导致活动范围受限。胸椎发生压缩性骨折后,可能导致胸廓形态异常,进而干扰心脏和肺部的正常功能;腰椎骨折则可能重塑腹腔的解剖结构,诱发便秘、腹部不适(包括腹痛、腹胀)、食欲减退以及餐后过早出现的饱胀感等一系列消化系统症状。

(3) 脆性骨折:许多患者在早期可能没有明显症状,骨折往往在 X 线检查或骨密度测量后才被发现。脆性骨折往往在低能量冲击或非暴力情境下发生,诸如日常行走中的轻微跌倒或是进行常规活动时。骨折的常见部位包括胸椎、腰椎、髋骨、桡尺骨远端和肱骨近端。一旦发生一次脆性骨折,患者再次骨折的风险会显著增加。

2. GIOP 的特点

(1) 激素对骨密度的影响与使用时长相关:使用激素初期即可引发 GIOP,在治疗的第一年骨量丢失最为显著,可达到 12%～20%,之后每年大约丢失 3%。

(2) 激素对骨密度的影响与使用剂量相关:将激素剂量等效于泼尼松,小剂量为 $\leqslant$ 2.5 mg/d,中等剂量为 $\geqslant$ 2.5 mg/d～$<$7.5 mg/d,大剂量为 $\geqslant$7.5 mg/d,超大剂量为初始激素等效剂量 $\geqslant$30 mg/d 或 1 年内累积剂量 $>$5 g。激素剂量增大,骨量丢失加剧,无论每日或累积的大剂量均提升骨折风险;且激素无安全阈值,小剂量亦能引发骨量丢失。

剂量提升导致骨量丢失加剧,无论日常或累积的大剂量均增加骨折风险;且需警惕,激素无安全剂量,小剂量亦能造成骨量流失。

(3) GIOP 骨折风险增高的部位:激素对松质骨的影响大于皮质骨,因此椎体更易发生骨折。研究显示,激素治疗 6 个月后,37% 的患者至少有一个椎体发生压缩性骨折,其椎体、髋骨及非椎体骨折的风险分别是对照组的 2.60 倍、1.61 倍和 1.33 倍。

(4) 停用激素后骨量可部分恢复:当激素停用 6 个月后,骨密度可部分恢复,骨折风险下降;但如果骨丢失量很大(超过 10%),则不能完全恢复,椎体变形和腰背痛可能会持续存在。

(5) 骨折风险与骨密度不呈线性关系:激素不仅影响骨密度,还会导致骨质量下降,因此 GIOP 患者即使在双能 X 线吸收仪检测中未显示骨质疏松,也可能发生脆性骨折。

(四) 风险评估

详情请参见表 6.2。

表 6.2　GIOP 风险评估

骨折风险分层	年龄≥40 岁	年龄＜40 岁
高度	(1) 采用 FRAX(使用激素剂量校正)预测接受激素治疗患者 10 年的主要骨质疏松性骨折风险≥20％ (2) 采用 FRAX(使用激素剂量校正)预测接受激素治疗患者 10 年的髋骨骨折风险≥3％	既往有骨质疏松性骨折史
中度	(1) 利用 FRAX(考虑激素剂量校正)评估接受激素治疗的患者在 10 年内发生主要骨质疏松性骨折的风险,该风险介于 10％～19％。 (2) 利用 FRAX(考虑激素剂量校正)评估接受激素治疗患者 10 年髋骨骨折风险,其结果介于 1％～3％。	髋骨或椎体骨密度 Z 值＜－3 或快速骨量丢失(1 年内髋骨或椎体骨量丢失 ≥10％)及激素剂量≥7.5 mg/d 使用≥6 个月
低度	(1) 利用 FRAX(考虑激素剂量校正)来预测接受激素治疗的患者在 10 年内的主要骨质疏松性骨折风险低于 10％ (2) 利用 FRAX(考虑激素剂量校正)评估接受激素治疗的患者在 10 年内髋骨骨折风险≤1％	除使用激素外无任何风险因素
若激素剂量＞7.5 mg/d,需将 FRAX 预测骨折风险增至 1.15 倍可获得主要骨质疏松性骨折风险,增至 1.2 倍可获得髋骨骨折风险		

注:FRAX 为骨折风险评估工具;糖皮质激素剂量相当于等效剂量的泼尼松。

(五) GIOP 的治疗

1. GIOP 的管理

为实现 GIOP 的最佳管理,建议尽早采用最低有效剂量且效力较弱的糖皮质激素治疗方案。然而,鉴于多种疾病需长期依赖糖皮质激素治疗,且这些疾病常表现为慢性复发与缓解交替的模式,患者因此面临较高的累积暴露风险。特别是对于年龄超过 70 岁的女性患者,或者那些有脆性骨折病史的患者,以及那些正在服用大剂量糖皮质激素(例如超过 7.5 mg 泼尼松龙)的患者,应当认真考虑实施骨保护治疗。为了支持骨骼健康,患者应确保通过日常饮食摄入足够的钙质,成人推荐摄入量为每日 500 mg,并在必要时借助补充剂来达到这一推荐量。同时,维生素 D 的水平也应保持在充足状态,成人推荐摄入量为每日 600～800 IU,如果检测结果表明维生素 D 不足,也应通过补充剂来补充。若考虑停用糖皮质激素治疗,可同步考虑停用骨保护治疗;对于需长期依赖糖皮质激素的患者,维持骨保护治疗在多数情况下仍属必要。

2. GIOP 的药物治疗

阿仑膦酸盐和利塞膦酸盐是大多数 GIOP 骨保护治疗的一线选择。对于不能耐受或禁忌使用这些药物的个体,唑来膦酸、地诺单抗或特立帕肽是合适的选择。

(1) 双膦酸盐:一项 Cochrane 综述和多项研究显示,双膦酸盐类药物(如福善美、安妥良、骨维壮、唑来膦酸)在大型随机对照试验中被证实可以显著降低绝经后骨质疏松症妇女的椎体骨折风险,降幅达到 50%～70%。此外,这些药物也被证明可以降低髋部骨折 40%～50% 以及外周骨折的风险。口服双膦酸盐治疗的研究表明,如果药物的认知、治疗和依从性得以改善,可预防更多的骨折病例。阿仑膦酸钠、利塞膦酸钠和唑来膦酸均可增加 GIOP 患者的腰椎和髋部 BMD。由于研究数量较少,抗骨折疗效的证明较为困难,骨折主要作为次要或安全重点指标。双膦酸盐的治疗时长应与糖皮质激素的处方周期保持一致。然而,即使停止糖皮质激素治疗,持续低 BMD 和骨折的患者仍将需要持续的双膦酸盐治疗。

　　许多接受慢性糖皮质激素治疗的患者年龄相对较小,因此需要仔细考虑持续糖皮质激素治疗和双膦酸盐治疗各自的长期意义。鉴于双膦酸盐对发育中胎儿影响未明,育龄妇女尤其是绝经前妇女及 GIOP 低风险的年轻男性使用时应慎重考虑。

　　双膦酸盐类药物广泛用于 GIOP 的预防和治疗。开始骨保存治疗的决定取决于绝对骨折风险。临床风险因素包括:

- 糖皮质激素剂量(7.5 mg/d,或在有其他风险因素的患者中剂量较低)。
- 超过 3 个月的计划糖皮质激素治疗。
- 再发骨折。
- 其他骨质疏松风险因素(包括绝经状态)。

　　(2) 地舒单抗:是一种用于治疗骨质疏松症的药物。除了其主要用途之外,地舒单抗也可用于治疗 GIOP。在进行的 3 项随机对照试验(RCT)中,研究结果表明,地舒单抗在增加脊柱和全髋关节的 BMD 方面,相较于阿仑膦酸钠和利塞膦酸钠,显示出更为显著的效果。然而,尽管这些试验在检测骨折发生率的差异方面没有提供足够的数据和证据,但地舒单抗的临床研究显示,其在降低新发椎体骨折风险方面具有显著效果。

　　尽管如此,地舒单抗在临床实践中依然展现出了其潜在的治疗优势。它通过特异性地结合于骨组织中的特定受体,从而抑制骨吸收,增加骨量,改善骨结构。此外,地舒单抗的应用还可能为患者带来其他方面的益处,诸如减轻骨痛症状,以及提升患者的生活质量。然而,医生在开具地舒单抗处方时,需仔细考虑其潜在副作用,包括但不限于胃肠道不适、头痛、注射部位反应,以及罕见但严重的颌骨坏死和非典型股骨骨折等。

　　(3) 特立帕肽:专为治疗骨质疏松症设计,尤其适用于骨形成减少型的 GIOP。特立帕肽通过显著促进成骨细胞生成并抑制其凋亡,在治疗骨质疏松症上展现出独特的优势。与另一种常用的骨质疏松症治疗药物阿仑膦酸钠相比,特立帕肽,作为一种甲状旁腺激素类似物,被用于治疗骨质疏松症。在为期三年的治疗过程中,它能够显著提高脊柱的 BMD,有效降低椎体骨折的发生率。临床研究显示,特立帕肽用于绝经后女性骨质疏松症的治疗,可使椎体骨折发生风险下降约 65%,并降低总体的非椎体骨折风险。尽管如此,特立帕肽在减少非椎体骨折发生率方面与阿仑膦酸钠的效果相似,且在提高骨密度方面显示出一定的优势。此外,在一项为期 24 个月的研究中,研究人员比较了地舒单抗与特立帕肽对那些之前接受过双膦酸盐治疗的 GIOP 患者的疗效。研究结果显示,特立帕肽不仅能提升腰椎骨密度,还能增强股骨颈的骨密度,相比之下,地舒单抗仅对腰椎骨密度有提升作用。

　　特立帕肽的临床应用不仅限于治疗骨质疏松症,它还被研究用于其他骨代谢疾病。例如,特立帕肽在治疗骨质疏松症的男性患者中也显示出积极的效果,有助于改善他们的骨密度和减少骨折风险。此外,特立帕肽在儿童和青少年的成骨不全症治疗中也显示出潜在的益处,尽管这方面研究还在初级阶段。特立帕肽使用需谨慎,医生指导下进行,副作用可能包括恶心、呕吐、头痛及关节痛。然而,特立帕肽的疗效与安全性广受认可,为骨质疏松症患者提供了有效的治疗方案。

三、糖尿病继发骨质疏松症

(一) 糖尿病

糖尿病是一组以高血糖为特征的代谢紊乱综合征,与多种并发症紧密相关,包括视网膜病变、肾病、神经病变和心血管疾病等。近年来,糖尿病对骨质疏松症的影响受到了广泛关注。研究揭示了糖尿病对骨骼健康的负面影响。研究显示,不仅 1 型糖尿病(T1DM)患者的骨折风险增加,2 型糖尿病(T2DM)患者同样面临这一风险。例如,T1DM 患者跌倒风险增加 33%,而 T2DM 患者增加 19%。此外,T2DM 患者骨折风险较非糖尿病人群增加 22%,髋部骨折风险增加 27%。T2DM 曾被忽视为骨折风险因素,这可能是因为早期文献普遍认为 T2DM 不影响骨量。虽有证据显示 T2DM 患者骨量丢失率上升,但疾病主要影响骨质量,而非骨量。在相同的 BMD 水平下,T2DM 患者的骨折风险比正常血糖的个体要高。

糖尿病与骨质疏松症之间的联系基于几个相关因素。首先,全身的能量代谢是整合的,任何严重的代谢紊乱都会影响到身体的每一个系统或组织。其次,骨骼与能量代谢之间的内分泌调节不仅限于传统的腺体和神经调节。能量代谢与间充质组织(含骨骼)间存在复杂的相互作用。糖尿病导致的骨脆性,正是糖尿病异质性的又一例证。T1DM 和 T2DM 在骨疾病方面存在显著差异。T1DM 与骨量减少紧密相关,已被确认为骨质疏松及骨折的重要风险因素。但在 T2DM 患者中,骨量通常保持不变或有所增加,这提示骨质量而非骨量,是影响该病骨强度的主导因素。

(二) 1 型糖尿病

1. 1 型糖尿病与骨质疏松症

1 型糖尿病(T1DM)患者的骨折风险显著增加。一项早期的荟萃分析显示,与非 T1DM 受试者相比,T1DM 患者的髋部骨折风险增加了 7 倍。近期的研究也证实了这一风险的增加,包括健康改善网络队列研究,该研究显示男性和女性发生任何骨折的风险分别增加了 2.18 倍和 2.03 倍。对 14 项观察性研究报告的荟萃分析表明,总体骨折风险增加了 3 倍。在 18~50 岁的 T1DM 年轻受试者中,与非 T1DM 受试者相比,髋部骨折风险增加了 4.4 倍,总体骨折风险增加了 1.9 倍。T1DM 患者临床椎骨骨折的发生率也有所增加,但可能被低估,因为大多数椎骨骨折是无症状的。

2. 发病机制

(1) 在儿童期和青春期,如果胰岛素不足,同时 IGF-1 和合成代谢激素的水平偏低,那么可能会影响到骨量峰值的正常达到。

(2) 高血糖状况会促使尿钙排出增多,进而使得骨矿化程度降低。

(3) 随着高级糖基化终产物(AGEs)水平上升,它们会在骨基质中逐渐积累,损害成骨细胞的功能,改变胶原的交联状态,并营造出一个炎性细胞因子环境,从而损害骨微结构,降低骨强度。

(4) T1DM 患者可能会出现肾病和慢性肾病-矿物质性骨病(CKD-MBD),这可能进一步促进异常骨代谢并增加骨折风险。

(5) 糖尿病骨代谢的特征是骨转换低,生化分析和组织形态计量学研究中表现为骨形成和骨吸收水平低,通常在临床上明显的肾病之前即存在。伴随的自身免疫性疾病,如乳糜泻或 Addison 病,可能进一步导致 T1DM 患者骨代谢改变。

(6) 20%~80% 的 T1DM 患者报告月经周期紊乱,但在 T1DM 中性腺功能减退对骨脆性的相加效应仍有待阐明。

(三) 2 型糖尿病

1. 2 型糖尿病与骨质疏松症

随着肥胖率的上升,2 型糖尿病(T2DM)在西方世界的患病率正在迅速上升,脆性骨折是一种突出的并发症。与非糖尿病患者相比,T2DM 患者在不同部位发生骨折的相对风险在 1.17~2.03。尽管与 T1DM 患者相比,T2DM 患者的相对骨折风险较低,但随着 T2DM 患病率的不断增加,其绝对骨折数已成为一个重要的健康和经济问题。目前研究证实了肱骨、腕部、足部和椎体骨折风险增加。T2DM 中,疾病持续时间的延长和血糖控制不佳与骨折风险增加的关系相较于 T1DM 更为显著。

2. 发病机制

(1) T2DM 的骨折风险是多因素的,与 T1DM 共有的常见机制包括跌倒风险增加和损害骨结构、功能和强度的 AGE 积累。

(2) 生化和组织形态计量学分析也表明骨转换低。

(3) T2DM 患者更易出现肥胖和胰岛素抵抗,同时,脂肪细胞释放的生长因子和细胞因子对骨重塑过程产生不利影响。

(4) 维生素 D 缺乏和不足在肥胖症伴 T2DM 中更为常见,还观察到维生素 D 缺乏引起的继发性 PTH 增加减少,共同导致骨转换降低。

(5) 维生素 D 缺乏与 β 细胞功能障碍、更强的胰岛素抵抗和血糖控制不佳有关,可能进一步影响骨代谢。

(6) 肌少症,即肌肉质量、力量和功能的丧失,通常见于老年人,在一般人群中与跌倒和骨折有关,在 T2DM 患者中更为普遍。肌肉质量和功能的降低可能是增加骨折风险的共存机制。

(7) 骨与能量代谢之间的复杂联系,一方面体现在骨质疏松症治疗可能对葡萄糖代谢产生的潜在影响上,另一方面则体现在糖尿病管理对骨量变化及骨折风险的影响上。成骨细胞表达胰岛素受体,实验性胰岛素受体沉默(特别是在成骨细胞中)会导致骨量减少和糖耐量受损。

3. 研究争议

关于 T2DM 对骨质疏松的影响,目前仍存在一些争议。有研究表明,在 T2DM 患者中,可观察到骨量有所增加的现象。首先,肥胖作为胰岛素抵抗和高血糖的中心决定因素,对骨量具有积极影响。临床研究揭示了 T2DM 患者的骨量与血清骨钙素水平之间存在负相关关系,这可能意味着骨转换的减少对 T2DM 患者的骨量具有保护作用。例如,一项研究发现中年男性 2 型糖尿病患者中骨钙素水平与股动脉内膜中层厚度及下肢动脉斑块的关系呈现负相关性。高胰岛素血症也被认为是 T2DM 患者骨量保护的另一个因素。T1DM 和 T2DM 之间在生长因子和脂肪因子分泌上的显著差异,是另一个需要考虑的问题。T1DM 通常与低血清 IGF - 1 水平相关,但这并非 T2DM 激素改变的一部分。然而,T2DM 主要表现为白色脂肪组织分泌的脂肪因子具有炎性特征,如瘦素、chemerin、抵抗素、TNF 和白细胞介素水平升高,而脂联素水平降低。瘦素和脂联素对骨的影响复杂,但关于它们对骨的最终影响仍无定论。

T2DM 患者骨折风险的异常增加,对研究人员和临床医生提出了挑战,需要揭示确定骨脆性的机制,加快风险个体的识别,并在该人群中寻找预防骨折的最佳治疗方案。通过模拟 T2DM 的动物模型研究,我们发现高血糖症与胶原蛋白结构变化及骨强度降低同时出现。分析结果显示,糖尿病动物体内 AGEs 含量上升,同时未成熟的酶促胶原蛋白交联数量减少。

此外,外周部位固定与测量距离的使用可能是导致这些不一致的促成因素。

(四) 评估和管理

在对骨折的临床和生化风险因素进行评估时,应当与一般人群采取相同的评估方法。然而,考虑到 T2DM 患者的骨折风险在任何给定的 T 值下都显著高于普通人群,因此对于通过 DXA 测量得出的 BMD 和 T 值,需要进行更为细致和谨慎的解释。有学者提出,对于糖尿病患者,应使用一个更高的 T 值界限(即 -2.0)作为启动治疗的阈值,但这一建议尚未在大规模的临床试验中得到充分验证。骨折风险评估工具(FRAX)和 Garvan 骨折风险计算器是目前评估骨折风险的常用工具,但它们通常无法充分捕捉到糖尿病患者中 FRAX 所预测的骨折风险,因此可能需要进行适当的调整(如上文所述)。骨小梁评分(TBS)以及基于 TBS 调整的 FRAX 模型可能在增强糖尿病患者骨折预测方面发挥重要作用,但目前这些方法在 T1DM 和 T2DM 中的应用仍需进一步的验证研究来支持。此外,常规的胸腰椎 X 线检查能够有效识别形态计量椎体骨折,这对于确定哪些患者需要特定药物治疗具有重要意义。

严格的血糖控制有助于降低骨折风险,但需综合考虑低血糖和跌倒等潜在风险。糖尿病患者若并发神经病变、视觉障碍或视网膜病变,其跌倒风险增加,进而可能导致骨折。应考虑这些以及跌倒的其他风险因素(如低血糖、肌病、某些药物/如降压药和环境因素)。还应评估医学并发症和自身免疫性疾病,并提倡避免使用具有不良骨影响的药物。营养和体重也是重要的考虑因素,但体重减轻与不良的骨结局相关,应谨慎管理以减少骨和肌肉损失(关于"肥胖/减重手术和骨质疏松"的内容)。应根据一般人群的指南,优化负重和高强度阻力训练运动、钙摄入量和维生素 D 状况。性腺功能减退的治疗应遵循内分泌学会的相关指南。

(五) 药物治疗

尽管糖尿病和骨质疏松症共存的发病率较高,但目前尚无研究直接评估 T1DM 或 T2DM 患者使用抗吸收或合成代谢药物的情况。糖尿病患者的骨质疏松症治疗策略尚缺乏充分研究和明确指导。

双膦酸盐和雷洛昔芬在提高 T1DM 和 T2DM 患者的腰椎 BMD 和降低椎体骨折率方面的效果相当,尽管存在低骨转换的情况。这说明这两种药物在糖尿病患者中具有相似的疗效,但关于髋部 BMD 的增加和非椎骨骨折减少的数据尚不明确,一项使用阿仑膦酸钠的研究显示无差异,而另一项在非糖尿病患者中证明了更大的效果。

特立帕肽对 T2DM 患者的 BMD 提升和非椎骨骨折风险降低具有显著益处。这表明特立帕肽在改善 T2DM 患者的骨密度和减少骨折风险方面具有潜在的疗效。阿巴罗帕肽治疗 T2DM 绝经后妇女,在 BMD 和 TBS 方面显著改善,凸显了特定糖尿病患者群体中部分药物的显著疗效。

地舒单抗显著提高骨质疏松症和糖尿病患者的 BMD,降低椎骨骨折风险,但非椎骨骨折减少情况未明。这说明地舒单抗在治疗骨质疏松症方面具有一定的优势,但在预防其他类型的骨折方面可能效果有限。目前尚无研究探讨骨硬化素抑制剂罗莫索珠单抗(romosozumab)对糖尿病患者的潜在益处,这表明在这一领域还有待进一步的研究。

综上所述,目前的抗骨质疏松治疗被认为对糖尿病患者和非糖尿病患者具有相似的疗效。但这些结论仅依据事后分析及病例对照研究得出,故其支持性证据力度较弱。这强调了需要更多高质量的随机对照试验来验证这些发现,并为糖尿病患者的骨质疏松症治疗提供更明确的指导。

四、甲状腺功能亢进继发骨质疏松症

(一) 甲状腺功能亢进与骨质疏松症

骨质疏松症是未经治疗和持续性甲状腺毒症的共同特征。解读成人甲状腺功能变化对骨密度及骨折风险影响的研究颇具难度,因研究对象常涵盖不同甲状腺疾病患者及绝经前后男女混合群体。

Graves 病作为甲亢的主要原因,占病例的 $60\%\sim80\%$。多项研究指出,Graves 病患者中椎骨骨折和骨质疏松症的发病率显著增加。例如,一项研究显示,在 Graves 病继发骨质疏松的患者中,使用利塞膦酸钠治疗后,腰椎和股骨颈处的骨密度显著提高。一些甲状腺癌的长期治疗需要将 TSH 水平降低至抑制水平以减少复发风险。在分化型甲状腺癌患者中,TSH 水平低于 $1.0\,mU/L$ 与椎体骨折显著且独立相关。研究显示,接受 TSH 抑制治疗以控制肿瘤生长的患者,尤其是那些 TSH 水平被控制在 $0.1\sim2.0\,mIU/L$ 范围内的患者,可能会面临骨质疏松的风险。在骨质疏松患者中,椎体骨折的发生率比骨量减少或正常 BMD 的受试者更高。接受抑制型甲状腺素剂量治疗的甲状腺癌患者,其骨折风险显著提升,这归因于骨形态学的变化,特别是髋关节皮质截面积和厚度的缩减,而非 BMD 的下降。此外,非承重骨亦受到 TSH 抑制治疗的波及,特别是在绝经后妇女群体中,较高的骨吸收率加速了骨小梁和皮质骨的流失。

一项新研究显示,亚临床甲状腺功能亢进症患者,尤其是那些 TSH 水平低于 $0.1\,mIU/L$ 的患者,发生髋部或其他部位骨折的风险增加。总体而言,亚临床甲状腺功能亢进症也与骨丢失和骨折风险相关。在甲状腺功能正常的成人中,较低的 TSH 水平($<0.45\,mIU/L$)

与髋部骨折风险增加相关,而亚临床甲状腺功能亢进症患者(TSH 水平<0.1 mIU/L)骨折风险更高。循环中 TSH 水平较低的女性发生椎体骨折的风险较高,这与年龄、绝经年龄和胰岛素抵抗无关。甲状腺激素水平对骨折风险没有明显的额外影响。在接受甲状腺功能亢进治疗的正常甲状腺女性中,发现硒状态与骨转换呈负相关,与 BMD 呈正相关。

(二) 管理与治疗

启动抗甲状腺治疗,使甲状腺功能恢复正常,能够有效逆转因明显甲状腺功能亢进所导致的骨质流失现象。然而,一项针对绝经前妇女亚临床甲状腺功能亢进症治疗的前瞻性研究显示,对 BMD 没有显著的积极影响。甲状腺功能亢进病史与髋部骨折风险提升至两倍有关,暗示甲状腺毒症治疗后 BMD 可能未能全面复原。众多研究评估了成功治疗甲状腺功能亢进症后的 BMD 情况,并报告称,在治疗开始后的前 1～2 年内,采用有效的抗甲状腺治疗后,BMD 显著恢复,尽管可能不完全。在一项随机对照试验中,男性 Graves 病患者在使用利塞膦酸钠治疗 12 个月后,腰椎、股骨颈和桡骨远端的 BMD 均显著增加。而在接受抑制型甲状腺素剂量治疗超过两年的甲状腺癌患者中,帕米膦酸盐治疗同样导致脊柱和髋部 BMD 的增加。

五、性腺功能减退继发骨质疏松症

(一) 早发卵巢功能不全与骨质疏松症

早发性卵巢功能不全(premature ovarian insufficiency,POI),也称为卵巢功能早衰(premature ovarian failure)或早绝经(premature menopause),是一种原发性卵巢功能不全。根据国际数据,POI 的患病率平均为 3.7%,某些国家和地区甚至超过 10%。它被定义为女性在 40 岁之前出现的卵巢功能减退,表现为继发性闭经、不孕等症状。POI 的成因包括遗传(X 染色体相关和常染色体)、自身免疫、感染、代谢、毒素相关以及医源性因素(如双侧卵巢切除术、化疗或放疗)。然而,自发性 POI 的大部分病因仍不明确。其特点在于高促性腺激素性性腺功能减退,具体表现为原发性或继发性闭经,以及不孕症状。

骨质疏松症是女性 POI 患者关注的重点之一,根据流行病学调查,我国 40～49 岁女性骨质疏松症患病率约为 4.3%,而 50 岁以上女性患病率高达 32.1%。与年龄匹配的绝经前妇女相比,自发性或手术性 POI 妇女的腰椎和股骨颈 BMD 显著降低。与正常绝经年龄的女性相比,骨质疏松症的风险增加,尤其是年龄小于 70 岁的女性。与报告绝经年龄较大的女性相比,患 POI 的女性发生骨折的风险也更大。

(二) 发病机制

(1) 峰值骨量累积不足。

(2) 与雌激素缺乏相关的骨吸收增加。

(3) 存在增加骨质疏松症风险的并发症,例如乳糜泻。

(4) 特定于 POI 原因的因素,例如特纳综合征。

（三）评估和管理

自发性正常核型 POI 妇女中,已知的风险因素包括月经不规则且起始年龄小于 20 岁、诊断延误超过 1 年、种族背景(如非裔美国人或亚裔)、血清 25-羟基维生素 D3 水平低、膳食钙摄入不足、未坚持雌激素治疗(ET)以及缺乏锻炼。这些因素与 BMD 降低有直接关联,因为雌激素缺乏是导致 POI 患者骨密度低和骨折的主要原因。

对 POI 女性患者骨健康管理临床指南的系统评估显示,目前研究质量参差不齐,缺乏高质量证据来指导管理。所有指南均同意 POI 应开始 ET(酌情添加孕激素)并持续至少正常绝经年龄,但在 DXA 筛查和监测方面存在分歧,且未就最佳 ET 达成共识。血清骨转换标志物在骨质疏松症的诊断和治疗中显示出不同的反应,因此在建议其常规使用之前,需要进一步的研究来明确其在不同人群中的应用价值。POI 妇女表现出骨质疏松症相关认知的缺乏,这会对筛查行为和钙摄入量产生负面影响。

FRAX 等骨折风险评估工具未针对 40 岁以下的女性进行验证。Z 值小于 -2 可用于定义绝经前妇女的低 BMD,使用 T 值小于 -2.5 可以用来诊断患有已知影响骨代谢的慢性疾病的年轻人的骨质疏松症。

（四）治疗

尽管受限于样本量较小、人群异质性及方法学差异,系统评价仍表明,对于 POI 女性,T(睾酮)治疗有助于保持或增加腰椎、股骨颈及髋部的 BMD。然而,BMD 的反应会因 POI 的病因或所使用的 ET 类型而有所不同。目前尚缺乏关于骨折结果的数据。研究指出,较高的雌激素剂量(例如,2 mg 口服或 100~150 μg 经皮雌二醇)在增加腰椎或股骨颈 BMD 方面优于较低剂量的口服雌激素或 30 μg 联合口服避孕药。例如,POI 会导致骨质疏松,而 ET 已被证明可以有效抑制骨质疏松,保护骨骼健康。

在对 POI 妇女进行 T 治疗的研究中,尽管样本量相对较小,且研究对象在年龄、种族和生活方式等方面存在差异,但综合分析结果表明,特立帕肽(T 治疗的一种)对于改善或保持腰椎、股骨颈和髋部的 BMD 具有积极效果。例如,在一项针对青岛地区绝经后低转化型骨质疏松症患者的临床对比研究中,特立帕肽组患者在治疗后 6 个月及 12 个月的腰椎和股骨颈 BMD 升高水平优于唑来膦酸组。值得注意的是,不同病因导致的 POI 以及不同类型的 ET 可能会对 BMD 的改善程度产生影响。目前,关于 T 治疗对骨折发生率影响的数据尚不充分,需要进一步的研究来明确。

最近的观察性研究显示,与较高剂量的 ET 相比,使用 30 μg 炔雌醇联合口服避孕药的妇女在腰椎、股骨颈和总髋部 BMD 增加方面表现出相似的效果。一项研究针对 60 例干细胞移植后出现 POI 的妇女进行了为期一年的随访,结果显示,仅补充钙和维生素 D 的妇女腰椎骨密度显著下降,而那些接受 2 mg 雌二醇治疗的妇女则未观察到显著变化。然而,每周口服 35 mg 利塞膦酸或每三个月唑来膦酸输注一次的妇女 BMD 显著提高。联合睾酮治疗的效果则喜忧参半,目前尚无显著的治疗效果。

对于那些因禁忌证(如乳腺癌)而不能使用 ET 的 POI 女性患者,需要考虑其他替代性的抗骨质疏松治疗方案。

六、类风湿关节炎继发骨质疏松症

(一) 类风湿关节炎与骨质疏松症

类风湿关节炎(rheumatoid arthritis，RA)是一种慢性且逐渐恶化的炎症性关节病，主要影响手足小关节，并常伴随多种关节外器官并发症。在自身抗体类风湿因子(RF)和抗瓜氨酸蛋白抗体(ACPA)的作用下，滑膜发生炎症和增生、软骨被侵蚀，以及关节周围骨质丢失，这些都会导致永久性关节畸形和残疾。研究指出，RA患者中骨质疏松症(OP)的发生率极高，达到91%，并且脆性骨折的风险显著增加，尤其是在髋部和椎体骨折方面，风险增加了一倍。这可能与RA患者病程较长以及普遍接受糖皮质激素治疗有关。

(二) 发病机制

(1) RA引发骨质疏松的机制是多方面的。炎症可能直接作用于骨骼，导致骨质疏松症的进程加速，这一过程与疾病的潜在活动性、病程的延长以及ACPA水平的高低密切相关。

(2) 自身抗体可刺激促炎细胞因子的产生，通过上调RANKL/OPG途径导致骨吸收增加。

(3) Wnt信号通路可能因Dickkopf相关蛋白1(Dkk1)的诱导而下调，从而抑制骨形成。

(4) 虽然糖皮质激素是治疗活动性RA不可或缺的药物，但它们同时也可能增加患者患上骨质疏松症的风险。

(5) 此外，患者较低的体重以及可能引发跌倒次数增加的功能障碍也是导致骨质疏松风险增加的因素之一。

(三) 评估和管理

通过DXA测量的BMD、椎骨骨折评估和FRAX仍然是评估RA人群骨折风险的有效工具。尽管RA和糖皮质激素治疗是FRAX中的独立临床风险因素，但FRAX可能低估了RA的骨折风险，因为它没有考虑疾病持续时间、疾病严重程度、疾病活动性以及糖皮质激素的剂量——这些都是RA患者骨骼脆性的独立风险因素。例如，一项研究指出，病程长、病情活动度高的RA患者骨折风险更高，而FRAX模型中并未考虑到这些因素。

(四) 治疗

RA相关骨质疏松症的治疗包括针对RA相关因素的治疗和针对骨质疏松症的特异性治疗。

(1) 针对RA相关因素的改变包括：实现持续缓解或维持低疾病活动性；尽可能使用最低剂量的糖皮质激素；TNF抑制剂治疗初期可能导致PTH和C-末端肽(CTX)水平升高，从而促进骨重塑。

(2) 抗骨质疏松治疗：抗骨质疏松治疗的疗效在很大程度上是基于包括RA患者在内的GIOP人群的研究推断出来的。双膦酸盐类药物，如唑来膦酸钠和阿仑膦酸钠，已被证明可以有效减少骨质疏松性椎体压缩骨折患者PVP术后疼痛程度，增加腰椎和股骨颈骨密度，抑制骨转换,尽管可能会增加压缩性骨折发生率。唑来膦酸联合氨甲蝶呤治疗 RA 相关骨质疏松症在治疗 12 个月后显示出比单独使用唑来膦酸或氨甲蝶呤治疗更高的 BMD 增益。特立帕肽治疗与 RA 人群中 BMD 增加以及椎骨和非椎骨骨折减少有关,并且可能优于双膦酸盐和去甲双膦酸盐。在 RA 人群中使用地舒单抗可预防关节周围骨侵蚀及治疗骨质疏松症。

七、慢性肝病继发骨质疏松症

(一) 慢性肝病与骨质疏松症

随着慢性肝病患者存活率的提高,骨折的发生变得越来越普遍。研究指出,慢性肝病患者中骨质疏松症的发病率高达 9%～60%,特别是在肝硬化患者中,骨质疏松的发生率显著增加。三分之一等待肝移植的患者普遍出现骨折,这强调了对慢性肝病患者进行骨质疏松症早期筛查和治疗的重要性。在慢性肝病患者中,骨折后的发病率和死亡率也明显较高,这一点与慢性病整体的高死亡率(如慢性病死亡率占 86%)相一致。根据 CLD 的主要病因和严重程度,潜在的骨病理学和骨折率存在差异,胆汁淤积性肝病的情况更为严重。

(二) 胆汁淤积性肝病

一项流行病学调查发现,原发性胆汁性胆管炎患者继发性骨质疏松症的发生率可达 20%～52%,是正常同龄人的 3 倍,骨折发生率在晚期患者中可达 22%。骨折在原发性硬化性胆管炎中似乎不太常见,肝硬化患者中报告的骨折率高达 16%,但其中约 80% 的病例可能因并发炎症性肠病(IBD)而难以准确判断。与绝经后骨质疏松症不同,骨形成减少是原发性胆管炎和原发性硬化型胆管炎的主要致病机制,并已通过骨组织形态计量学得到证实。驱动成骨细胞功能障碍的介质可能是合成代谢因子维生素 K 和 IGF-1、毒素(包括胆红素和胆汁盐)的缺乏,以及硬化素水平升高,抑制成骨细胞的形成。如果同时出现性腺功能减退(如绝经后妇女),也会观察到骨吸收加速。胆汁淤积会减少维生素 D 的肠肝循环,损害其肝羟基化,并降低组织对维生素 D 的敏感性,进而可能引发继发性甲状旁腺功能亢进,加速骨丢失。然而,临床数据相互矛盾,维生素 D 状态和钙吸收不一致。补充维生素 D 也不能改善维生素 D 缺乏的原发性胆管炎患者的 BMD。

(三) 非酒精性肝病

慢性病毒性肝炎,包括慢性乙型和丙型肝炎,是最常见的非胆汁淤积性肝病类型。骨质疏松的患病率在 20%～53%,骨折率高达 11%。炎性细胞因子(如 TNFα 及白细胞介素 IL-1、IL-6、IL-13、IL-17)的激活,以及 RANKL-OPG 通路上调,均可促进破骨细胞生成,加速骨吸收,导致骨丢失增多。使用富马酸替诺福韦二吡呋酯(TDF)治疗的患者,骨折风险增加,且 TDF 罕见情况下可诱发肾小管病变(范科尼综合征),引发低磷血症、高磷尿症及骨软化症。在治疗的前 12 个月,脊柱和髋部会出现 4%～5% 的 TDF 诱发的骨丢失,之后会趋于稳定。病毒清除的患者骨折风险继续增加,这可能与慢性肝病相关,特别是肝硬化患者骨折风险的增加。

随着肥胖症的流行,非酒精性脂肪性肝病(NAFLD)和非酒精性脂肪性肝炎(NASH)的患病率也在增加。这两种疾病均与肝脏脂肪组织增多相关,且 NASH 还呈现出炎症特征。相较于对照组,NAFLD 和 NASH 患者的 BMD 值较低,且骨折发生率较高。

酒精性肝病骨脆性增加是多因素的。饮酒对成骨细胞有直接的毒性作用,此外还有由宏量和微量营养素缺乏以及危险行为引起的作用。

(四) 其他慢性肝病

研究显示,遗传性血色病患者的肝铁沉积程度与骨折风险之间存在正相关关系。过多的铁会破坏成骨细胞的功能,以及共存的性腺机能减退,以高达 14% 的比例存在,进一步增加了骨折风险。

影响 CLD 患者骨健康的其他考虑因素包括营养不良、低 BMI 和肌肉质量,这会加剧骨丢失。随着研究的深入,肌少症在慢性肝病(CLD)患者中的患病率和重要性逐渐被认可。特别是在肝硬化患者中,肌少症不仅常见,而且与跌倒、骨折等风险增加密切相关。针对原发性肝脏病因学的药物治疗干预,包括利巴韦林、干扰素(用于 HCV)、TDF、钙调神经磷酸酶抑制剂和糖皮质激素,也有助于通过减少骨形成和(或)增加骨吸收。

(五) 评估和管理

使用 DXA 的骨密度测定法是所有 CLD 患者的常规推荐方法。骨转换标记物的使用可能受 CLD 的影响。例如,P1NP 是 1 型胶原形成的标志物,在 CLD 可能由于广泛的肝基质形成而增加。这一过程可能导致 CTX 水平上升,从而可能被误判为骨吸收增加。在 CLD 患者中,血清碱性磷酸酶水平同样升高,但骨特异性碱性磷酸酶的测定有助于区分这一混杂因素。一般生活方式建议包括戒酒和戒烟,定期负重锻炼,以及充足的营养、钙和维生素 D。对于需要考来烯胺治疗的患者,补充维生素 D 时,肌内给药可能带来额外的益处。NAFLD 和 NASH 患者通过减重,可以有效减少肝脏脂肪堆积并改善炎性环境。常规放血改善铁沉积过多已显示可改善遗传性血色病患者的腰椎 BMD。

(六) 治疗

在骨质疏松症 CLD 患者中,将 TDF 替换为替诺福韦阿拉芬酰胺(TAF)后,对成骨细胞的不良影响有所减轻。同时,通过合理控制糖皮质激素的使用量,可以进一步减少骨丢失。

对于已确诊性腺功能减退的男性和女性患者,激素替代治疗(HRT)被证明可以有效改善骨密度。在两项随机对照试验(RCT)中,尽管最初有人担忧 HRT 可能加剧胆汁淤积,但研究结果表明,使用经皮制剂的 HRT 并未导致肝病恶化。此外,这些试验显示脊柱和髋部 BMD 有显著改善;然而,骨折并未减少。针对无原发性性腺功能减退的患者,鉴于静脉血栓栓塞、缺血性心脏病及乳腺癌的综合风险,CLD 中通常不推荐 HRT 作为绝经后骨质疏松症的常规疗法。

关于 CLD 中双膦酸盐的研究较少。研究显示,阿仑膦酸钠治疗原发性胆管炎患者 12 个月后,脊柱 BMD 有所提升,但骨折发生率未见明显改善。尽管证据有限,但仍建议对 CLD 伴脆性骨折或 T 值≤−2.5 的患者考虑使用双膦酸盐。在 CLD 还没有特立帕肽的人体试验。

八、心血管系统中的继发性骨质疏松症

在心脏病学领域,许多研究报告都探讨了骨质疏松症与心脏病之间的复杂联系。心脏瓣膜置换术后,患者在长期服用抗凝药物的情况下,骨质流失与骨坏死的风险显著增加。除了手术和抗凝治疗之外,其他导致骨质疏松症的原因还包括身体活动不足,或者由于慢性心脏功能不全无法进行足够的身体活动。对于等待心脏移植的患者,术前术后的骨质疏松症筛查至关重要,有助于及时采取预防措施,防止骨折发生。动脉粥样硬化与骨质疏松症均为与衰老相关的多因素疾病,其发病机理复杂多样。此外,维生素 D 缺乏症也被认为是心血管疾病的危险因素之一。高胆固醇血症和血脂异常与动脉硬化性血管疾病以及骨质疏松症之间存在着密切的关联。在心脏病学中,骨质疏松症的主要风险因素包括体力活动减少和抗凝剂的使用。骨质疏松性骨折和原发性甲状旁腺功能亢进症(pHPT)与较高的血管钙化和心血管疾病(CVD)风险密切相关。此外,CVD 和骨骼疾病之间存在一些共同的危险因素,包括雌激素、甲状旁腺素、维生素 K 和 D、同型半胱氨酸、骨钙素以及其他非胶原蛋白,这些物质不仅参与骨形成和矿化过程,而且在骨形成过程中也起着至关重要的作用。即便是目前用于治疗这些病症的药物,例如双膦酸盐、他汀类药物、地诺单抗及雷洛昔芬,其作用范围或许不仅限于某一单一系统,还可能对骨质流失及 CVD 具有积极影响。图 10.3 展示了双膦酸盐与他汀类药物间紧密的生物化学及药理学关联。

九、消化系统中的继发性骨质疏松症

胃肠病学范畴内,肝脏或胃肠道(GI)慢性疾病常导致继发性骨质疏松症与骨软化症并发,主要归因于维生素 D、K 及 C 摄入不足。值得注意的是,肌减少症在克罗恩病的年轻患者中更为常见,这会进一步增加骨质流失的风险。胃和肠手术,如 Billroth Ⅰ和Ⅱ式手术及小肠切除术,会干扰钙和维生素 D 的吸收利用,进而可能引发骨病。全胃切除或部分胃切除术后,患者常出现骨质减少症,且随着年龄增长,发病率增加;然而,骨活检显示骨软化特征并不常见。通过使用强效抗酸剂,胃切除术的数量有所减少。然而,随着肥胖患者数量的增加,胃旁路手术变得越来越受欢迎。这种手术治疗也导致骨密度降低以及骨转换增加。胃切除术后骨质疏松及使用 PPI 患者,因胃肠道 pH 值升高致钙吸收减少。在所有患者中,无论病因如何,应用糖皮质激素和酒精滥用都会增加骨质流失。大肠疾病与骨质流失关联不大,因钙和维生素 D 吸收主要在小肠进行。

在讨论肝病与骨病的关系时,有四类情况是需要特别注意的:
- 慢性胆汁淤积性疾病(胆汁性肝硬化)。
- 慢性活动性肝炎。
- 病毒性肝炎。
- 酒精性肝硬化。

肝脏疾病与骨骼反应之间的六种主要关联机制涵盖:
- 肝脏转化维生素 D 为 25(OH)维生素 D 的效能。
- 肝脏生成维生素 D 转运蛋白、白蛋白及维生素 D 结合蛋白,负责将维生素 D 输送至

靶组织。
- 维生素 D 代谢物在肠道与肝脏间的循环。
- 胆汁和胆汁酸结合树脂在促进胆汁淤积性疾病中维生素 D 和钙吸收的作用。
- 糖皮质激素在慢性活动性肝炎和肝移植中的应用。
- 酒精性肝硬化患者中酒精的直接骨骼毒性。

胰腺功能不全的临床特征包括糖尿病和脂肪肝,其胰腺酶缺乏可引发胆汁分泌减少及小肠疾病,进而导致维生素 D 缺乏和骨病。

胃肠道疾病患者可能因多种原因而出现骨质疏松症和骨软化病。

十、血液系统中的继发性骨质疏松症

骨髓与骨骼紧密相连,共享血液循环系统,并在基质成分和细胞交互上展现出诸多关联,例如单核细胞和破骨细胞等。因此,一方的混乱总是能够或多或少地影响另一方,这并不奇怪。小梁骨在血液学条件发生改变,尤其是骨质丢失时,可以观察到:
- 溶血性贫血和再生障碍性贫血。
- 骨髓增生异常综合征。
- 慢性骨髓增生性疾病。
- 急性白血病。
- 慢性淋巴增生性疾病。
- 多发性骨髓瘤。
- 储存障碍。
- 系统性肥大细胞增多症。

这些疾病中,骨髓活动异常,导致骨质受损并逐渐发展为骨质疏松症。例如,溶血性贫血发生时,红细胞过度破坏促使骨髓活动加剧,进而加速了骨质的流失过程。再生障碍性贫血中,骨髓功能衰竭,骨质生成减少,进而引发骨质疏松。骨髓增生异常综合征及慢性骨髓增生性疾病中,骨髓异常增生,扰乱骨质代谢机制,最终导致骨质疏松。急性白血病与慢性淋巴增生性疾病中,骨髓被异常细胞侵占,导致正常的造血功能受损,从而对骨质健康产生不良影响。多发性骨髓瘤中,肿瘤细胞的积累会破坏骨质结构。储存障碍及系统性肥大细胞增多症,通过不同机制影响骨质代谢,最终造成骨质疏松。

十一、神经和精神系统中的继发性骨质疏松症

在神经病学和精神病学领域,继发性骨质疏松症是一个值得关注的问题。慢性疾病如帕金森病、短暂性脑缺血发作、中风、阿尔茨海默病、癫痫、多发性硬化症、肌萎缩侧索硬化症及糖尿病神经病变等,均可显著提升患者跌倒风险,且与骨量减少相关。这可能与中枢及外周神经系统变化活动量减少及药物副作用等因素有关。

一项新的荟萃分析揭示,帕金森病患者面临更高的骨质疏松风险,这可能进一步增加骨折的风险。研究指出,与健康人群相比,帕金森患者发展为骨质疏松症的概率比值比为2.61,且骨折风险可能翻倍。因此,医生应特别关注帕金森患者的骨骼健康状况,并采取相

应的预防措施。这种增加的风险主要是由于帕金森病导致的身体活动受到限制。故而,对这些患者进行定期骨密度监测极为关键,并需制定个性化运动方案等预防措施,以维护其骨骼健康。

研究显示,长期使用抗癫痫药物(AED)的癫痫患者骨折风险显著增加。例如,使用卡马西平的患者,其脊柱、锁骨和脚踝骨折的风险分别增加了 3.92 倍、3.75 倍和 2.34 倍。此外,骨质疏松风险增加 4.62 倍,非抽搐相关骨折的可能性每年增加 4% 至 6%。风险增加与患者用药时长相关,故建议对这类患者 BMD 进行筛查和监测,并重视其营养状况,确保钙与维生素 D 的充足摄入。

抑郁症与骨质疏松症之间存在明显的相关性,这种相关性取决于抑郁的严重程度和持续时间。特别是使用选择性血清素再摄取抑制剂(SSRIs)的老年患者,他们的骨折风险似乎有所增加。风险增加或许源于 SSRIs 提升跌倒风险,而不仅因 BMD 降低。

神经性厌食症是一种严重的饮食失调症,通常由对体重增加的极度恐惧所引发。这种疾病主要影响年轻女性,它会扰乱月经周期,降低雌激素水平,减少肌肉质量,从而抑制了正常的峰值骨量的形成。神经性厌食症患者中,有 50% 的患者下半脊柱骨密度较低,且骨吸收增加,这可能预示着他们患有骨质疏松症。在骨髓腔内,或大或小的区域被一种无细胞、无定型的胶状物质所取代。神经性厌食症是所有精神疾病中死亡率最高的,而改善骨骼变化的唯一可能方法是纠正体重减轻和恢复月经功能。

成人及老年多发性硬化症患者易患骨质疏松症,且易因跌倒而受伤。在一项调查报告中,在 354 名受访患者中,超过半数曾经历伤害性跌倒。因此,治疗中管理伴发的骨质疏松症及减轻跌倒恐惧成为两大核心任务。同时,制定预防这些患者跌倒的计划也是至关重要的。

夏科特神经骨关节病常被视作神经源性疾病,尤其在糖尿病患者中,其发病率显著增高。对于病情更为严重的患者,手术治疗往往成为必要之选。急性期接受抗骨吸收治疗的患者,其预后情况通常更佳。

慢性神经系统疾病患者发生骨质疏松症,主因在于身体活动量减少乃至完全缺失,加之吸毒行为及跌倒风险增加。

十二、感染性疾病中的继发性骨质疏松症

鉴于一个事实:全世界有 3 300 万~4 300 万人感染了 HIV,这已成为当前最重要的传染病之一。研究显示,HIV 感染者中骨质疏松症的发病率显著高于非感染者,例如,一项研究发现 HIV 感染者中骨质疏松的患病率为 15%,是同年龄段非 HIV 感染人群的 3.7 倍。最近的研究表明,长期服用抗反转录病毒药物的 HIV 感染者,尤其是使用替诺福韦(TDF)的患者,骨密度降低的风险增加,这使得他们成为骨质疏松症和病理性骨折的高危人群。骨矿物质代谢、骨组织形态计量学和骨密度的变化证明了一种复杂的艾滋病骨髓病的存在,包括骨质疏松症、骨软化症和继发性甲状旁腺功能亢进症的混合疾病。长期存活的艾滋病患者尤其容易罹患骨质疏松症。

静止不动、胃肠道感染、脂肪营养不良、肝炎和激素缺陷都是加剧骨质流失的危险因素。高度活跃抗反转录病毒治疗(HAART)也被证明可以加速 HIV 感染患者的骨质流失,因此

是这些患者骨质疏松症的有力诱因("艾滋病骨髓病")。营养不良、体育锻炼不足以及其他不良生活方式等因素,均在骨骼健康变化中扮演着重要角色。相较于广泛采用的治疗手段以延缓艾滋病进展,应尽早关注这些潜在的并发症,以尽可能预防其发生。

随着抗 HIV 治疗的发展,艾滋病已经从一种致命疾病转变为一种可控的慢性病,患者的预期寿命也显著提升。然而,HIV 感染者由于病毒本身及长期抗病毒治疗的影响,面临显著增加的骨质疏松风险。例如,一项 2006 年的 Meta 分析显示,884 例 HIV 感染者中,有67%患有骨质减少或骨质疏松,这比同年龄阶段未感染 HIV 的对照组高出数倍。因此,早期识别骨密度减少并采取相应预防措施,如调整抗病毒治疗方案,对于维护 HIV 感染者的骨骼健康至关重要。

其他慢性感染同样可能对骨骼造成影响,特别是当患者体能下降,需经历长期治疗时,骨骼状况更易恶化,结核病便是典型例证。如果出现耐药性了,情况会更糟。有人提出采用辅助疗法,例如左旋精氨酸和维生素 D,这些物质能够激发杀菌效果并增强免疫调节功能,进而有助于缩短治疗周期。值得注意的是,有研究报告显示,肺结核患者体内的维生素 D 水平会出现下降。然而,关于维生素 D 治疗对这类患者影响的研究尚属空白。

十三、长期制动导致的骨质疏松症

骨质疏松症固定化,也被称为失用型骨质疏松症或失用性萎缩,是一种由于长期缺乏身体活动而导致的骨骼状况。可能的原因包括脊髓损伤、卒中、住院(长期的)、骨折后状况等。缺乏身体活动被视为骨质疏松症发生的一个关键因素。特别值得注意的是,年轻患者若长期卧床,短短数月间骨密度可能会急剧下降 30%,而恢复过程却往往漫长,可能需要数年时间。例如,当一只手臂骨折后用石膏包裹 3 周,固定的骨头在这段短时间内可能会减少 6%的骨量。研究表明,长期卧床的患者,其小梁骨密度每周可能会减少约 1%,这主要归因于运动量减少、激素水平波动、营养摄入不足以及血液循环障碍等因素。然而,当体力活动得以恢复时,骨密度每月可增加 1%,尽管这一增速比损失速度慢,但表明适当的体力活动对于改善骨质疏松状况是有益的。

固定型骨丢失的例子包括:
- 脑血管事件后偏瘫。
- 下半身截瘫。
- 下肢骨折后无法活动(尤其在儿童中骨量丢失迅速)。
- 腿部或脚部手术后不动,随后在长时间内固定不动。
- 因肌肉疾病或神经系统疾病(如多发性)导致的身体活动减少。
- 其他原因,如长期的卧床休息或缺乏运动等。

务必尽早促使所有患者参与体育锻炼和活动。预防性开始 BP 治疗确实可以避免和减少骨质流失。此外,适当的饮食和营养摄入也是预防骨质疏松症的重要因素。

宇航员在乘坐宇宙飞船之前和飞行期间接受专业和定期的肌肉骨骼训练,可以抵消外层空间重力的缺失空间对骨骼肌肉的影响。尽管如此,宇航员在太空中每个月都会失去约1%的骨密度,这一现象已被多项研究证实。在外太空环境中,宇航员的骨骼流失速率远超地球上的骨质疏松症患者,高达十倍之多。这明确地表明地球的引力是大自然保存骨骼的

方式。宇航员骨质流失的机制已经得到了彻底的研究,并且它已成为当今失用性骨质疏松症的模型。已经认识到三个主要因素:

- 骨骼脱臼。
- 抑制成骨细胞活性。
- 破骨细胞的激活。
- 其他因素,如营养不良、激素失衡等。

在太空飞行前后采取及时预防措施至关重要。目前的建议包括在航行前,建议补充钙和维生素 D,因为研究显示这可以促进骨组织生长发育,并对抗骨质流失。同时,进行特定的运动训练,如跳跃和阻力训练,已被证明能有效增加骨密度,减少骨折风险。此外,合理的营养摄入,包括足够的蛋白质、维生素和矿物质,也是维护肌骨健康的关键因素。治疗的重中之重在于尽早开始,并尽可能多样化地实施符合每位患者具体病情及体能状况的身体活动。

骨量显著受到骨骼肌肉质量和肌肉负荷的影响。此外,骨肉瘤已被确认为评估骨折风险的一个重要因素。在社区居民中,骨肉瘤减少症(即'行动不便综合征')的患病率介于 5%至 37%之间,且研究发现,随着年龄增长,女性相较于男性更易罹患此病。

骨与肌肉组织在细胞、生化、分子及力学等多个层面协同作用,形成'骨骼-肌肉单位'。研究表明,一个人的肌肉质量越高,罹患骨质疏松症的风险就越低。

因此,保持良好的肌肉质量和适当的运动习惯是预防骨质疏松症的关键。

十四、总结

骨质疏松症是一种与增龄相关的骨骼疾病,其特征是骨量下降和骨的微细结构破坏,表现为骨的脆性增加,因而骨折的危险性大为增加。随着人口老龄化,骨质疏松症的发病率在全球范围内呈上升趋势,特别是在绝经后妇女和老年人中更为常见。在我国,随着人口老龄化,骨质疏松症的患病率处于上升趋势,特别是在 50 岁以上人群中,女性的患病率显著高于男性。这种状况最有可能发生在某些特定的学科领域内。该章节概述了可能影响骨骼健康,进而增加骨质疏松症风险的继发性疾病。这些信息将有助于读者识别和理解可能导致骨质疏松症的潜在因素。

───────────────── 参 考 文 献 ─────────────────

［1］WARD L M, WEBER D R, MUNNS C F, et al. A Contemporary View of the Definition and Diagnosis of Osteoporosis in Children and Adolescents ［J］. The Journal of Clinical Endocrinology and Metabolism, 2020,105(5):e2088 - 2097.

［2］MOHAN G, LAY E Y A, BERKA H, et al. A Novel Hybrid Compound LLP2A-Ale Both Prevented and Rescued the Osteoporotic Phenotype in a Mouse Model of Glucocorticoid-Induced Osteoporosis ［J］. Calcified Tissue International, 2017,100(1):67 - 79.

［3］LENCHIK L, REGISTER T C, HSU F C, et al. Adiponectin as a novel determinant of bone mineral density and visceral fat ［J］. Bone, 2003,33(4):646 - 651.

［4］VANDERSCHUEREN D, VANDENPUT L, BOONEN S, et al. Androgens and bone ［J］. Endocrine Reviews, 2004,25(3):389 - 425.

［5］ JEONG H M, KIM D J. Bone Diseases in Patients with Chronic Liver Disease ［J］. International Journal of Molecular Sciences, 2019,20(17):4270.

［6］ DANFORD C J, TRIVEDI H D, BONDER A. Bone Health in Patients With Liver Diseases ［J］. Journal of Clinical Densitometry: The Official Journal of the International Society for Clinical Densitometry, 2020,23(2):212 - 222.

［7］ ROCHIRA V, BALESTRIERI A, MADEO B, et al. Bone loss, sex steroids and male age-related hypogonadism ［J］. Journal of Endocrinological Investigation, 2005,28(11 Suppl Proceedings): 46 - 48.

［8］ HUTCHINGS G, MONCRIEFF L, DOMPE C, et al. Bone Regeneration, Reconstruction and Use of Osteogenic Cells; from Basic Knowledge, Animal Models to Clinical Trials ［J］. Journal of Clinical Medicine, 2020,9(1):139.

［9］ VESTERGAARD P. Diabetes and osteoporosis-cause for concern ［J］. Frontiers in Endocrinology, 2014,5:53.

［10］ JIANG L, ZHANG W, WEI L, et al. Early effects of parathyroid hormone on vascularized bone regeneration and implant osseointegration in aged rats ［J］. Biomaterials, 2018,179:15 - 28.

［11］ WEINSTEIN R S, WAN C, LIU Q, et al. Endogenous glucocorticoids decrease skeletal angiogenesis, vascularity, hydration, and strength in aged mice ［J］. Aging Cell, 2010,9(2):147 - 161.

［12］ JIN Y, KIM D, CHOI Y J, et al. Gene Network Analysis for Osteoporosis, Sarcopenia, Diabetes, and Obesity in Human Mesenchymal Stromal Cells ［J］. Genes, 2022,13(3):459.

［13］ JIA J, YAO W, GUAN M, et al. Glucocorticoid dose determines osteocyte cell fate ［J］. FASEB Journal: Official Publication of the Federation of American Societies for Experimental Biology, 2011,25(10):3366 - 3376.

［14］ YAO W, CHENG Z, BUSSE C, et al. Glucocorticoid excess in mice results in early activation of osteoclastogenesis and adipogenesis and prolonged suppression of osteogenesis: a longitudinal study of gene expression in bone tissue from glucocorticoid-treated mice ［J］. Arthritis and Rheumatism, 2008,58(6):1674 - 1686.

［15］ XIA X, KAR R, GLUHAK-HEINRICH J, et al. Glucocorticoid-induced autophagy in osteocytes ［J］. Journal of Bone and Mineral Research: The Official Journal of the American Society for Bone and Mineral Research, 2010,25(11):2479 - 2488.

［16］ BHASIN S, JAYASENA C N. Hypogonadism ［J］. Endocrinology and Metabolism Clinics of North America, 2022,51(1):xv - xvi.

［17］ DING Q, SUN P, ZHOU H, et al. Lack of endogenous parathyroid hormone delays fracture healing by inhibiting vascular endothelial growth factormediated angiogenesis ［J］. International Journal of Molecular Medicine, 2018,42(1):171 - 181.

［18］ YANG L, YANG C Q. ［Liver cirrhosis and secondary osteoporosis］ ［J］. Zhonghua Gan Zang Bing Za Zhi = Zhonghua Ganzangbing Zazhi = Chinese Journal of Hepatology, 2021,29(3):204 - 208.

［19］ HUANG X, LI S, LU W, et al. Metformin activates Wnt/β-catenin for the treatment of diabetic osteoporosis ［J］. BMC endocrine disorders, 2022,22(1):189.

［20］ STROTMEYER E S, CAULEY J A, ORCHARD T J, et al. Middle-aged premenopausal women with type 1 diabetes have lower bone mineral density and calcaneal quantitative ultrasound than nondiabetic women ［J］. Diabetes Care, 2006,29(2):306 - 311.

［21］ WYSHAM K D, BAKER J F, NARLA R. Osteoporosis and fractures in rheumatoid arthritis-risk factors ［J］. Best Practice & Research. Clinical Rheumatology, 2022,36(3):101757.

［22］ JAMIESON A, INGHAM D G. Osteoporosis and hypogonadism in men ［J］. Hospital Medicine (London, England: 1998), 2005,66(7):401 - 404.

［23］ CIANCIA S, VAN RIJN R R, HÖGLER W, et al. Osteoporosis in children and adolescents: when to suspect and how to diagnose it ［J］. European Journal of Pediatrics, 2022,181(7):2549 - 2561.

［24］ HOFBAUER L C, BRUECK C C, SINGH S K, et al. Osteoporosis in Patients With Diabetes Mellitus ［J］. Journal of Bone and Mineral Research, 2007,22(9):1317 - 1328.

［25］ VOSSE D, DE VLAM K. Osteoporosis in rheumatoid arthritis and ankylosing spondylitis ［J］. Clinical and Experimental Rheumatology, 2009,27(4 Suppl 55):S62 - 67.

［26］ KURRA S, FINK D A, SIRIS E S. Osteoporosis-associated fracture and diabetes ［J］. Endocrinology and Metabolism Clinics of North America, 2014,43(1):233 - 243.

［27］ JACKULIAK P, PAYER J. Osteoporosis, fractures, and diabetes ［J］. International Journal of Endocrinology, 2014,2014:820615.

［28］ LIU Y Q, LIU Y, CHEN Z Y, et al. Rheumatoid arthritis and osteoporosis: a bi-directional Mendelian randomization study ［J］. Aging, 2021,13(10):14109 - 14130.

［29］ BAKER R, NARLA R, BAKER J F, et al. Risk factors for osteoporosis and fractures in rheumatoid arthritis ［J］. Best Practice & Research. Clinical Rheumatology, 2022, 36(3):101773.

［30］ DELITALA A P. Subclinical Hyperthyroidism and the Cardiovascular Disease ［J］. Hormone and Metabolic Research, 2017, 49(10):723 – 731.

［31］ ROCHIRA V, KARA E, CARANI C. The endocrine role of estrogens on human male skeleton ［J］. International Journal of Endocrinology, 2015, 2015:165215.

［32］ NYMAN J S, ROY A, SHEN X, et al. The influence of water removal on the strength and toughness of cortical bone ［J］. Journal of Biomechanics, 2006, 39(5):931 – 938.

［33］ DELITALA A P, MANZOCCO M, SINIBALDI F G, et al. Thyroid function in elderly people: The role of subclinical thyroid disorders in cognitive function and mood alterations ［J］. International Journal of Clinical Practice, 2018, 72(10):e13254.

［34］ DELITALA A P, DELITALA G, SIONI P, et al. Thyroid hormone analogs for the treatment of dyslipidemia: past, present, and future ［J］. Current Medical Research and Opinion, 2017, 33(11):1985 – 1993.

［35］ DELITALA A P, SCUTERI A, DORIA C. Thyroid Hormone Diseases and Osteoporosis ［J］. Journal of Clinical Medicine, 2020, 9(4):1034.

［36］ DORIA C, MOSELE G R, SOLLA F, et al. Treatment of osteoporosis secondary to hypogonadism in prostate cancer patients: a prospective randomized multicenter international study with denosumab vs. alendronate ［J］. Minerva Urologica E Nefrologica＝The Italian Journal of Urology and Nephrology, 2017, 69(3):271 – 277.

［37］ LANGDAHL B L, ANDERSEN J D. Treatment of Osteoporosis: Unmet Needs and Emerging Solutions ［J］. Journal of Bone Metabolism, 2018, 25(3):133 – 140.

［38］ DHAON P, SHAH V N. Type 1 diabetes and osteoporosis: A review of literature ［J］. Indian Journal of Endocrinology and Metabolism, 2014, 18(2):159 – 165.

［39］ FUGGLE N R, BEAUDART C, BRUYÈRE O, et al. Evidence-Based Guideline for the management of osteoporosis in men ［J］. Nature Reviews. Rheumatology, 2024, 20(4):241 – 251.

第二篇　骨质疏松相关疾病

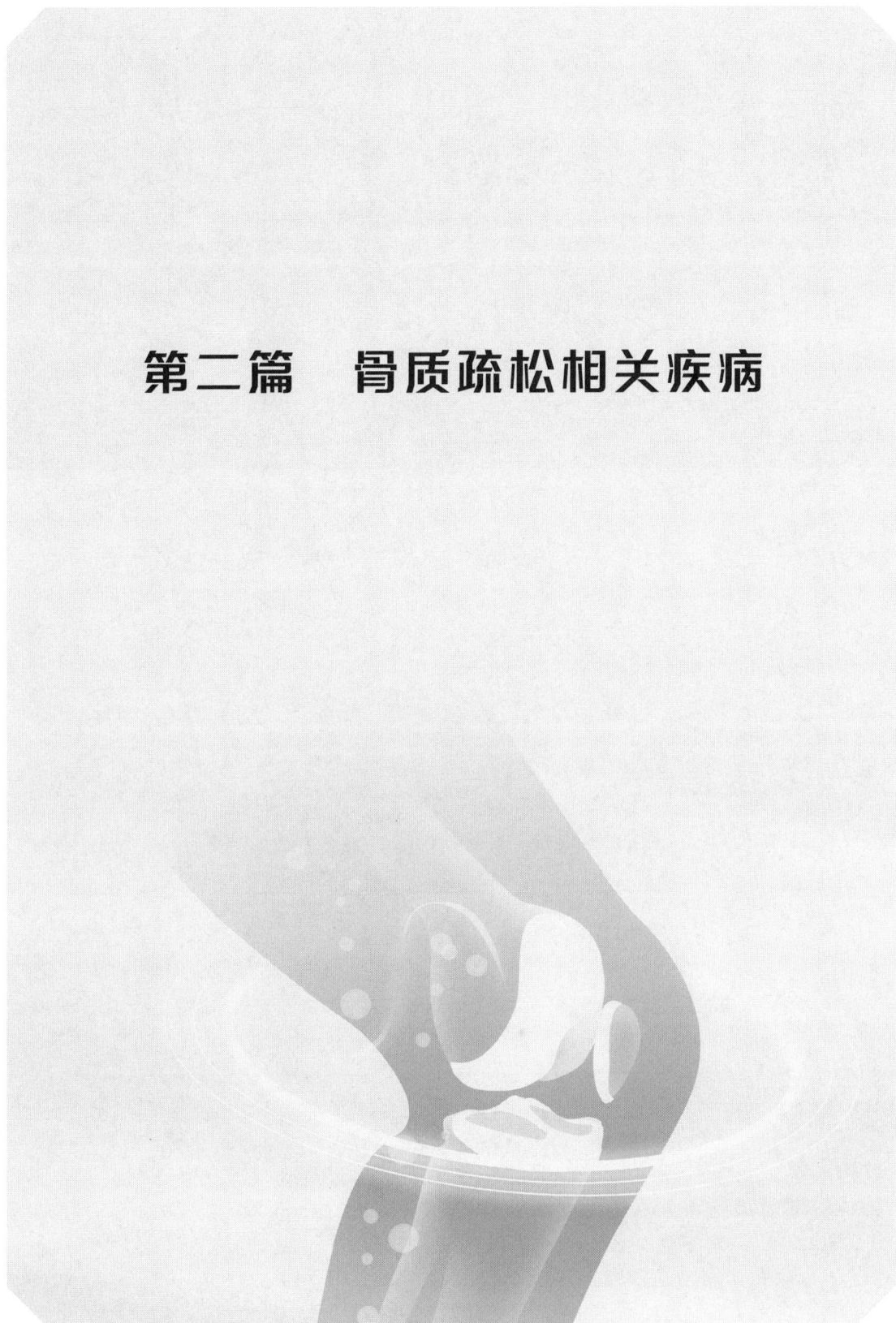

第七章
骨质疏松性椎体压缩性骨折

骨质疏松性骨折是全球主要的公共卫生问题。根据国际骨质疏松基金会(IOF)的数据,全球每3秒就有1例骨质疏松性骨折发生,全世界50岁以上人群中,有1/3～1/2的女性和1/5的男性将经历至少一次骨折。大约2亿人受到影响以至于每3秒就有一例骨折。由于人口结构变化,到2040年骨质疏松性骨折的发病率至少将翻一番。即使出现了高效的治疗药物,骨折率也只能降低约50%,仍有50%的患者遭受骨折后果。骨质疏松性骨折不仅使人衰弱,还具有很高的死亡率。瑞典研究得出结论,超过1%的死亡与髋部骨折有关。骨质疏松性椎体压缩性骨折(osteoporotic vertebral compression fracture,OVCF)是一种常见的骨质疏松并发症,尤其在老年人群中更为普遍。随着人口老龄化的加剧,OVCF的发病率逐年上升,给患者的生活质量带来了严重影响,同时也增加了医疗系统的负担。骨质疏松症已成为我国中老年人群的主要健康威胁。

一、骨质疏松性椎体压缩性骨折的发病机制

骨骼由皮质骨和代谢活跃的骨小梁组成。骨重塑是一个不断进行的过程,它关乎骨形成与骨吸收之间的微妙平衡。普通人群在25～30岁达到骨量峰值,之后每十年骨质流失率稳定在3%～5%。骨质流失导致骨小梁数量减少,骨小梁板变弱,从而增加骨脆性和骨折风险。随着年龄的增长,男性和女性都会经历骨梁变薄和骨质流失,但女性的情况更为严重。绝经后第一个10年内,骨质流失会使女性腰椎疾病的发生率增加三倍。此外,骨质流失还可能由其他因素引起,如长期使用类固醇,这会加速破骨细胞的骨吸收。当脊柱所承受的轴向压力及弯曲负荷超出椎体承受能力时,OVCF便会发生。

正常骨质流失现象源于骨重塑过程,即骨形成与骨吸收在细胞层面上的持续动态平衡。破骨细胞附着在骨骼上并将其移除,而成骨细胞分泌类骨质并帮助构建骨骼。这两个过程中的任何不平衡都会导致净骨质流失或增加。抗再吸收药物,如双膦酸盐,会干扰破骨细胞的功能,并且是治疗骨质疏松症的主要药物。合成代谢,即骨骼构建治疗,目前主要限于重组甲状旁腺激素(特立帕肽)。在骨骼结构中,小梁骨在椎骨和股骨近端占主导地位,而皮质骨在长骨干中更为突出。根据研究,小梁重塑的发生率大约为每年25%,而皮质重塑率则约为每年3%。因此,骨密度的变化在小梁骨中发生得更快,具有更大的临床意义,这与骨质疏

松症患者椎骨和股骨骨折的高发病率一致。

糖皮质激素相关的骨质流失:尽管糖皮质激素诱发的骨质疏松症及其相关骨折的确切病因尚未完全明确,但研究表明,其发病机制涉及成骨细胞数量减少和功能抑制,以及破骨细胞形成增加和功能增强,导致骨量丢失和骨质结构损害。此外,流行病学数据显示,长期服用糖皮质激素的患者骨折风险显著增加,这与绝经后骨质疏松症存在差异。骨吸收增加可能是由于破骨细胞分化的刺激。同时,由于成骨细胞的抑制,骨形成减少。钙平衡失调可能源于胃肠道吸收的减少以及尿钙流失的增加。另外,糖皮质激素对类固醇激素生成的抑制作用会干扰骨骼的正常重塑过程。糖皮质激素诱导的肌病以及由基础疾病引起的不活动也可能导致骨骼负荷减少,进而导致骨密度下降和跌倒相关骨折风险增加。在糖皮质激素治疗的前 6～12 个月内,骨质流失最为迅速,并且与绝经早期一样,小梁骨比皮质骨更受影响。据一项 Meta 分析显示,肾移植受者术后骨质丢失速度最快常发生在术后半年至 1 年,第 1 年内骨密度降低约 10%。长期使用糖皮质激素时,骨折风险高于绝经后骨质疏松症,这表明存在糖皮质激素诱导的骨量减少。一项由加拿大阿尔伯塔大学医学系的 Majumdar SR 教授及其团队进行的研究发现,即使是每日低至 2.5 mg 的糖皮质激素摄入,也会增加骨折风险。该研究指出,近期和长期的糖皮质激素使用与低骨矿密度减少和骨折风险增加独立相关。

二、骨质疏松性椎体压缩性骨折的危险因素

OVCF 的主要风险因素是骨质疏松症,但还存在其他可改变和不可改变的危险因素。可改变的危险因素包括患者可以控制和干预的生活方式和行为,例如饮酒、吸烟、雌激素缺乏、早绝经或双侧输卵管切除术、绝经前闭经超过一年、身体虚弱、视力受损、缺乏体力活动、低体重、膳食钙和维生素 D 摄入不足。不可改变的危险因素包括高龄、女性性别、种族、痴呆、跌倒倾向、成年期骨折史、一级亲属骨折史、既往类固醇和抗惊厥药物治疗史。控制这些可变风险因素是预防 OVCF 的首要步骤。

值得注意的是,肥胖在一定程度上可能对预防骨折有积极作用。肥胖可以降低骨质流失的风险,并且对骨骼施加的高压力会诱发更强的骨重塑反应。此外,肥胖与性激素水平升高相关,特别是雌激素水平的提升,这有助于促进成骨细胞的活性。肥胖相关的高胰岛素血症导致胰岛素样生长因子结合蛋白-1(IGFBG-1)的生成减少,从而使 IGF-1 蛋白水平升高,进而刺激成骨细胞的增殖。

尽管 BMD 是骨折风险的一个极佳预测指标,但其他多种临床因素,包括家族史、医疗状况和药物使用,在评估低骨密度和骨质疏松性骨折风险的患者方面同样重要。高风险患者群体包括有骨质疏松性骨折史、长期接受糖皮质激素治疗以及患有实体器官衰竭或接受过器官移植的患者。通常,骨质疏松性骨折与跌倒密切相关,跌倒的风险是骨质疏松性骨折的一个独立风险因素。临床因素和跌倒风险的评估有助于确定哪些患者可能从进一步的评估中受益。目前,全球范围内已经提出了多种模型来对骨质疏松风险进行分层,其中 FRAX 模型,一个受到广泛好评的骨折风险评估工具,基于世界卫生组织的数据,并且可在线获取。它被推荐用于评估患者的骨折风险,并针对高风险人群进行及时干预,以降低骨折的危害。在不同疾病患者中的应用,如类风湿关节炎、绝经后女性和糖尿病患者,为临床医生及护士

提供了积极采取防治及护理措施的决策依据。某些药物（尤其是糖皮质激素）和各种疾病（例如肾功能衰竭、性腺功能减退和酗酒）是继发性骨质疏松症的重要原因。在患有骨质疏松症的女性中，30%～60%有继发性原因。实体器官移植是骨质疏松性骨折的另一个主要危险因素。25 至 44 岁接受肾移植的年轻女性骨折风险激增 18 倍，而老年移植接受者的风险更是高达 34 倍。

低 BMD 与椎体骨折风险增加密切相关，且椎体骨折风险随平均 BMD 每降低一个标准差而激增超过 4 倍。OVCF 的风险也随着年龄的增长而增加。根据中华医学会骨质疏松和骨矿盐疾病分会主任委员徐苓教授提供的数据，50 岁以上女性脊椎骨折患病率为 15%，而 80 岁以上女性的脊椎骨折发生率上升至 36%～39%。随着年龄的增长，每增加 5 岁，脊椎骨折的风险就会增加 2 倍。多发骨折和低 BMD 的组合是一个更强的风险预测因子。对于年轻健康人群，基线 BMD 值每降低一个标准差，第一年内骨折发生的风险就会增加 60%。上胸腰椎 $T_{7\sim8}$ 和下脊柱 $T_{12}\sim L_1$ 的骨折患病率和发病率最高。其他诸如吸烟、低 BMI、怀孕或青少年时期等高钙需求阶段、跌倒以及低钙摄入等因素，均会增加首次椎体骨折的风险。

（1）年龄：骨骼质量在 20～24 岁达到顶峰，男性密度值为 $1.28\,\mathrm{g/cm^3}$；女性则在 30～34 岁达到顶峰，密度值为 $1.197\,\mathrm{g/cm^3}$。骨密度的测量是早期诊断骨质疏松和预防骨折的重要数据。晚年的骨密度取决于青年时期达到的峰值质量以及随后的骨质流失率。

（2）性别：在绝经后的头几年，女性通常会迅速失去骨质，小梁骨流失每年高达 5%，皮质骨流失每年为 2%～3%。这种早期绝经后骨质流失主要是由于破骨细胞活性增加。此后，成骨细胞活性下降占主导地位，损失率减慢到每年 1%～2% 或更低。据研究，女性在绝经后每年约以 5% 的速度递减骨量，尤其是停经过早或双侧卵巢切除后的妇女，其体内骨丢失的时间将会提前。骨质疏松症和相关骨折的危险因素在白人女性中研究得最多。男性的数据较少，但风险因素似乎与女性相似。约三分之一的老年男性骨质疏松症患者，其睾丸激素水平偏低。由于不明原因，男性髋部骨折的死亡率高于女性。一种可能的解释是，男性比女性晚 10 年骨折。另一种理论是，髋部骨折的男性往往病情更重，使他们患骨折后并发症的风险增加。

（3）种族：骨折的骨强度和危险因素因种族而异。在 65 岁及以上的社区居住的白人妇女中，骨质疏松性骨折的发生与多种因素密切相关，包括 50 岁后发生的任何类型骨折、母亲有髋部骨折史、长期使用长效苯二氮䓬类或抗惊厥药物、既往患有甲状腺功能亢进症、咖啡因摄入过量、每日站立时间不超过四小时、从椅子上起身困难（即虚弱状态）、视力减退以及静息性心动过速。45 岁及以上黑人女性髋部骨折的危险因素包括：体重指数，在行走中使用辅助工具，卒中史。

（4）跌倒：低 BMD 和多种跌倒危险因素的女性，持续骨折的可能性是 BMD 正常且不超过其中两个危险因素的女性的 27 倍。根据世界卫生组织报告，全球每年约有 15 万老年人死于跌倒，我国每年有 4000 多万老人至少发生 1 次跌倒。跌倒不仅给老人带来伤害，还会引发一系列家庭与社会问题。在这些跌倒事件中，约有 2% 导致髋部骨折，而高达 5% 可能导致其他类型的骨折。低股骨 BMD 和低 BMI 是跌倒相关损伤的危险因素。从直立位置跌倒或横向跌倒并直接撞击髋关节时，更可能发生严重损伤。

（5）糖皮质激素：尽管关于糖皮质激素诱导的骨质疏松症及其相关骨折的危险因素尚

未进行深入研究,但推测其可能涉及糖皮质激素治疗初期即存在的低 BMD、糖皮质激素治疗的潜在疾病、绝经状态、高龄以及既往骨折病史等因素。与糖皮质激素治疗相关的骨质流失存在剂量依赖性特点,随着使用时间和(或)剂量的增加而增加。引发显著风险的阈值被认定为口服泼尼松龙 7.5 mg 或以上(或等效剂量),且持续时间需达到 6 个月或更久。即便是长时间低剂量的服用,或是长期使用吸入类固醇,均有可能导致骨质异常流失。

(6)器官衰竭和移植:器官衰竭患者,特别是肝脏和肾脏功能不全者,面临较高的骨质疏松症和骨折风险。例如,老年骨质疏松发生率男性为 15.6%,女性为 23%,而骨质疏松患者中发生骨折的风险,男性为 10%~15%,女性为 30%~40%。移植后风险进一步增加,特别是在最初的 2~3 年内。这很大程度上与大量使用类固醇有关。其他药物如环孢素,也可能是影响因素。

三、预防骨质疏松症及关联性骨折

基础预防措施:建议所有患者维持均衡饮食,确保摄入充足的钙质和维生素 D(仅在必要时考虑补充剂),定期参与体育活动,限制酒精摄入,并严格戒烟。

糖皮质激素相关骨质疏松症预防:与糖皮质激素使用相关的预防措施在细节上可能有所差异,但在基本原则方面保持一致。建议尽可能缩短糖皮质激素的使用时间,并采用最低有效剂量,以减少其对身体的影响。如果可能,应优先选择吸入或局部应用而非口服制剂,尽管高剂量吸入型类固醇亦可能导致骨质流失,但其风险明显低于口服制剂。关于给药频率,隔日一次与每日一次的疗效并无显著差异。对于所有接受糖皮质激素治疗的患者,无论剂量高低或治疗时间长短,均应考虑采取预防性措施。对于低剂量短期使用(如泼尼松龙剂量低于 5 mg,治疗期不超过 3 个月)且无骨质流失历史的患者,在需要时应确保他们摄取充足的钙与维生素 D。对于已有骨质流失的患者,应考虑使用双膦酸盐治疗。对于需要长期使用泼尼松或其他类固醇激素的患者,特别是每日剂量超过 7.5 mg 且持续超过 6 个月的情况,口服双膦酸盐是预防糖皮质激素相关性骨质流失和降低椎体骨折风险的最具成本效益方法。这得到了临床实践的支持,因为它们已被证实能有效预防腰椎和股骨颈的骨质流失。此外,定期监测骨密度和积极的抗骨质疏松治疗也是必要的,以确保骨骼健康。然而,其他药物如唑来膦酸和重组 PTH 也被 FDA 批准用于预防糖皮质激素诱导的骨质流失。

四、骨质疏松性椎体压缩性骨折的特征

OVCF 可以被划分为三种主要的骨折类型:楔形骨折、双凹性骨折以及粉碎性骨折(图 7.1～图 7.3)。楔形骨折的特点是椎骨前缘的塌陷,而后缘则大多保持完整。这类骨折常见于胸椎的中段和胸腰段。双凹性骨折则表现为椎体中央部分的塌陷,通常出现在腰椎区域。粉碎性骨折多见于胸椎中段和腰椎,其特征是整个椎体的塌陷。在骨质疏松性骨折中,楔形和双凹形骨折是最为普遍的类型。OVCF 可能是偶然的影像学发现,也可能是有症状的临床事件。与因显著暴力伤害(例如明显的暴力损伤、高空坠落等)所导致的椎体骨折相比较,多数 OVCF 病例往往缺乏明确的外伤历史,即便是轻微的如打喷嚏这样的动作,也可能触发骨折的发生。骨折引起的疼痛强度和持续时间因患者而异。急性 OVCF 疼痛通常伴随

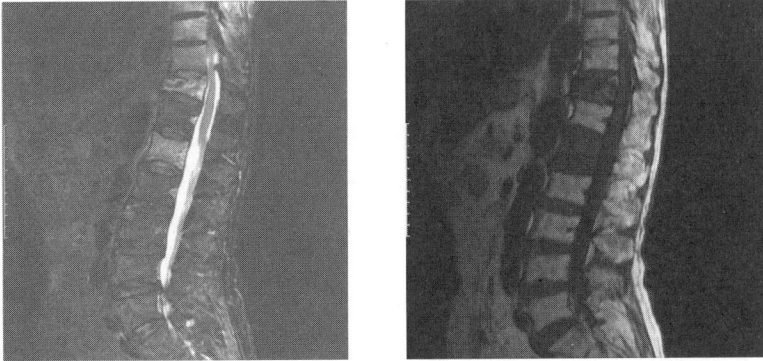

图 7.1 楔型骨折

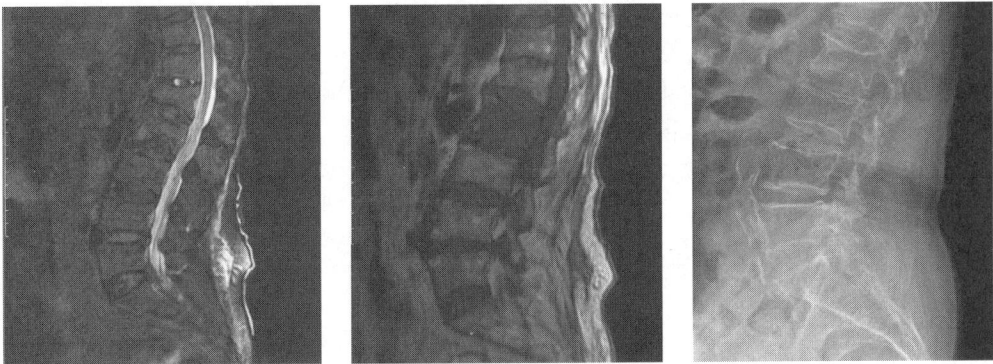

图 7.2 双凹型骨折

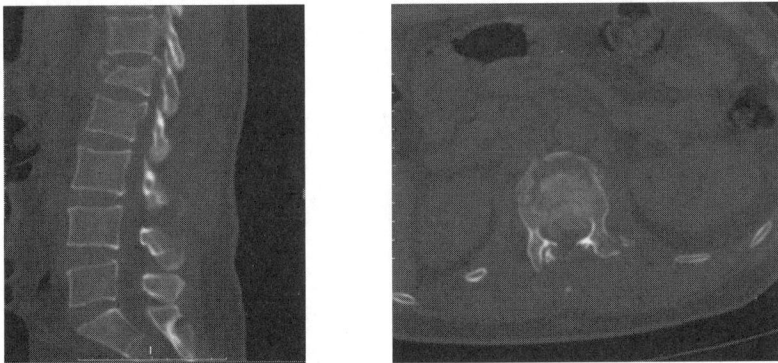

图 7.3 粉碎性骨折

着剧烈的深部疼痛和骨折部位的触痛,通常会持续2周至3个月。长时间地保持坐姿、站立姿势、进行弯腰动作以及参与体育活动,均可能使疼痛症状进一步加剧。而休息、卧床、热敷和转移注意力则可能缓解症状。椎旁肌肉痉挛和韧带压痛十分常见,并且疼痛可以从骨折部位的椎间盘向上或向下延伸几个层次。骨折可能导致神经根的刺激或压迫,胸椎 OVCF 时疼痛会沿胸腔向前放射,而腰椎 OVCF 时疼痛会向下放射至臀部或腿部。脊髓受压和脊髓病变在 OVCF 中较为罕见。OVCF 慢性疼痛的确切原因目前尚未明晰,但可能涵盖多种因素,诸如后凸畸形的恶化、椎旁肌肉的痉挛与疲劳、神经的刺激、小关节疾病以及身体机能的整体失调等。慢性疼痛的风险随着椎骨骨折数量的增加而升高。

五、骨质疏松性椎体压缩性骨折的表现与并发症

胸腰椎压缩性骨折,尤其是屈曲压缩型,是骨科常见病,通常由外力作用导致前纵韧带和椎体前半部分受损。这种骨折类型在临床上较为多见,主要表现为剧烈的腰痛,而神经功能受损的情况较为罕见,因为骨折碎片很少向后压迫椎管。对于严重骨质疏松症患者而言,椎体压缩性骨折尤其令人担忧。这些患者在进行一些看似轻微的活动,如举起轻物、剧烈咳嗽、打喷嚏,甚至是简单的床上翻身时,都可能发生骨折。据推测,椎体骨折的发生可能与椎旁肌肉收缩导致脊柱负荷增加有关。研究表明,骨质疏松症患者可能因从椅子上跌落、绊倒或尝试搬抬重物而导致脊柱受损,尤其值得注意的是,约30%的严重骨质疏松患者的压缩性骨折竟发生在卧床期间。当年龄小于55岁的患者出现压缩性骨折时,应首先考虑病理性骨折,如恶性肿瘤的可能性。椎体压缩性骨折起病隐匿,可能仅表现为轻微的背痛。随着时间的推移,多处骨折可能导致身高逐渐降低和椎旁肌肉持续收缩以维持姿势。这种状况的持续会导致肌肉疲劳和疼痛,即使在原始压缩性骨折愈合后,疼痛仍可能持续存在。

六、骨质疏松性椎体压缩性骨折的后果

大多数骨折(占60%~75%)发生在胸腰段周围(图7.4),这一区域位于T_{12}和L_2之间,被视为从较坚硬的胸椎向相对灵活的腰椎过渡的区域。该解剖结构特性导致胸腰椎连接部位相较于脊柱其他部位更易骨折。经历多发性压缩性骨折及椎体高度逐渐下降的患者,可能会逐渐显现出胸椎后凸及腰椎前凸的症状。严重后凸畸形病例中,胸腔受压将引发肺功能受损、腹部膨隆、早饱感及体重下降。压缩性骨折的其他并发症包括便秘、肠梗阻、活动功能受限、深静脉血栓形成、进行性肌无力和身高下降、内脏器官受压、呼吸障碍(如肺不张、肺炎和长期疼痛)以及抑郁等情绪问题。根据相关研究,与未发生压缩性骨折的患者相比,压缩性骨折患者的死亡风险可能高出15%。当椎体塌陷超过其初始高度的50%时,OVCFs可能导致节段不稳定。当一个脊柱功能节段失去稳定性时,相邻结构如肌肉、韧带等需额外承担负荷,以起到保护作用。相邻节段的张力增加可能导致脊柱退变加剧,甚至

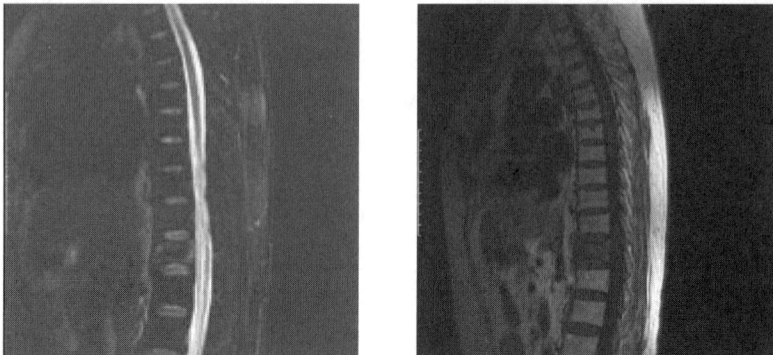

图7.4　骨质疏松性胸腰椎骨折

引发新的骨折。

　　OVCF 患者的生活质量显著下降,住院率和死亡率均有所增加。多项研究显示,OVCF
会增加死亡率。例如,研究显示,患有骨质疏松性椎体骨折的女性,其死亡风险比没有椎体
骨折的女性高出 50%。此外,骨质疏松性骨折后,患者在 5～10 年内的死亡风险显著增加。
根据一项涉及 6 480 名年龄在 50～79 岁的欧洲男性和女性的队列研究,存在椎体畸形的个
体相较于无此畸形的个体,其校正后的死亡率显著升高,女性和男性的死亡率分别增加了 1.
6 倍和 1.2 倍。在调整了不利的健康和生活方式因素(包括吸烟、体重指数、饮酒和一般健康
状况)后,风险有所降低。根据研究数据,椎体骨折的绝经后女性死亡率是未骨折患者的 9
倍。此外,随着 OVCF 数量的增加,死亡率也相应上升;例如,有 3 处或更多椎体畸形的女
性,其死亡风险是没有椎体畸形女性的 4 倍。

七、骨质疏松性椎体压缩性骨折的诊断性检查

　　为了诊断骨质疏松症并识别出有压缩性骨折风险的患者,最可靠的方法是测量骨密度。
目前,双能 X 射线吸收仪是测量骨密度的标准方法,它能测量中心骨量并具有良好的特异
性,因此被认为是金标准。在年轻人中,骨密度的 T 值代表了平均峰值的标准差。根据世
界卫生组织的标准,T 值低于 -2.5 表示骨质疏松,T 值介于 $-1～-2.5$ 表示骨质减少或骨
密度降低,而 T 值高于 -1 则视为正常。

　　双能 X 射线吸收测定法(DXA)是目前评估 BMD 首选且最为可靠的技术手段。该技术
通过比较两种不同能量的 X 射线穿透软组织和骨骼的效果,进而"剔除"软组织影响,得到骨
骼 BMD 的精确估计。通常,测量骨密度采用的是双能 X 线吸收法,虽然这一过程会涉及少
量辐射,但辐射剂量极低,通常不会对健康产生显著影响。DXA 扫描所用的辐射剂量大约
在每次检查 1 至 10 微希沃特之间,远低于普通胸部 X 光检查所用的辐射剂量(约 100 微希
沃特)。相比之下,自然背景辐射的平均年剂量为 2 000～3 000 微希沃特。为了使受检者了
解风险,权威机构提供的数据显示,DXA 扫描的辐射剂量相当于在自然环境中几小时到一
天内所接受的辐射量,这与日常生活中某些医学影像检查的辐射剂量相似。因此,无需过度
担忧这类检查可能带来的辐射累积效应。对于特定人群,如孕妇,可能需要避免不必要的辐
射暴露,因此在接受 DXA 扫描前,应告知医务人员自身情况,以便采取相应措施。尽管测量
骨密度的方法包含微量辐射,但其剂量极低,通常被认为是安全的。在考虑进行骨密度检测
时,应权衡潜在的健康益处与极小的辐射风险。DXA 能够评估多个骨骼部位的状况,其中,
非优势髋关节的 BMD 是预测髋部骨折的最佳指标,同时也是评估椎体或腕部骨折风险的重
要参考。椎骨骨质丢失在更年期早期和糖皮质激素使用早期会加速。在这些情况下,脊柱
BMD 测量可能特别有帮助。DXA 测量的 BMD 可能会因多种因素而出现假性升高。椎体
压缩性骨折会使得椎体被压缩,尽管钙总量保持不变,但单位体积内的骨小梁密度增加,从
而导致 BMD 显著上升。脊椎骨赘、退行性关节病变以及主动脉钙化等因素,均可能导致
BMD 测量值出现误增。在临床实践中,必须密切监测有风险患者的 DXA 检查结果,包括所
有 65 岁或以上的女性以及患有原发性甲状旁腺功能亢进、椎体异常或长期使用糖皮质激素
的患者。检查间隔一般不少于两年,但如有必要(例如慢性糖皮质激素使用者),则需更频繁
地进行监测,以评估 FDA 批准的骨质疏松症治疗方案的疗效。在决定是否以及何时重复

DXA 扫描时,请考虑以下因素:患者骨质流失的进展和骨折的临床危险因素。如果可能,应使用同一台设备进行连续测量。DXA 在同一台机器上的精度误差,即重复测量时读数的再现性,约为 1%。由于 DXA 扫描的精度和可重复性存在限制,与每年一次的 DXA 相比,扫描之间至少间隔两年才能提供更有意义的骨质流失信息。

该研究结果也得到了对那些在使用阿仑膦酸盐或雷洛昔芬治疗的第一年中 BMD 下降的女性的分析支持。这些女性在继续治疗期间可能会获得益处。例如,服用阿仑膦酸盐并在第一年髋关节 BMD 中失去超过 4% 的女性,在第二年髋部 BMD 增加的概率为 83%。即便接受安慰剂的女性群体同样展现出了类似的现象。对于那些接受双膦酸盐治疗但未发生骨折的重度骨质流失患者,可以考虑不重复进行 DXA 检查。正常老化过程中,BMD 的损失大约为每年 0.2%~0.5%。在多项研究中,腰椎 BMD 治疗的平均增加通常约为每年 3%(变化范围为 0~10%),但特定治疗如 setrusumab 在临床试验中显示出在 12 个月的时间点腰椎 BMD 平均增加 22%。BMD 中 10% 的变化相当于 T 值中 1.0 的变化。在使用糖皮质激素的早期阶段以及器官移植后,当骨质流失率可能高达每年 10% 时,建议未接受药物治疗的患者以 6~12 个月的间隔重复进行 DXA 检查。

65 岁及以上的女性,以及 10 年骨折风险与 65 岁相当的 65 岁以下女性应进行 DXA 筛查。FRAX 可以在没有 DXA 数据的情况下用于评估这个年轻群体的骨折风险。概述基于更多临床风险因素的初始筛查建议。如果可能,使用 $L_1 \sim L_4$ 值来诊断脊柱骨质疏松症。如果存在解剖异常,请使用两个或三个椎骨的任意组合(例如 $L_2 \sim L_4$)。指南建议不要根据一个锥体的 T 值来诊断骨质疏松症。对于诊断髋部骨质疏松症,股骨颈或全髋是首选部位。

其他诊断和检测方式较多,但在常规测试中存在局限性。定量跟骨超声设备既便携又便宜,通常用于非正式的骨质疏松症筛查项目。然而,荟萃分析结果显示,超声筛查的价值有限。例如,针对一位 65 岁且其他方面健康的女性,阳性研究结果显示,DXA 确诊骨质疏松症的概率由 22% 提升至 34%。相反,隐性研究则显示,骨质疏松症的概率降低至 10%,即从 22% 下降。超声提供的 T 值不等同于 DXA 的 T 值,因此不应用于诊断目的。相反,超声 T 评分异常低的患者应通过 DXA 进行评估,以获得更明确的诊断。骨吸收的生化标志物用于研究,也可用于临床评估抗吸收治疗的有效性。在后一种情境下,这些标志物通常会在治疗两到三个月后下降至绝经前水平。有数据显示,老年女性骨吸收因子水平上升是骨折的一个独立风险因素。然而,骨代谢标志物不是 BMD 的可靠预测指标,也不能替代高危女性的 DXA。一般来说,不推荐将它们用于诊断骨质疏松症。

八、骨质疏松性椎体压缩性骨折的次要原因评估

尽管骨质疏松症的大多数病例是自发性的,但有几个重要的继发性原因需要引起我们的注意。这些原因包括性腺功能减退、甲状旁腺功能亢进、吸收不良、肾衰竭、多发性骨髓瘤等,这些情况通常需要进行详细的医学评估。近年来,多项研究显示,维生素 D 缺乏(低于 30 ng/mL)与骨质流失紧密相关,被认为是导致骨质疏松和增加骨折风险的关键因素。研究显示,超过 50% 接受骨质疏松症治疗的绝经后妇女缺乏维生素 D。此外,维生素 D 缺乏不仅限于骨质疏松症患者,近 50% 的年轻女性在冬季结束时同样可能面临维生素 D 缺乏问

题。波士顿卫生专业人员的一项研究显示,32%的人维生素 D 水平偏低。基于这些研究,专家建议对骨密度降低的患者评估维生素 D 水平,或酌情补充维生素 D。对于那些肾功能不全或怀疑存在钙和(或)维生素 D 摄入或吸收不足的患者,应考虑继发性甲状旁腺功能亢进的可能性(即正常或低钙血症伴有甲状旁腺激素升高)。钙排泄过多可能导致负钙平衡,这种情况通常可以通过噻嗪类利尿剂进行治疗。尽管亚临床皮质醇增多症传统上不被认为是骨质流失的危险因素,但近期研究和病例报告表明,该病症患者并发骨质疏松及椎体骨折的风险显著增加。对于男性骨质疏松症患者,需要密切监测血清睾酮水平。在没有其他继发性原因的骨质疏松症患者中,约有三分之一的老年男性血清睾酮水平偏低。

多种影像学技术可用于评估疑似压缩性骨折的患者。X 线平片是最初的诊断工具。所有疑似椎体损伤的患者都应接受完整的脊柱影像检查,这有助于避免漏诊,尤其是在患者存在其他危及生命的损伤时。在 5%~20% 的压缩性骨折患者中,可发现多发性椎体骨折,且术后存在 8%~52% 再发压缩性骨折的风险。椎体高度的减少、沿椎体前后限的破坏、小关节脱位以及椎弓根间和棘间距离的增加(7 mm)均为椎体结构损伤的指标。X 线片的主要局限性在于无法检测韧带损伤。创伤后凸角的测量在骨折评估中具有重要价值,尤其是在保守治疗的骨折中。例如,髋臼后方包容角的测量已被证明在评估髋臼后壁骨折稳定性方面具有较高的临床应用性,其测量结果与传统方法相比具有良好的一致性。后凸角度测量是指损伤节段上方一个水平的上终板与下方一个水平的下终板之间的角度。通常,直立片用于测量后凸角,并监测 OVCF 患者后凸的变化和进展。为了评估背部疼痛的原因,患者通常会接受脊柱正侧位的 X 线平片检查。X 线平片可用于评估连续图像的高度损失程度和畸形进展。通过对比之前的影像资料,医生可以判断事件是否为急性,但精确确定骨折发生的时间则较为困难。同时,X 线难以发现细微骨折。

在某些特定情况下,如感染或恶性肿瘤引起的病理性压缩性骨折,可以采用更先进的 MRI 技术。MRI 有助于更清晰地显示脊髓受压和韧带损伤的情况。高信号强度提示脊髓损伤。MRI 在评估 OVCF 的新鲜与陈旧方面也十分有用。T2 信号能够识别新的损伤,原因在于椎体内水分信号强度的提升。当 MRI 存在禁忌症时,例如在使用起搏器的患者中,CT 脊髓造影可用于评估脊髓受压。对于神经功能缺损的患者,应优先考虑 MRI 检查,因为多次压缩骨折可导致足够的后凸成角,导致脊髓受压,并可能发展到完全丧失神经功能。MRI 被认为是确定责任椎体的最佳辅助检查方式,可以区分急性、亚急性和愈合的 OVCF,并全面评估椎管、骨折块以及是否存在脊髓压迫。MRI 还可以揭示其他导致背痛的原因,例如恶性肿瘤或椎管狭窄。急性骨裂缝在 T1 加权序列上表现为低信号强度,在 T2 加权序列上表现为高信号强度。椎体、椎体后部受累和(或)相关的硬膜外或椎旁肿块通常提示恶性肿瘤,但这些发现并非特异性,也可能出现在良性病变如单纯骨折中。在怀疑肿瘤的情况下,可以在椎体增强检查的前提下,进行活检。

评估 OVCF 的另一种成像方式是 CT。CT 扫描主要用于显示可能损伤的部位,尤其在检测前楔状骨折的不稳定性和隐蔽性骨损伤方面具有重要作用。然而,CT 在显示隐性骨折方面存在局限性,因为隐性骨折(亦称骨挫伤)是指常规 X 线平片所不能发现而实际却存在的骨折,是一种假阴性现象。CT 是复杂骨折成像和确定椎体损伤程度的理想选择。除非患者有神经缺陷,否则更复杂的成像方式,如 CT 脊髓造影和 MRI 并非必需。CT 和骨扫描是无法接受 MRI 扫描的患者的替代成像方式。CT 扫描是评估椎体后壁完整性及疑似椎弓根或后部结构骨折的首选方法。这些信息有助于确定合适的进针路径。骨扫描灵敏度高,但对椎体骨折的特异性相对较低,且在实质性愈合后仍可能持续阳性长达 1 年以上。

九、骨质疏松性椎体压缩性骨折的治疗对象

在进行治疗决策时,医生应当综合考虑患者未来可能发生的骨质流失情况、骨折的风险概率以及通过定量骨密度检测得到的结果。对于那些已经经历过骨质疏松性骨折的患者,治疗计划可以依据这些信息来制定。对于那些之前没有接受过任何治疗的女性患者,FRAX 工具可以用来评估她们的骨折风险。该工具综合考虑了年龄、性别、身高、体重、骨折史、家族骨折史和药物使用情况等多个因素,以计算一个人未来 10 年内发生骨质疏松性骨折的概率。在没有骨密度测定条件时,FRAX 也提供了仅用体重指数(BMI)和临床危险因素进行评估的计算方法。临床上,FRAX 工具计算出髋部骨折概率≥3%或任何重要的骨质疏松性骨折发生概率≥20%时,视为骨质疏松性骨折高危患者。如果通过 FRAX 工具评估得出的髋部骨折风险超过了 3%,或者 10 年内的总骨折风险超过了 20%,这通常会被认为是需要药物治疗的明确指标。而对于其他患者,治疗的决策过程则需要更加全面地考虑,包括 DXA T 评分以及其他临床风险因素。例如,一位 65 岁的女性,如果她的 T 评分为 −1.5,那么她通常不需要立即开始药物治疗。但是,若该女性患者同时伴有慢性糖皮质激素服用史,则治疗可能为其带来显著益处。

十、骨质疏松性椎体压缩性骨折的保守疗法

非手术治疗是治疗 OVCF 的首选方法之一。保守治疗涵盖麻醉药、非甾体抗炎药(NSAIDs)的应用,卧床休息,外部支撑的使用,物理治疗/运动疗法,以及针对骨质疏松症的特定药物治疗。治疗过程通常从短暂的卧床休息开始,随后在外部支具的保护下逐渐增加活动量。鉴于椎体压缩性骨折(VCF)多为屈曲-压缩性损伤,推荐使用过伸支具。这些支具在最初的几个月内特别有益,直至疼痛消退。尽管年轻患者对支具的耐受性较好,但老年患者因支具可能增加疼痛感受,其耐受性明显降低。因此,老年患者往往需要更长时间的卧床休息。活动不足可能引发静脉血栓形成等严重并发症,包括肺栓塞、褥疮、肺部及尿路感染等问题。此外,有报告称,卧床休息的患者骨密度每周下降 0.25%～1.00%。为了减轻疼痛,促进保守治疗的早期活动,应适当开具止痛药。麻醉药品应仅用于常规镇痛药无法有效缓解疼痛的患者。然而,麻醉药的一个主要问题是生理依赖性及其他不良反应,例如胃肠运动障碍和认知功能受损。物理治疗和康复同样是促进愈合的重要环节。

对于病理性压迫性骨折的患者,如果肿瘤对放射治疗敏感,可能需要进行一个疗程的放疗。放射治疗能有效缓解约 50%因骨髓瘤、前列腺癌或乳腺癌导致的 VCF 患者的疼痛症状。

对于出现神经根性疼痛的患者,采用神经根阻滞或硬膜下注射类固醇和(或)麻醉剂可能带来缓解。抗抑郁药、抗惊厥药等神经源性疼痛治疗药物,可能对慢性疼痛管理有益。针对骨质疏松症的治疗,如激素替代疗法、降钙素、双膦酸盐、雷洛昔芬、特立帕肽和地舒单抗,可通过降低风险来减轻疼痛。此外,降钙素、静脉注射双膦酸盐和特立帕肽可直接缓解骨

痛。脊柱矫形器或支具通过限制活动、减少体位屈曲，并为肌肉疲劳和痉挛患者提供轴向支撑，从而减轻疼痛。物理疗法可以改善身体力学和姿势，从而减轻疼痛。运动可以通过增强肌肉力量、改善柔韧性和平衡、维持 BMD 以及降低额外骨质疏松性椎体压缩性骨折的发生率来提供益处。

（一）骨质疏松性椎体压缩性骨折的非药物治疗策略

（1）锻炼：观察数据和临床试验表明，有氧运动、步行和立足训练等负重活动可有效增加脊柱 BMD。然而，这些研究的质量大多有限，尚未能证明运动可以降低骨质疏松性骨折的风险。

（2）防跌倒措施：预防跌倒需关注药物、步态、视力及环境因素（如光线暗、地毯滑、浴室无扶手）等多重风险。除了处理跌倒的可能医学原因外，职业治疗评估在降低跌倒风险方面的潜在价值也应予以考虑。

（3）髋关节保护器：髋关节保护器是根据解剖学设计的塑料防护罩或垫子，可佩戴在特殊内衣的侧袋中。尽管进行了多项随机试验，但髋关节保护器的益处仍不明确。髋部保护器穿戴不便且舒适度低，可能影响其实际效用。

（二）骨质疏松性椎体压缩性骨折的药物治疗策略

在对骨质疏松症的多种治疗方法进行评估时，必须综合考虑临床表现和 DXA 检查的结果。众多研究都倾向于使用 BMD 的变化作为衡量疗效的一个替代性指标。尽管低 BMD 水平是预测绝经后妇女骨折风险的关键指标，但 BMD 提升与骨折风险降低之间的关系并不总是明确一致。

目前市场上可用的抗骨吸收药物，如双膦酸盐类、降钙素类、选择性雌激素受体调节剂（SERMs）如雷洛昔芬，以及合成代谢药物特立帕肽（重组甲状旁腺激素），均被证实能有效降低绝经后妇女的椎体骨折发生率。这些药物通过不同的机制作用于骨骼，例如抑制破骨细胞功能、降低血钙水平、模拟雌激素作用等，从而减缓骨吸收速度并降低骨折风险。这些药物中的大多数还被证实能够减少其他部位的骨折风险，例如肋骨和手腕等部位。根据目前的临床数据，被证实能够减少髋部骨折风险的药物包括阿仑膦酸盐、利塞膦酸盐、唑来膦酸、地诺单抗和雌激素。尽管 BMD 的降低与绝经后妇女的骨折风险之间存在一定的相关性，但在糖皮质激素诱导的骨质疏松症中，这种相关性尚未得到明确的证实。在治疗糖皮质激素引起的骨质疏松症的研究中，BMD 的变化常被作为主要评估指标。例如，一项研究显示，骨质疏松症患者腰椎平均 BMD 的降低与椎体骨折的发生具有相关性。然而，由于不同试验中研究人群在潜在疾病、特定的糖皮质激素治疗方案以及是否使用双膦酸盐进行预防或治疗糖皮质激素引起的骨质丢失等方面存在显著的异质性，因此很难对来自不同试验的骨折数据进行汇总。

（1）钙：对于人体而言，确保充足的钙摄入量是至关重要的，尤其是在人的早年和中年时期，因为这有助于达到骨密度的最大峰值。此外，保持适量的钙摄入对于在晚年生活中维持骨密度同样具有不可忽视的作用。但需注意，仅通过补充钙质，并不能有效持续降低绝经后骨质疏松症或长期使用糖皮质激素引发的骨折风险。在日常生活中，人们常用的钙补充剂主要有两种类型，分别是碳酸钙和柠檬酸钙。碳酸钙作为补充剂，在酸性环境下吸收最佳,故建议随餐服用以增强吸收。然而,服用胃酸减少药物(如 H2 受体阻滞剂、质子泵抑制剂)的个体,碳酸钙吸收可能受影响,尽管其临床意义尚待研究。另一方面,柠檬酸钙价格虽高于碳酸钙,但优势在于不依赖胃酸环境吸收。此外,对于那些按照生理剂量服用钙补充剂的患者来说,他们患肾结石的风险并不会因此而增加。

(2) 维生素 D:维生素 D 实际上是指一组脂溶性的类固醇激素以及激素前体,它们通过影响肠道、肾脏和骨骼来调节钙的代谢。胆钙化醇(D3)是一种由皮肤在暴露于紫外线时产生的维生素 D 形式,常见于鱼类中的维生素 D。D3 和麦角钙化醇(D2)这两种形式的维生素 D 都可以通过合成过程用于维生素补充剂和强化食品中。维生素 D2 和 D3 在人体内首先在肝脏中经历羟基化过程,转化为 25 -羟基维生素 D,随后在肾脏中进一步转化为维生素 D 的活性形式,即骨化三醇(1,25 -二羟基维生素 D3),这是维持钙磷平衡和促进骨骼健康的关键。

尽管众多研究和荟萃分析已进行,但钙和维生素 D 对骨折风险的影响仍具不确定性。多数研究指出,与钙联合使用,尤其是每日 800 IU 的高剂量维生素 D,相较于 400 IU,更能有效预防骨折。妇女健康倡议(Women's Health Initiative)研究了钙和维生素 D 补充剂对低风险人群的影响,结果发现,按照治疗意向分析的组别中,并没有观察到骨折发生率的降低。然而,高依从性女性中,髋部骨折发生率降低了 29%。尽管缺乏明确的证据支持,补充钙和维生素 D 仍然是治疗骨质疏松症的常规和标准治疗方法。

对于老年人来说,维生素 D 的推荐每日摄入量为 800~1 000 IU,而许多权威机构建议使用更高的剂量。该推荐量依据夏季每周 2 至 3 次,每次手、手臂和脸部暴露于阳光下 10~30 分钟所能合成的维生素 D 量。市面上大多数复合维生素产品都含有维生素 D,通常剂量为 400 IU。许多钙补充剂也添加了维生素 D,同时市面上销售的大多数牛奶产品都进行了维生素 D 的强化。由于维生素 D 是脂溶性的,过量摄入可能会导致毒性反应。然而,尽管有观点认为每天摄入高达 4 000 IU 的维生素 D 基本上没有毒性风险,但也有研究指出,超过这一剂量可能会导致维生素 D 中毒。老年人由于"外出"活动较少,皮肤产生维生素 D 的能力会因年龄增长而降低,因此他们面临维生素 D 缺乏的风险特别高。居住在高纬度地区的人们也面临同样的风险,因为在那里的冬季,紫外线的照射量不足以合成足够的维生素 D。对于那些患有吸收不良、肾功能不全、肝功能衰竭或其他继发性甲状旁腺功能亢进或骨软化症的患者,他们可能需要特定形式的维生素 D 的药理学剂量,并且可能从转诊给专科医生中获益。

(3) 双膦酸盐类药物:双膦酸盐是一类与焦磷酸盐结构相似的化合物,它们能够与骨骼中的羟基磷灰石晶体紧密结合,并通过影响破骨细胞的功能来抑制骨质的吸收。在治疗骨质疏松症的各种方法中,双膦酸盐类药物在减少骨折风险方面拥有最为丰富的临床研究数据支持,这些数据覆盖了绝经后女性、男性患者,以及长期使用糖皮质激素的人群。双膦酸盐类药物包括口服形式(如阿仑膦酸盐、利塞膦酸盐和伊班膦酸盐)和静脉注射形式(如唑来膦酸和伊班膦酸盐)。尽管每一种双膦酸盐类药物在与安慰剂对照的临床试验中都显示出了减少骨折发生的效果,但目前尚未有直接比较不同双膦酸盐类药物在降低骨折风险方面的研究。最近对骨质疏松症治疗的系统评价和荟萃分析得出的结论是,所有双膦酸盐类药物均能有效减少椎体骨折的发生,而阿仑膦酸盐、利塞膦酸盐和唑来膦酸在减少髋部骨折方面也显示出积极的效果。对于长期使用糖皮质激素导致骨质疏松的患者,利塞膦酸盐和阿仑膦酸盐均被证实可以减少椎体骨折的发生。此外,一项最新的非劣效性试验研究显示,在接受糖皮质激素治疗的患者中,利塞膦酸盐和唑来膦酸对 BMD 的影响是相似的。这项研究的目的是评估两种药物在治疗骨质疏松症方面的效果,特别是它们对骨密度的改善作用。研究结果表明,在经过一段时间的治疗后,使用利塞膦酸盐和唑来膦酸的患者在骨密度的提升上没有显著差异,这表明两种药物在提高骨密度方面具有相似的疗效。

在讨论双膦酸盐类药物时,我们不得不关注其可能引发的一些不良反应。口服双膦酸盐的临床试验中,患者报告了多种食管并发症,这些并发症包括从轻微的胃灼热和反酸症状到更为严重的食管溃疡甚至食管穿孔。尽管这些严重并发症较为少见,但它们已提示我们,对于食管疾病患者而言,口服双膦酸盐可能并非理想之选。因此,在使用这类药物前,对患者进行细致的评估和审查,以确保其正确用药,显得至关重要。此外,双膦酸盐类药物的使用与肌肉骨骼疼痛之间存在一定的关联,这一点在所有双膦酸盐类药物的处方信息中都有所提及。这同样提醒临床医生,在评估肌肉骨骼疼痛患者时,需留意其疼痛是否与双膦酸盐的使用有关。至于唑来膦酸,有研究指出它可能与心房颤动的轻微增加有关联。然而,鉴于治疗组与安慰剂组的心房颤动总体发生率相同,这一发现的具体意义尚待明确。然而,值得注意的是,在治疗组中,被定义为"严重"的心房颤动发生率似乎更高。尽管一项大规模的临床试验显示口服双膦酸盐的患者与病例对照组的心房颤动发生率之间没有显著差异,但其他研究指出,双膦酸盐的使用可能与心房颤动风险的增加有关。药物引起的颌骨坏死,通常与双膦酸盐类药物的使用有关。除了双膦酸盐药物,其他骨吸收抑制剂和血管生成抑制剂同样可能导致颌骨坏死。双膦酸盐(bisphosphonates,BPs)类药物自 1908 年首次上市以来,便作为一种骨吸收抑制剂被广泛使用,包括阿仑膦酸、帕米膦酸、唑来膦酸等。这些药物能够选择性地与骨骼结合,有效抑制破骨细胞的活性,被广泛应用于预防和治疗由破骨细胞活性增强导致的骨质降解增加所引发的多种疾病,例如骨质疏松症、多发性骨髓瘤、肿瘤源性高钙血症、恶性肿瘤溶骨型骨转移等。研究指出,相较于其他骨骼,颌骨具有更为丰富的血液供应,以及更高的成骨和破骨代谢率,这使得双膦酸盐类药物在颌骨中高度聚集,其作用时间可长达 10 年甚至更久。颌骨坏死的早期临床症状通常表现为颌面部出现暴露的死骨,或通过口腔内外的瘘管可触及死骨,并且这些症状会持续 8 周以上。颌骨坏死的诊断和治疗需要综合考虑多种因素。首先,医生会根据患者的临床症状、病史以及影像学检查结果进行综合评估。通过影像学检查,如 X 光、CT 扫描或 MRI,医生能够准确判断坏死区域的大小及范围。一旦确诊为药物相关性颌骨坏死,治疗策略通常包括药物的停用或调整,以及对症治疗。在某些情况下,可能需要进行外科手术清除死骨和促进愈合。预防措施同样重要,尤其是在使用双膦酸盐类药物的患者中。医生会建议患者定期进行口腔检查,保持良好的口腔卫生习惯,并在出现任何口腔问题时及时就医。此外,针对需长期依赖双膦酸盐类药物的患者,医师通常会建议额外补充钙质与维生素 D,旨在维护骨骼健康状态。颌骨坏死的管理工作需多学科协同合作,涵盖口腔外科、内科、放射科及牙科等领域的专家。通过各学科的紧密协作,能够为患者量身打造最优治疗方案,有效缓解病痛,提升生活质量。

关于双膦酸盐治疗骨质疏松症的最佳持续时间,目前尚无明确共识。长达十年的阿仑膦酸钠治疗数据揭示了其在治疗绝经后妇女骨质疏松症方面的持续安全性和有效性。双膦酸盐的长半衰期意味着其效果可能在停止治疗后仍会持续。为探究这一问题,FLEX 试验随机选取了已服用阿仑磷酸盐5年的妇女,让她们继续接受5年阿仑磷酸盐或安慰剂治疗。尽管安慰剂组的女性BMD有所下降,但研究结果显示,她们的骨密度仍然高于治疗前的基线水平。在放射学检查中,并未发现整体骨折或椎骨骨折的显著差异。尽管安慰剂组在临床上检测到的椎体骨折略有增加,尤其是在基线BMD较低或有既往椎骨骨折史的女性中,但与阿仑膦酸钠片治疗组相比,这种差异更为明显。这表明,对于轻度骨质疏松症的女性,在5年治疗后可能可以停止使用双膦酸盐,并通过适当监测BMD来管理。

(4)地诺单抗。地诺单抗是一种人类单克隆抗体,它的工作机制是能够与成骨细胞前体表面的RANK配体结合,通过这种方式,它有效地阻止了破骨细胞的激活过程。对于那些T值低于-2.5的绝经后妇女,每年两次的皮下注射地诺单抗已被证明可以显著降低脊柱和髋部骨折的风险。在一项对比研究中,将地诺单抗与阿仑膦酸盐进行了比较,结果显示,在接受治疗的患者中,地诺单抗组在12个月内的BMD增加更为显著。尽管这项研究提供了积极的数据,但它并未能对骨折风险的差异进行评估。地诺单抗作为一种治疗方案,虽适用于门诊环境,但其使用严格限定于临床机构内部。地诺单抗的使用需要遵循严格的医疗指导和监测。鉴于其作用机制,长期使用地诺单抗可能伴随低钙血症及感染风险上升等潜在副作用。因此,患者在开始地诺单抗治疗前,需要进行全面的健康评估,包括血液检查和骨密度测试。此外,治疗期间,医生会定期监测患者的钙水平和骨代谢指标,以确保治疗的安全性和有效性。

研究显示,接受地诺单抗治疗的患者可能会面临蜂窝织炎风险的增加。尽管这一风险相对较低,发生率不足0.5%,但仍需引起足够的重视。此外,在接受地诺单抗治疗的患者中,其他类型感染的发生率亦可能有所上升。这可能与地诺单抗作为免疫调节剂的特性密切相关,该药物可能会暂时降低患者的免疫保护能力,进而提升感染的风险。为了应对这些潜在的风险,医生和患者需要密切合作,确保治疗过程中的监测和管理。在治疗前,医生应详细评估患者的健康状况,包括既往病史和可能的感染风险。在治疗期间,需定期进行血液检测及其他必要的医学检查,以便及时监测患者的免疫状况并及早察觉任何感染的苗头。此外,患者应被教育识别感染的早期症状,并在出现任何异常时立即寻求医疗帮助。

(5)甲状旁腺激素:特立帕肽是一种重组蛋白,由人类甲状旁腺激素的前34个氨基酸构成,是目前唯一被批准用于治疗骨质疏松症的合成代谢药物。虽然持续分泌的甲状旁腺激素(如在原发性甲状旁腺功能亢进症中)会促进破骨细胞的活性,但间歇性给药却能激活成骨细胞,进而提升BMD。根据一项包含1637名绝经后妇女的随机试验,特立帕肽被证实能够显著降低椎体骨折发生率65%以及非椎体骨折发生率53%。尽管髋部骨折的减少未达到统计学显著性(仅9例),但研究结果依然具有参考价值,特别是在考虑到特立帕肽在治疗骨质疏松性骨折时所展现的促进骨折愈合和降低再骨折风险的临床疗效。持续24个月每日接受特立帕肽注射后,其对提升骨密度的积极作用可能逐渐减弱。因此,通常建议在双膦酸盐治疗后使用特立帕肽,作为一种巩固治疗效果的手段。特立帕肽也被广泛应用于预防及治疗因糖皮质激素使用而引发的骨质疏松症。值得注意的是,甲状旁腺激素与阿仑膦酸盐联合使用可能会减弱前者的合成代谢作用。特立帕肽与长期高剂量给药的大鼠骨肉瘤发病率增加有关,因此出于安全考虑,不建议有骨恶性肿瘤病史的患者或有相关风险的患者使用。特立帕肽通常用于患有严重骨质疏松症且已有骨折的患者,以及那些双膦酸盐治疗失败或无法耐受双膦酸盐的患者。

（6）雷洛昔芬。雷洛昔芬是一种非甾体选择性雌激素受体调节剂。它与雌激素受体结合，抑制骨吸收，而不影响子宫内膜。多项关于雷洛昔芬的研究评估显示，绝经后骨质疏松症妇女使用该药物3年后，椎体骨折的相对风险降低至0.7。尽管非椎体或髋部骨折风险呈现下降趋势，但未达到统计学显著性。雷洛昔芬的使用与雌激素受体阳性乳腺癌发病率的降低相关，这一点与雌激素受体阳性乳腺癌预后较好且通常可选择抗雌激素治疗的原理相吻合。研究显示，雷洛昔芬在降低绝经后女性罹患浸润性乳腺癌风险方面与他莫昔芬一样有效，且具有较低的血栓栓塞事件、子宫内膜癌和白内障风险。其静脉血栓形成的风险与雌激素替代治疗大致相当。目前尚无关于雷洛昔芬治疗糖皮质激素诱发的骨质疏松症的数据。因此，不推荐雷洛昔芬用于绝经前妇女。雷洛昔芬的临床运用必须在专业医师的指导下谨慎实施，以保障用药过程的安全可靠及疗效最大化。在考虑使用雷洛昔芬之前，医生将全面评估患者的健康状况，涵盖骨密度检测结果、个人病史、家族病史，以及潜在的其他健康风险因素。此外，患者在使用雷洛昔芬期间应定期进行复查，以监测药物效果和潜在的副作用。

（7）雌激素。雌激素直接作用于骨骼中的雌激素受体，降低骨转换率和骨质流失。对于无子宫的女性，雌激素通常单独使用；对于未进行子宫切除术的女性，则与孕激素联合使用。多年来，雌激素替代疗法一直是绝经后妇女的常规治疗。2002年发布的《妇女健康倡议》报告指出，绝经后雌激素替代疗法（HRT 或 ERT）能够缓解更年期症状，如潮热、盗汗等，但同时也存在增加乳腺癌、冠状动脉疾病、中风和血栓风险的潜在风险。

一项研究显示，在接受雌激素和孕激素治疗的8 506名妇女中，髋部骨折的风险显著降低了34%。进一步分析显示，椎体骨折减少了35%，手腕骨折减少了29%，总骨折减少了24%，这为雌激素在减少绝经后妇女骨折风险中的作用提供了有力证据。口服避孕药可用于预防绝经前妇女因雌激素水平过低导致的骨质疏松症，尤其是那些接受糖皮质激素治疗的妇女。然而，饮食问题也不容忽视，包括饮食失调的可能性。尽管骨骼健康与多囊卵巢综合征（PCOS）之间的关系存在争议，但普遍认为，绝经前且患有PCOS的妇女不属于低雌激素血症范畴，故可能不会面临骨质疏松症的风险增加。与FDA批准的雌激素来源药物相比，标记为'生物同质性激素'的药物在降低骨折风险方面的益处，目前尚未获得确凿证据支持。有意使用'生物统治性激素'的女性需意识到，该疗法尚未获得充分验证的安全性和有效性支持。

（8）降钙素：降钙素是一种多肽激素，它能够抑制破骨细胞介导的骨吸收过程。一项规模较大的预防骨质疏松性骨折复发（PROOF）研究（n＝1 255）已经证实了其降低椎体骨折风险的效果。然而，该研究的样本退出率非常高。在小型研究中，已经观察到降钙素可以缓解急性椎体骨折的疼痛。然而，降钙素似乎并不能减少接受糖皮质激素治疗患者发生髋部骨折、其他非椎骨骨折或骨折的风险。

尽管降钙素在某些方面显示出局限性，但其在治疗骨质疏松症中的作用仍不容忽视。降钙素的使用可以为特定患者群体带来益处，尤其是在急性椎体骨折的疼痛管理方面。此外，降钙素可能在与其他药物联合使用时展现出更好的疗效，例如与骨形成促进剂或骨吸收抑制剂的组合疗法。未来研究需聚焦于降钙素使用方案的优化，并深入探索其与其他药物的协同效果，旨在为骨质疏松症患者制定更全面的治疗方案。

（9）联合治疗：尽管联合治疗在理论上具有吸引力，但多项研究尚未显示出联合抗骨质疏松药物的临床益处。如前所述,甲状旁腺激素和阿仑膦酸盐的联合治疗可能会减弱甲状旁腺激素的合成代谢作用。研究还探讨了双膦酸盐治疗与雌激素和雷洛昔芬联合使用的效应。尽管在一些研究中,联合治疗导致 BMD 逐渐增加,但骨折风险的降低尚未得到证实。理论上,联合治疗存在过度抑制骨重塑的风险,可能导致骨脆性增加。但长期双膦酸盐使用的研究显示,此风险并未转化为临床实际问题。当前缺乏联合治疗的明确指南,但对于已接受钙、维生素 D 及单一抗吸收剂治疗但仍面临显著骨质流失的患者,联合治疗的价值值得深入探讨。

(10)骨化三醇:即 1,25 -二羟基维生素 D3,是维生素 D 的活性形态,主要用于治疗与慢性肾脏疾病相关的低钙血症和代谢性骨病。它能显著减少椎体畸形的发生率。然而,骨化三醇或高剂量的其他形式维生素 D 可能引起不良反应,如高钙血症、高钙尿症和肾结石。使用骨化三醇治疗期间,患者需遵照医嘱,定期接受血液及尿液检测,确保钙水平及肾功能能得到监控。此外,患者在治疗期间应保持均衡的饮食,确保摄入足够的钙和磷,这对于骨骼健康至关重要。医生或会建议减少高磷食品摄入,防止磷钙比例失衡。骨化三醇的治疗效果因人而异,因此,医生会根据患者的具体情况调整剂量。在某些情况下,可能需要联合使用其他药物,如磷结合剂,以优化治疗效果。治疗过程中,患者应与医疗团队紧密合作,一旦发现不适或异常,立即报告。

(11)他莫昔芬:在绝经后妇女中,他莫昔芬对髋关节和脊柱的 BMD 有轻微的积极作用。然而,在绝经前妇女中,由于他莫昔芬可能干扰雌激素,导致 BMD 显著降低。他莫昔芬尚未被证明能降低椎体骨折的风险。

(12)睾酮:睾酮补充剂可改善正在服用糖皮质激素且血清睾酮水平低的男性的 BMD。对于有明显性腺功能减退症的年轻男性,应强烈推荐睾酮替代疗法。睾酮治疗在老年男性中的作用存在争议,因为随着年龄的增长,睾丸激素水平的自然下降和前列腺疾病的患病率增加。尽管有研究显示睾酮水平与男性骨质疏松症的发生密切相关,并且睾酮替代治疗可以有效增加男性骨密度,降低发生骨质疏松症的风险,但目前缺乏良好对照的研究来支持使用超生理剂量的睾酮治疗骨质疏松症。对于女性而言,使用睾酮补充剂在预防骨质流失方面的效果似乎并不明显。

(13)噻嗪类利尿剂:这些利尿剂通过减少尿液中钙的排泄来影响骨骼代谢。在正常血压人群中,每天低至 12.5 mg 的氢氯噻嗪剂量可以提供适当且显著的 BMD 益处。噻嗪类利尿剂也可用于治疗由钙分泌过多引起的骨质流失。然而,不推荐常规使用噻嗪类利尿剂治疗骨质疏松症。

(14)植物雌激素:植物雌激素是一类在摄入后能在体内转化为雌激素的植物化合物,其中异黄酮是最为人所知的类型。大豆、亚麻籽、黑芝麻和红三叶草是这些化合物的主要来源。鉴于它们具有类似雌激素的特性,植物雌激素被认为对绝经后妇女可能具有益处。然而,目前的研究数据仍然不足以充分证明植物雌激素的长期益处或安全性。

(三)特殊人群

男性骨质疏松症尚未得到充分认识和治疗。三分之一的髋部骨折发生在男性中,且男性髋部骨折的年死亡率高于女性 1.6~2.0 倍。美国内科医师学会的系统评价确定了以下因素为骨质疏松性骨折的危险因素:年龄大于 70 岁,BMI 在 20~25 kg/m² 以下,体重减轻超过 10%，缺乏身体活动，既往有骨质疏松性骨折，长期使用糖皮质激素，以及雄激素去势治疗。吸烟是低 BMD 的一个危险因素，可能增加骨折风险；而饮酒虽是骨折的危险因素，但对 BMD 的影响较小。具有上述一种或多种危险因素的男性，可能需要采用 DXA 来进行骨质疏松症的筛查。尽管 FRAX 可能提供一定帮助，但值得注意的是，其数据库构建主要基于女性数据。鉴于性腺功能减退症和维生素 D 缺乏症在老年男性中较为常见，建议对这两种疾病进行实验室评估。治疗方案应包括补充钙和维生素 D，以及进行适当的负重运动。放射学研究显示，双膦酸盐能有效减少椎体骨折，被认为是骨质疏松症男性的一线治疗。特立帕肽也已被证明能减少椎体骨折。地诺单抗已被批准用于增加接受非转移性前列腺癌雄激素剥夺治疗的骨折高风险男性的骨量，但尚未被 FDA 批准用于男性骨质疏松症的常规治疗。睾酮已被证明能增加腰椎 BMD，但尚未显示能减少骨折风险。鉴于老年男性睾酮治疗的潜在并发症，它应仅限于临床上表现出性腺功能减退症的患者。

(四) 保守治疗的并发症

虽然麻醉剂在治疗由 OVCF 引起的疼痛中可能是必需的，但也可能引发认知障碍、镇静过度和便秘等药物不良反应。非甾体消炎药可能会引发胃肠道问题，如胃炎和溃疡。长时间卧床和固定会导致骨质流失加速，报告显示，流失率约为每周 0.25%～1%；同时，肌肉力量每周减少 10%～15%，固定后 3～5 周内几乎减半。此外，固定还可能引发心脏功能衰退、耐力减弱，以及深静脉血栓、肺栓塞、褥疮、葡萄糖耐量异常、食欲下降和韧带挛缩等问题。支具的负面影响涵盖患者依从性差、对肥胖患者不适用、费用高昂以及佩戴和取下过程复杂。此外，刚性支架也会导致背部肌肉萎缩。

十一、椎体强化术

(一) 椎体强化术在骨质疏松性椎体压缩性骨折中的应用

在 50 岁以上人群中，脊椎骨折占所有骨质疏松性骨折的 27%，给卫生系统带来显著的经济负担。根据研究，女性的骨质疏松性骨折数约是男性的 3 倍，占总经济负担的 76%。此外，骨质疏松骨折患者再骨折的风险高，会进一步增加医疗费用和资源使用。OVCFs 的手术治疗已广泛采用，因为它能迅速、显著且持久地缓解背部疼痛，提升功能和生活质量。手术治疗适用于那些保守治疗无效、顽固性背痛的患者，或有神经功能缺陷迹象的患者，以及脊柱畸形极为严重的患者。然而，老年患者手术治疗可能因并发症而增加风险。传统上，急性骨质疏松性椎体骨折多采用非手术治疗，除非在极少数情况下伴有神经损害或严重的脊柱不稳定。所有非手术治疗方式(包括卧床休息、对症药物、治具、物理治疗)均无法缓解骨折疼痛，因此这些骨折在接受上述保守治疗后通常伴有疼痛、畸形和全身症状(如肺功能受损等)。对于老年人而言，所有保守治疗手段均存在一定的局限性。强效抗炎药及麻醉药物的使用，可能会增加老年人出现失调症状及跌倒的风险。长期卧床休养可能会加速老年人的骨质流失，而支具不仅价格昂贵，还可能削弱膈肌功能，从而使得老年患者对其耐受性较差。

针对疼痛性骨质疏松性骨折，存在多种手术治疗方法。其中，通过微创技术如经皮后凸成形术（percutaneous Kypho-plasty，PKP）（图 7.5）和经皮椎体成形术（percutaneous vertebroplasty，PVP)进行的椎体强化尤为受欢迎。其他方法还包括使用椎弓根螺钉固定脊柱骨折复位系统等。

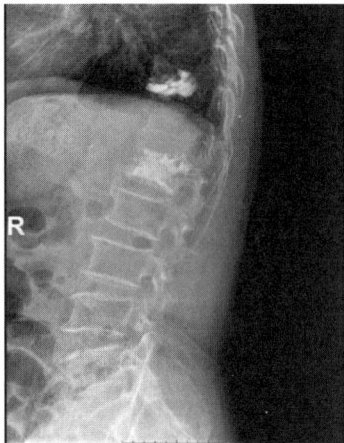

经皮椎体成形术是治疗 OVCF 引起的疼痛的首选方法之一。该技术涉及向椎体内注射聚甲基丙烯酸甲酯(PMMA)以增强其结构,这种方法在缓解疼痛方面取得了显著成效,甚至在某些情况下,患者无须依赖止痛药物。短期研究结果显示,75％～100％的患者在进行椎体成形术后能够体验到良好至中度的疼痛缓解。此外,该手术通过稳定骨折和预防椎体进一步塌陷,有助于提升患者的功能能力。椎体成形术在治疗 6 个月内的压缩性骨折方面效果显著,其重点不在于恢复椎体高度(裂缝骨折中椎体高度平均增加仅 2.5 mm),而在于填补骨折缝隙,防止骨小梁继续细微骨折。然而,该手术存在禁忌症,包括椎体感染、凝血障碍、骨碎片移位,以及对手术中使用的任何物质(包括 PMMA 骨水泥和有时使用的造影剂)

图 7.5 经皮椎体成形术

过敏。文献中已报道了骨内注射骨水剂可能引发的一些严重并发症。特别是水泥渗漏问题突出,其发生率高达 3％～75％,一旦渗漏至椎管,可能引发神经功能损害,诸如神经根病变或脊髓压迫。此外,椎体强化术后,相邻脊柱节段发生新发骨折的可能性显著增加,这被认为是由于治疗椎体与相邻椎体相比强度过高所致。

尽管椎体成形术在治疗 OVCF 方面早期结果令人鼓舞,但 Buchbinder 等人在 2009 年的一项研究中发现,对于新鲜和疼痛的椎体骨折患者,椎体成形术并未显示出明显益处。在这项安慰剂对照研究中,研究人员模拟了真实手术的环境,包括经皮插入针和打开 PMMA 混合包,释放出真实手术中存在的气味。研究结果显示,两组受试者在整体疼痛感受、身体功能恢复、生活质量提升以及感知功能恢复等方面,均呈现出相似的显著改善趋势。另一项类似研究也表明,椎体成形术与假手术效果相同。然而,在骨质疏松性椎体骨折的短期疼痛改善方面,椎体强化术效果明显。

另一种椎体增大的手术选择是后凸成形术。该手术具体操作包括在骨折的椎体中放置充气球囊,并使用造影剂使球囊膨胀,以撑开压缩的椎体,整个过程可以通过图像增强透视来确认。膨胀会形成一个空洞,之后可以用 PMMA 或其他类型的骨水泥填充该空洞。该手术的风险程度与经皮椎体成形术相当,但有文献指出,骨水泥渗入椎管的概率相对较低。此外,后凸成形术具有逆转脊柱畸形的功效:术后,患者椎体高度可恢复 50％～70％,节段性后凸角度可改善 6°～10°。因此,后凸成形术有可能预防严重后凸相关的肺和胃肠道并发症。如果在骨折或疼痛发生后 3 个月内进行隆凸成形术,恢复骨折椎体高度最为成功。短期结果显示,85％～100％的患者有良好至中度疼痛缓解。Wardlaw 等人发现,与非手术治疗相比,后凸成形术在改善功能恢复方面更为有效。后凸成形术的禁忌症与经皮椎体成形术相似,包括椎体感染、凝血障碍、骨碎片移位和对手术过程中使用的任何物质(包括水泥和造影剂)过敏。Garfin 等人发现该手术的短期并发症与骨水泥外渗有关,脊髓和神经根受到热和压力的损伤。

为了减少隆凸成形术并发症的风险,科研人员已经研发出了一系列新技术。例如,采用椎体支撑金属框架进行加固,以及在体内留置充气球囊并填充骨水泥,这些措施有效降低了骨水泥渗漏的风险。还探讨了 PMMA 的替代品:一种可膨胀聚合物骨填充物,这是一种具有生物活性、可注射、不可吸收的复合材料,由高交联树脂和增强生物活性玻璃纤维组成,初步结果表明其效果良好。

当发生压缩性椎体骨折时,患者往往会遭受剧烈疼痛,并因此丧失正常的活动能力。在许多情况下,这种疼痛会在几周或数月后逐渐消退,但转变为慢性疼痛的情况也相当普遍。骨质疏松性骨折后,慢性疼痛的产生通常归因于椎体愈合不全,以及持续的骨塌陷、脊柱畸形加剧或椎体假关节形成所引发的脊柱运动学异常。骨质疏松脊柱的后凸畸形进一步创造了发生额外骨折的生物力学条件。临床研究显示,首次椎体骨折后的一年内,新发骨折的风险可增加 5～25 倍。由于后凸畸形,椎旁肌肉的活动性增强,这可能导致相关肌肉的疲劳。椎体压缩性骨折对患者的生活质量、身体功能、心理健康以及生存率造成了显著影响。例如,一项针对老年性椎体压缩骨折患者的研究显示,术后疼痛程度显著降低,活动能力得到提升,且生命质量在术后 6 个月有显著改善。根据中国老年髋部及椎体骨折大数据分析报告,50 岁及以上老年人群的椎体骨折发生率从 2013 年的 85.21/10 万增加到 2017 年的 152.13/10 万,显示出明显的上升趋势。这一数据反映了椎体骨折在老年人群中的高发病率,并且与脊柱畸形导致的肺功能受损有关,增加了老年人群的死亡风险。关于 OVCF 疼痛缓解的确切机制尚不完全明确。一种理论认为,这与椎体的机械稳定性和承载能力的提高有关。根据这一理论,机械稳定性有助于防止椎体骨折进一步塌陷,并减少因微小活动引发的疼痛。骨折复位可能促使前纵韧带和后纵韧带恢复至更符合解剖学的状态,进而减轻疼痛纤维引发的痛感。疼痛缓解可能是由于甲基丙烯酸酯单体对局部疼痛感受器的影响。此外,骨水泥聚合时产生的热量可能会导致自由神经末梢受到热损伤并丧失功能。

(二) 椎体强化术的适应证与禁忌证

椎体增强术或椎体后凸成形术适用于治疗药物治疗无效的疼痛性原发性和继发性 OVCF。理想患者会表现出与压缩性骨折部位相应的疼痛,该疼痛在弯曲、长时间站立或坐姿时会加剧,而在休息或卧床时会减轻。骨折椎骨部位通常有局部压痛,但这并不是干预的绝对指征。在一项研究中,100 名背痛患者中,有 9 名患者在椎体成形术后有明显的疼痛改善,但骨折远处或侧面仍有存留压痛。急性或亚急性椎体骨折可通过 MRI 或骨扫描检查,评估骨折和水肿的存在。神经根性疼痛虽可能需要辅助治疗,但通常并非患者疼痛的主导因素。从"药物治疗无效"或治疗失败的角度而言,干预的时机是有争议的。部分医生倾向于非手术治疗 2～6 周后干预,而另一些医生则主张尽早,即在症状出现后数日内进行治疗。如果疼痛严重到需要住院和注射麻醉药,早期干预可能会有所帮助。对于那些有非手术治疗并发症、因难治性疼痛而不能走动、有明显的功能衰退风险或影像学显示有症状的进行性椎体塌陷的患者,也可以进行早期的椎体增强术。其他研究人员主张立即治疗,因为他们认为除了缓解疼痛之外,另一个目标应该是矫正后凸畸形,这被认为会增加由脊柱负荷分布改变而导致的未来骨折的风险。

对于无症状的骨质疏松性椎体压缩性骨折或骨质疏松性椎体压缩性骨折的预防性治疗,不推荐使用椎体成形术或椎体隆凸成形术。活动性感染、败血症、脊髓压迫、对 PMMA 过敏和无法纠正的凝血障碍是椎体增强术的禁忌症。应评估伴有神经系统体征或缺陷的脊髓病变是否需要手术减压。神经根并不是椎体增强术的绝对禁忌证,但手术可能不会改善并且可能会加剧症状。当神经根疼痛超过椎骨疼痛时,应特别警惕,及时检查以排除其他潜在问题。对于先天性或后天性椎管狭窄的患者,影像学检查需细致观察椎管内状况,尤其在骨水泥注射后,需警惕可能出现的骨块后移及椎管狭窄加剧情况。由于椎管成形术和后凸成形术已在临床环境中安全地使用多年,椎管后壁破损不再是增强的绝对禁忌症。然而,这些病例应谨慎处理并由经验丰富的操作者执行。

当椎体高度损失超过70%或椎体出现扁平化时,置针操作的技术难度显著增加,尽管如此,仍有众多成功案例可供参考。椎体的外侧部分通常不像中心压缩那么明显,并且可以通过后外侧或椎弓根外侧方法定位。通过椎体后凸成形术,可以逐步完成椎体高度的逐步恢复,利于骨水泥的灌注。T₅以上的骨折由于椎弓根尺寸小且平行取向,在技术上难度很大。由于骨质疏松和肩部遮挡,即使使用高质量的设备,荧光透视效果也很差。如果骨折涉及椎弓根,则椎弓根外入路可能被证明是标准经椎弓根入路的更安全替代方案。

(三) 椎体强化术的技术细节

对于椎体成形术和后凸成形术的成功执行,高质量的透视设备是不可或缺的。尽管 G 臂机透视并非手术必需,但其能够大幅度减少手术时间,对于身体状况虚弱且并发多种疾病的患者而言,具有尤为重要的价值。市场上有多种自给式椎体成形术套件,这些套件包括穿刺针、不透射线水泥以及各种水泥输送系统。椎体隆凸成形术相较于椎体成形术,其特色在于增加了一个可膨胀球囊,该球囊在水泥注入前能预先形成一个空腔。在椎体增强手术中,镇静和镇痛、监测麻醉和全身麻醉均有应用。每种镇静剂均具备其特有的优点与缺点。全身麻醉通常用于手术室内的手术或治疗多个骨折阶段。选择哪种镇静剂通常取决于操作者和医疗机构的偏好。椎体成形术和后凸成形术的手术入路有单侧和双侧两种方式。采用单椎弓根入路的优点在于能缩短手术时间、降低成本,并有效规避对侧置钉的风险。然而,如果骨水泥无法流向对侧并实现对侧椎体的充盈,则可能需要转换为双椎弓根入路。过去,许多术者在骨水泥注入前会进行骨间静脉造影以评估渗漏风险,但鉴于静脉造影的疗效存在争议,目前它已不再作为常规程序。

在透视指导下,首先明确针或套管针的位置,然后将骨水泥注入椎体。在骨科手术中,骨水泥的黏度是一个关键因素,因为它直接影响手术的工作时间。例如,高黏度骨水泥(如 PMMA 骨水泥)在注射过程中不易流动,需要较高的精确度,且硬化速度快,但固化时间长,适合于需要快速填充和支撑的手术。而低黏度骨水泥则流动性更好,适合于需要更广泛填充的手术,虽然固化速度相对较快,但可能影响患者体感。与椎体隆凸成形术相比,椎体成形术中使用的骨水泥通常更为稀薄,以便于填充松质骨骨折的空隙。在任何情况下,都不推荐以液态形式注入骨水泥。为了防止渗漏,应持续使用透镜进行监测。横向和前后透视检测用于评估骨水泥的渗漏情况。一旦发现血管出现渗漏现象或骨水泥被错误地灌注至椎体后缘区域,应立即中止灌注操作。

(四) 椎体强化术的并发症

椎体成形术和隆凸成形术的并发症发生率相对较低。对于 OVCF,并发症的发生率约为1%~3%,而与恶性肿瘤相关的椎体压缩性骨折并发症发生率则高达10%。这些潜在的并发症涵盖了穿刺针的不当放置、骨水泥的意外渗漏、感染风险、出血状况以及可能发生的医源性骨折。医源性椎弓根骨折可能由于穿刺针在放置过程中扭矩过大而产生。由于骨质疏松症患者的骨骼脆弱,在患者俯卧时,体位垫的不当放置可能导致身体扭力增加或局部受力过大,从而引起肋骨和髂骨骨折。骨水泥可能渗入椎间盘间隙、椎旁组织、硬膜外间隙、神经孔或静脉系统。虽然大多数骨水泥渗漏情况并不会引发明显症状,但一旦渗漏严重至椎管或神经孔区域,则可能导致疼痛显著加剧、神经根受损或脊髓受到压迫。幸运的是,大多数这些症状可以通过类固醇、麻醉药、神经阻滞或硬膜外注射得到控制;对于顽固的症状或神经系统损害,可能需要手术干预。PMMA 通过硬膜外或椎旁静脉系统迁移可能导致肺栓塞,虽然罕见,但后果严重。其他致命后果,如脑栓塞、肾动脉栓塞、心脏穿孔和三尖瓣反流等也有报道。

骨水泥挤入椎间盘可能是相邻椎骨发生骨折的一个危险因素。与原发性骨质疏松症相比,长期使用类固醇激素导致的继发性骨质疏松症患者的后续椎体压缩性骨折发生率可能更高。关于椎体增强是否会导致新骨折数量增加,或者这种现象是否是骨质疏松症自然史的结果,目前仍存在疑问。此外,研究显示低 BMI 与骨质疏松性骨折的发生存在相关关系,低 BMI 的患者更易发生髋部骨折。其他研究也证实了低 BMI 与较高的骨质疏松症和 OVCF 患病率之间存在关联。

(五) 未来方向

在椎体成形术和隆凸成形术的临床效果方面,已经积累了大量的研究文献,这些研究多为案例研究或回顾性队列设计。然而,尽管已有一定进展,但仍存在诸多未解难题,这些问题的解决对于提升治疗效果及患者生活质量至关重要。这些未解决的问题包括:治疗的长期临床疗效如何,是否能够持续改善患者状况;身高恢复的临床意义有多大,是否对患者的整体健康和生活质量有显著影响;何时为椎体强化的最佳时机,过早或过晚强化是否影响疗效? 以及椎体强化对未来骨折率的影响,是否能够有效降低再次骨折的风险。这些问题的解答将有助于我们更深入地理解这些手术技术,并指导临床实践,以期达到更好的治疗效果。

十二、总结

骨质疏松症是一种影响全身的代谢性疾病,在老年性椎体压缩性骨折的成因中扮演着关键角色。骨质疏松性椎体压缩性骨折对老年人危害极大,常导致残疾和发病。其后果包括疼痛、脊柱后凸加剧以及椎体持续塌陷,严重时还会影响肺功能。除非在极少数伴有神经损害和严重脊柱不稳定的病例中,一般推荐对骨质疏松性椎体骨折采取非手术治疗。遗憾的是,非手术治疗手段,如卧床休息、药物治疗、支具固定和物理治疗,均难以有效减轻骨折的严重程度,治疗后患者往往仍面临疼痛、畸形和全身症状的问题。鉴于骨质疏松性骨折患者年龄特点,传统的手术固定技术风险较高。因此,基于临床研究和治疗效果的证据,椎体成形术和后凸成形术被推荐为治疗骨质疏松性椎体压缩性骨折的有效微创干预方法。

参 考 文 献

[1] MELLISH R W, GARRAHAN N J, COMPSTON J E. Age-related changes in trabecular width and spacing in human iliac crest biopsies [J]. Bone and Mineral, 1989,6(3):331 – 338.

[2] NEVITT M C, ROSS P D, PALERMO L, et al. Association of prevalent vertebral fractures, bone density, and alendronate treatment with incident vertebral fractures: effect of number and spinal location of fractures. The Fracture Intervention Trial Research Group [J]. Bone, 1999,25(5):613 – 619.

[3] WARMING L, HASSAGER C, CHRISTIANSEN C. Changes in bone mineral density with age in men and women: a longitudinal study [J]. Osteoporos Int, 2002,13(2):105 – 112.

[4] LAFLEUR J, MCADAM-MARX C, KIRKNESS C, et al. Clinical risk factors for fracture in postmenopausal osteoporotic women: a review of the recent literature [J]. The Annals of Pharmacotherapy, 2008,42(3):375 – 386.

[5] BURGE R, DAWSON-HUGHES B, SOLOMON D H, et al. Incidence and economic burden of osteoporosis-related fractures in the United States, 2005 – 2025 [J]. Journal of Bone and Mineral Research: The Official Journal of the American Society for Bone and Mineral Research, 2007,22(3):465 – 475.

[6] ISMAIL A A, O'NEILL T W, COOPER C, et al. Mortality associated with vertebral deformity in men and women: results from the European Prospective Osteoporosis Study (EPOS) [J]. Osteoporos Int, 1998,8(3):291 – 297.

[7] PRATHER H, WATSON J O, GILULA L A. Nonoperative management of osteoporotic vertebral compression fractures [J]. Injury, 2007,38 Suppl 3:S40 – 48.

[8] RAO R D, SINGRAKHIA M D. Painful osteoporotic vertebral fracture. Pathogenesis, evaluation, and roles of vertebroplasty and kyphoplasty in its management [J]. The Journal of Bone and Joint Surgery. American Volume, 2003,85(10):2010 – 2022.

[9] MATHIS J M, BARR J D, BELKOFF S M, et al. Percutaneous vertebroplasty: a developing standard of care for vertebral compression fractures [J]. AJNR, 2001,22(2):373 – 381.

[10] JENSEN M E, MCGRAW J K, CARDELLA J F, et al. Position statement on percutaneous vertebral augmentation: a consensus statement developed by the American Society of Interventional and Therapeutic Neuroradiology, Society of Interventional Radiology, American Association of Neurological Surgeons/Congress of Neurological Surgeons, and American Society of Spine Radiology [J]. AJNR, 2007,28(8):1439 – 1443.

[11] BLACK D M, ARDEN N K, PALERMO L, et al. Prevalent vertebral deformities predict hip fractures and new vertebral deformities but not wrist fractures. Study of Osteoporotic Fractures Research Group [J]. Journal of Bone and Mineral Research: The Official Journal of the American Society for Bone and Mineral Research, 1999,14(5):821 – 828.

[12] ENSRUD K E, THOMPSON D E, CAULEY J A, et al. Prevalent vertebral deformities predict mortality and hospitalization in older women with low bone mass. Fracture Intervention Trial Research Group [J]. Journal of the American Geriatrics Society, 2000,48(3):241 – 249.

[13] SCHLAICH C, MINNE H W, BRUCKNER T, et al. Reduced pulmonary function in patients with spinal osteoporotic fractures [J]. Osteoporos Int, 1998,8(3):261 – 267.

[14] LEECH J A, DULBERG C, KELLIE S, et al. Relationship of lung function to severity of osteoporosis in women [J]. The American Review of Respiratory Disease, 1990,141(1):68 – 71.

[15] NEVITT M C, CUMMINGS S R, STONE K L, et al. Risk factors for a first-incident radiographic vertebral fracture in women > or =65 years of age: the study of osteoporotic fractures [J]. Journal of Bone and Mineral Research: The Official Journal of the American Society for Bone and Mineral Research, 2005,20(1):131 – 140.

[16] LINDSAY R, SILVERMAN S L, COOPER C, et al. Risk of new vertebral fracture in the year following a fracture [J]. JAMA, 2001,285(3):320 – 323.

[17] SINAKI M, ITOI E, WAHNER H W, et al. Stronger back muscles reduce the incidence of vertebral fractures: a prospective 10-year follow-up of postmenopausal women [J]. Bone, 2002,30(6):836 – 841.

[18] SILVERMAN S L. The clinical consequences of vertebral compression fracture [J]. Bone, 1992, 13 Suppl 2:S 27 – 31.

[19] GOLD D T. The clinical impact of vertebral fractures: quality of life in women with osteoporosis [J]. Bone, 1996,

18(3 Suppl):185S – 189S.

[20] LEBOFF M S, GREENSPAN S L, INSOGNA K L, et al. The clinician's guide to prevention and treatment of osteoporosis [J]. Osteoporos Int, 2022,33(10):2049 – 2102.

[21] COOPER C. The crippling consequences of fractures and their impact on quality of life [J]. The American Journal of Medicine, 1997,103(2A):12S – 17S; discussion 17S – 19S.

[22] ADACHI J D, LOANNIDIS G, BERGER C, et al. The influence of osteoporotic fractures on health-related quality of life in community-dwelling men and women across Canada [J]. Osteoporos Int, 2001,12(11):903 – 908.

[23] LYRITIS G P, MAYASIS B, TSAKALAKOS N, et al. The natural history of the osteoporotic vertebral fracture [J]. Clinical Rheumatology, 1989,8 Suppl 2:66 – 69.

[24] GOLD D T. The nonskeletal consequences of osteoporotic fractures. Psychologic and social outcomes [J]. Rheumatic Diseases Clinics of North America, 2001,27(1):255 – 262.

[25] CULHAM E G, JIMENEZ H A, KING C E. Thoracic kyphosis, rib mobility, and lung volumes in normal women and women with osteoporosis [J]. Spine, 1994,19(11):1250 – 1255.

[26] KADO D M, BROWNER W S, PALERMO L, et al. Vertebral fractures and mortality in older women: a prospective study. Study of Osteoporotic Fractures Research Group [J]. Archives of Internal Medicine, 1999,159(11):1215 – 1220.

第八章
骨质疏松相关创伤骨科疾病

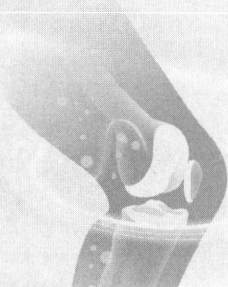

　　创伤骨科专注于治疗由外力导致的骨骼损伤,包括髌骨骨折、断指再植、拇指再造等。此外,该科室还处理多种创伤,特别是骨与软组织的损伤,例如感染性肋软骨炎、颞下颌关节强直、跖趾关节疼痛、颈后神经痛、纤维肌痛症、滑囊炎等。因此,创伤骨科的治疗不仅限于骨折,还包括肌腱、韧带、关节囊和软骨的损伤。预防措施至关重要,以避免严重的身体损伤。年轻人遭遇高能量损伤时,骨折风险显著增加;而对于老年人,由于骨质疏松的存在,即便是低能量的轻微损伤,也可能导致骨折的发生。治疗方法多样,包括微创手术、非手术治疗以及传统的切开复位和内固定。患者需结合自身实际情况,接受必要的影像学检查,进行全面而细致的评估,从而制定出最适合自己的治疗方案。在诊疗过程中,医师需综合考虑患者的致伤原因、整体健康状况及可能存在的并发症,对伤前状态及骨折后的恢复情况进行全面评估,进而为患者量身定制个性化的治疗计划,采用最佳治疗方法,以期加速患者的康复进程。

一、创伤骨科学概述

　　中国的创伤骨科学是传统中医骨伤学与现代西医骨科创伤学相结合的产物,拥有悠久历史的中医骨伤学,凭借其独特的理论体系和治疗方法,对中国创伤骨科的发展做出了显著贡献。随着西方医学的引入和进步,中国创伤骨科学得到了进一步的巩固和发展。该学科的研究范围包括四肢、脊柱和骨盆骨折,以及皮肤、肌腱、血管神经损伤(包括脊髓损伤)和严重的多发伤、肢体毁损伤的综合救治。创伤骨科与脊柱外科、关节外科并列为骨科领域的三大主要学科分支,也是骨科中医生人数最多、收治病患数量最大的分支学科。随着创伤患者数量的增加和创伤救治技术的迅速发展,创伤骨科犹如一颗璀璨的新星,从传统骨科学的浩瀚星空中升起,熠熠生辉,成为一个不可或缺的学科分支。

　　从 20 世纪 60 年代到 20 世纪末,我国创伤骨科的发展亮点之一是手外科的崛起,其诊疗技术和研究在世界上处于领先地位。1963 年,陈中伟院士等首次报道了前臂完全离断再植的临床技术,被誉为"世界断肢再植之父",开启了中国乃至世界手外科的新篇章。此后,众多杰出的显微外科专家,如顾玉东院士、韦加宁教授等,在断肢再植、手指再造、显微皮瓣移植及周围神经损伤等领域取得了多项世界首创的医疗成果。在四肢骨折的治疗方面,方先之教授以其非手术治疗为主的理念,强调骨折愈合与功能恢复的双重目标,倡导内外兼治、筋骨并重、动静结合、医患合作的原则,坚持传统正骨手法。

自20世纪80年代以来,我国创伤骨科的救治水平实现了显著的进步,无论是在骨折治疗的新理念、最新的微创技术还是新型内固定产品方面,我们与国际上的技术差距已经不复存在。自21世纪初以来,我国创伤骨科事业迅速发展,学者们提出了众多创新理论和理念。例如,第十届国家级继续教育项目——创伤骨科新理论新技术暨创伤骨科研讨会的举办,展示了国内在该领域的学术交流和前沿技术应用的活跃情况。创伤骨科作为骨科学的基础分支,不仅在国内外学术界得到了广泛认可,还因其在治疗骨折和骨病方面的贡献,成为推动中国骨科产业发展的关键力量。

二、骨质疏松并发骨损伤的机制

骨骼由紧密的外皮质骨和多孔的内松质骨组成,两者各有特点,共同维持着骨骼的坚固性。这些骨骼由多种细胞类型构成,包括骨细胞、破骨细胞、成骨细胞以及干细胞,还有由钙、磷、无机盐和骨胶原构成的骨基质。破骨细胞通过溶解和吸收旧骨来维持骨骼健康,而成骨细胞则负责生成新骨。这两种细胞通过分泌活性物质相互调节,保持平衡,以确保骨骼结构的完整性和健康。这一过程被称为骨重塑或骨转换。任何降低成骨细胞活性或提高破骨细胞活性的因素,都会使骨吸收超过骨生成。这种骨重塑的失衡还会引发骨微观结构的破坏,尤其是松质骨结构的破坏,进而导致骨强度下降和随后的脆性骨折。

当作用于骨骼的力量超过其承受能力时,骨折便会发生。骨骼需要同时具备硬度和弹性,才能有效抵御骨折,这通过其分层结构得以实现。Ⅰ型胶原纤维以三螺旋结构缠绕,并与非胶原蛋白相连,有助于防止剪切力造成的损伤。沉积在胶原蛋白结构上的羟基磷灰石晶体进一步增强了骨骼的强度,特别是在抵抗压缩方面。骨质疏松症骨骼中,胶原纤维与非胶原蛋白的连接减少,导致拉伸力减弱。同时,较大的羟基磷灰石晶体在骨质疏松症中出现,使骨骼更加脆弱,容易断裂。因此,骨骼若失去正常结构组成,其在受损时的承受能力将显著低于健康骨骼。

三、骨质疏松相关创伤骨科的常见疾病

通常,我们把40岁以上成年人中,因骨质疏松症引发的骨折称为脆性骨折或骨质疏松症相关骨折。这些骨折多发生于轻微跌落或受力时,相比之下,正常骨骼在此类情况下不易发生骨折。随着年龄的增长,骨折风险逐渐升高,这是由于骨骼强度的减弱以及跌倒概率的增加所致。根据加拿大骨质疏松症和相关骨折CCDSS2020数据报告,每年每10万名40岁及以上加拿大人中约有147人发生髋部骨折,这被认为是与骨质疏松相关的最严重的骨折之一。骨折不仅会增加发病率和死亡率,还会导致生活质量下降和自主性的丧失。

脆性骨折通常由急性创伤引起,而这种创伤不足以使结构正常的骨骼发生骨折。因此,这种骨折与骨质的改变密切相关,骨质疏松被认为是主要的危险因素。髋部、椎骨、肱骨和前臂远端骨折被归类为重度骨质疏松性骨折,而手、脚和颅面骨骨折则通常不被视为骨质疏松性骨折。椎体骨折,无论是无症状还是有症状,都与所有骨骼部位骨折风险的增加有关,

可以通过影像学检查来识别或验证。然而,大多数脆性骨折患者在骨折后并未接受 BMD 检查,这种情况在男性患者中尤为普遍。例如,一项涉及 25 852 例患者的回顾性队列研究显示,超过 65 岁的脆性骨折女性在骨折后一年内接受 BMD 检测的比例为 13.1%,而男性仅为 4.6%。这与一项针对 1072 例老年脆性骨折患者的研究结果一致,该研究发现所有患者骨量减少检出率达 95.0%,其中骨质疏松检出率为 55.1%。此外,研究还指出,老年人群的脆性骨折与年龄和 BMD 密切相关,改善 BMD 有助于减少再次脆性骨折的发生。

脆性骨折不仅会导致疼痛和残疾,严重影响生活质量,特别是脊柱和髋部骨折,更可能缩短患者预期寿命,同时给社会和医疗系统带来沉重的负担。严重脆性骨折的死亡率较高。例如,长期卧床不起的髋部脆性骨折患者在 6~12 个月内的死亡率高达 20%~30%,永久性残疾率超过 50%。脆性骨折患者随后发生骨折的风险也显著增加。继发性骨折的发生率在第一年为 7.58%,前两年为 11.58%。因此,对于脆性骨折患者来说,尽早开始正规治疗以防止继发性骨折的发生至关重要。

(一)腕部骨折

1. 腕部骨折的概述

手腕部位的骨折是骨质疏松引发的脆性骨折中较为普遍的一种类型。其中,桡骨远端骨折(DRF)是中老年人群中最常见的上肢骨折类型(图 8.1),女性的总体发病率显著高于男性,手腕骨折在女性中的发病率是男性的五倍。根据一项美国研究,在过去 40 年中,DRF 的发生率增长了 17%。瑞典的研究也显示,在 30 年的时间里,老年人群中该骨折的发病率几乎翻了一番。

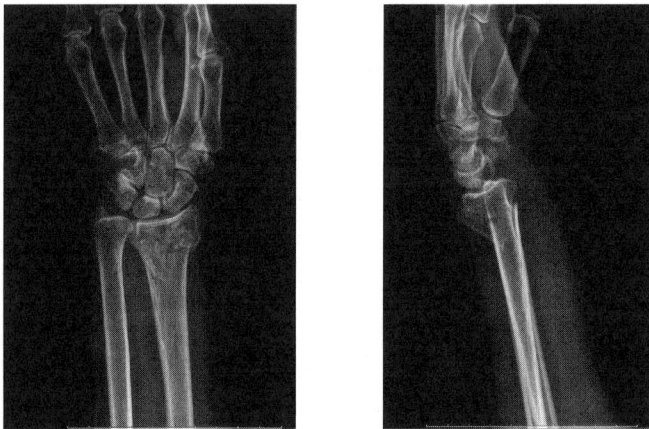

图 8.1 桡骨远端骨折

通常情况下,DRF 比其他类型的骨折更早出现,尤其是在 50~60 岁的人群中。这种骨折通常影响腕部,导致疼痛并限制了进行日常生活活动的能力。骨质疏松症,由于老年人体内性激素水平降低、钙摄入量减少、维生素 D 不足等因素,导致骨骼脆性增加,是老年人群中低能量 DRF 的一个主要风险因素。因此,在处理 DRF 时,不应仅将其视为骨质脆弱的标志,而应给予及时的抗骨质疏松治疗,以预防未来的骨折。此外,由于 DRF 通常比髋部骨折早出现约 15 年,它们可以作为骨骼和肌肉衰弱早期变化的指标,并为医生提供了预防衰弱和继发性骨折的机会。DRF 也被视为脆性骨折级联反应的起始点。因此,DRF 的发生为诊断和治疗骨质疏松症及肌肉减少症,以防止继发性骨折提供了重要契机。然而,脆性骨折与骨质疏松症护理之间仍存在显著的护理差距,特别是在 DRF 方面。

尽管腕部骨折相较于髋部或脊椎骨折的致残性较低,但它同样会对生活质量造成影响。研究表明,DRF 患者往往伴有较高的骨质疏松症发病率,且面临未来骨折风险增加、身体功能早期微妙变化以及肌肉减少症高发等多重问题。

不幸的是,女性在腕部骨折后接受骨质疏松症评估和治疗的比例较低,而男性患者的情况则更为严峻。一项前瞻性随机研究显示,高达 79% 的成年男性腕部骨折患者在骨折修复后未进行骨密度检测,而骨密度检测是评估骨质疏松风险和指导治疗的重要手段。这一点至关重要,因为接受 BMD 测量的患者更有可能接受有效的抗骨折治疗。

2. 腕部骨折的诊断

骨质疏松症的诊断主要依据双能 X 射线吸收测定法(DXA),这是评估 BMD 的金标准。一项基于人群的回顾性队列研究显示,韩国女性在 $50\sim59$ 岁和 $70\sim79$ 岁之间,若患有 DRF,其髋关节 BMD 在统计学上显著低于同年龄段的参考韩国女性人群。研究还发现,雌激素水平与 BMD 呈正相关,雌激素可能降低骨折风险。

鉴于 DRF 能够反映骨骼和肌肉力量早期的减弱,对 DRF 患者特征的研究可能为预防这些衰老过程提供新的见解。以往,DXA 测量 BMD 被视为评估标准,然而,并非所有 DRF 患者均满足当前 BMD 标准下的骨质疏松症诊断条件。最近的研究使用了其他评估技术(如高分辨率外周定量计算机断层扫描,HR - pQCT),强调了皮质孔隙度在预测骨折风险方面的重要性。此外,对 DRF 患者身体功能和肌肉力量的研究揭示了跌倒或骨折的潜在危险因素,例如握力减弱。需要进一步的研究来更准确地识别骨折或跌倒风险增加的患者,并加强骨骼和肌肉的干预措施。

其他研究指出,QCT 测量的 BMD 能真实反映体积 BMD,且不受尺寸效应干扰。DXA 测量整体 aBMD,而 QCT 能分别测量小梁和皮质骨 BMD,为疾病和治疗对骨骼影响提供更精确信息。

脊柱、髋部或前臂骨密度降低会增加女性和男性腕部骨折的风险。然而,BMD 本身并不能完全预测骨折风险。在前臂骨折的女性中,通过 HR - pQCT 技术的高级成像分析发现,与具有相似 BMD 的非骨折同龄人相比,骨折女性和女孩的骨质量较差,表现为总骨密度和小梁骨密度较低,小梁数量和厚度减少,以及皮质密度和厚度也较低。即使在调整年龄和髋关节及 33% 桡骨的 BMD 后,这些骨质量差异依然存在。因此,QCT 被认为是目前更优的影像学检查方法。

3. 腕部骨折的治疗

在传统治疗中,稳定的 DRF 通常采用闭合复位和石膏固定,临床效果令人满意。然而,骨质疏松症患者治疗效果不佳,原因是石膏固定或固定器难以保持复位稳定性。模制铸件往往无法防止复位丢失,尤其是半径缩短的问题,而经皮固定在骨质疏松性骨折中的效果并不理想。因此,采用掌侧固定角锁定板进行切开复位和内固定已成为治疗不稳定 DRF 的流行选择。一项针对 60 岁及以上患者的 DRFs 治疗的系统回顾显示,在腕关节活动范围、握力以及臂-肩-手残障评分方面,掌侧钢板系统相较于其他治疗方法(包括非手术治疗)有显著统计学差异,但临床意义不明显。此外,掌侧锁定钢板固定治疗桡骨远端关节内粉碎性骨折的研究表明,该方法在腕关节功能评分和 DASH 评分上表现更佳,且并发症率较低。手腕关节 HSS 评分表的使用进一步证实了掌侧锁定钢板固定在提高腕关节功能和减少并发症方面的优势。

治疗桡骨远端骨折的目标不仅限于骨折修复,还需关注并处理相关的骨代谢紊乱问题。维生素 D 在骨代谢中起着关键作用,无论患者是否患有骨质疏松症。实施特定骨质疏松症治疗前,应先纠正维生素 D 缺乏状况。

关于骨质疏松症对接受切开复位和掌侧锁定板内固定治疗的 DRF 的放射学和临床结果的影响,文献中的研究结果存在分歧。一些研究指出,在患有骨质疏松症的 DRF 患者中使用掌侧锁定板进行刚性固定,可以得到与无骨质疏松症的 DRF 患者相似的放射学和临床结果。然而,也有研究显示,尽管放射学结果相似,但骨质疏松症患者的临床结果比非骨质疏松患者差。BMD 引起的骨质疏松症被认为是高 DASH 评分的强独立预测因子,BMD 的降低与握力减弱有关。骨质疏松性骨折会对骨折愈合组织的机械性能造成不利影响,进而可能阻碍骨折愈合进程,这一影响在早期及晚期阶段尤为显著。已有研究表明,采用自体骨移植物进行桡骨干骺端重建,能够有效改善解剖学结构并提升功能恢复效果。然而,获取自体骨移植物的过程中,会伴随着手术时间延长、失血量增多、术后疼痛加剧、成本上升以及手术并发症风险增加等问题。骨移植替代品已被引入,但关于结果改善、固定需求或愈合时间,在众多类型的骨移植替代品中,哪一种可以最好地替代 DRF 中的自体移植物,目前尚无定论。

(二) 髋部骨折

1. 髋部骨折概述

骨质疏松症的一个严重后果是脆性骨折(FF),其中髋关节是最关键的骨折部位。在所有 FF 中,髋部骨折的发病率、死亡率和相关费用均居首位。由于髋部骨折通常需要住院治疗,其发生率数据相较于其他类型的骨折更为可靠。东亚人和高加索人的研究结果表明,无论男性还是女性,东亚老年人髋关节 FF 的患病率均不超过老年白种人的一半。髋部骨折与 1 年内 17%～38% 的死亡率相关联,且男性的死亡率高于女性。髋部骨折对患者的生活质量产生灾难性的影响,大约 20% 的患者需要长期疗养院护理,而 60% 的患者无法完全恢复到骨折前的独立生活状态。此外,髋部骨折还会使继发性骨折的发生率增加 2.5 倍。

众多研究得出结论,老年人髋部骨折的主要危险因素是意外跌倒,而非骨质疏松症。因此,单纯增加骨质疏松症的治疗方案并不能降低髋部骨折的年发病率,反而会带来额外的成本,其治疗效果仍存在争议。髋部骨折显然是由外伤引起的,没有外伤就不会发生髋部骨折(除非是罕见的溶解性病变)。根据系统评价和 Meta 分析,至少 15% 的老年患者跌倒是可以预防的,而一些研究甚至认为这一比例可达 50%。例如,一项针对 60 岁及以上老年人跌倒/坠落伤害的研究显示,该年龄段跌倒/坠落伤害是因伤害就诊的首位原因,占全部伤害病例的 50.53%。此外,80 岁以上的老年人跌倒的发生率高达 46%,而跌倒后一年死亡率高达 20%～30%。因此,预防跌倒可以有效降低骨折风险。

为了预防或延缓髋部骨折的发生,关键措施涵盖维持髋骨正常生理结构、合理控制婴幼儿行走时机、优化老年人运动习惯,并监测身高变化及神经肌肉素质。临床上,针对使用降压药、镇痛药、质子泵抑制剂(PPIs)及精神药物的患者,需依据药代动力学及个体差异调整剂量,并加强不良反应监测,保障髋关节患者的用药安全。

其他文献指出,与髋部骨折相关的骨盆骨折,随着人口老龄化的加剧,骨盆骨折的绝对数量持续上升。近年来,骨水泥增强经髂内固定器(caTIFI)技术已被应用于治疗骨盆脆性骨折,特别是在老年患者中,该技术有助于提高骨折治疗的安全性和稳定性。该技术中,Schanz 螺钉斜置于髂骨,穿越髋臼上骨管,植入前需精确校验其位置。

2. 髋部骨折的诊断

髋部骨折的诊断遵循常规骨折的诊疗流程,鉴于其潜在的高风险,必须迅速识别、准确诊断并立即治疗。同时,应结合骨质疏松症的诊断和治疗方法。通过患者临床症状和影像学检查结果,即可确诊髋部骨折;若结合受伤机制,符合脆性骨折的诊断标准,则可进一步诊断为骨质疏松症。建议在髋部骨折治疗初期,尽快进行骨质疏松症严重程度的评估,这对于选择合适的手术方案、预测治疗结果以及制定抗骨质疏松治疗策略至关重要。此外,还需排除其他可能导致脆性骨折的疾病,如转移性骨肿瘤、多发性骨髓瘤、甲状旁腺功能亢进等,并鉴别骨质疏松症是原发性还是继发性。

影像学检查方面,X 线是诊断骨折最常用的影像学手段,它也能显示骨质疏松的迹象,但不应单独作为骨质疏松症的诊断依据(图 8.2)。骨密度测量是诊断骨质疏松症的必要检查,有助于评估骨质疏松的严重程度、预测预后以及监测治疗效果。双能 X 线吸收测定法(DXA)是评估骨密度的首选技术,其他可用的方法包括定量计算机断层扫描(QCT)和定量超声等。

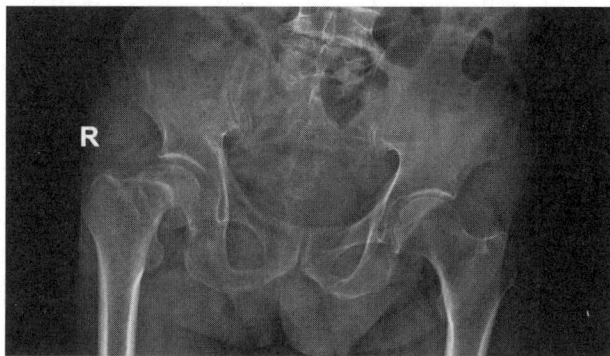

图 8.2　股骨颈骨折

3. 髋部骨折的预防措施

鉴于多种影响因素,并参考了相关文献,我们建议采取以下干预措施来预防骨质疏松患者发生髋部骨折及其他类型的骨折。

研究显示,气象条件及大气污染物(MFAPs)在髋部骨折发生中的作用日益凸显。具体而言,平均气温、日降雨量、风速、日降雪量以及 PM2.5 等 MFAP 均与跌倒及髋部骨折风险存在正相关关系。因此,加强环境保护和提高公众对 MFAP 的认识,对于减少髋部骨折的发生至关重要。此外,识别易跌倒及髋部骨折风险增高的高危群体同样关键,涵盖老年人、女性、有跌倒历史者、下肢功能障碍者、神经肌肉受损者、体力活动不足者、视力受损者、卒中康复者、神经退行性疾病患者(例如帕金森病和阿尔茨海默病患者)以及精神障碍患者(例如抑郁症患者)。

对于跌倒风险较高的患者,建议佩戴髋关节保护器。然而,保护器可能会限制身体活动,从而增加跌倒的风险。此外,由于部分患者依从性不佳,髋关节保护器可能无法充分发挥其保护作用。因此,提高防护工具的舒适性,以增强其对髋部骨折的防护效果,是一个值得进一步研究的方向。尽管髋关节保护器在降低髋部骨折风险方面显示出积极效果,例如在某些跌倒方向下可减少股骨应力并防止骨折,但其依从性问题仍需关注。

内在心理健康同样不容忽视。神经质特质使得跌倒恐惧症患者在髋部骨折康复初期(前 12 周)面临更高的跌倒风险。因此,为跌倒患者提供全面的心理咨询是至关重要的。

制定个性化的饮食方案。低体重是导致髋部骨折的一个重要因素。患者体重较轻可能是由于营养不良、故意减肥、食欲缺乏、体型小等原因造成的。多数研究局限于体重的基本测量,鲜有深入探讨瘦体重或脂肪含量的影响。有研究显示,妊娠糖尿病患者的脂肪含量与骨骼健康相关,而与体重指数无关。因此,未来对脂肪含量的研究可能有助于减少髋部骨折的发生。对于体重过轻的患者,通过改善食欲、补充营养、调整减肥意向等方法,可以主观地调整体重至正常水平,从而促进健康。最新研究显示,体重增加可能与髋部骨折风险增加有关。然而,体重过度增加可能导致腹部肥胖和全身肥胖,从而增加髋部骨折的风险。此外,在中老年人群中,较大的髋围可能与更好的肌肉力量和骨骼强度有关,从而对髋部骨折具有一定的保护作用。因此,需要进一步的研究来确定影响髋部骨折的易于测量的因素。

4. 髋部骨折的治疗

对于髋部骨折的治疗,药物的选择和使用至关重要,特别是对于高风险人群,应采用具有保护作用的药物。这类药物包括噻嗪类利尿剂(如氢氯噻嗪、苯甲氟噻嗪或含有噻嗪类成分的复合药物),并应按照顺序,首先采用双膦酸盐,随后考虑非双膦酸盐来治疗骨质疏松症。

髋部骨折仍与较高的发病率、死亡率以及重大的健康问题紧密相关。尽管不同国家的流行病学数据存在差异,但全球估计显示,髋部骨折影响约 18% 的女性和 6% 的男性,预计到 2050 年,每年的病例数将达到 630 万。例如,根据 2000 年全球有 160 万例髋部骨折患者,预计到 2050 年增至 630 万例,其中 90% 的患者由跌倒导致。与这种情况相关的直接医疗成本非常高,因为它需要长期的住院治疗和随后的康复过程。鉴于保持老年患者的功能和独立性的重要性,使用 PMMA(聚甲基丙烯酸甲酯)增强髋部骨折固定的手术方法越来越受到关注。据报道,骨水泥增强技术已被用于老年患者的钢板、螺钉和指甲成骨术中。实际上,多项研究指出,采用 PMMA 骨水泥增强的髋部骨折术后,骨种植体界面的稳定性显著增加,种植体的锚固得到改善,螺钉切口减少,患者早期全负重的能力也得到提升。例如,依替米星 PMMA 骨水泥在治疗开放性骨折内固定术后感染的临床疗效观察中显示,其有助于骨折愈合。此外,骨强度仅提高 3% 就可显著降低髋部骨折率,这强调了改善骨骼健康的重要性。PMMA 在骨缺损填充后的止血效果也得到了研究支持。

其他研究显示,使用钉子和羟基磷灰石涂层螺钉治疗股骨外侧骨折,可以提供更高的机械稳定性,这得益于 DXA 检查显示的植入物骨整合的改善。与对照组相比,使用动态髋关节螺钉(DHS)联合 PMMA 或基于磷酸钙的可吸收骨水泥治疗转子骨折,显示出更高的生物力学强度、更快的疼痛缓解和更好的愈合效果。临床前瞻性研究显示,采用 PMMA 骨水泥强化的 DHS 固定技术治疗股骨近端骨折,尤其是高龄患者,能够有效促进骨折愈合,并减少内固定失败的风险。例如,一项研究比较了 PMMA 与 CPC 在修复 DHS 内固定失败的生物力学性能,结果表明 PMMA 强化修复的轴向刚度、剪切刚度和抗扭转强度均优于对照组。一些学者采用抗旋转股骨近端钉(PFNA)治疗转子骨折患者,并随后使用创伤针套件将水泥注射到骨折线中。根据这项研究,注射剂可以让患者更早地开始活动,并随后进行日常活动,其满意度几乎与患者创伤前的生活相当。最近的一项研究比较了术后行走时的负重情况,强调了股骨骨折患者早期活动和更高的负重的重要性。其他研究证实,使用这种特殊的高黏度骨水泥,通过 PFNA 刀片施加,可以使用与非增强装置类似的标准植入技术安全有效地实现增强。在水泥增强 PFNA 钉中使用穿孔螺旋刀片代替传统的螺旋刀片,以更好地实现骨水泥扩散到股骨头。

评估骨折治疗效果时,务必关注关节内骨水泥渗漏至髋关节的风险。Schuetze 及其同事对 152 名患者进行的一项研究表明,在防止机械螺钉切口的同时,泄漏率为零。此外,据报道,除非血压突然下降(这是进行增高时预期的事实),尽管脊柱骨折的并发症发生率相对较低,但它们可能包括严重的神经损伤、瘫痪以及长期卧床可能引起的并发症,如压疮和肺栓塞。

(三) 脊柱骨折

1. 脊柱椎体骨折的概述

尽管大多数椎体骨折属于亚临床型,但它们所引起的疼痛、残疾、畸形以及过早死亡等问题仍不容忽视。多发性椎体压缩性骨折(脊柱后凸)相关的疼痛和姿势改变可能会限制活动能力和独立功能,从而导致生活质量显著下降。多发性胸椎骨折可能会导致限制性肺病。腰椎骨折则可能改变腹部解剖结构,引起便秘、腹痛、早饱和体重减轻。无论是出现明显临床症状的还是无明显症状的椎体骨折,都会使再次发生椎体骨折的风险增加 5 倍,同时其他部位骨折的风险也会增加 2 至 3 倍。由于骨质流失初期不会引起任何症状,许多患者直到出现明显的症状性骨折时才意识到自己患有骨质疏松症。及早发现骨量减少有助于预防更严重的骨骼损伤。在适当的年龄组中,使用骨密度测定法进行筛查,例如 DXA 扫描,可以识别骨量低的个体并及时使用抗骨质疏松药物进行治疗。

2. 脊柱骨折的诊断

椎体骨折的存在是考虑对骨质疏松症进行药物治疗的重要指标。无论 BMD 如何,影像学检查中经常缺乏对椎体骨折的识别/报告,尤其是当脊柱区域不存在骨折时。近期一项针对非创伤性 CT 扫描研究显示,椎体骨折的识别率仅为 60%,且仅 2.6% 的患者被转诊接受进一步治疗。德国类似研究显示,在接受癌症分期和血管造影 CT 扫描的患者中,30% 存在椎体骨折,但仅四分之一的骨折在影像学报告中被提及。

除了上文中提到的常规影像学检查和诊断标准,对于椎体骨折,临床检查在诊断中扮演着重要角色。典型的表现为孤立棘突上的局部敲击痛。单个棘突的叩诊可以识别急性骨折,其敏感性为 87.5%,特异性为 90%。此外,急性骨质疏松性椎体骨折见于因疼痛而无法仰卧的患者,其敏感性为 81.25%,特异性为 93.33%。

若怀疑骨质疏松性椎体骨折,应始终以站立姿势进行两个平面的 X 线检查。如果患者过于疼痛,可以在平卧位进行检查。除腰椎外,还应记录胸腰椎交界处,理想情况下,还应记录胸椎。站立式 X 线检查也用于监测进展。MRI 是区分急性和陈年性骨折的金标准。MRI 检查中,T2 图像或 STIR 序列的信号常呈现增强,相反,近期骨折在 T1 图像上的信号则会减弱,这些信号变化与急性水肿现象相吻合。除了鉴别新旧骨折外,MRI 的重要性还在于诊断自发性放射性隐匿性骨折(单纯骨水肿,高度无明显降低),与其他病理性骨折的鉴别(例如转移性骨折)以及确定弓根或后柱是否可能受累。

对于装有起搏器的患者,计算机断层扫描显得尤为重要,尤其是在无法进行 MRI 检查或需评估复杂骨折(如后缘受累)以制定手术治疗方案时。此外,为了完整性,还需提及骨骼闪烁显像技术,该技术虽缺乏特异性,但在椎体骨折诊断中表现出高度的敏感性。不应忘记的是,无症状性椎体压缩性骨折占大多数病例,常在脊柱侧位放射影像学检查中偶然发现,其并发症发生风险与症状性骨折相同。最后,虽然骨质疏松症是骨质疏松性椎体骨折的最常见原因,但恶性疾病或炎症过程也不可忽视。

3. 脊柱骨折的治疗

在骨科创伤手术领域,OF(骨质疏松性骨折)分类已被建立,用于充分治疗的决策,同时也试图使治疗标准化。OF 分类由 5 个亚组(1~5 个)组成,根据 X 线、CT 和 MRI 描述骨折形态。SOFA 评分系统是一种用于评估脓毒症患者器官功能衰竭程度的评分系统。它通过测定六个主要器官系统(呼吸系统、血液系统、肝脏系统、心血管系统、神经系统和肾脏系统)的功能损害程度,对脓毒症患者进行预后判断。每个器官系统的功能损害程度被划分为 0~4 分,总分为各器官系统评分之和。SOFA 评分的应用不仅能够为医生提供全面、客观的病情评估工具和指导治疗决策的依据,还有助于医疗资源的合理配置。脊柱隆凸成形术和椎体成形术一直被用作治疗骨质疏松性椎体骨折的两种主要脊柱增大方法。

OF 分型:

OF1:椎体无形变,仅 MRI 压脂像可见骨水肿。

OF2:轻微变形,仅累及一侧终板且后壁受累 $<1/5$。

OF3:明显变形,仅累及一侧终板且后壁受累 $>1/5$。

OF4:椎体完整性丧失或椎体塌陷或钳夹骨折。

OF5:旋转或分离骨折。

建议:OF1 和 OF2 型建议保守治疗,OF3 型可根据患者自身情况选择手术或保守治疗,OF4 型、OF5 型则建议手术治疗。

椎骨骨成形术是一种常用的治疗手段,起初主要用于治疗椎体血管瘤,现已拓展应用于骨质疏松性骨折的治疗。特点是经皮入路脊柱,通过术中成像控制椎弓根插管,然后在椎体中应用水泥或螺钉。骨成形术技术范围从简单的骨水泥注射(椎体成形术)到使用复位球囊(球囊隆凸成形术)或植入物(支架状或颅尾可扩张植入物)。这些技术的优点是它们可用于同时治疗脆弱的患者和(或)多个水平。镇痛效果显著且迅速,骨水泥一旦聚合,椎体即趋稳定,患者因此无需依赖背撑即可迅速恢复活动能力。单独使用这些技术的禁忌证是神经功能缺损、后壁受累或椎体严重塌陷。其他风险与该技术有关,最常见的是水泥渗漏,估计发生率为 $10\%\sim80\%$。若骨折发生在脊柱上部且需注入大量骨水泥,则相关风险会显著增加。幸运的是,这些渗漏很少出现症状(3% 的神经根受累、1% 的肺栓塞由骨水泥引起)。

根据中期报告,椎体成形术在术后康复的前 6 个月内,相较于保守治疗,能更快地缓解疼痛。有文献研究发现,与双侧入路相比,单侧牙骨质成形术的结果非常相似,手术时间更短,注射的骨水泥更少。需要注意的是,椎体成形术的优点之一是它可以在局部麻醉下完成,并且成本低于椎体增大手术。

另外,也可以进行球囊隆突成形术或椎体支架置入术(又名鼻中隔成形术),其结果相当。这些操作包括在椎体中放置临时或永久性植入物以减少骨折畸形,恢复椎体的高度,改善矢状平衡,并在预成型的空腔中注入水泥以降低渗漏的风险。单椎弓根方法减少了操作时间、水泥量和泄漏次数。

所有这些经皮技术的局限性之一是需要定期和高质量的射线照相检查(瞄准、植入物应用、水泥注射)。根据 Lonjon 等的研究,牙骨骨质成形术过程中对患者和外科医生的照射量相对较低,例如每次手术对全身的平均照射量为 $1.4 \pm 2.1\,\mu Sv$,晶状体的等效剂量为 $44\,\mu Sv$,手部的等效剂量为 $59\,\mu Sv$。这与牙科 X 光检查的辐射剂量相比较,如牙片约 $5\,\mu Sv$,全口曲面断层片约 $6.3\,\mu Sv$,头颅侧位片为 $3\sim5\,\mu Sv$,CBCT 为 $36\sim270\,\mu Sv$,说明牙科放射检查的辐射剂量总体上是安全的。然而,这些数据强调了在牙科放射操作中采取适当安全措施的重要性。

四、脆性骨折的常规治疗建议

近年来,随着医疗条件的改善,人们的健康意识也有所提升。在骨质疏松症的诊断、骨折风险评估以及降低骨折风险的干预措施方面,我们已经取得了显著的进步。然而,大量数据显示,尽管骨折风险较高,但只有少数男性和女性接受了治疗。尽管脆性骨折与骨质疏松症密切相关,且可能导致严重的并发症,但研究显示,骨折后一年内接受治疗以降低未来骨折风险的患者比例不足 20%。矛盾的是,在治疗的重要性以及受影响较大的老年人群体中,治疗护理的差距可能特别显著,尤其是在机构中居住的老年人中,这种差距可能更大。

老年群体在接受治疗过程中常面临诸多挑战:他们往往将骨折视为生命自然进程的一部分,这种观念导致了对治疗的轻视,尤其是考虑到他们有限的预期寿命时,这种轻视更为显著。因此,药物治疗往往被放在非药物治疗措施之后,甚至有时会被忽略。对于那些年龄最大的患者,他们往往对治疗的依从性心存疑虑,觉得在已经需要服用的多种药物中再添加新药显得多余。另外,年龄增长导致的肾功能逐渐衰退,也成为药物使用的限制因素。除了上述提到的障碍,老年人在治疗过程中还可能面临认知功能下降的问题,这可能影响他们理解治疗方案和遵循医嘱的能力。记忆力下降、注意力难以集中以及判断力减弱,都可能阻碍他们按时服药和正确执行治疗计划。此外,老年人可能还存在沟通障碍,他们可能难以清楚地表达自己的症状和不适,使得医生难以准确评估病情和调整治疗方案。

(一)预防跌倒

首先,对于老年人来说,预防跌倒是至关重要的。多项研究和临床试验表明,针对有跌倒风险的老年人实施多因素干预和运动干预措施,如改善居住环境、增强肌肉力量和平衡能力,以及健康教育,可以显著降低老年人跌倒的发生率。预防措施之所以更为有效,是因为它们基于多因素策略来纠正各种已确定的跌倒危险因素。预防跌倒应首先询问患者跌倒的情况。对于有跌倒或害怕跌倒经历的患者,应进行步态和平衡评估。全面评估跌倒危险因素应包括视力障碍的检测和治疗、维生素 D 缺乏症的治疗、降低家中跌倒的环境风险(例如,移除客厅的地毯、在浴室安装扶手、在淋浴间内外安装防滑垫、安装淋浴凳、适用鞋类),以及进行包括步行和平衡练习的体育活动。河南省中西医结合医院护理部主任荫晴提醒,跌倒已成为中国老年人非故意伤害就诊的首位因素,因此,除了上述措施外,还应关注老年人的基础疾病管理、起床活动的平稳性、衣裤鞋袜的选择,以及在洗漱沐浴如厕时做好防滑措施。此外,应逐渐减少或停止使用可能增加跌倒风险的药物,特别是精神药物、苯二氮䓬类药物和可能诱发直立性低血压的药物。必须重新评估老年人服用的所有药物的适应证,并取消那些益处/风险平衡有害的治疗方法。尽管脆性骨折发生后,与骨折风险相关的处方药暴露有所减少,但一些患者消除了骨折相关药物的暴露,同时也有同样数量的患者开始使用新的高危药物。

(二) 确保摄入充足的钙质和维生素 D

关于维生素 D 对肌肉和骨骼的特定作用,目前仍存在一些争议。研究显示,维生素 D 补充对居家老年人跌倒风险有积极影响,但对门诊患者跌倒概率的降低效果并不显著。根据专家建议,成年人维生素 D 的日摄入量推荐为 600~800 IU,而老年人则为 800 IU。尽管维生素 D 对于骨骼健康至关重要,但目前对于高剂量维生素 D(如每月 60 000 国际单位或一次性 500 000 国际单位)的有效性尚无科学共识,且可能增加跌倒风险,特别是在维生素 D 水平适宜的人群中。2024 年 8 月,美国内分泌学专家小组在《临床内分泌代谢杂志(JCEM)》在线发表了名为“维生素 D 预防疾病:内分泌学会临床实践指南”的指南文章,该指南中明确了一般健康人预防疾病的维生素 D 需求量以及相关的风险人群。首先需要明确的是,大多数健康成年人每天维生素 D 的摄入量达到 600 IU 就足够了,但根据相关资料,推荐摄入量在 600~800 IU。由于饮食中天然维生素 D 的来源相对较少,因此大多数人可能还是需要通过补充剂来满足日常需求。对于我们中国人来说,由于饮食结构,认识程度等方面的差异性,在成年人维生素 D 不足以及缺乏率还是非常高的。

随着年龄的增长,老年人群体常常面临一个问题,那就是他们摄入的钙质往往不足,同时他们的肠道吸收功能也可能会出现一定程度的衰退。维生素 D 缺乏与钙摄入不足共同作用,可能引发继发性甲状旁腺功能亢进。根据相关研究,钙补充剂在使用的第一年内可以使得骨密度提升大约 1%,然而在那之后,其增加效果便不再有显著的提升。众多观察性研究未明确显示钙摄入量与骨折风险之间的直接关联。对于老年人来说,每日推荐的钙摄入量为 1 000 国际单位。专家建议,首要途径是通过日常饮食来满足钙质需求,因为仅依赖过量补充钙质而忽视维生素 D 的配合,可能会引发消化不良、肾脏疾病及心血管并发症。因此,国际骨质疏松基金会明确指出,“仅通过补充钙质来预防骨折的文献证据并不充分”,但同时强调,“对于那些钙和维生素 D 均缺乏的高风险患者,建议同时补充钙质和维生素 D”。在使用强效抗吸收药物以预防低钙血症之前,应首先纠正严重的维生素 D 缺乏症(低于 25 nmol/L)。

(三) 蛋白质膳食的摄入量

在老年人群中,营养不良是一个普遍存在的问题,它可能引发肌肉减少症和增加跌倒的风险。研究指出,在老年髋部骨折患者中,术前营养状况评分(如 CONUT 评分)可以作为预测术后一年内死亡率的有效工具,这一现象与人口统计学特征、功能状态、认知能力和临床风险因素无关。目前尚缺乏随机对照试验来评估膳食蛋白质摄入对骨折风险的具体影响,无论骨折发生在身体的哪个部位。针对老年人群体,建议每日蛋白质摄入量应超过 1.0 克/千克体重,以维持肌肉的正常功能;在遭遇急性或慢性疾病(排除严重肾功能衰竭的情况)时,摄入量可适当上调,最高可达 1.5 克/千克体重。

(四) 骨折联络服务(FLS)

我们强烈建议推广骨折联络服务,这是一种融合了多学科知识的方法,旨在医院内骨折治疗阶段或紧随其后的时期,迅速识别患者,并为他们提供便捷的骨质疏松症管理方案。该方式能够显著提升骨质疏松症的诊疗效率,进而降低脆性骨折患者未来再次骨折的风险。在该护理模式下,患者将自动接受继发性骨折风险评估,并开始接受治疗以增强骨骼质量和强度(详细信息见表 8.1)。根据考夫曼等人的研究,与传统模型(例如向初级保健医生或内分泌科医生发送转诊信息)相比,FLS 模型在骨折后的诊断和治疗率更高,资源损耗更少。鉴于其显著的优势,2012 年,国际骨质疏松症基金会(IOF)建议各国建立 FLS,以提高脆性骨折患者的骨质疏松检查率和治疗率,降低再次骨折的风险,从而提高患者的生活质量并减少医疗资源的浪费。

表 8.1 脆性骨折后骨质疏松症药物治疗

药物	作用机制	好处	剂量	不良反应/禁忌症	
阿巴帕肽	PTHrP 类似物,可作为 PTH1 受体的激活剂	与特拉帕肽相比,髋关节 BMD 显示出改善	每日 80 μg 皮下注射	大鼠骨肉瘤的发病率有所上升;同时,高钙尿症、直立性低血压和高钙血症的情况也有所增加	经过长达两年的治疗,患者将继续接受双膦酸盐或地诺单抗的随访治疗
地舒单抗	抑制 RANKL 的人源化单克隆抗体	与阿仑膦酸钠相比,BMD 的增加幅度更大,同时骨转换量有所降低	推荐剂量为 60 mg,单次皮下注射,每 6 个月给药一次,注射部位为大腿、腹部或上臂部	背部和四肢的疼痛,低钙血症,以及感染	若停止治疗以防止骨质流失,则应转向使用抗骨吸收剂
罗莫珠单抗	单克隆抗硬化蛋白抗体	增加成骨细胞活性和减少骨吸收,增加骨形成	每月 210 mg 皮下注射	潜在增加的心肌梗死、中风和心血管死亡风险;超敏反应、低钙血症、颌骨坏死以及非典型股骨骨折	在治疗一年后,使用抗骨吸收剂
特立帕肽	PTH 模拟	提升 BMD 和减少骨折风险的合成代谢药物	每天 20 μg 皮下注射	大鼠骨肉瘤的发病率呈上升趋势;它们表现出关节痛和疼痛伴随恶心的症状。	经过长达两年的治疗,患者将继续接受双膦酸盐或地诺单抗的随访治疗
唑来膦酸钠	抑制骨吸收的双膦酸盐类药物	每年一次的药物治疗	每年进行一次 5 mg 的静脉注射	肾毒性、颌骨坏死、骨骼及四肢疼痛、非典型股骨骨折、恶心和疲劳	静脉唑来膦酸用药 3 年后,应对其病情进行评估以决定是否继续用药

SQ,皮下注射;PTHrP,甲状旁腺相关肽;PTH,甲状旁腺激素;BMD,骨密度;AACE,推荐用于极高风险类别的注射剂。

五、骨质疏松相关创伤骨科的治疗

(一) 常规治疗

针对骨质疏松等慢性疾病，并不存在适用于所有患者的统一治疗方案。治疗计划应当是量身定制的。医生在制定治疗策略时，需全面考量患者的家庭背景、日常习惯、经济能力以及工作环境，确保方案的综合性和个性化。随着病情的发展，治疗方案应适时调整，这要求医生与患者共同努力，定期复查并保持沟通。

针对轻症患者或存在高风险但尚未显现临床症状的患者，非药物治疗可作为首选的预防措施，以防患于未然。这包括确保充足的钙、维生素 D 和蛋白质摄入，戒烟，预防跌倒，避免使用可能损害骨骼的药物（如可行），维持健康体重，进行适量的负重运动，以及限制过量饮酒和咖啡因摄入。医学研究所和国家骨质疏松症基金会建议，50 岁以上的个体每日应摄入 1 000～1 200 mg 的钙，优先通过饮食获取。特别重要的是，患者需要补充足够的骨维生素 D 和钙。维生素 D 有助于钙的吸收，并直接作用于成骨细胞和破骨细胞，促进骨矿化，抑制骨吸收。研究表明，维生素 D 不仅能有效预防肌肉减少症，还能显著提升肌肉力量，增强姿势稳定性，从而大幅度降低跌倒的风险。因此，维生素 D 和钙是治疗骨质疏松症不可或缺的营养素，其补充量应根据目标人群的维生素 D 水平进行个性化调整。大量研究证明补充维生素 D 和钙能有效降低骨折风险。

在日常生活中，获取钙质的最理想方式通常是通过饮食。根据中国营养学会的推荐，成年人每日应摄入 800 mg 的钙，而 50 岁以上的人群则推荐每天摄入 1 000 mg 的钙。我们可以通过食用一些富含钙的食物来满足身体对钙的需求，这些食物包括经过强化处理的牛奶、各种早餐谷物，以及含有丰富钙质的咸水鱼，例如鲑鱼、鲭鱼和金枪鱼，还有鱼肝油。除了乳制品，一些非乳制品的牛奶替代品，比如大米奶或豆浆，也能够提供维生素 D 和钙。为了确保日常饮食中钙的摄入量充足，建议适量增加以下食物的摄入：虾皮、芝麻酱、豆腐、苋菜、牛奶、海参、紫菜、木耳、泥鳅、黑豆等。

尽管如此，存在研究指出，对于那些已经在饮食中摄入了足够钙质的患者来说，额外补充钙可能会增加心血管疾病的风险。例如，美国心脏协会杂志发表的研究发现，通过钙补充剂大量补钙可能会在动脉血管壁上产生斑块，从而对心脏造成危害。研究对象中，服用钙补充剂的人群，他们的冠状动脉钙化概率增加了 22%。然而，也有观点认为，通过食物摄入的钙可能不会增加心脏病的发病风险。目前的建议是，在考虑将钙补充剂纳入维生素 D 补充方案之前，应该先评估个体的膳食钙摄入量。在线膳食钙计算器可以作为评估的辅助工具，但通常情况下，只需简单询问个人的乳制品和油性鱼类摄入情况即可。在西欧地区，受饮食习惯或阳光照射不足的影响，大多数人难以通过日常饮食获取足够的维生素 D，尤其是老年人。因此，除非血清胆钙化醇水平（考虑季节性变化）显示无需补充，否则几乎所有人都需要额外补充维生素 D。一次性大剂量注射维生素 D 与跌倒和骨折风险的增加有关，因此应避免这种做法。60 岁以上的老年人由于阳光暴露不足和维生素 D 吸收能力下降，需要特别注意增加维生素 D 的摄入量。根据专家建议，老年骨质疏松患者每天需要补充 800～1 000 IU 的维生素 D，以促进骨骼健康和预防骨质疏松症（表 8.2）。

表 8.2　女性和男性推荐的钙和维生素 D 摄入量

年龄组	钙 IOM/NOF (mg/d)	钙 安全上限(mg/d)	维生素 D IOM/NOF(IU/d)	维生素 D 安全上限(IU/d)
51~70 岁女性	1 200	2 500	600/800~1 000	4 000
51~70 岁男性	1 000	2 000	600/800~1 000	4 000
71+岁男女	1 200	2 000	800/800~1 000	4 000

根据 IOM 的建议,19~70 岁的男性和 19~50 岁的女性应每日摄入 1 000 mg 和 1 200 mg 的钙。此外,其他权威机构如 FDA 和 WHO 也推荐成年人每日摄入 800~1 200 mg 的钙量。对于 51 岁及以上的女性和 71 岁及以上的男性,目前没有证据表明摄入量超过推荐值会带来额外的骨骼益处。然而,有证据显示,每日补充钙摄入量超过 1 200~1 500 mg 会增加高危人群发生肾结石的风险。

目前,维生素 D 类药物包括维生素 D、25 -羟基维生素 D 和 1,25 -羟基维生素 D_3。其中,羟基维生素 D 无需肝肾激活,直接作用于靶器官,效果优于纯维生素 D,肝肾疾病患者亦可安全使用。然而,这种额外的好处也伴随着更高的经济成本。与钙补充剂类似,维生素 D 对成骨细胞和破骨细胞的作用不足以单独治疗骨质疏松症。维生素 D 需要与钙和其他抗骨质疏松症药物联合使用。值得注意的是,过量摄入维生素 D 会导致血钙浓度超过生理水平,进而导致血钙在其他器官和组织中沉淀,如肾钙化,甚至大脑中沉淀,造成有害影响。

针对骨质疏松症或高骨折风险患者,需特别警惕年轻及贫血患者的多发性骨髓瘤可能,并立即采取适当治疗措施,以防病情恶化。雄激素替代治疗仅适用于确实存在雄激素缺乏的男性患者。所有患者均应重视控制饮酒、戒烟等生活方式调整。建议进行负重运动以预防跌倒和骨折,这也有助于适度提高骨密度。

非药物预防骨折的方法非常重要,正如众多文献中推荐的那样,预防可以避免患者后续发生的其他损伤。针对存在高危因素的患者,应立即纠正特定危险因素的生活方式建议(如戒烟、适度饮酒、将体重指数维持在 20 以上以及酌情尽量减少糖皮质激素剂量)。此外,鉴于跌倒为骨折的常见诱因,应对有跌倒史的患者进行潜在风险评估,并给予针对性建议。改变家庭环境,优化视力,锻炼计划(冲击加高强度阻力,以及平衡训练),尽量减少镇静剂的使用和预防直立性低血压可能都很重要。对于营养不良的患者,蛋白质补充剂可能具有价值,而维生素 D 缺乏症的预防应从围生期开始,重点是 1 岁以内的婴儿,并持续至 3 岁。孕妇应进行适当的户外活动以获取阳光,从而供应丰富的维生素 D。新生儿出生后两周开始,建议每天补充维生素 D 400 IU,母乳喂养的婴儿同样需要补充。此外,婴幼儿每天应有 1~2 小时的户外活动,并通过饮食或维生素 D 强化奶制品来增加维生素 D 的摄入。

(二) 药物治疗

疾病初期,若患者尝试非药物治疗等保守手段未见效,或病情持续恶化,应及时转向药物治疗等适当方法以控制病情。对于无并发创伤骨科疾病的患者,主要治疗手段为应用骨稳态调控机制药物。临床实践中,骨质疏松症药物多样,如双膦酸盐类、选择性雌激素受体调节剂、降钙素及分子靶向药物等。

在过去,脆性骨折被认为是未来骨折发生的主要风险因素,因此建议在这种情况下进行治疗。因此,医生应积极寻找骨折的迹象,以便能够早期诊断。此外,根据骨折危险评估表,建议对 65 岁以上的女性和 75 岁以上的男性进行常规的骨折风险评估,以早期发现和预防骨折,减少患者的痛苦,并降低治疗成本。然而,对于预期寿命较短或存在并发症的患者,应评估其是否适合治疗。建议进行机会性筛查而非全面筛查,因为老年患者在医疗保健专业人员处就诊时可能面临更高的骨折风险,并会从筛查中受益。只有在存在重大危险因素时,才应对年轻人进行常规评估。对于那些骨折风险极高的患者,应优先考虑使用合成代谢药物,随后进行有效的抗骨吸收治疗。最新的研究显示,骨合成代谢药物如特立帕肽和 romosozumab,与肠外抗骨吸收剂相比,能更快地对所有骨折产生效果,这对于高风险骨折患者来说至关重要。最近的数据还表明,一项 Meta 分析显示,强骨胶囊联合常规抗骨质疏松药物治疗骨质疏松性骨折患者,可显著增加 BMD 值。这表明,对于多发于老年人的骨质疏松症,通过药物治疗,特别是合成代谢药物与抗骨吸收剂的联合使用,可以有效提高患者的 BMD,从而降低骨折风险。针对老年患者的治疗,需要考虑给药的频率和途径、成本、疗效及潜在的不良反应。鉴于老年人群中多药治疗的普遍性,医生需依据患者的个体情况,量身定制治疗方案。

(三) 诊疗过程中的注意事项

1. 骨质疏松骨折的预防

骨质疏松在现代社会中广泛存在,尤其在老年人群中高发,且近年来其年轻化趋势日益显著,不容忽视。对于通过体检或其他筛查发现的骨质疏松患者,在疾病早期阶段,通过实施各种预防措施,可以延缓病情进展或进行治疗,从而避免严重后果的发生。预防措施分为两个层次:

(1) 一级骨折预防措施包括:通过 DXA 检测股骨颈、全髋关节、腰椎以及桡骨的骨密度,当这些部位的 T 值小于或等于 -2.5 时,表明存在一级骨折风险(目前的数据存在一定的不确定性)。根据世界卫生组织推荐的骨折风险预测简易工具 FRAX®,如果 DXA 检测显示股骨颈或全髋关节的骨量偏低(即骨质减少,T 值介于 -1.0 和 -2.5 之间),并且 10 年髋部骨折风险达到或超过 3%,或者 10 年严重骨质疏松症相关骨折风险达到或超过 20%(包括临床椎体、髋关节、前臂或肱骨近端的骨折),则需要采取一级骨折预防措施。

(2) 二级骨折预防措施涉及:对于已经发生过髋关节或椎骨骨折的患者,不论其 BMD 如何,都应采取预防措施。针对骨量偏低但尚未经历骨折的患者,尤其是肱骨近端、骨盆或前臂远端存在骨质减少(T 值在 -1.0 至 -2.5 之间)的患者,同样需采取二级骨折预防措施。对于没有骨质减少或低 BMD 的肱骨近端、骨盆或前臂远端骨折患者,是否采取预防措施应根据个体情况来决定。停止使用地诺单抗、特立帕肽、阿巴帕肽或罗莫珠单抗等药物后,需即刻启动抗骨吸收治疗方案。骨质疏松症通常发病隐匿,患者在初期往往没有明显的症状,直到出现较为严重的症状或骨损害时,才会寻求医疗帮助。因此,在诊疗过程中,医生应积极识别患者是否存在骨质疏松,并鼓励患者接受相应的治疗。鉴于我国 65 岁以上女性骨质疏松患病率高达 51.6%,建议老年女性,特别是 65 岁以上的女性,应定期进行体检,以便及时发现骨质疏松症并及时进行干预。

2. 高危人群定期体检

通过影像学技术检查骨密度是筛查骨质疏松的有效方法，通过与标准数据对比，可以判断患者的骨骼健康状况。进行初始骨密度测量的决定应基于个体的骨折风险状况和骨骼健康评估。除非检查结果对治疗和管理决策有益，否则无须进行骨密度测量。根据骨密度的正常值标准，T 值 ≥ -1.0 为正常，而 T 值在 -1.0 至 -2.5 之间提示骨量减少，T 值 < -2.5 则诊断为骨质疏松。鉴于此，BHOF 建议对 ≥ 65 岁的女性和 ≥ 70 岁的男性、$50 \sim 64$ 岁的年轻绝经后女性以及 $50 \sim 69$ 岁的男性进行骨密度测定筛查，因为这些年龄段的人群有更高的骨质疏松症风险。BHOF 还建议对骨折的女性和男性进行 BMD 检测。这些建议与 ISCD 和 Endocrine Society 关于男性骨质疏松症的临床实践指南一致。不建议儿童或青少年进行常规骨密度测量，健康年轻男性或绝经前女性也不应常规测量骨密度，除非有明显的骨折史或骨质流失的特定危险因素（如糖皮质激素的使用）。

鉴于老年女性是骨质疏松症的高发群体，其诊断受到较多关注，而男性患者则容易被忽视。同样，老年男性也应关注骨质疏松问题。尽管大量男性受到骨质疏松症的影响，但这一问题在很大程度上仍被忽视，未得到及时诊断和治疗。一些用于评估男性继发性病因的实验室检查与女性有所不同。根据骨质疏松症学会（BHOF，前身为 NOF）和其他相关学会的建议，对男性进行骨密度检测是重要的，因为它为临床治疗决策提供了关键信息。特别是对于 70 岁及以上的男性，无论是否存在其他风险因素，以及 $50 \sim 69$ 岁有骨折临床危险因素的男性，都应进行 BMD 检测。此外，对于 50 岁及以上经历过骨折的男性，BMD 检测同样适用。此外，患有骨质流失或低骨量相关疾病或接受治疗的男性应被视为 BMD 筛查的合适人选〔美国预防服务工作组（US Preventive Services Task Force，USPSTF）在其 2018 年的报告中证实了 DXA 检测 BMD 在预测女性和男性骨折方面的效用，但当时发现证据不足，无法推荐对男性进行常规检查〕。

尽管骨质疏松症通常被视为成人疾病，但越来越多的证据表明，该病可能起源于儿童期和青春期。骨基质矿化主要发生在这些生命阶段，因此个体在生长阶段结束时达到的峰值骨量至关重要。若个体在生长阶段结束时未能达到理想的峰值骨量，这将显著提升其成年后罹患骨质疏松症的风险。另外，儿童骨质疏松症的发病率正呈上升趋势，这主要归因于慢性病患者存活率的提升以及骨骼受损药物使用的日益增多。因此，对于儿童，如果存在骨质疏松的危险因素或相关临床表现，医生应尽早识别并确诊，以有效控制疾病的恶化。

3. 降低老年人的骨折风险

骨质疏松症最常见的并发症是骨折，尤其是脆性骨折。老年患者身体机能退化，轻微损伤即可引发严重后果。例如，跌倒是老年患者疾病恶化甚至致死的常见危险因素。

因此，对于有骨折史的患者（二级预防），NICE 技术评估指南建议对 75 岁以上的女性进行治疗，特别是那些有脆性骨折史的女性，即使没有进行 DXA 检测。尽管许多国家和国际指南将此建议扩展到所有绝经后女性，根据骨折风险预测简易工具 FRAX® 和英国国家骨质疏松症指南组（NOGG）的建议，对于有既往脆性骨折史的女性，应进行治疗。在二级预防环境中，使用骨折风险评估工具或 DXA 可能不是必需的，但在开始长期治疗之前，这些评估可能仍然适用。

在没有脆性骨折史的一级预防环境中，如果 75 岁以上的女性没有进行 DXA 检测但存在骨折和(或)低骨密度的危险因素,NICE 支持她们接受治疗。否则,NICE 根据 T 值提出治疗建议,即使确诊为骨质疏松症的年轻女性也需严格遵循,但对男性则没有提供任何指导。这一显著的差距主要是由于缺乏旨在降低男性骨折风险的临床试验。

鉴于亚临床椎体骨折在老年人中极为普遍,建议对高风险个体进行椎体骨折评估。近期研究指出,将 DXA-VFA 纳入常规 DXA 筛查,对于绝经后妇女(T 值≤-1,年龄≥65岁)预测骨质疏松性骨折风险具有显著的成本效益。这与最新研究一致,该研究分析了绝经后女性骨质疏松性椎体骨折的危险因素,并构建了列线图预测模型,发现年龄、BMI、糖尿病等因素是独立危险因素。此外,骨折风险预测工具(FRAX)在绝经后女性骨折风险预测中的适用性分析也支持了 DXA-VFA 的预测价值。DXA 作为诊断骨质疏松的金标准,其在骨质疏松性骨折风险评估中的应用得到了进一步的验证。

在重新评估 DXA-BMD 或出现提示性症状(如预期身高下降、新发背痛或姿势改变)时,基线 DXA-VFA 影像学检查为未来比较提供了基准。对于正在考虑双膦酸盐假期(暂时停止药物治疗)的患者,随访椎体影像学检查也可能合适,因为对于近期有椎体骨折的患者,不建议停止抗骨折治疗。

骨质疏松症的发病、发展和治疗是一个长期且复杂的过程,涉及骨形成减少、骨吸收增加和骨微结构破坏等多个方面。因此,及时的诊断和检查至关重要,以便对患者进行最新的评估,并根据病情进展及时调整治疗方案。盲目用药不仅无益,反而可能有害。特别需要注意的是,提高患者对疾病的认知水平,实现医患双方的合作。

4. 对骨质疏松患者的一般建议

(1)针对骨质疏松症、骨折及其潜在后果(如功能退化、独立性丧失、死亡率增加)向患者提供个性化咨询。

(2)鼓励患者确保每日总钙摄入量达标(50~70 岁男性需 1 000 mg,51 岁及以上女性和71 岁及以上男性则需 1 200 mg),若日常饮食无法满足需求,建议通过补充剂来增加钙摄入。

(3)定期检查血清 25-羟基维生素 D3 浓度,确保其在适宜范围内。

(4)保持血清维生素 D 水平在健康范围(至少 30 ng/ml,但不超过 50 ng/ml)。50 岁及以上人群应根据需要,每日补充维生素 D 800~1 000 IU,以维持充足的维生素 D 水平。对于某些成年人,尤其是吸收不良者,可能需要更高剂量。[注意:在健康个体中,血清 25(OH)维生素 D 水平≥20 ng/ml 可能已足够,但在已知或疑似代谢性骨病的情况下,≥30 ng/mL 是更适宜的]。

(5)识别并消除可能导致跌倒的风险因素,如不当使用镇静剂、多重药物相互作用、低血压问题、步态不稳或视力模糊,以及及时更新过时的处方眼镜。

(6)提供戒烟指导,避免过量饮酒;必要时转诊就医。

(7)建议或转诊患者接受平衡训练、肌肉强化运动和安全运动策略的指导,以预防日常生活活动中的骨折。

(8)对于社区居民患者,应转诊至家中进行跌倒风险评估和补救措施。

(9)对于出现疼痛的骨折后患者,应开具非处方镇痛药物,推荐热敷或冰敷作为家庭护理方法,建议有限度地卧床休息,结合物理治疗,并考虑采用适当的替代性非药物治疗方案。在顽固性或慢性疼痛的情况下,请咨询疼痛专家或理疗师。

(10)通过骨折联络服务(FLS)和多学科计划协调骨折后患者护理,在这些计划中,近期骨折患者被转诊进行骨质疏松症评估和治疗、康复和过渡管理。

骨质疏松症是一种长期慢性疾病,容易被患者忽视。治疗必须针对患者的具体病因进行,且由于骨质疏松症的长期性质,持续服药方能显现治疗效果。因此,整个诊治过程需要医患双方的共同努力。据估计,25%～30%的骨质疏松症患者未开始服用处方药,50%或更多的患者在一年后停止治疗。其后果是显著的;根据流行病学调查,50岁以上人群中,骨质疏松性骨折的发生率男性为10%～15%,女性为30%～40%,非遵从性患者的骨折发生率显著高于遵从性患者。随之而来的是更高的发病率、死亡率和医疗费用。

在法国进行的一项定性研究中,对37名患有骨质疏松症的绝经后妇女(包括7名股骨颈骨折和9名其他骨折患者)和18名医生进行了调查,发现以下事实:许多患者和一些医生并不认为骨质疏松症是一种疾病。该研究还表明,跌倒被认为是骨折的主要原因,非药物干预(如预防跌倒和改善营养)被认为是治疗的基础。根据一项研究,仅有4%的医生会与女性手腕骨折患者讨论骨质疏松症的可能性,而45%的患者意识到初次骨折可能是未来骨折风险的预警。此外,24%的患者错误地认为年龄过大无法形成新骨,而18%的患者认为无法采取措施降低年龄相关的骨折风险。然而,骨质疏松症在60岁以上的老年人中发病率高达36%,且在65岁以上女性中患病率超过50%。通过改善饮食习惯、增加钙和维生素D的摄入、规律性运动以及避免吸烟和饮酒,可以有效预防和治疗骨质疏松症。骨质疏松症药物可能被认为疗效有限或无效,其不良反应,特别是双膦酸盐和地诺单抗的不良反应,被特别强调,尤其是某些媒体试图通过忽视平衡缺点和预期益处的需要来吸引注意力。在报道有关骨质疏松症药物处方的潜在不利影响的节目后,骨质疏松症药物处方的急剧下降很好地说明了这种有偏见的报道的潜在灾难性影响。

此外,患者可能因健忘、治疗方案的复杂性以及(或)药物负担能力不足而无意中未能开始治疗。在那些故意不坚持推荐治疗的患者中,研究中引用的主要原因包括对骨质疏松症认识不足、对不良反应的担忧、对医生或药物的不信任,以及对药物需求和(或)其有效性的信心缺失。例如,有研究显示,接受初始治疗的骨质疏松患者不到70%,其中能坚持服药1年的患者不到50%,随着治疗时间的延长,患者的依从性也逐渐下降。因此,尽管骨质疏松症是一种相对常见的疾病,其诊治过程仍然需要我们大家的共同努力。

六、总结

本章深入探讨了与骨质疏松症相关的创伤性骨科疾病,内容涉及骨折风险评估、骨折类型分类、诊断流程、治疗方法以及预防策略。创伤骨科专注于解决外力导致的骨骼损伤,而骨质疏松患者因骨密度下降,即便遭遇轻微外力也极易骨折,这一现象在老年人群中尤为显著。骨质疏松不仅导致骨密度和骨质量的下降,还显著增加了骨折的风险。骨折多发于髋部、脊柱及腕部,且具有较高的复发率。与骨质疏松相关的骨折类型包括:腕部骨折,例如常见的桡骨远端骨折,多见于中老年女性,治疗手段包括闭合复位、石膏固定或手术干预。髋部骨折作为骨质疏松症的严重后果,不仅死亡率高,还常导致长期残疾。预防措施涵盖改善居住环境、补充钙质和维生素D,而治疗手段则包括手术及骨水泥技术等。脊柱骨折会引起疼痛、姿势改变和功能丧失,治疗方案包括保守治疗和手术干预。对于脆性骨折的常规治疗建议是:预防跌倒,通过改善居住环境、进行平衡训练、减少镇静剂使用等方法。补充钙和维生素 D 有助于维持骨密度,减少骨折风险。保证充足的蛋白质摄入,对维持肌肉功能、降低跌倒风险大有裨益。骨折联络服务(FLS)提供骨折后的评估和治疗,旨在降低再次骨折的风险。骨质疏松相关的创伤骨科治疗包括非药物治疗和药物治疗,如双膦酸盐、选择性雌激素受体调节剂等,药物治疗方案需根据患者具体情况制定。在骨质疏松症的诊疗过程中,医生应重视长期管理的重要性。根据骨密度的诊断标准,定期评估患者的骨折风险,并结合患者的个体情况调整治疗方案,以降低骨折发生率。预防措施包括一级预防(通过骨密度检测评估骨折风险)和二级预防(对已发生骨折的患者进行干预),特别是高危人群应定期进行检测。在患者教育与依从性方面,治疗成效离不开患者的长期配合。因此,医生需强化疾病知识普及,以提升患者的疾病认知度及治疗遵从性。骨质疏松症引发的骨折极大地影响了患者的生活质量和健康状况,故而预防和早期干预工作显得尤为重要。通过多学科合作、个性化治疗方案和患者教育,可以有效减少骨折的发生和复发。

参 考 文 献

[1] 唐佩福.创伤骨科发展现状与未来趋势[J].中华骨与关节外科杂志,2015,8(1):11-14.

[2] LI Q, YANG J, TANG Q, et al. Age-dependent gender differences in the diagnosis and treatment of osteoporosis during hospitalization in patients with fragility fractures [J]. BMC Geriatrics, 2023,23(1):728.

[3] 李宁,李新萍,杨明辉,等. 老年髋部骨折的骨质疏松症诊疗专家共识[J].中华骨与关节外科杂志,2021,14(8):657-663.

[4] 刘庆军,陈卫,黄国锋,等. 我国创伤骨科发展现状[J].中国骨与关节损伤杂志,2021,36(10):1117-1120.

[5] HJELLE A M, APALSET E M, GJERTSEN J E, et al. Associations of overweight, obesity and osteoporosis with ankle fractures [J]. BMC Musculoskeletal Disorders, 2021,22(1):723.

[6] PICCIRILLI E, CARIATI I, PRIMAVERA M, et al. Augmentation in fragility fractures, bone of contention: a systematic review [J]. BMC Musculoskeletal Disorders, 2022,23(1):1046.

[7] ZHANG J, ZHANG L, LI C, et al. Clinical Guidelines for the Diagnosis and Treatment of Fragility Fractures of the Pelvis [J]. Orthopaedic Surgery, 2023,15(9):2195-2212.

[8] MORIN S N, FELDMAN S, FUNNELL L, et al. Clinical practice guideline for management of osteoporosis and fracture prevention in Canada: 2023 update [J]. Canadian Medical Association Journal, 2023, 195 (39): E1333-E1348.

[9] SILVA B C, MADEIRA M, D'ALVA C B, et al. Definition and management of very high fracture risk in women with postmenopausal osteoporosis: a position statement from the Brazilian Society of Endocrinology and Metabolism (SBEM) and the Brazilian Association of Bone Assessment and Metabolism (ABRASSO) [J]. Archives of Endocrinology and Metabolism, 2022.

[10] GRUNZ J P, SAILER L, LANG P, et al. Dual-energy CT in sacral fragility fractures: defining a cut-off Hounsfield unit value for the presence of traumatic bone marrow edema in patients with osteoporosis [J]. BMC Musculoskeletal Disorders, 2022,23(1):724.

[11] SHAH G M, GONG H S, CHAE Y J, et al. Evaluation and Management of Osteoporosis and Sarcopenia in Patients with Distal Radius Fractures [J]. Clinics in Orthopedic Surgery, 2020,12(1):9.

[12] GALINDO-ZAVALA R, BOU-TORRENT R, MAGALLARES-LÓPEZ B, et al. Expert panel consensus recommendations for diagnosis and treatment of secondary osteoporosis in children [J]. Pediatric Rheumatology, 2020,18(1):20.

[13] CANO J R, CRESPO P V, CRUZ E, et al. Is the bone tissue of the femoral neck demineralised in patients with hip fracture [J]. Injury, 2020,51:S4-S11.

[14] BREUIL V. Making sure the first osteoporotic fracture is also the last [J]. Joint Bone Spine, 2020,87(1):9-11.

[15] BJÖRNSDOTTIR S, CLARKE B L, MANNSTADT M, et al. Male osteoporosis-what are the causes, diagnostic

challenges, and management [J]. Best Practice & Research Clinical Rheumatology, 2022,36(3):101766.

[16] IMAMUDEEN N, BASHEER A, IQBAL A M, et al. Management of Osteoporosis and Spinal Fractures: Contemporary Guidelines and Evolving Paradigms [J]. Clinical Medicine & Research, 2022,20(2):95 - 106.

[17] LO J C, YANG W, PARK-SIGAL J J, et al. Osteoporosis and Fracture Risk among Older US Asian Adults [J]. Current Osteoporosis Reports, 2023,21(5):592 - 608.

[18] COUGHLAN T, DOCKERY F. Osteoporosis and fracture risk in older people [J]. Clinical Medicine, 2014,14(2): 187 - 191.

[19] SNODGRASS P, ZOU A, GRUNTMANIS U, et al. Osteoporosis Diagnosis, Management, and Referral Practice After Fragility Fractures [J]. Current Osteoporosis Reports, 2022,20(3):163 - 169.

[20] IMAMUDEEN N, BASHEER A, IQBAL A M, et al. Management of Osteoporosis and Spinal Fractures: Contemporary Guidelines and Evolving Paradigms [J]. Clinical Medicine & Research, 2022,20(2):95 - 106.

[21] GOLD L S, CODY R F, TAN W K, et al. Osteoporosis identification among previously undiagnosed individuals with vertebral fractures [J]. Osteoporosis International, 2022,33(9):1925 - 1935.

[22] BOUVARD B, ANNWEILER C, LEGRAND E. Osteoporosis in older adults [J]. Joint Bone Spine, 2021,88(3): 105135.

[23] ST. JEOR J D, JACKSON T J, XIONG A E, et al. Osteoporosis in spine surgery patients: what is the best way to diagnose osteoporosis in this population?[J]. Neurosurgical Focus, 2020,49(2):E4.

[24] LIANG B, BURLEY G, LIN S, et al. Osteoporosis pathogenesis and treatment: existing and emerging avenues [J]. Cellular & Molecular Biology Letters, 2022,27(1):72.

[25] SABRI S A, CHAVARRIA J C, ACKERT-BICKNELL C, et al. Osteoporosis: An Update on Screening, Diagnosis, Evaluation, and Treatment [J]. Orthopedics, 2023,46(1):e20 - e26.

[26] BENDITZ A, JEROSCH J. Osteoporotische Wirbelkörperfrakturen-Von der Diagnose zur Therapie [J]. Zeitschrift für Rheumatologie, 2023,82(1):18 - 24.

[27] WANG L, YU W, YIN X, et al. Prevalence of Osteoporosis and Fracture in China: The China Osteoporosis Prevalence Study [J]. JAMA Network Open, 2021,4(8):e2121106.

[28] FALK S S, RICHTER M, SCHRÖDER J, et al. Pre-existing osteoporosis and serum vitamin D levels in patients with distal radius fractures: are we missing something? [J]. Archives of Orthopaedic and Trauma Surgery, 2024, 144(3):1281 - 1287.

[29] KERSCHAN-SCHINDL K. Prevention and rehabilitation of osteoporosis [J]. Wiener Medizinische Wochenschrift, 2016,166(1 - 2):22 - 27.

[30] BITENC-JASIEJKO A, KONIOR K, GONTA K, et al. Prophylaxis of Pain and Fractures within Feet in the Course of Osteoporosis: The Issue of Diagnosing [J]. Pain Research and Management, 2020,2020:1 - 16.

[31] YU Y, WANG Y, HOU X, et al. Recent advances in the identification of related factors and preventive strategies of hip fracture [J]. Frontiers in Public Health, 2023,11:1006527.

[32] WÁNG Y X, GRIFFITH J F, BLAKE G M, et al. Revision of the 1994 World Health Organization T-score definition of osteoporosis for use in older East Asian women and men to reconcile it with their lifetime risk of fragility fracture [J]. Skeletal Radiology, 2024,53(4):609 - 625.

[33] CAREY J J, CHIH-HSING WU P, BERGIN D. Risk assessment tools for osteoporosis and fractures in 2022 [J]. Best Practice & Research Clinical Rheumatology, 2022,36(3):101775.

[34] HEUCHEMER L, EMMERT D, BENDER T, et al. Schmerztherapie bei Osteoporose [J]. Der Orthopäde, 2020, 49(4):363 - 376.

[35] CHEN X, HU Y, GENG Z, et al. The "Three in One" Bone Repair Strategy for Osteoporotic Fractures [J]. Frontiers in Endocrinology, 2022,13:910602.

[36] LEBOFF M S, GREENSPAN S L, INSOGNA K L, et al. The clinician's guide to prevention and treatment of osteoporosis [J]. Osteoporosis International, 2022,33(10):2049 - 2102.

[37] PROFESSOR KANIS J A, MELTON L J, CHRISTIANSEN C, et al. The diagnosis of osteoporosis [J]. Journal of Bone and Mineral Research, 1994,9(8):1137 - 1141.

[38] CLYNES M A, HARVEY N C, CURTIS E M, et al. The epidemiology of osteoporosis [J]. British Medical Bulletin, 2020:ldaa005.

[39] XUE Z, HUO J, SUN X, et al. Using radiomic features of lumbar spine CT images to differentiate osteoporosis from normal bone density [J]. BMC Musculoskeletal Disorders, 2022,23(1):336.

［40］ DEHGHAN N, MCKEE M D. What's New in Orthopaedic Trauma ［J］. Journal of Bone and Joint Surgery, 2020, 102(13):1137 - 1141.

［41］ FLANAGAN C D, VALLIER H A. What's New in Orthopaedic Trauma ［J］. Journal of Bone and Joint Surgery, 2023,105(13):973 - 978.

第九章
骨质疏松相关关节疾病

骨质疏松症对骨骼的影响远不止于骨折,它还会诱发一系列与关节相关的疾病。这些疾病包括软骨磨损、多种类型的关节炎(例如类风湿性关节炎、银屑病关节炎、中轴型脊柱关节炎)以及骨质疏松性骨折等。骨质疏松症(OP)与骨关节炎(OA)之间存在复杂的相互作用机制。骨质疏松症,一种以骨量减少和骨组织微结构破坏为特征的全身性骨骼疾病,会导致骨密度和骨强度降低,从而增加关节承受的压力。这种压力的增加不仅加速了软骨的磨损,还可能通过改变关节软骨下骨的生物力学特性,促进骨关节炎的发生与发展。本章将深入探讨骨质疏松相关的软骨磨损、骨折以及各种关节炎的背景知识、临床表现、诊断方法、治疗方案和预防措施,旨在帮助读者全面掌握骨质疏松相关关节疾病的各个方面,进而提升对这些疾病的认识和防治水平。

一、骨关节疾病概述

骨关节疾病涵盖了退行性关节炎、滑囊炎、滑膜炎、颈椎病、腰椎病、肩周炎、骨质增生、风湿性关节炎、类风湿性关节炎、股骨头坏死等多种疾病。

软骨磨损是骨质疏松相关关节疾病中极为常见的一种表现。软骨是覆盖在关节骨端表面的柔软组织,具有缓冲和减少摩擦的功能。骨质疏松导致骨强度下降时,关节软骨承受的机械压力增加,软骨组织容易发生退化和磨损,最终导致关节疼痛和功能障碍。

类风湿性关节炎(rheumatoid arthritis, RA)是一种自身免疫性疾病,其主要病变为关节滑膜炎,特征表现为慢性、对称性、多关节受累。骨质疏松症会进一步加剧 RA 病情,加速关节破坏,从而增加患者疼痛和残疾的风险。

银屑病关节炎(psoriatic arthritis, PsA)是与银屑病相关的炎性关节疾病,特征为关节炎与银屑病皮疹共存。PsA 患者中,骨质疏松症较为普遍,骨密度降低和骨折风险上升,导致患者病情更加复杂且难以管理。

中轴性脊柱关节炎(axial spondyloarthritis, AxSpA)是慢性炎性疾病,主要影响脊柱和骶髂关节,表现为持续的腰背痛和僵硬。在 AxSpA 患者中,骨质疏松症同样常见,脊柱骨密度降低,增加了脊柱骨折的风险,进而加剧了病情。

二、关节炎

关节炎是一组以关节疼痛和功能障碍为主要特征的疾病,包括类风湿性关节炎、银屑病关节炎和中轴型脊柱关节炎等。骨质疏松症会加重这些关节炎的病情,导致更严重的症状和并发症。

(一) 类风湿性关节炎

1. 疾病介绍

类风湿性关节炎(RA)是一种自身免疫性疾病,当免疫系统错误地攻击健康细胞时就会发生。常影响人体多个器官,包括心脏、肺脏,累及骨骼时可引发骨质疏松。

临床表现主要为关节病变,初期症状有关节晨僵、肿胀疼痛,疾病进展可能导致关节畸形,影响功能。部分患者也可表现为全身性症状,如发热、疲劳无力等。

通常受 RA 影响的关节包括手、腕、膝和髋关节。研究发现 RA 与骨质疏松症之间有很强的关联,60%~80%的 RA 患者也患有骨质疏松症。受 RA 影响,滑膜成纤维细胞和活化的 T 细胞产生 RANKL 参与免疫反应,而 RANKL 可反作用于破骨细胞使其增殖,伴随破骨细胞的催化酶以及酸性酶和信号分子如白介素等增多,促进破骨细胞活化进而导致骨质流失与骨质疏松的形成。类风湿关节炎患者若未遵医嘱用药或长期服用糖皮质激素,可能加重病情,增加骨质疏松风险。

2. 疾病诊断

(1) 临床标准:血清类风湿因子(RF)、抗环瓜氨酸肽抗体(抗 CCP 抗体)、ESR 或 C 反应蛋白(CRP)。

(2) X 线片:有多关节炎、对称性关节炎,特别是腕关节和食指、中指掌指关节受累的患者应怀疑类风湿关节炎。分类标准可作为确定 RA 诊断的指南,并有助于确定研究目的的标准化治疗人群。分类标准包含 RF、抗 CCP 抗体、血沉和 CRP 等实验室检查结果。然而,诊断需要有记录的关节炎症,不应仅基于实验室检测。

必须排除其他引起对称性多关节炎的原因,尤其是丙型肝炎。建议获取受影响关节的基线 X 线片,以记录疾病进展,如侵蚀性改变及关节间隙变窄等情况。随着时间的推移,对于有显著腰部症状的患者,应注意和其他疾病鉴别。

RF 是一组人丙种球蛋白抗体,存在于约 70%的 RA 患者中。然而,RFs 常呈低滴度(各实验室标准不一),亦可见于其他疾病患者,如结缔组织病(如系统性红斑狼疮)、肉芽肿性疾病、慢性感染(如病毒性肝炎、细菌性心内膜炎、结核)及肿瘤等。

低滴度的类风湿因子阳性可在 3%的正常人群和 20%的老年人中出现。高滴度的类风湿因子阳性可在丙型肝炎患者中出现,有时也在其他慢性感染中出现。乳胶凝集试验检测类风湿因子滴度>1∶80 或抗 CCP 抗体阳性支持类风湿关节炎诊断,但需结合临床表现并除外其他疾病。

抗 CCP 抗体在类风湿关节炎的诊断中展现出高度的特异性(90%)和敏感性(在 77%~86%),与 RF 相似,其高滴度往往预示着较差的疾病预后。RF 和抗 CCP 抗体的滴度不随疾病的活动而波动。值得注意的是,抗 CCP 抗体在丙型肝炎患者中几乎不存在,而这些患者却可能表现出与病毒感染相关的 RF 滴度阳性以及关节肿胀症状。

在发病的前几个月内,X 线检查仅能看到软组织肿胀。随后可出现关节周围骨质疏松、关节间隙变窄(关节软骨受累)、边缘骨侵蚀。骨侵蚀现象通常在疾病起病的第一年内显现,然而,它也可能在疾病的任何阶段不期而至。MRI 可能更敏感,尤其在发现早期的关节炎症和侵蚀方面。另外,膝关节软骨下骨异常信号(如:骨髓损伤和骨髓水肿)常常提示疾病进展。

如果诊断为 RA,完善检查有助于发现并发症和意外的异常。包括全血细胞计数及分类。正色素性(或轻度低色素性)红细胞性贫血可见于 80% 的患者;

在鉴别诊断任何新发关节积液时,滑液检查是必不可少的。它有助于区分 RA 与其他炎性关节病,例如化脓性关节炎或晶体诱导的关节炎。在 RA 中,活动性关节炎症期间,滑液常呈浑浊黄色且无菌,白细胞计数范围在 $10\,000\sim50\,000/mcL$(即 $10.0\times10^9/L$ 至 $50.0\times10^9/L$),其中多形核白细胞占主导,淋巴细胞和其他单核细胞占比可超过 50%。滑膜液中不会发现结晶。

3. 治疗

关于 RA 的治疗方法,可以分为非药物治疗和药理学方法。

(1) 非药物治疗方法。为防止骨质流失,建议所有患者戒烟、减少饮酒和定期锻炼。特别需要注意适当的钙摄入,因为已知绝经后 RA 女性的钙吸收受损。对于骨密度水平在骨质疏松范围内的 RA 患者,推荐每天补充 $1\,000\sim1\,200$ mg 的元素钙,以帮助预防骨质疏松。鉴于许多患者的膳食钙摄入量通常较低,通常建议这些患者预防性补充钙至少 500 mg/d。应避免钙摄入量超过 $1\,200$ mg,因为大量摄入与心血管疾病(CVD)和肾结石风险增加有关。推荐 RA 患者进行负重运动,如慢跑、步行、爬楼梯、太极拳和网球等,这些运动通过肌肉和骨骼对抗重力,有助于减少髋部 BMD 随时间流逝。

(2) 药理学方法。RA 骨质疏松药物包括双膦酸盐(BP)、地诺单抗和雷洛昔芬,这些药物既能抑制破骨细胞的骨吸收,又能促进新骨形成,如特立帕肽和阿巴帕肽等骨合成代谢药物。

① 双膦酸盐:作为治疗继发性骨质疏松症(包括糖皮质激素诱导的骨质疏松症)的一线药物。BPs 凭借与骨基质中矿物质 $Ca_3(PO_4)_2$ 的强大而持久亲和力,有效抑制破骨细胞骨吸收,确保骨质稳定性和结构完整性。然而,BPs 的抗炎作用临床证据尚不充分,且存在不良反应风险,包括颌骨坏死、食管炎、股骨非典型骨折及急性期反应样症状,故需谨慎使用。

② 地诺单抗:是一种完全人源化的单克隆 IgG_2 抗体,是治疗女性绝经后骨质疏松症最广泛推荐的抗骨吸收药物之一。它通过结合 RANKL 并抑制其信号通路,有效抑制破骨细胞骨吸收。对 RA 患者的软骨退化或整体疾病活动度的影响很小或没有影响,相关不良反应包括低钙血症、颌骨坏死、肌肉骨骼疼痛和股骨非典型骨折等。

③ 雷洛昔芬:一种选择性雌激素受体调节剂(SERM),对骨骼具有抗骨吸收雌激素作用,对乳房没有不良影响。雷洛昔芬可以帮助预防女性椎体骨折并稳定骨量。绝经前女性使用雷洛昔芬的安全性尚未明确,故对血栓栓塞风险较高的患者应持谨慎态度。根据 2022 年 ACR/GIO 指南,除非患者因静脉血栓栓塞和脑卒中风险而无法接受其他治疗方案,否则不建议使用。其常见不良反应有腿痛和潮热。

④ 特立帕肽:是一种重组人甲状旁腺激素(rhPTH)类似物,通过上调促成骨细胞生长

因子、增强 Wnt/β‐catenin 信号通路和增加 Runx2 活性来促进骨生长,从而增强成骨细胞存活和增殖,最终促进小梁和皮质骨的形成,对糖皮质激素诱导的骨质疏松作用良好。特立帕肽的常见不良反应包括高钙血症、肾结石和直立性低血压。

⑤ 阿巴帕肽:阿巴帕肽是甲状旁腺激素相关蛋白(PTHrP)的类似物,是一种耐受性良好且有效的合成代谢药物,有助于增强骨质疏松症绝经后妇女的骨量,治疗绝经后女性骨质疏松症较为有效。主要引起轻度不良反应,包括头痛、头晕、心悸和恶心,与特立帕肽相比,高钙血症的发生率更低。

4. 预防

(1)控制炎症:早期诊断和治疗可以有效控制炎症,减轻关节损伤。

合理运动:进行适度的运动能够增强关节及其周围肌肉的力量。

(2)健康饮食:多摄入抗炎食物,如富含 Omega‐3 脂肪酸的鱼类和坚果。

(二)银屑病关节炎

1. 疾病介绍

银屑病关节炎(PsA)是一种炎症性关节炎,可引起关节和 entheses(韧带和肌腱附着在骨骼上的地方)的炎症。牛皮癣是一种常见的炎症性皮肤病,其特征是免疫细胞浸润到表皮和角质形成细胞的异常表达,大约30%的牛皮癣患者(一种导致皮肤发炎、鳞状斑块的疾病)会发展为银屑病关节炎。研究表明,患有 PsA 的人比没有 PsA 的人患骨质疏松症和骨折的风险更高。这种关系是继发性的,PsA 患者若全身使用抗银屑病药物,如氨甲蝶呤或环孢素,会干扰骨重塑过程,从而引发骨质流失。此外,关节炎导致的疼痛减少了患者的活动量,降低了骨负荷,进一步增加了患骨质疏松的风险。在这种继发性关系中,PsA 的治疗药物氨甲蝶呤通过诱导 Notch2 通路激活抑制成骨细胞分化,从而使骨重塑失衡。在成骨细胞分化早期,随着成骨标志物的变化,受体 Notch2 和 Notch 靶基因 *Hes1* 的表达水平显著升高。*Hes1* 在成骨细胞的分化和功能中起着至关重要的作用。*Hes1* 的激活会抑制 Runx2 的活性,进而大幅度减少促骨分化转录因子 Runx2 以及成骨标记基因 *Col1a1* 和 *OCN* 的 mRNA 表达,这一过程最终会阻碍成骨细胞的分化,造成骨质流失。

基于上述结果,Notch2 通路的抑制被认为是治疗银屑病关节炎相关骨质疏松的一种潜在方法。药理学上阻断 Notch2 可能通过维持 Wnt/β‐catenin 通路的激活来保护成骨细胞免受氨甲蝶呤(MTX)的不良影响。研究表明,通过 siRNA 介导的 Notch1/Notch2 在成骨细胞中的特异性失活,可以增强小鼠的骨小梁体积,这一发现与 Notch 信号通路在细胞生长和分化中的关键作用相一致。此外,Notch2 配体 Jag1 的抑制促进了小鼠成骨细胞的分化和骨小梁的形成,这进一步表明 Notch 通路的抑制可能是治疗银屑病关节炎的一个可行方法。

2. 疾病诊断

在同时患有银屑病和关节炎的患者中,应怀疑银屑病关节炎的可能性。由于银屑病可能被忽视或仅在关节炎发生后才显现,因此任何血清阴性的炎症性关节炎患者,特别是那些远端指间关节受累、不对称性关节炎、下脊柱受累或存在趾端炎的患者,都应考虑银屑病关节炎的可能性。这些患者应检查是否存在银屑病和指甲凹陷,并询问是否有银屑病家族史。尽管类风湿因子(RF)可能在疑似银屑病关节炎的患者中呈阳性,但抗环瓜氨酸肽抗体(抗 CCP)的检测对于区分类风湿关节炎和银屑病关节炎具有重要意义。抗 CCP 抗体在银屑病关节炎患者中的阳性率较低,通常低于13.11%,而在类风湿关节炎患者中阳性率较高,可达84.7%。因此,抗CCP抗体的检测结果对于评估患者是否发展成骨质破坏具有临床意义。

银屑病关节炎的诊断主要依据临床表现,并需排除其他具有相似症状的疾病。X线片常见表现有远端指间关节受累、末端指(趾)骨溶解、近端指骨弯曲、多关节炎、广泛骨质破坏和增生,以及手指呈香肠状外观和关节脱位。与类风湿关节炎的主要区别特征,除了银屑病的存在外,还包括指关节炎、关节不对称、远端指间关节和骶髂关节受累,以及更显著的附着点炎。

3. 治疗

银屑病关节炎的治疗通常涉及多种药物的使用,其中包括改善病情抗风湿药(DMARDs),尤其是氨甲蝶呤,这是一种常用于治疗的药物。除此之外,阿普斯特也被用于治疗银屑病关节炎,它是一种口服药物,可以有效减轻症状。生物制剂,如肿瘤坏死因子TNF-α拮抗剂,已被广泛应用于治疗银屑病和银屑病性关节炎。例如,英夫利昔单抗和阿达木单抗等药物通过特定的生物机制有效缓解了患者的症状,并在临床研究中显示出显著的疗效。

对于手型银屑病关节炎,治疗方案中同样包括生物制剂,如肿瘤坏死因子TNF-α拮抗剂、苏金单抗、伊克珠单抗等。Janus激酶(JAK)抑制剂和IL-12/23抑制剂优特克单抗也是治疗轴型银屑病关节炎的有效选择。这些药物通过作用于疾病的特定生物途径,有效实现病情的控制。

治疗银屑病关节炎的主要目标不仅限于控制皮肤损害和减轻关节炎症,还包括延缓关节退变、减少复发,以及通过药物治疗、物理治疗、手术治疗等多种手段,旨在全面改善患者的生活质量。为了达到这一目标,医学界已经提出了一种治疗达标方法,该方法旨在实现完全疾病缓解或最小疾病活动度。为了评估疗效,医生在每次就诊时会采用银屑病关节炎疾病活动指数(DAPSA)或最小疾病活动度(MDA)评分进行量化评估,这些评分工具可以帮助医生和患者了解病情的控制情况。

银屑病关节炎的药物治疗策略与类风湿关节炎的治疗策略有很多相似之处,特别是DMARD氨甲蝶呤的使用。尽管临床试验结果显示银屑病关节炎的治疗效果存在差异,氨甲蝶呤依然被视为一个重要的治疗选项。羟氯喹作为一种抗疟疾药物,其在治疗银屑病关节炎中的效果存在争议,有时可能会导致剥脱性皮炎,甚至可能加重银屑病的症状。非甾体抗炎药、环孢素、TNF-α拮抗剂、优特克单抗、苏金单抗、依奇珠单抗、托法替尼、阿巴西普和古塞尔库单抗等药物的使用,可能对银屑病关节炎的治疗有益,但每种药物的使用都需要根据患者的具体情况和医生的建议来决定。

氨甲蝶呤这种药物,通常建议患者以10～15 mg的剂量口服,每周服用一次。同时,患者需每日服用1 mg叶酸,以降低氨甲蝶呤可能引发的副作用。若疗效不显著且患者能耐受更高剂量,可在3～5周后逐步增加氨甲蝶呤剂量。此时,患者可选择每日口服或每周注射一次,剂量上限为25 mg。但需注意,单次口服剂量超过15 mg时,氨甲蝶呤的生物利用度将有所下降。部分患者对甲氨蝶呤的皮肤反应可能比关节更敏感,因此治疗期间需密切监测。

柳氮磺吡啶通常以肠溶片的形式出现,这意味着药物会在肠道中释放,以减少胃部不适。一般情况下,柳氮磺吡啶在开始服用后的3个月内开始发挥作用。为增强药物耐受性,患者可服用肠溶制剂并酌情减少剂量。由于柳氮磺吡啶可能会导致中性粒细胞减少症,这是一种影响白细胞数量的状况，因此建议在治疗开始后的 1～2 周内进行全血细胞计数（CBC）检查，以监测患者的血液状况。在治疗期间，大约每 12 周需要进行一次 CBC 检查。此外，为了监测药物对肝脏的影响，建议每隔大约 6 个月检查一次谷草转氨酶（AST）和谷丙转氨酶（ALT），并且在增加药物剂量时也应进行这些检查。

阿普斯特（apremilast），一种磷酸二酯酶-4（PDE-4）抑制剂，已被美国食品药品监督管理局（FDA）批准用于治疗活动性银屑病关节炎（PsA）的成年患者。临床试验显示，与安慰剂相比，阿普斯特治疗可显著改善 PsA 患者的关节症状，包括触痛和肿胀关节，以及身体功能。此外，阿普斯特也被证明对治疗斑块型银屑病有效，达到 PASI 75 的患者比例约为 30%，显著高于安慰剂组。该药物的推荐初始剂量为每日一次，每次口服 10 mg。在患者能够良好地耐受初始剂量后，可以逐步增加剂量，直至达到维持剂量，即每日两次，每次口服 30 mg。然而，在使用过程中，患者可能会遇到一些不良反应，这些反应包括但不限于腹泻、恶心、头痛、抑郁以及体重下降等症状。值得注意的是，阿普斯特对皮肤的作用往往比对关节更为敏感显著。

肿瘤坏死因子（TNF）-α 抑制剂，如阿达木单抗、依那西普、戈利木单抗、赛妥珠单抗聚乙二醇以及英夫利西单抗及其生物仿制药，已被多项研究证实能够有效控制类风湿性关节炎和银屑病关节炎患者的临床症状，并显著延缓关节损伤的进展。这些药物通过抑制 TNF-α 的活性，帮助降低炎症反应，从而保护关节结构，延缓病情恶化。然而，在临床应用中，TNF-α 抑制剂有时会带来一些副作用，其中包括银屑病样反应。这种反应可能表现为皮肤上出现斑块状的病变，或者在手掌和脚掌上形成脓疱，有时还会出现类似银屑病的滴状皮损。

优特克单抗（ustekinumab），作为一种 IL-12 和 IL-23 的拮抗剂，其使用方法是首先在第 0 周进行一次负荷剂量的皮下注射，对于体重小于 100 kg 的患者，推荐剂量为 45 mg，而对于体重超过 100 kg 的患者，推荐剂量为 90 mg。随后，在第 4 周再进行一次相同剂量的皮下注射。完成首次两次注射后，患者需每隔 12 周接受一次 45 mg 的维持剂量皮下注射。特别提醒，体重超过 100 kg 的患者，每次注射剂量需增至 90 mg。优特克单抗的不良反应与其他生物制剂的不良反应相似，患者在使用过程中应密切关注身体反应。

古塞库单抗（guselkumab）是针对白细胞介素 IL-23 的特异性单克隆抗体，对中重度银屑病疗效显著，对银屑病关节炎也有积极效果。该药物通过皮下注射给药，首次在第 0 周，第二次在第 4 周，之后每隔 8 周维持剂量注射。推荐的治疗剂量为每次 100 mg。

苏金单抗，作为一种 IL-17 抑制剂，其使用方法建议为在治疗的初始阶段，即第 0、1、2、3 和 4 周，以及之后每隔 4 周，对患者进行一次 150 mg 的皮下注射。根据 III 期研究，近九成接受司库奇尤单抗 300 mg 治疗的患者在 16 周内达到皮损清除或几乎清除，且症状早在治疗开始后第 3 周即得到迅速缓解。此外，一项为期 24 周的临床试验发现，苏金单抗在治疗中度至重度银屑病患者方面具有很高的疗效，约有 80% 的患者在 24 周时病情获得了显著改善。这种初始负荷剂量的给药方式是为了迅速达到治疗效果。然而，如果医生认为不需要采用这种初始负荷剂量，即前四周每周一次给药方式，那么苏金单抗的常规剂量则调整为每 4 周进行一次 150 mg 的皮下注射。针对那些在治疗后仍然表现出银屑病关节炎活动性症状的患者，医生可能会考虑将苏金单抗的剂量提升至每次 300 mg，以期获得更好的治疗效果。临床试验结果表明，苏金单抗在长期治疗期间对活动性银屑病关节炎患者的临床体征和症状有显著改善。苏金单抗既可以与氨甲蝶呤联合使用,也可以单独使用,具体取决于患者的具体情况和医生的判断。在使用苏金单抗治疗中重度斑块状银屑病的过程中,患者可能会遇到一些不良反应。根据系统评价,常见的不良事件包括荨麻疹、上呼吸道感染、真菌感染(如念珠菌感染)、腹泻、带状疱疹以及炎症性肠病的恶化等。此外,研究显示,苏金单抗组的总不良事件发生率显著高于安慰剂组,但严重不良事件的发生率和因不良事件退出率与安慰剂组相当。患者在使用苏金单抗时,应密切关注自己的身体状况,并在出现任何不适时及时与医生沟通。

依奇珠单抗作为 IL-17 抑制剂,广泛应用于中度至重度斑块型银屑病成年患者的治疗中。此外,它也适用于那些患有活动性银屑病关节炎的成年人。这种药物可以单独使用,也可以与常规的疾病修饰性抗风湿药物(DMARDs,例如氨甲蝶呤)联合使用,以达到更好的治疗效果。在治疗的初始阶段,患者需要接受 160 mg 的皮下注射,这个剂量分为两次进行,每次 80 mg,在第 0 周进行注射。随后,患者需要每隔 4 周进行一次 80 mg 的皮下注射。然而,值得注意的是,依奇珠单抗可能会增加患者上呼吸道感染和真菌感染的风险。此外,该药物还可能加剧炎症性肠病的症状,故在使用期间务必对患者的健康状况进行严密监控。

Tofacitinib 是一种口服的 Janus 激酶(JAK)抑制剂,专门设计用于治疗特定类型的疾病,如中度至重度溃疡性结肠炎和类风湿性关节炎。临床试验显示,Tofacitinib 在改善疾病症状和保护关节组织方面表现出显著效果,尽管存在感染率略高和某些不良事件的风险。这种药物特别适用于那些对氨甲蝶呤或其他 DMARDs 反应不足或无法耐受的成人活动型银屑病关节炎患者。Tofacitinib 的推荐剂量为每日两次,每次服用 5 mg。此外,还有一种缓释制剂,其推荐剂量为每日一次,每次服用 11 mg。尽管 Tofacitinib 在治疗上显示出一定的效果,但患者在使用过程中需要注意潜在的不良反应。不良反应包括感染风险上升,特别是水痘-带状疱疹病毒的再激活,肌酐值升高,中性粒细胞计数下降,以及静脉血栓栓塞事件和高脂血症的潜在发生。

阿巴西普是一种特别的可溶性融合蛋白,由细胞毒性 T 淋巴细胞相关抗原 4(CTLA-4)与免疫球蛋白 Fc 区域构成,能够结合并抑制参与共刺激的蛋白靶标,从而抑制 T 细胞活化。这种药物特别适用于那些患有活动性银屑病关节炎的成年患者。它不仅可以单独使用,还可以与非生物性 DMARDs(例如氨甲蝶呤、柳氮磺吡啶、羟氯喹、来氟米特)联合使用。阿巴西普的给药方式灵活多样,可以通过静脉输注或皮下注射进行。静脉输注的剂量依据患者体重调整:体重小于 60 kg 者,剂量 500 mg;60～100 kg 者,剂量 750 mg;超过 100 kg 者,剂量则为 1 g。在首次给药之后,患者应在第 2 周和第 4 周接受后续的给药,之后则每 4 周进行一次。至于皮下注射,剂量则为每周 125 mg。然而,阿巴西普如同其他药物,也存在潜在不良反应,如肺部毒性、感染易感性提升、头痛、上呼吸道感染、咽喉痛及恶心等。

(三) 中轴性脊柱关节炎

1. 疾病介绍

中轴性脊柱关节炎(axSpA)是一个总称,它被用来描述一系列影响脊柱、中轴关节以及骶髂关节的炎症性关节炎。这种疾病的特点是慢性炎症,它与脊柱的新骨形成和骨质流失紧密相关。根据研究数据,有 12%～34% 的 axSpA 患者同时患有骨质疏松症。

骨质疏松症可致关节部位骨质增生、骨刺形成,进而诱发关节炎。其主要症状为关节疼痛、肿胀及活动受限,且这些症状可见于任何年龄段。在患有 axSpA 的患者中,慢性背痛 (CBP)是最常见且经常出现的症状,这种疼痛通常会持续超过 3 个月,并伴有晨僵现象。疼痛和僵硬感通常会影响到脊柱和臀部,但值得注意的是,脊柱的任何节段都有可能受到影响。由 axSpA 引发的 CBP 起病通常较为隐匿,并展现出炎症的典型特征:夜间及早晨时分症状加重,活动时会稍有减轻,但休息时则会再度恶化。

在 axSpA 的主要病理生理学变化中,我们可以观察到肌腱末端和软骨下骨的改变,这些变化发生在具有特定遗传背景的个体中。其中,最重要的遗传危险因素是 HLA - B27,但其他主要组织相容性复合体(MHC)的变异也参与了这一过程,其发病机制如图 9.1 所示。此外,还有两个非 MHC 基因位点与 axSpA 相关,它们分别是内质网氨基肽酶(ERAP)和 IL - 23 受体。这些基因位点的多态性不仅具有功能性影响,而且与疾病的临床表现紧密相连。

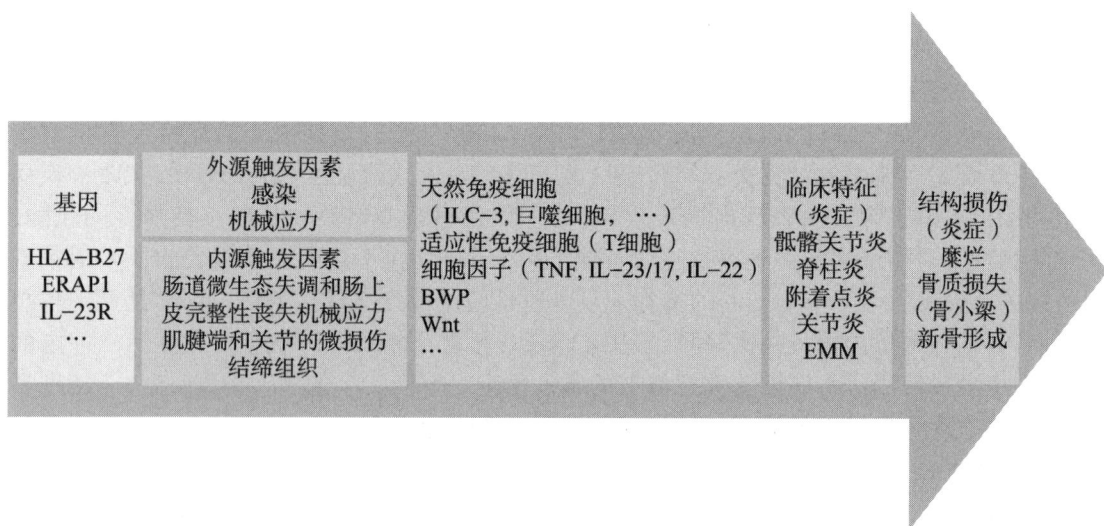

基因 HLA-B27 ERAP1 IL-23R …	外源触发因素 感染 机械应力	天然免疫细胞 (ILC-3,巨噬细胞,…) 适应性免疫细胞(T细胞) 细胞因子(TNF, IL-23/17, IL-22) BWP Wnt …	临床特征 (炎症) 骶髂关节炎 脊柱炎 附着点炎 关节炎 EMM	结构损伤 (炎症) 糜烂 骨质损失 (骨小梁) 新骨形成
	内源触发因素 肠道微生态失调和肠上皮完整性丧失机械应力 肌腱端和关节的微损伤 结缔组织			

图 9.1　中轴性脊柱关节炎的发病机制

中轴炎症、骨破坏和新骨形成构成了 axSpA 病理生理学的核心事件。MRI 可见的软骨下骨髓水肿(BME)是活检标本中最早可检测到的变化。随着疾病的进展,BME 会被含有脂肪细胞和空泡的炎症肉芽组织所取代,进而侵蚀软骨下骨板,不过,它同时也展现出骨形成的能力。因此,MRI 所见的脂肪病变被认为是这种修复组织的影像学表现。这些变化不仅映射出疾病的发展阶段,还深刻揭示了炎症与修复过程间错综复杂的相互作用关系。

炎症既可导致骨破坏,也可促进骨形成。一种假说认为,在炎症持续期间,以成骨细胞和破骨细胞之间的接触 NF - κB 受体激活剂和 NF - κB 受体激活剂配体的相互作用驱动的骨破坏为主,而骨形成则意味着炎症的消退,破骨细胞的消失。在 axSpA 疾病中,炎症呈现出波动性特征,使得骨破坏得以逐步修复,同时,由骨形态发生蛋白和 Wnt 蛋白所驱动的合成代谢反应也得以顺利展开。这些生物化学过程的动态平衡对于理解疾病的长期影响至关重要。

迄今为止,研究已确定 TNF - α 和 IL - 23/IL - 17 是 axSpA 的主要促炎细胞因子通路。TNF - α,作为免疫系统中重要的信号分子,主要由活化的免疫细胞产生,能够促进炎症反应并吸引其他免疫细胞应对感染。此外,IL - 17A 也在 axSpA 患者的骨髓中被发现,与炎症和骨损伤密切相关。TNF 抑制剂成功控制疾病症状,证明了 TNF-α 在 axSpA 发病机制中的关键作用。IL-17 抑制剂也被证明对 axSpA 有效,但 IL-23 抑制剂无效。这表明不同的炎症途径可能在疾病的不同阶段发挥作用,提示治疗策略的潜在多样性。当成骨细胞与破骨细胞相互作用,TNF-α 及 IL-17 会诱导骨破坏,进而下调成骨细胞功能。然而,在无破骨细胞存在时,这些细胞因子却促进骨形成,暗示其抑制可能阻碍疾病进程,加速骨质流失,最终诱发骨质疏松。这强调了在治疗策略中平衡骨破坏和骨形成的重要性。系统评价与荟萃分析揭示,axSpA 患者低 BMD 患病率介于 11.7%～34.4%。低 BMD 常导致骨质疏松性骨折,而脆性骨折的发生率则在 11%～24.6%。这些数据凸显了在管理 axSpA 患者时,对骨健康进行监测和干预的重要性,以减少骨折风险并改善患者的生活质量。

2. 疾病诊断

在对腰骶椎和骶髂关节进行影像学检查时,通常会结合血液检测,包括红细胞沉降率、C-反应蛋白、HLA-B27 基因型以及全血细胞计数等项目。对于那些根据脊柱关节炎国际协会所制定的评估标准,具有明确临床分类的患者,可以进一步进行盆腔或脊柱的 MRI 检查,以获取更详尽的诊断信息。

对于出现夜间背痛、晨僵、脊柱后凸、胸部扩张受限、跟腱炎或髌腱炎,以及不明原因的前葡萄膜炎等症状,尤其是年轻男性患者,医生应高度怀疑其可能患有中轴型脊柱关节炎。如果患者的一级亲属中有人患有中轴型脊柱关节炎,那么这种怀疑就更加必要。在这种情况下,医生需要对患者进行全面的评估和检查。

通常情况下,患者需要进行红细胞沉降率、C-反应蛋白和全血细胞计数的检测。如果患者出现外周关节炎的症状,或者不能排除其他疾病的可能性,那么还需要检测类风湿因子(RF)和抗核抗体。值得注意的是,白人患者中约有 90% 的中轴型脊柱关节炎患者 HLA-B27 呈阳性,而健康人群中的阳性率也达到 10%,且不同种族间的阳性率存在差异。因此,虽然实验室检查结果不能单独作为诊断的依据,但它们可以提供有关疾病可能性的线索,并帮助排除其他类似中轴型脊柱关节炎的疾病。如果经过上述检查后,医生仍然考虑中轴型脊柱关节炎的可能性,那么患者需要进行腰骶椎和骶髂关节的 X 线检查或 MRI 检查;在 X 线检查中发现骶髂关节炎症的表现,可以强烈支持强直性脊柱炎(AS)的诊断。

对于那些在 X 线检查中没有显示出骶髂关节炎表现的患者,医生可能会建议进行盆腔 MRI 检查。MRI 检查能更清晰地揭示是否存在骨炎或早期骨侵蚀的迹象,这对于早期诊断和治疗计划的制定至关重要。

对于那些疑似中轴型脊柱关节炎的患者,目前存在多种诊断标准可供参考。然而,在这些标准中,国际脊柱炎协会(ASAS)所制定的评估标准,包括用于诊断和治疗的详细分类,如 ASAS 分类标准,是最为广泛使用和认可的。这些标准在疾病的早期诊断方面,尤其是对于那些影像学上尚未表现出脊椎关节炎迹象的患者来说,具有非常重要的价值。ASAS 标准主要适用于那些腰背痛症状持续超过 3 个月,并且发病年龄小于 45 岁的患者。

根据 ASAS 标准,诊断可以基于影像学标准或临床标准来进行。影像学标准要求患者必须有通过放射学检查或 MRI 证实的骶髂关节炎,并且至少具备一项脊柱关节炎的特征。临床标准规定,患者需携带 HLA-B27 基因,并至少具备两项独立的脊柱关节炎特征。ASAS 定义的脊柱关节炎特征涵盖:指、趾关节炎症;跟腱附着点炎症;脊柱关节病家族史;炎性腰背痛病史;关节炎病史;银屑病病史;炎症性肠病病史;HLA-B27 基因阳性;葡萄膜炎病史;C-反应蛋白水平上升;以及对非甾体抗炎药反应良好。

炎性腰背痛与非炎性腰背痛在病史特征上有所不同。炎性腰背痛的特征包括:起病年龄小于或等于40岁、症状逐渐出现、晨起时僵硬感、活动后症状有所改善以及就医前症状持续时间超过3个月。

对于活动性中轴型脊柱关节炎患者,其红细胞沉降率与C-反应蛋白等其他急性期反应物的升高程度可能并不一致。类风湿因子和抗核抗体的检查结果通常为阴性。$HLA-B27$基因对于确诊的帮助是有限的,因为其阳性和阴性预测值均不高。

在疾病的早期阶段,X线检查可能会显示出由于软骨下骨侵蚀导致的关节间隙假性增宽,随后可能出现骨质增生硬化和关节间隙狭窄,最终可能导致骶髂关节融合。病变通常是双侧对称的。脊柱的早期变化表现为上腰椎椎体形变、边缘硬化、斑点状韧带钙化以及正在进展的韧带骨赘形成。晚期阶段,患者脊柱可能会呈现出"竹节"样的特征性表现,这主要由韧带骨赘的突出、椎旁韧带的广泛钙化以及骨质疏松等因素共同作用所致,通常这一表现平均在发病超过十年后才逐渐显现。

通常在起病数年后,才能在X线片上见到中轴型脊柱关节炎特征性的影像学改变。MRI能够显示较早期的病变,但由于缺乏前瞻性的、确凿的研究结果支持其在AS中的诊断价值,因此对于是否应当在常规诊断过程中应用MRI尚无统一意见。当高度怀疑脊柱关节炎或需排除其他可能的病因时,应进行盆腔MRI检查。MRI可以显示早期炎症变化,如T2加权图像上的骨髓水肿伴脂肪变性,以及细微的结构异常。最后,不建议使用连续的脊柱X线片对放射学变化进行常规监测。

3. 治疗

非药物治疗的方式多种多样,其中包括了体育锻炼、理疗以及功能康复训练等,这些都是非常有效的治疗手段。通过定期进行体育锻炼,可以增强体质,提高身体的免疫力,从而有助于疾病的康复。理疗作为一种利用物理手段治疗疾病的方式,其效用在于缓解疼痛症状并有效改善身体功能。在进行非药物治疗时,患者还可以考虑饮食调整,以促进健康。例如,增加富含Omega-3脂肪酸的食物,如深海鱼类,可以帮助减少炎症。同时,维持均衡的饮食,保证摄取充足的维生素和矿物质,对于强化身体的天然防御系统至关重要。

药物治疗是另一种常见的治疗方式,它主要分为一线治疗和二线治疗。一线治疗主要涵盖非甾体抗炎药及环氧化酶抑制剂,它们的主要功效在于抗炎镇痛,对缓解病情具有明显成效。至于二线治疗,则主要涉及生物制剂类抗风湿药物,用以缓解病情,如TNF抑制剂与IL-7抑制剂等,这些药物能有效减轻症状,提升患者的生活质量。对于药物治疗,除了上述提到的药物外,医生还可能根据患者的具体情况开具其他类型的药物。例如,对于某些患者,可能需要使用糖皮质激素来迅速控制炎症反应。此外,一些患者可能还会接受物理治疗,如热疗、冷疗或电疗,这些方法可以辅助药物治疗,进一步缓解症状。

(四) 膝关节骨性关节炎

1. 疾病介绍

膝关节骨性关节炎患者通常伴有骨质疏松,两者相互影响,形成恶性循环。高龄是膝关节骨性关节炎的主要病因之一,其发病率随着年龄的增长而升高。

膝关节骨性关节炎主要表现为关节软骨磨损退变、骨质破坏、骨赘生成等。多种原因导致关节腔内环境失衡,关节受压后,软骨摩擦频率增加,软骨下骨板代偿性增生,电镜下观察,软骨表面变得粗糙如毛刷。

随着年龄的增长,关节软骨下骨出现骨质疏松,骨皮质的退化导致关节腔内软骨受力不均,使骨小梁等骨的微小结构破坏,关节面塌陷,骨质发生不可逆性损害。膝关节骨性关节炎的发病与年龄增长有关,但并非单一因素,还可能与性别、遗传、肥胖、环境因素等多因素相关。另一方面,膝关节关节腔内的平衡被破坏后,由于关节力学不稳,应力失衡会引起膝关节骨性关节炎,同时性激素分泌不足,钙、磷等物质的吸收能力降低,会共同导致骨质疏松症的发生。

其主要致病机制通过 RANKL 通路与 MAPKs 系统实现。软骨细胞与滑膜细胞在受到创伤、磨损等刺激后,会产生白细胞介素 1β(IL-1β)、TNF-α 和前列腺素 E2(PGE2)等炎性因子,促进破骨细胞分泌金属蛋白酶(MMPs)及基质蛋白酶组织抑制剂(TIMPs),导致软骨基质破坏,骨再生能力受损,软骨组织出现不可逆性退化,甚至凋亡。研究显示,不同证型的软骨组织在 MAPKs 通路上的表达有显著差异,且 MAPKs 通路的表达与膝骨关节炎的临床表现症状密切相关。同时,RANK 在破骨细胞及其前体细胞中的相对转录量显著升高,促使骨量丧失,导致骨质疏松症的发生。因此,在关节软骨组织发炎时,炎性细胞会直接激活 RANKL,进而诱导破骨细胞生成,导致骨代谢平衡被打破,骨质破坏与流失速度加快,最终可能引发骨质疏松。

另一方面,MAPKs 是一种重要的介质,能够将细胞内信号从细胞表面转导进入细胞核内部,参与细胞的生长发育、分裂分化、凋亡等多个生理过程。p38MAPK 信号通路不仅参与调控软骨细胞的生长发育,还参与胶原蛋白和蛋白多糖的降解。在膝关节骨性关节炎患者的软骨基质里,关节液中含有的 IL-1β、TNF-α 和 PGE2 等炎性因子,能够激活软骨细胞内的 p38MAPK 通路,触发磷酸化级联反应。通过 p38MAPK 信号通路诱导基质金属蛋白酶-13(matrix metalloproteinase-13,MMP-13)的表达,介导 Ⅱ 型胶原(type Ⅱ collagen,ColⅡ)的进行性降解,促进了软骨的破坏。在骨质疏松症的发病机理中,p38MAPK 通过磷酸化成骨细胞相关的转录因子,调控成骨细胞特异性基因的表达,进而影响成骨细胞的分化和凋亡过程,是诱导骨质疏松发生的关键信号通路。

2. 疾病诊断

面对症状体征不明显,特别是老年群体中的患者,应考虑膝关节骨性关节炎的可能性。如果怀疑患有膝关节骨性关节炎,应对症状最明显的关节进行 X 线平片检查。X 线检查通常能揭示边缘骨赘、关节间隙变窄、软骨下骨密度增加、软骨下骨囊肿、骨重建迹象以及关节积液情况。膝关节站立负重 Merchant 位(屈膝 30°切线位)摄片对发现关节间隙狭窄更为敏感。症状的严重程度和影像学变化的严重程度之间存在差异是常见的。

尽管膝关节骨性关节炎患者的实验室检查结果通常正常,但有时可能需要排除其他导致继发性膝关节骨性关节炎的潜在疾病。当膝关节骨性关节炎引发关节积液时,通过滑膜液分析可将其与炎症性关节炎相鉴别;膝关节骨性关节炎患者的滑液往往透明且黏稠,白细胞计数通常不超过 $2\,000/ml$。

如果在不常见的关节发生膝关节骨性关节炎,往往提示继发性,需进一步寻找原发病,例如内分泌、代谢、肿瘤、生物力学异常。

3. 治疗

（1）非药物疗法：补充维生素 D。

（2）药物疗法：一线治疗，采用双膦酸盐类抗骨质疏松药物与非甾体抗炎药联合治疗，通过抑制破骨细胞的生成，有效减少破骨细胞数量，从而抑制骨重吸收；环氧化酶抑制剂亦可发挥抗炎作用。二线治疗中，中药熏蒸以其活血化瘀、行气的功效，有效改善局部血液循环状况，加速骨吸收过程，增强骨质密度，并促进炎性渗出物的快速吸收，从而显著缓解局部肿痛症状。此外，脉冲电磁场治疗也是一种选择。

（3）手术疗法：主要包括关节镜清理术、截骨术和人工关节置换术。

① 关节镜清理术：通过小切口插入关节镜，清理关节内的磨损软骨碎片、炎性滑膜等，此手术创伤小、恢复快，适用于早期患者。

② 截骨术：通过改变下肢力线来减轻病变部位的压力，主要包括胫骨高位截骨术和股骨髁上截骨术，适用于年轻、活动量大，且关节退变主要在一侧间室的患者。

③ 人工关节置换术：包括全膝关节置换术和单髁置换术。全膝关节置换术是将整个膝关节表面进行更换；单髁置换术仅更换受损的一侧关节间室，适合单间室病变的患者，术后能有效缓解疼痛，改善关节功能。

三、髋关节骨折

（一）疾病概述

髋部骨折在多数情况下与跌倒紧密相关，尤其在老年人群体中，由于骨质疏松的存在，即便是诸如床上翻身、从椅子上站起或日常行走等轻微动作，都可能不幸引发骨折。

骨折部位包括：股骨头、股骨颈（图 9.2）粗隆间、粗隆下；其中，头下和转子间骨折是最常见的类型。

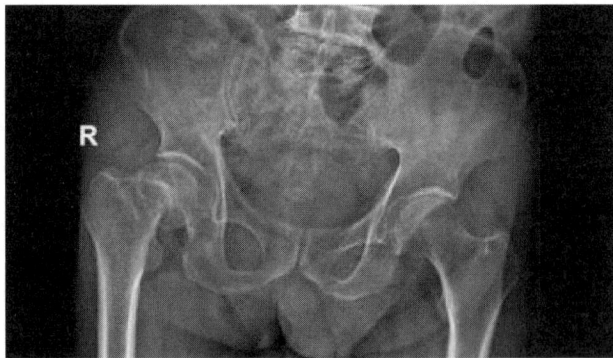

图 9.2　股骨颈骨折

髋部骨折通常表现为腹股沟区域的疼痛和行走困难。疼痛有时会蔓延至膝盖部位，这往往会导致医生误诊为膝关节疾病。此外，耻骨支骨折也是腹股沟疼痛的一个潜在原因。骨折一旦发生移位，患者将经历剧烈疼痛，行走变得艰难，同时患肢可能会出现缩短及外旋的现象。相比之下，前叉骨折的患者虽然能够行走，但疼痛相对较轻，且不会出现明显的畸形表现。然而,这些患者在膝盖伸直时无法抵抗外力弯曲下肢。

(二) 疾病诊断

诊断主要依赖于 X 线平片,MRI 或 CT 检查较少使用。怀疑髋部骨折时,进行骨盆前后位和水平侧位 X 线检查有助于确诊。一旦骨折明确,应进行整个股骨的 X 线检查。其他辅助诊断手段包括检查股骨颈骨小梁密度和骨皮质的异常。但是,X 线检查结果有时会正常,特别是在头下骨折或严重骨质疏松的情况下。

在 X 线检查结果正常的情况下,若临床症状仍提示可能存在骨折,MRI 检查是一个理想的选择。多项研究显示,MRI 对于隐匿性骨折的检测具有极高的灵敏度和特异性,例如,一项研究指出 MRI 对膝关节隐性骨折的灵敏度为 96.4%,特异性为 91.6%,显著优于 CT 检查。CT 检查也可用于诊断,但其敏感性较低。

(三) 治疗

手术治疗通常是切开复位和内固定(ORIF),有时也可选择股骨头置换术或全髋置换术。大多数髋部骨折需要手术治疗以减轻疼痛持续时间和避免长期卧床。非手术治疗需要长期卧床,这会增加严重并发症的风险,如深静脉血栓形成、褥疮、功能障碍、肺炎,甚至死亡,尤其是对老年人而言。

四、腰椎间盘突出

(一) 疾病介绍

骨质疏松可能与腰椎间盘突出症(LDH)相关。腰椎间盘突出症是一种常见的脊柱退行性疾病,其发病率在不同地区和人群中有所差异,例如在我国,腰椎间盘突出症的发病率高达 15.2%,是引起腰痛和腿痛的主要原因之一。该病通常由腰椎间盘退变引起,当纤维环部分或完全破裂时,髓核突出会刺激或压迫神经根和马尾神经,导致疼痛和其他症状。患者往往有长期弯腰劳动或长时间坐立的历史。高发病风险群体涵盖儿童、青少年、投掷及跳跃运动员、驾驶员、老年人、孕妇以及具有家族史的人群。

研究表明,骨折史、跌倒史以及疼痛/不适可能是骨质疏松并发 LDH 的影响因素。骨折是骨质疏松的严重后果,骨质疏松性椎体骨折以胸腰段最为常见,是导致中老年人残疾甚至死亡的常见原因。椎体骨折会导致椎体楔形变,研究发现,正常椎间盘相邻的椎体若发生楔形变,会增加该椎间盘的剪切力和压力,因为楔形椎体会改变上下终板的角度,进而影响邻近椎间盘的受力,导致椎间盘退变,引起 LDH。此外,椎体骨折还会导致邻近椎间盘纤维环的撕裂和终板损伤,而纤维环的破裂是导致椎间盘突出的直接原因,终板损伤会进一步导致椎间盘退变。同时,跌倒是骨质疏松和腰椎间盘突出的共同危险因素。骨质疏松性疼痛的主要原因,除了因脆性骨折引发的急慢性疼痛,还涉及 H^+ 介导的疼痛、前列腺素 E_2 触发的疼痛,以及肌骨结构改变所诱发的疼痛。疼痛是临床诊断 LDH 的关键症状,其根源在于突出的髓核压迫神经根,进而促使局部释放 IL-6、IL-10 及 TNF-α 等炎性介质,这些介质是导致疼痛的主要因素。疼痛可能是骨质疏松并发 LDH 的因素。

(二) 疾病诊断

通常通过病史和体格检查进行初步诊断,并通过 MRI 或 CT 确诊(图 9.3)。

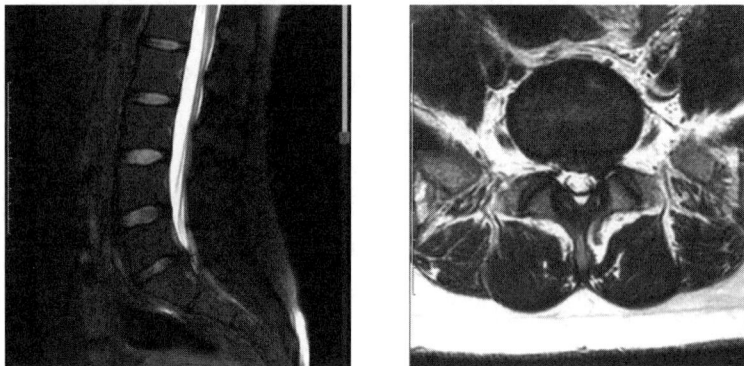

图 9.3　腰椎间盘突出症

体格检查需全面覆盖肌力、感觉功能及反射活动的评估,并增加硬脑膜张力测试以辅助诊断。

在检查过程中,患者应仰卧,双腿伸直。当患者抬起腿时,可能会感到疼痛从大腿后部向下放射至膝盖以下(直腿抬高测试)。疼痛可能是双侧的,可能与中央椎间盘突出有关。坐着时伸直膝盖也可能产生类似的疼痛(座位直腿抬高测试)。该测试的一种变体是患者坐着伸直膝盖,脚背屈,腰部向前弯曲,这被称为坍落度测试。在上腰椎间盘突出症($L_{1\sim2}$,$L_{2\sim3}$)中,患者俯卧时,在臀部伸展腿会导致疼痛放射至大腿前部(股骨拉伸测试)。跟腱和髌骨反射可能减弱或消失。CT 和 MRI 检查能够精确诊断病因及受影响的具体部位。在极少数特殊情况下(如 MRI 检查存在禁忌且 CT 无法明确诊断时),CT 脊髓造影术便显得尤为重要。肌电图检查则可清晰显示受累的神经根。值得注意的是,椎间盘突出往往并不伴随明显症状,故而临床医师在实施有创治疗前,必须严谨地将患者的临床症状与 MRI 检查结果进行细致比对。

(三) 治疗

腰椎间盘突出症的主要治疗方法包括手术治疗、生活管理、药物治疗和物理治疗。手术治疗的成功率与适应证的选择密切相关,若适应证选择正确,手术成功率可达到 90％以上。

(1) 手术治疗:包括脊柱内镜下椎间盘髓核摘除术、单纯椎板间开窗髓核摘除术、半椎板切除术、全椎板切除术等。

(2) 生活管理:建议患者严格卧床休息 3 至 4 周,其间使用腰围进行保护,并在医生指导下适当进行下地活动;

(3) 物理治疗:牵引治疗,其中骨盆牵引最为常用;理疗、针灸、按摩(在专业医生指导下进行)、运动治疗、医疗体操等。

(4) 药物治疗:非甾体抗炎药能够缓解神经根周围炎症反应,有效改善腰椎间盘突出的症状,并具有止痛效果。糖皮质激素具有强大的抗炎作用,可以减轻炎症反应和缓解疼痛,但需在专业医生指导下合理应用,不可过度依赖。

五、关节疾病自测

1. 肩部症状

（1）肩部感觉沉重，酸胀，肌肉僵硬，运动不灵活。

（2）疼痛时有时无，通常几年后疼痛加重。

（3）休息时疼痛可能有或无，肩部活动会加重疼痛。

（4）夜间疼痛，影响睡眠。

（5）肩关节肿胀，整个肩部接触时明显疼痛。

结果：轻度为 1～2 项；中度为 3～4 项；重度为 5 项。

2. 腰背部症状

（1）背部肌肉感到紧绷且僵硬，经过活动或按摩后，症状会有所缓解。

（2）背部有疼痛点，按压时疼痛明显。

（3）劳累过度或受寒会导致背部不适症状加剧。

（4）腰部酸胀疼痛、僵硬、易疲劳。

（5）弯腰时受限，小腿伴有麻木、胀痛感，且怕冷、无力。

（6）腰背部疼痛，且疼痛沿脊柱向两侧扩散，但在仰卧或坐位时，疼痛会有所减轻。

（7）腰背痛直立时后伸或久立、久坐时疼痛加剧，白天疼痛减轻。

（8）腰背痛夜间和清晨醒来时加重，弯腰、咳嗽、大便用力时加重。

结果：轻度为 1～3 项；中度为 4～6 项；重度为 7～8 项。

3. 膝关节症状

主要表现为关节的疼痛和功能障碍。疼痛可能伴随肿胀和胀痛，初期可能不太明显，但随着活动量的增加，如经常走路或剧烈运动，疼痛和肿胀会加剧。若未得到及时治疗，关节功能障碍可能逐渐显现，导致活动受限，长期功能障碍甚至可能使关节丧失功能，严重影响日常生活。此外，关节炎可能引起关节周围水肿，出现僵硬感，特别是在长时间不活动后，如晨起时，关节僵硬感可能更为明显。

（1）您的膝关节是否有疼痛感，特别是在上下楼时比较明显。

（2）您的膝关节是否有僵硬感？是否在久坐后起身时比较明显。

（3）您是否经常听到膝关节内下蹲时有响声。

（4）您的膝关节是否会左右打晃或者发软。

（5）您的膝关节有没有发红、发热、肿胀、会不会一碰就痛。

（6）在过去 2～5 天内，您的膝关节疼痛是否有加重的迹象。

结果：轻度症状通常表现为单纯腰疼，可能伴有偶尔的腿部放射性疼痛或麻木，但不影响日常活动；中度症状包括腰疼并伴有腿部持续性轻中度疼痛或麻木，可能影响日常活动；重度症状则表现为腰疼并伴有重度疼痛或麻木，影响睡眠甚至强迫体位。

4. 关节症状

（1）清晨醒来，关节部位常有发僵发紧之感，但稍作休息后便能有所缓解。

（2）有时，手脚关节会感到僵硬，尤其是长时间维持同一姿势后，关节更是难以弯曲自如。

（3）身体的某些关节仿佛运转不畅，活动时显得笨拙不灵便。

（4）每当天气即将变化或正在变化之时，关节便会有所不适。

（5）突如其来的剧痛让人猝不及防，尤其是在猛然活动身体、跑步或上下楼梯时更为明显。

（6）活动时发生咔嚓声或其他的摩擦音。

（7）痛及触痛，压痛感。

（8）关节肿胀畸形。

（9）抽筋现象。

（10）曾因轻微的碰撞或者跌倒是否会伤到自己的骨骼。

结果：轻度为 1～3 项；中度为 4～7 项；重度为 8～10 项。

如果您有以上症状，请采取适当的防护措施，并及时就医。

六、研究进程与展望

（一）新型疗法的研究进展

1. 生物制剂与基因治疗

近年来，生物制剂在治疗骨质疏松方面展现了巨大的潜力。例如，抗 RANKL 抗体（如地舒单抗）通过抑制破骨细胞的形成和活性，有效减少骨吸收，显著提高骨密度和降低骨折风险。具体而言，地舒单抗作为首个获批的特异性靶向 RANK 配体的单克隆抗体，已被证实能够显著降低骨折风险，如安进公司宣布的针对近 50 万绝经后骨质疏松症女性的真实世界研究显示，普罗力（地舒单抗）与口服阿仑膦酸钠相比，降低了患者的骨折风险。这类药物在临床试验中显示了良好的疗效和安全性，成为骨质疏松治疗的新选择。

此外，基因治疗作为一种前沿技术，正在逐渐应用于骨质疏松的研究中。基因治疗通过调控与骨代谢相关的基因表达，可以促进骨形成或抑制骨吸收。例如，通过 CRISPR/Cas9 技术对骨形成相关基因进行编辑，研究人员发现能够显著增加骨密度，预防骨质疏松的发生。这一发现与《自然·遗传学》杂志上发表的研究相一致，该研究指出骨质疏松症与特定基因变异有关。此外，CRISPR - Cas9 技术的详细介绍进一步支持了其在基因编辑中的应用潜力。尽管这些技术目前还处于实验阶段，但它们为未来的骨质疏松治疗提供了新的思路和希望。

2. 干细胞疗法

干细胞疗法在修复骨质疏松引起的骨损伤方面展现了巨大潜力。多项研究表明，骨髓间充质干细胞（MSCs）在体内具有分化为成骨细胞的能力，这不仅促进了新骨的形成，还对骨修复过程起到了关键作用。通过移植这些干细胞，可以有效改善骨质疏松患者的骨质状况。

近期的研究还发现，通过基因修饰的干细胞疗法可以进一步增强其治疗效果。例如，导入促进骨形成的基因 BMP - 2 至干细胞，可使其在移植后高效促进骨再生。此外，生物材料作为干细胞支架，能提升干细胞在受损骨组织中的存活率及功能。这些研究为未来骨质疏松及其相关骨折的治疗提供了新的策略。

3. 纳米技术与药物递送

纳米技术在医学中的应用日益广泛,尤其在药物递送方面展现了独特优势。利用纳米颗粒载体,药物可以精准递送至目标组织,如骨质疏松症患者的骨骼缝隙,从而提高治疗效果并显著减少不良反应。例如,纳米颗粒能携带抗骨吸收药物(例如双膦酸盐)直达骨质疏松病灶,显著提升药物利用率。此外,纳米技术还可以用于制备多功能药物载体,实现联合治疗。例如,整合促骨形成与抑骨吸收药物于同一纳米载体,实现多重疗效,大幅提升骨质疏松治疗成效。未来,纳米技术的进一步发展和应用,将为骨质疏松治疗开辟新的途径。

(二)展望

未来,随着医学技术的不断进步,骨质疏松及其相关关节疾病的治疗将会取得更大的突破。以下是一些可能的发展方向。

1. 早期筛查和个性化治疗

生物医学研究的深化将推动早期筛查技术更精准、更普及。例如,通过基因检测和生物标志物分析,可以早期发现骨质疏松的高风险人群,进行预防性治疗。此外,个性化治疗方案依据患者遗传背景、生活方式及病史等定制,以增强疗效及患者依从性。

2. 新型药物的开发

新型药物的开发,特别是在骨质疏松治疗领域,将继续推进,包括新的生物制剂、基因疗法和小分子药物等。这些药物将针对骨质疏松的不同病理机制,提供更为全面和有效的治疗选择。例如,新的成骨促进剂和骨吸收抑制剂的联合使用,有望进一步提高治疗效果,减少骨折发生率。

3. 综合治疗与多学科合作

骨质疏松及其相关关节疾病的治疗将日益强调综合性和多学科协作的重要性。骨科、内分泌科、康复治疗和营养等领域的专家将携手合作,全方位参与患者的治疗与护理,涵盖药物治疗、物理治疗及营养支持等多个维度,为患者提供全面而细致的健康管理和康复指导。

4. 患者教育与生活方式干预

提高公众对骨质疏松的认识和重视,加强患者教育,将有助于预防和管理骨质疏松及其相关疾病。根据国际骨质疏松基金会的数据,全世界范围内,女性中三分之一、男性中有八分之一患有骨质疏松症。通过宣传骨骼健康知识,推广合理的饮食和运动方式,可以有效降低骨质疏松的发病率。此外,针对高风险人群的生活方式干预,如戒烟、限酒、避免过度饮用咖啡等,将进一步减少骨质疏松的风险。

5. 科研与临床结合

未来的研究将更加注重科研与临床实践的结合。通过多中心临床试验,例如ACTIVExtend 和 ACTIVE 试验,验证了新疗法如 Evenity 和 TYMLOS 的有效性和安全性,这些试验结果显著降低了骨折风险并增加了骨密度,从而加速了科研成果的临床转化。同时,加强国际的合作与交流,分享先进的研究成果和治疗经验,推动骨质疏松防治事业的发展。

七、总结

骨质疏松症及其相关关节疾病的治疗和管理需要多方面的综合干预,包括早期筛查、个性化治疗、新型药物的开发以及患者教育和生活方式干预。综合以上所述,展望未来,骨质疏松症及其相关联的关节疾病治疗领域前景十分广阔。随着医学技术的进步,未来有望在骨质疏松及其相关关节疾病的治疗上取得更大的突破。我们有理由相信,患者将会得到更加有效和全面的治疗选择,从而显著提高他们的生活质量。结合科研创新与临床实践的紧密合作,我们有充分的信心,随着骨质疏松症年轻化趋势的加剧和患病率的上升,预防和治疗工作将取得更加显著的成效。这将使得更多的患者能够享受到健康和高质量的生活。

──────────────── 参 考 文 献 ────────────────

［1］ 韩涛,孙凯,孙传睿,等.骨质疏松症与腰椎间盘突出症共病调查及影响因素分析［J］.中国全科医学,2022,25(35):4375-4380.

［2］ 张晨,程萌旗,宋国瑞,等.膝关节骨性关节炎与骨质疏松症相关性的研究进展［J］.中国当代医药,2020,27(1):13-16.

［3］ OZEDE A, YAZICI H. Cardiovascular and Cancer Risk with Tofacitinib in Rheumatoid Arthritis ［J］. The New England Journal of Medicine, 2022,386(18):1766.

［4］ JITIN B. Cervical Spondylosis and Atypical Symptoms ［J］. Neurology India, 2021,69(3):602-603.

［5］ SCHOELS M M, ALETAHA D, SMOLEN J S. Defining remission and treatment success using the DAPSA score: response to letter by Helliwell and Coates ［J］. Annals of the Rheumatic Diseases, 2015,74(12):e67.

［6］ SEPRIANO A, RUBIO R, RAMIRO S, et al. Performance of the ASAS classification criteria for axial and peripheral spondyloarthritis: a systematic literature review and meta-analysis ［J］. Annals of the Rheumatic Diseases, 2017,76(5):886-890.

［7］ CHAN H B Y, PUA P Y, HOW C H. Physical therapy in the management of frozen shoulder ［J］. Singapore Medical Journal, 2017,58(12):685-689.

［8］ SEPRIANO A, LANDEWÉ R, VAN DER HEIJDE D, et al. Predictive validity of the ASAS classification criteria for axial and peripheral spondyloarthritis after follow-up in the ASAS cohort: a final analysis ［J］. Annals of the Rheumatic Diseases, 2016,75(6):1034-1042.

［9］ RAMÍREZ J, NIETO-GONZÁLEZ J C, CURBELO RODRÍGUEZ R, et al. Prevalence and risk factors for osteoporosis and fractures in axial spondyloarthritis: A systematic review and meta-analysis ［J］. Seminars in Arthritis and Rheumatism, 2018,48(1):44-52.

［10］ FRAZZEI G, MUSTERS A, DE VRIES N, et al. Prevention of rheumatoid arthritis: A systematic literature review of preventive strategies in at-risk individuals ［J］. Autoimmunity Reviews, 2023,22(1):103217.

［11］ XIA J, XIE S Y, LIU K Q, et al. Systemic evaluation of the relationship between psoriasis, psoriatic arthritis and osteoporosis: observational and Mendelian randomisation study ［J］. Annals of the Rheumatic Diseases, 2020,79(11):1460-1467.

［12］ SIEPER J, RUDWALEIT M, BARALIAKOS X, et al. The Assessment of SpondyloArthritis international Society (ASAS) handbook: a guide to assessing spondyloarthritis ［J］. Annals of the Rheumatic Diseases, 2009,68 Suppl 2:II1-44.

［13］ GUPTA N, KANWAR N, ARORA A, et al. The interplay of rheumatoid arthritis and osteoporosis: exploring the pathogenesis and pharmacological approaches ［J］. Clinical Rheumatology, 2024,43(5):1421-1433.

［14］ HAINES L, DICKMAN E, AYVAZYAN S, et al. Ultrasound-guided fascia iliaca compartment block for hip fractures in the emergency department ［J］. The Journal of Emergency Medicine, 2012,43(4):692-697.

［15］ COATES L C, HELLIWELL P S. Validation of minimal disease activity criteria for psoriatic arthritis using interventional trial data ［J］. Arthritis Care & Research, 2010,62(7):965-969.

第十章
骨质疏松相关脊柱疾病

随着全球人口老龄化加剧,特别是 65 岁及以上人口占总人口比例的上升,骨质疏松症对老年人脊柱的影响日益受到社会关注。骨质疏松症导致脊柱骨质变得脆弱,增加了骨质疏松性疼痛、转移性肿瘤和脊柱畸形等风险。高皮质醇症、甲亢、甲旁亢和酗酒等因素进一步加剧了脊柱问题和继发性骨质疏松症的发病率。据相关数据,我国有骨质疏松症患者约 8 400 万,占总人口的 6.6%,每年因骨质疏松症并发骨折的发病率约为 9.6%,并有逐年增高的趋势。早期识别与骨质疏松相关的脊柱疾病,并及时接受适当的治疗和必要的手术,配合积极的康复锻炼,对于提升老年人的生活质量、避免长期痛苦和提高整体健康水平至关重要。

一、脊柱疾病概述

脊柱是我们身体中至关重要的组成部分,它不仅仅作为骨架支撑着我们的上半身,而且可以保护脊髓和周围神经。脊柱的健康对我们的姿势维持、运动表现及神经信号传导至关重要,深刻影响着日常生活的舒适度和整体生活质量。脊柱一旦出现问题,不仅会引发身体疼痛和行动不便,还可能诱发严重并发症,直接干扰日常生活,甚至对健康造成长远的损害。

脊柱骨质疏松症是一种普遍存在的脊柱疾病,随着年龄的增长,患病率显著上升。根据流行病学调查,中国 50 岁以上人群的骨质疏松症患病率为 19.2%,其中女性患病率可达到 32.1%,男性约为 6.0%。该疾病可能导致脊柱疼痛加剧、椎管狭窄、神经功能受损,甚至严重的体位畸形。这些问题不仅严重损害患者的身心健康,还极大降低了他们的生活质量。因此,保持脊柱健康对每个人至关重要,有助于规避这些潜在的健康风险,让我们能够过上舒适健康的生活。

二、骨质疏松性疼痛

(一) 骨质疏松性疼痛的易发人群

老年患者的背痛往往是骨质疏松症的信号。一项针对 2 992 名年龄在 65～70 岁的高加索女性的调查显示,脊椎畸形对慢性背痛和残疾的影响。研究通过计算相邻椎体的前/后、中/后和后/前高度比来评估脊椎畸形。研究指出,在受试者中,有 39.4％未发现脊椎畸形,但有 10.2％的受试者畸形程度超过 4 个标准差(SD)。尽管轻度的脊椎畸形与背痛加剧、残疾或身高降低无明显关联,但研究发现,对于畸形程度超过 4 个标准差的女性,她们经历中度至重度背痛的可能性是无畸形女性的 1.9 倍,高度残疾的风险是无畸形女性的 1.5 倍,身高降低超过 4 厘米的概率是无畸形女性的 2.5 倍。所有三种类型的椎体畸形(楔形、终板畸形和挤压畸形)均与休门氏病的影像学表现相关。大规模横断面研究显示,椎体高度比低于正常均值 4 个标准差时,椎体畸形才可能引发严重疼痛、残疾或身高缩减。

一项研究调查了 85 名平均年龄为 64 岁的白人女性脊柱骨质疏松症患者,她们在疼痛和残疾方面的情况。研究显示,这些患者普遍经历了腰背部疼痛,且疼痛在活动时加剧,部分患者还出现了驼背或身高变矮的现象,这些都是骨质疏松症的典型症状。研究结果显示,63％的患者有腰椎疼痛,62％的患者则感到胸椎疼痛。除了显著的疼痛之外,60％的患者睡眠受到影响,42％的患者难以找到合适的衣物,47％的患者在日常功能活动中遇到障碍,但仅有 10％的患者状况严重。值得注意的是,尽管骨质疏松症常被视为腰背痛的主要成因之一,但其他可能导致背痛的原因也必须被排除。在 45～60 岁的围绝经期妇女群体中,椎间盘退行性变的患病率达到 20％,而其他退行性疾病,诸如骨关节炎和脊柱侧弯,其患病率也高达 19％。15％的患者因双腿长度不等而引起脊柱侧弯;特发性脊柱侧弯占 13％;脊柱滑脱占 7％,甚至比骨质疏松症合并椎体滑脱(6％)更为普遍。这些脊柱相关的疾病同样会引发背部疼痛的问题。同样重要的是,新近发生的骨折与疼痛和残疾之间的关系,比已有的骨折更为显著。纵向分析表明,新发椎体骨折引发疼痛和残疾的可能性是背痛的三倍。

(二) 骨质疏松性疼痛的特征

骨质疏松症患者常见的临床症状包括骨质疏松性骨折和骨骼畸形引起的骨骼疼痛,约 58％的患者会经历疼痛,其中 70％～80％的患者主要表现为腰背痛。疼痛往往呈现出弥漫性特点,没有固定的疼痛部位,且在劳累过度或夜间时会明显加剧。疼痛性质通常表现为钝痛、隐痛、胀痛、酸痛、放射痛、持续痛等,微骨折时疼痛加剧。骨质疏松性疼痛通常与年龄增长密切相关,随着年龄的上升,疼痛的频率和程度也会逐渐增加,并且常常伴随着肌肉痉挛(即抽筋)的现象。骨质疏松性疼痛可分为急性椎体骨折引起的疼痛和慢性脊柱疼痛。

急性临床椎体骨折通常表现为突然出现的背痛。疼痛可能扩散至腰背部,通常是对称的。老年骨质疏松症患者的骨结构会发生明显病变,即便是微小的外力作用,也可能引发损伤。尤其在腰背部,这里承载着较大的体重,以及肩颈部,这些区域活动频繁,疼痛感在活动时明显加剧。以腰背痛为主要表现的骨质疏松症状,往往会与背肌筋膜炎、腰椎间盘突出症、腰椎管狭窄症等疾病混淆,需要仔细鉴别。急性椎体骨折相关的疼痛通常很剧烈,可能伴有强迫体位,患者的活动能力大大受限。骨质疏松导致的翻身疼痛,其根源在于骨骼形状的微妙改变,这些改变影响了周围的肌肉组织,使得疼痛与体位变化紧密相关,尤其在翻身、起坐或静息时更为显著。胸腰段椎体的压缩性骨折,在翻身动作时会加剧疼痛,并可能伴随腹痛、腹胀、便秘及食欲下降等症状,极大地影响了患者的日常生活质量。疼痛可能会持续几周,然后消退。下胸椎和上腰椎骨折伴随着更严重的疼痛。在体格检查时,腰痛患者往往会在胸背或腰背棘突部位出现压痛或叩击痛,但这种方法主要局限于椎体骨折的诊断,而部分患者则表现出更广泛的压痛症状。弥漫性疼痛指的是疼痛广泛分布于身体多个部位,且通常难以确定具体的疼痛点。这种疼痛可能波及身体的多个部位,既可表现为持续性疼痛,也可呈现为周期性发作。对于患者来说,骨骼系统畸形往往伴随着疼痛,这种疼痛在后半夜或凌晨时分尤为剧烈,且疼痛位置难以准确判断。弥漫性疼痛可能会严重影响一个人的生活质量,带来诸多不便,如影响睡眠质量、情绪状态以及日常的活动能力。这种疼痛的持续存在,可能会让人感到持续的不适和困扰。急性疼痛,尤其是那些与脊柱相关的疼痛,常常会导致椎管旁的肌肉发生痉挛,这种痉挛不仅让人感到剧烈的疼痛,还会极大地限制脊柱的运动范围,使得患者在进行日常活动时感到极大的不便和限制。休息时的疼痛比站立或行走时的小。任何身体动作,尤其是咳嗽、打喷嚏或是情绪紧张时,都可能加剧疼痛感。由骨质疏松症引起的椎体骨折通常与神经系统的体征或神经紧张的体征无关。

慢性疼痛与骨折引起的痛感截然不同,其特点在于不典型、间歇性发作,且疼痛程度逐渐加剧。如果患者有多个椎体畸形,那么患慢性背痛的风险就会增加,并因驼背而产生身高变矮。其中,腰弓的弯曲与脊柱活动能力的丧失相关联,同时可能导致肺活量下降、呼吸困难、腹部受到压迫进而引发反流性食管炎、进食障碍、便秘以及心理压力等一系列症状。胸椎后凸导致颈部过伸,使得患者为了看到想去的地方而过度抬头,可能导致慢性颈部疼痛。有与身体体质变化相关的痛苦以及对进一步骨折的担忧。随着骨质疏松性骨折的发生,尤其是脊椎骨折,疼痛和活动限制会逐渐加剧。临床病例显示,骨质疏松性骨折的发生率在女性中为30%～40%,男性约为13.1%。在严重的情况下,脊椎的椎体硬度下降,导致椎体变形,进而引起脊柱畸形,如驼背和侧凸。脊柱畸形不仅影响外观,还会导致腰背部疼痛、活动受限等症状,且这些病变通常是不可逆的。

骨质疏松症患者可能会遭遇一些非典型的骨骼疼痛,尤其在夜间更为明显。他们的下肢,特别是小腿部位,会感到酸胀和疼痛,无论患者如何调整腿部姿势,都难以找到舒适的感觉。尤其在即将入睡时,这种不适感会愈发强烈。此外,患者在行走时可能会感到脚踝无力,仿佛扭伤了一般,这种感觉在长时间行走后会更加明显。然而,即便进行X光拍片检查,也往往难以发现明确的骨折或关节病变。通过规律性的治疗,如药物治疗、营养补充、运动疗法和物理治疗等,骨质疏松症患者所遭受的骨痛和抽筋症状能够得到显著的缓解。坚持这些治疗方案,患者的症状最终有望完全消失。

(三) 骨质疏松性疼痛的病因

1. 由于骨骼和肌肉方面的原因所引发的疼痛

在老年骨质疏松症患者中,常常会伴随着骨骼系统的畸形,这种情况可能会导致疼痛的发生。疼痛的原因主要包括以下几点。①破骨细胞溶骨:破骨细胞活性大于成骨细胞导致骨量减少,这是骨质疏松症的主要病理变化。骨质疏松症患者常在后半夜或凌晨经历疼痛,这种疼痛的特点是昼轻夜重,随着骨量流失速度的加快或骨量的减少,疼痛程度会加剧。②机械应力改变导致骨微结构破坏:老年骨质疏松症患者的骨微结构都发生了明显的病变,即便是微小的外力作用,也可能造成骨微结构受损,导致患者常伴腰背疼痛,且疼痛程度与活动及负重情况密切相关;③低骨量导致全身衰竭:在重症骨质疏松症患者中,由于长期卧床,可能会出现全身性的疼痛。

骨质疏松症患者通常也会伴有肌肉疼痛,这种疼痛往往是由骨骼变形所引起的。这类疼痛与患者的体位有很大关系,例如翻身、起坐时,或者在某种特定体位下静息时,疼痛就会出现。骨质疏松症患者常伴有肌肉减少症,这不仅导致姿势失衡,还进一步增加了跌倒及骨折的风险。骨质的脆性增加容易导致椎体骨折,患者的身高会逐渐降低,椎旁肌肉会持续收缩。骨折愈合后,这一系列变化仍可能导致肌肉持续疲劳和疼痛。

2. 由于神经受累所引发的疼痛症状

骨质疏松症患者若发生椎体骨折,因椎体压缩变形及椎间孔缩小,易对脊神经根造成压迫,引发多种疼痛问题。这些疼痛可能表现为四肢放射性疼痛,并可能伴有或不伴有双下肢感觉及运动功能障碍。此外,患者还可能会遭遇单侧或双侧肋间神经痛,并伴有胸骨后疼痛,这种疼痛有时与心绞痛颇为相似。而在特定情境下,上腹部疼痛也可能成为他们的困扰。

3. 其他慢性疾病

随着中国老年人口的增加,老年病人在晚年生活中普遍会面临多种慢性疾病,如心脑血管疾病、糖尿病、高血压等,这些疾病已成为影响他们健康和生活质量的主要因素。这些慢性疾病不仅容易引发各种肌肉疼痛、关节疼痛、外周神经痛或者中枢性疼痛,而且还会增加老年人患上骨质疏松症的风险。因此,对于老年慢性疾病患者来说,及时的诊断和治疗,以及适当的日常护理和健康管理,显得尤为重要。

4. 心理因素

老年患者中,骨质疏松症颇为常见,尤其是骨折后,他们往往会经历一系列复杂的心理波动。这些变化包括但不限于焦虑和抑郁情绪的出现。焦虑和抑郁不仅对患者的心理健康产生负面影响,还可能加剧身体上的疼痛感。针对老年骨质疏松症的挑战,安适护理干预措施被提出并实施,旨在通过一系列专业的护理方法,如饮食调整、适量运动、预防跌倒、定期监测骨密度和心理健康管理,来缓解患者的负面情绪。临床研究表明,这些干预措施能够显著提高治疗效果,例如,一项研究显示,干预组经合理的护理干预后,治疗后总有效率为88%,较常规护理方式明显提高24%。这些干预措施包括心理支持、情绪调节训练以及疼痛管理等。通过这些方法,可以有效地帮助老年骨质疏松症患者减轻焦虑和抑郁症状,从而改善他们的生活质量,使他们能够积极地面对疾病,提高他们的整体福祉。

(四) 骨质疏松性疼痛的治疗

1. 一般治疗

当老年患者面临骨质疏松性疼痛时,首要之举是确保饮食均衡,增加营养摄取,特别是充足的钙质和维生素 D,以维护骨骼强健。此外,保证充足的日照时间也是至关重要的,因为阳光中的紫外线有助于身体合成维生素 D。规律性的运动不仅能够增强肌肉力量,减少跌倒的风险,还能促进骨骼健康。因此,建议老年患者定期进行适量的体育活动。

同时,戒烟和限制饮酒也是治疗骨质疏松的重要措施。过度吸烟和饮酒会干扰骨骼的正常代谢,进而增加骨折的风险。老年患者应减少或避免饮用含咖啡因的饮料和碳酸饮料,因为这些饮品可能会影响钙质的吸收。此外,某些药物可能会对骨代谢产生不利影响,在医生的指导下，应尽量减少或避免使用这类药物。

预防跌倒是老年患者治疗骨质疏松的另一个关键方面。跌倒在骨质疏松患者中尤其危险，可能导致严重的骨折后果。因此，老年患者应采取适当的预防措施，比如改善居家环境，确保地面平整无滑，使用辅助行走工具等。最后，保证基础药物如钙剂和普通维生素 D 的充分摄取，对于维护骨骼健康至关重要。

2. 药物治疗

1）抗骨质疏松药物

抗骨质疏松治疗旨在增强患者的骨密度、优化骨质量，并减少骨折风险，从而有效缓解老年骨质疏松症患者的急性及慢性疼痛症状。

（1）降钙素：一种钙调节激素，特异性的作用于破骨细胞，抑制其活性，减少破骨细胞数量，发挥抗骨质疏松作用。同时此外，降钙素还能有效阻断疼痛信号的传导，发挥中枢镇痛作用。目前降钙素通常作为短期药物（建议连续使用不超过 3 个月）联合其他抗骨质疏松药物，用于骨质疏松伴疼痛明显的患者。

（2）双膦酸盐：目前临床应用最广泛的抗骨质疏松药物，通过抑制破骨细胞的功能并减少骨吸收，从而发挥抗骨质疏松的作用，有效缓解患者的疼痛。但肾功能异常（肌酐清除率<35 ml/min）的患者禁用双膦酸盐。

（3）地舒单抗是一种靶向 RANKL 的单克隆抗体，通过与 RANKL 结合阻止其激活破骨细胞，有效减少骨质吸收、提升骨密度，并增强骨强度，对抗骨质疏松症。临床研究显示，地舒单抗在减少骨折风险、增加骨密度方面表现出显著效果，例如在乳腺癌骨转移患者中，与唑来膦酸相比，地舒单抗降低骨相关事件风险 18%，且首次发生 SRE 的时间显著延长。特别是在绝经后女性患者中，地舒单抗已被证明在治疗骨质疏松症方面具有显著效果，使用后 3 个月即可缓解患者的疼痛症状。

（4）特立帕肽：特立帕肽作为甲状旁腺激素的类似物，能够有效刺激成骨细胞活性，进而促进骨形成，增加骨密度，并显著改善骨质量，从而发挥强大的抗骨质疏松作用。特立帕肽适用于重度骨质疏松患者，能够显著提升其生活质量，并减少骨质疏松性疼痛患者对镇痛药物的依赖。

（5）维生素 D：是抗骨质疏松的重要辅助治疗药物，维生素 D 具有免疫调节功能，能够降低炎性因子水平，从而缓解肌肉骨骼疼痛，并有效预防老年患者跌倒及骨折的发生。

2）镇痛药物

非甾体抗炎药，也被称作 NSAIDs（nonsteroidal anti-inflammatory drugs），是一类广泛应用于临床的药物，它们主要通过抑制中枢神经系统及外周病灶局部的环氧化酶（COX）活性，来减少花生四烯酸向炎症介质 PG 的转化，从而达到消炎和镇痛的目的。这类药物常被作为治疗轻至中度骨质疏松性疼痛的首选方案。然而，NSAIDs 的使用受到严格的最大日剂量限制，不当或过量使用可能会显著增加胃肠道溃疡、出血以及心血管不良事件等风险。例如，NSAIDs 造成的溃疡发生率约 20%，并且长期服用 NSAIDs 的患者中约有 10%~20% 会并发胃肠道症状。值得注意的是，相较于非选择性 NSAIDs，选择性 COX - 2 抑制剂在胃肠道方面的风险相对较低。除此之外，NSAIDs 可能引发多种不良反应，包括但不限于消化道损害、肾功能受损（表现为水钠潴留）、肝功能异常，以及可能的哮喘发作。

对于老年患者而言，由于其生理机能的减退，特别是心肺功能和肝肾功能的下降，药物的吸收、分布、代谢和排泄过程均可能出现变化。例如,由于老年人胃酸分泌减少,胃肠道吸收面积和吸收速度均有所下降,因此药物吸收也会相应减少。此外,老年人肝脏内部分酶活性下降,对药物的代谢能力下降,而肾功能减退影响了药物的排泄,这些变化可能导致药物在体内半衰期延长,血药浓度升高,从而可能降低药物的有效性或增加药物过量的风险。因此,在使用 NSAIDs 这类药物时,必须进行仔细地评估,并且需要进行及时的监测。在临床实践中,常用的 NSAIDs 包括布洛芬、双氯芬酸、吲哚美辛、萘普生、氯诺昔康、洛索洛芬、塞来昔布、依托考昔、氟布洛芬酯、帕瑞昔布等。这些药物在缓解疼痛和抗炎方面具有显著疗效,然而,使用时也需警惕其可能带来的副作用及风险。

3. 神经阻滞

随着医学技术的不断进步,特别是 X 线检查技术和超声引导技术的飞速发展,医生如今能够针对疼痛支配区域的神经实施更为精确的阻滞治疗,这一方法在临床上的应用范围日益扩大,特别是在治疗骨质疏松性疼痛领域,为老年患者带来了显著的福音。该治疗手段使老年患者能够迅速缓解疼痛,显著减少对镇痛药物的依赖,并有效降低长期用药可能引发的不良反应。这不仅提高了患者的生活质量,也显著提升了患者的满意度。对于四肢神经痛,可选择脊神经根阻滞;躯干部位神经痛则可选择脊神经根阻滞或肋间神经阻滞;而颈背部、肩背部及腰背部的疼痛,可通过相应区域的脊神经后根阻滞得到有效缓解。而下肢疼痛伴有灼烧感或冰冷感的患者,则可以通过腰交感神经节阻滞来获得缓解。

4. 微创介入手术

针对老年骨质疏松性椎体压缩性骨折患者,实施个体化的微创介入手术方案至关重要,如椎体成形术和经皮椎体后凸成形术,这些方法已被证明能有效减轻疼痛,改善患者生活质量,并减少并发症。根据患者年龄、全身状况和耐受能力,选择合适的手术方式,如经皮椎体成形术(PVP)或经皮椎体后凸成形术(PKP),已被多项临床研究证实可有效缓解疼痛,减少镇痛药物需求及其不良反应,从而提升临床疗效和患者生活质量。针对以下几种情况,医生可能会建议患者进行经皮椎体强化术(percutaneous vertebral augmentation,PVA),特别是在以下情况:①患者在经历非手术治疗后,疼痛依然严重且未见缓解;②患者出现椎体骨折,骨折未愈合或椎体内出现囊性变、椎体坏死等情况;③对于不宜长时间卧床休息的患者,或高龄患者,为了减少长期卧床带来的并发症风险,提高生活质量,医生会推荐尽早进行 PVA 手术。临床研究显示,PVA(经皮椎体强化术)是一种有效、安全且微创的治疗方法,它在缓解疼痛、提升患者生活质量方面表现出色,并且在治疗骨质疏松性椎体压缩性骨折方面具有显著的临床效果。此外,为了预防未来可能发生的骨折,患者在手术后应立即开始抗骨质疏松治疗。

脉冲射频(PRF)治疗,作为一种非热性的神经调节技术,已被临床研究证明在治疗伴有神经痛的骨质疏松性椎体压缩骨折(OVCF)患者方面具有显著效果。例如,一项研究显示,在 31 例接受 PRF 治疗的患者中,64.52% 的轻度疼痛患者、29.03% 的中度疼痛患者和6.45% 的重度疼痛患者均表现出疼痛程度的明显改善。通过精确地定位病人所经历神经痛的具体区域,医生可以对相应的脊神经根进行精准的 PRF 治疗。该方法的一个显著优点在于,它能大幅度减少传统热射频治疗可能导致的组织受损风险,并且能为患者带来明显的疼痛减轻效果。

三、骨质疏松与脊柱畸形

（一）骨质疏松与脊柱畸形的关联

骨质疏松最易引发的脊柱畸形为后凸畸形,原因在于骨质疏松导致椎体骨质变得脆弱,从而容易发生压缩性骨折。在胸椎或腰椎区域,这种骨折可引起脊柱向后弯曲,形成后凸畸形。同时,随着骨质疏松的加剧,椎体可能因支撑力减弱而发生楔形变,进一步恶化畸形(图 10.1)。此外,脊柱结构的自然老化、肌肉和韧带的退化、缺乏适当的治疗和预防措施、不良姿势以及椎体数量和位置的特定因素,都可能促进后凸畸形的发展。

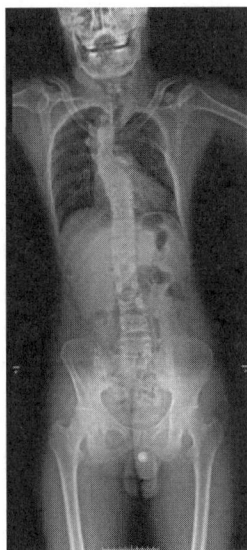

（二）骨质疏松导致脊柱畸形的原因——骨质流失对脊柱结构的影响

骨质疏松是一种影响全身骨骼的代谢性骨病,其主要特征是单位体积内骨含量下降,导致骨量显著减少和骨微结构破坏。这使得骨骼变得更加脆弱,容易发生骨折。例如,根据国家卫生健康委员会发布的首个中国骨质疏松症流行病学调查结果,我国 50 岁以上人群的骨质疏松症患病率显示,女性患病率高达 32.1%,而男性为 6.0%。随着年龄的增长,60 岁以上人群的患病率更是高达 56% 至 70%,其中骨质疏松症的患病率在 60 岁以上老年人中约为 36%。在骨质疏松症的发展过程中,骨质的流失对脊柱结构产生了深远的影响。脊柱作

图 10.1　脊柱畸形

为人体的中轴骨骼,由多个椎体紧密堆叠而成,它承担着支撑身体重量和维持身体平衡的重要职责。骨质疏松症是一种以骨量降低和骨组织微结构破坏为特征的代谢性骨病,导致骨脆性增加和易于骨折。当此病发生时,脊柱的椎体骨密度显著降低,骨小梁数量减少,从而直接减弱了椎体的抗压能力。随着骨质的持续流失,椎体的形态和结构也会发生改变,变得更加脆弱和易碎。根据《中国骨质疏松症流行病学调查及"健康骨骼"专项行动结果发布》,根据权威调查,我国 50 岁以上人群的骨质疏松症患病率高达 19.2%。骨质疏松症会导致骨密度和骨质量下降,骨强度减低,使得患者在受到轻微暴力时容易发生骨折,尤其是脊椎等常见骨折部位。这种骨质流失对脊柱结构的直接影响是显著增加了骨折的风险。在遭受轻微外力或进行日常活动时,骨质疏松患者的脊柱容易发生压缩性骨折。一旦发生骨折,椎体的高度和形状就会发生变化,这会进一步影响脊柱的整体稳定性和形态。当多个椎体发生压缩性骨折时,脊柱的弯曲变形就会发生,最终导致脊柱畸形。此外,随着骨质的流失,脊柱的支撑能力也会逐渐减弱。这会导致脊柱在承受身体重量时发生变形,从而进一步加剧了脊柱畸形的发生。

（三）脊柱畸形对骨质疏松的影响——脊柱畸形加重骨质疏松的进程

脊柱畸形的成因复杂多样,包括遗传、创伤、手术、肿瘤等因素,而不仅仅是骨质疏松。实际上,脊柱畸形可能在一定程度上加剧骨质疏松的进程。当脊柱发生畸形时,其正常的形

态和结构会遭受改变,进而导致脊柱的受力分布变得不均匀。这种不均匀地受力分布状况,会使得脊柱中某些特定区域的骨骼承受过大的压力,这种过度的压力负担会加速这些区域骨质的流失,从而形成一个恶性循环。长期的骨质流失最终会导致脊柱的进一步变形,形成一个恶性循环。脊柱变形不仅影响外观,还引发疼痛、活动受限、神经功能障碍等症状。如脊柱肿瘤患者可能伴有疼痛、肿块、畸形及神经功能障碍;脊柱侧弯则导致肌肉疲劳、神经受压,脊柱结构改变,引发腰痛、行动受限等,严重时出现神经功能障碍。这些症状会极大地降低患者的生活质量,并可能引发心理压力及社交障碍。

(四) 脊柱畸形的评估

(1) 畸形程度评估:通过影像学检查,医生可以准确测量脊柱畸形的角度、弯曲程度以及涉及的椎体数量,从而判断畸形的严重程度。具体包括:①CT 检查:通过 CT 扫描,可以清晰地展示脊柱的骨性结构,有助于识别脊柱畸形的类型(例如颈椎畸形、胸椎畸形等),并评估脊髓和神经根的病变情况。②磁共振成像(MRI):全脊柱 MRI 检查在脊柱脊髓疾病诊断中具有显著的应用价值,其准确率明显高于 CT 检查,能够全面观察脊柱脊髓情况,尤其在脊髓受压或损伤的鉴别诊断中发挥重要作用。③体格检查:医生通过视诊可检查患者肩部高度、肩胛骨位置、腰线对称性及背部形态,以识别是否存在异常表现。通过触诊和Adams 试验,医生能够准确判断脊柱畸形的类型(如侧凸或后凸)、程度、方向,以及椎体旋转的具体情况。神经系统检查用于排除神经系统因素导致的疾病。

(2) 功能影响评估:医生还会评估脊柱畸形对患者日常生活的影响,如运动受限的程度、疼痛的频率和强度,以及是否伴有呼吸困难、消化不良等症状。

四、骨质疏松与脊柱肿瘤

(一) 所有的脊柱肿瘤是否都是转移而来

实际上,并非所有的脊柱肿瘤都是转移性的。尽管脊柱转移瘤在脊柱肿瘤中占比较大,但仍有一部分是原发性的脊柱肿瘤。脊柱转移瘤往往源自身体其他部位的恶性肿瘤,诸如乳腺癌、肺癌、前列腺癌、胃肠道癌和甲状腺癌等,通过转移而形成。与转移性肿瘤相异,原发性脊柱肿瘤可能源自脊柱自身的组织,如骨髓、神经组织或软骨等。这些原发性肿瘤在临床表现、影像学特征以及治疗策略上都有其独特性,因此需要由经验丰富的医疗团队来进行评估和处理。在诊断过程中,医生在诊断时会运用多种影像学检查技术,诸如 X 线、CT 扫描、MRI 和 PET 扫描等,以精确判定肿瘤的位置、尺寸及其潜在的原发灶(图 10.2)。此外,活组织检查也是一个非常重要的确诊步骤,它有助于医生了解肿瘤的组织学类型和恶性程度。脊柱肿瘤的治疗方法可能涵盖手术切除、放射治疗、化学治疗或靶向治疗等多种手段。对于某些原发性肿瘤,可能还要进行脊柱稳定性的重建手术。治疗的选择会根据肿瘤的

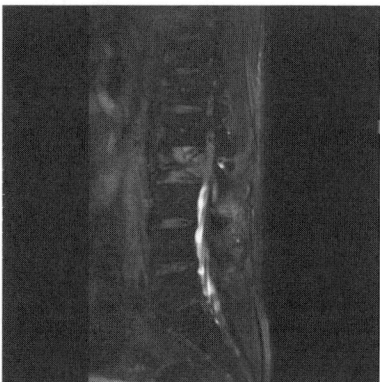

图 10.2 脊柱肿瘤

类型、位置、患者的总体健康状况以及肿瘤的扩散情况来决定。无论是原发性还是转移性脊柱肿瘤，患者都需要长期的随访和管理，以监控肿瘤的复发或新发情况，并及时调整治疗方案。因此，患者与医疗团队之间的良好沟通和合作显得尤为重要。

（二）良性脊柱肿瘤的常见类型与诊疗

根据临床研究，良性脊柱肿瘤占脊柱肿瘤总数的 20％～40％，包括骨样骨瘤、骨母细胞瘤、骨软骨瘤、动脉瘤样骨囊肿、血管瘤、嗜酸性肉芽肿、巨细胞瘤和骨纤维异常增殖症等多种类型。这些肿瘤通常在年轻人中较为常见，而针对这些良性肿瘤的治疗方案也是多种多样的。治疗方案多样，可能包括保守观察、放射治疗及手术治疗。例如，脊柱良性肿瘤可能通过切除、融合内固定术和术后减压等手术方法治疗，而恶性肿瘤则可能需要结合放化疗。每种脊柱肿瘤的治疗方案和术后复发概率都有所不同，因此具体选择需依据患者情况及肿瘤特性而定。诊断良性脊柱肿瘤需综合运用多种医学检查。医生会首先依据详细的病史询问和全面的体格检查，来评估患者的具体症状及体征表现。随后，影像学检查成为关键步骤，包括 X 射线、CT 扫描和 MRI 等，这些检查手段能够精确地揭示肿瘤的位置、大小，以及其与周围组织之间的具体关系等关键信息。在某些情况下，放射性核素骨扫描也可能被用来评估肿瘤的活动性。此外，实验室检查，如血液和尿液分析，可以帮助排除其他可能的疾病，并为诊断提供辅助信息。最终，根据这些检查结果，医生可以确定肿瘤的性质，并制定相应的治疗计划。

（三）恶性脊柱肿瘤的常见类型与诊疗

在讨论原发性恶性脊柱肿瘤时，我们通常会发现这类疾病主要影响青少年群体。这些肿瘤种类繁多，常见的有骨肉瘤、软骨肉瘤、成骨肉瘤、脊索瘤及多发性骨髓瘤等。每种类型的肿瘤都有其独特的病理特征和临床表现，因此在诊断和治疗过程中需要特别注意。恶性脊柱肿瘤的诊断流程通常包括病史的详细采集、全面的体格检查、多种影像学检查以及必要的活检步骤。通过这些检查，医生能够确定肿瘤的类型、位置、大小以及是否已经扩散。治疗方案依据肿瘤情况而定，可能涉及手术切除、放疗、化疗或靶向治疗。青少年患者的治疗需兼顾生长发育和生活质量，因此，制定治疗计划时需全面考虑多种相关因素。

（四）脊柱肿瘤的症状

在临床肿瘤学领域，转移被视为一个关键问题。恶性肿瘤若侵入骨骼或其他器官，即标志疾病已进入全身性阶段，此时仅凭手术治疗难以彻底消除。因此，一旦检测到骨转移或其他部位的转移，肿瘤就成为全身性的疾病。有些人甚至认为，所有恶性肿瘤从确诊之日起，即在达到临床可检测大小之后，本质上就是全身性的疾病了。骨转移可能在多年间隐匿无迹，然而一旦病情恶化扩散，将极大影响患者的生活质量，主要并发症包括疼痛、活动能力受限、骨折风险增加、脊髓压迫、高钙血症以及造血功能损害等。甚至会发展为不可避免的恐惧、抑郁和绝望等心理状态，这些会使患者身体状况进一步恶化。具体症状包括疼痛：通常是脊柱肿瘤的首个症状。根据肿瘤的位置，患者可能会感到颈痛、背痛或腰痛，同时脊柱的活动范围也会受到限制。神经症状：若肿瘤侵犯神经，可能出现胸背部束带感、上肢或下肢的疼痛、麻木、无力等症状，严重者可能导致瘫痪。畸形：部分较大的肿瘤可能导致脊柱后方隆起,破坏椎体后引起驼背或脊柱弯曲变形。

(五) 脊柱转移瘤的常见来源

脊柱转移瘤,即癌症从身体其他部位转移到脊柱的情况,其来源多种多样,但最常见的来源包括肺癌、乳腺癌、肾癌、前列腺癌及甲状腺癌等。这些常见的癌症类型包括乳腺癌、肺癌、前列腺癌、胃肠道癌(如胃癌、结肠癌和直肠癌)以及甲状腺癌等。对于女性患者而言,乳腺癌是导致脊柱转移瘤的主要原因,实际上,根据临床研究,超过一半的女性患者所患的脊柱转移瘤是由乳腺癌转移而来,尤其是在晚期乳腺癌患者中,骨转移的发生率高达65%~75%。乳腺癌细胞通过血液循环系统扩散,最终在脊柱的骨组织中定植并生长,形成转移瘤。而肺癌是男性和女性都可能患有的癌症类型,且是脊柱转移瘤的一个主要来源。根据临床分析,肺癌脊柱骨转移病例中,腺癌和低分化癌的比例较高,且脊柱转移中以胸椎占多数。前列腺癌是男性中常见的恶性肿瘤,其发病率与环境、年龄、遗传等因素密切相关。在疾病晚期,前列腺癌可导致脊柱转移瘤的发生,但积极治疗后,部分患者可获得较长时间的存活。胃肠道癌,诸如胃癌、结肠癌和直肠癌等,同样具备通过血液或淋巴系统向脊柱转移的能力。此外,尽管甲状腺癌相对罕见,但其恶性细胞仍有可能通过血液扩散至脊柱,导致转移性肿瘤的形成。了解这些常见来源有助于医生在诊断和治疗脊柱转移瘤时采取更为针对性的措施。综合运用多种医学检查手段,尤其是MRI,对于诊断脊柱转移瘤具有更高的准确率和敏感性。首先,影像学检查是不可或缺的步骤,包括X射线、CT扫描和MRI。这些检查能够帮助医生观察到脊柱的结构变化,发现可能存在的肿瘤。特别是MRI,由于其对软组织的高分辨率成像能力,能够更清晰地显示肿瘤的大小、位置以及与周围组织的关系。其次,骨扫描作为有效诊断工具,能检测骨骼异常代谢活动,揭示转移瘤的存在。此外,血液检查,特别是肿瘤标志物检测,能间接反映癌症活动情况。在某些情况下,医生可能还会建议进行活组织检查,即从疑似肿瘤的部位取出一小块组织样本进行实验室分析,以确定癌症的类型和起源。综合检查结果,医生可准确诊断脊柱转移瘤,并制定相应治疗方案。

(六) 脊柱肿瘤的早期发现和检查

对于脊柱肿瘤的早期发现,持续的颈痛、胸痛或腰痛是重要的警示信号。这些症状可能预示着脊柱存在问题,故而,在年轻人或儿童群体中,一旦出现这些症状,首要考虑的是原发性脊柱肿瘤的可能性,并需进行MRI及CT等详细检查。这些先进的成像技术能够提供详细的脊柱结构图像,有助于医生发现肿瘤的存在。针对老年人的转移性肿瘤,除了常规的MRI和CT检查外,医生可能还会建议进行正电子发射体层摄影(PET-CT)和肿瘤标记物检测,以帮助确定原发肿瘤的具体位置。这些检查有助于了解肿瘤是否已经扩散到身体的其他部位。常规的X线、CT和MRI检查对于明确肿瘤的位置、性质以及与神经血管的关系至关重要。这些检查能详尽揭示肿瘤的大小、形状及位置信息,为医生制定精准的治疗计划提供有力依据。同时,全身骨扫描(ECT)可用于查看其他椎体或骨头是否有肿瘤转移。这种检查能够提供全身骨骼的图像,帮助医生判断肿瘤是否已经从脊柱扩散到身体的其他部位。通过这些综合性的检查,可以更早地发现脊柱肿瘤,从而提高治疗成功率。

(七) 骨转移癌引起骨质疏松的机制

当肿瘤细胞发生转移并定植于骨骼组织时,它们可以通过多种机制导致骨骼结构的破坏。癌细胞能直接侵蚀骨骼矿物质基质，造成结构损伤；并且，它们还能释放化学信号，间接激活破骨细胞——这些细胞专门负责骨骼的吸收与溶解，其活性提升将加剧骨骼溶解，打破骨骼新陈代谢的平衡状态。骨转移会引发多种临床症状，包括持续性疼痛、高钙血症（血液中钙离子浓度异常升高）、活动能力受限及病理性骨折风险增加，严重时甚至可致瘫痪。这些症状极大地影响了患者的生活质量，并对患者的预后产生了不利影响。

1. 乳腺癌的骨骼转移

乳腺癌是女性中最常见的恶性肿瘤之一，发病率占全身各种恶性肿瘤的7％～10％，仅次于子宫癌。在40～60岁，绝经期前后的女性中发病率较高。全球每年约有120万妇女患乳腺癌，其中30％的病例可能因此丧命。超过75％的患者在病情恶化阶段会发生骨转移。转移性乳腺癌的具体治疗策略如下。

（1）双膦酸盐预防转移：

双膦酸盐已成为乳腺癌治疗的关键组成部分（图19.4）。临床研究显示，接受氯屈膦酸钠治疗的患者，其肿瘤骨骼转移的发生率显著降低。例如，一项研究发现，连续两年服用氯屈膦酸钠的患者，骨转移发生率降低了45％，而另一项研究则显示，氯屈膦酸钠可使骨转移的发生率降低56％。具体而言，一项随机双盲、多中心对照试验研究显示，接受氯屈膦酸钠治疗的患者在5年研究期内骨转移发生风险降低了31％，对于Ⅱ/Ⅲ期患者，2年氯屈膦酸钠治疗可显著降低骨转移发生风险50％。长期使用伊班膦酸钠治疗的患者，其生存期的延长效果可能因个体差异而异。然而，这些研究在内脏转移和生存率方面尚未得出一致结论。

（2）预防骨骼并发症的双膦酸盐类药物：

微小转移以及已经确诊的较大转移，可以通过MRI进行检测，也可以通过血液中的肿瘤标志物和骨活检来确诊（图19.5）。在这种情况下，这些转移瘤尚未引起任何可以通过骨扫描或X射线检查确认的骨反应，双膦酸盐类药物能有效遏制肿瘤在骨组织中的扎根与扩展。

（3）双膦酸盐治疗骨骼并发症（SREs）：

双膦酸盐具有显著的抗骨吸收效果，并在一定程度上能够促进骨修复（再钙化）。这些药物有助于减少放射治疗后的骨质流失情况。双膦酸盐能促进骨痂形成，从而加速骨缺损的修复速度。每日1000 IU的维生素D（在排除高钙血症的情况下），这有助于新形成骨骼的矿化。先前的研究表明，双膦酸盐类药物能有效预防骨骼相关事件（SREs），如新发溶骨性病变和病理性骨折，同时减少手术和放射治疗的需求。治疗骨骼并发症的最佳方式是通过每月静脉注射含氮双膦酸盐或皮下注射地诺单抗：

- 帕米磷酸盐：每月进行一次90 mg的输注。
- 伊班膦酸钠：每月进行一次6 mg的输注。
- 唑来膦酸盐：每月进行一次4 mg的输注。
- 地诺单抗（XGEVA®）：每月进行一次120 mg的皮下注射。

无论转移是否伴有症状，都建议所有转移性乳腺癌或前列腺癌患者开始服用唑来膦酸盐、伊班膦酸盐或地诺单抗。此外，临床研究显示，地舒单抗等抗骨吸收治疗药物在预防骨转移方面具有显著效果，能够显著延迟骨相关事件的发生时间，并降低其发生率。例如，在乳腺癌和前列腺癌骨转移患者中，地舒单抗与唑来膦酸相比，显著延迟了首次骨相关事件（SREs）的发生时间，并降低了平均SREs发生率。

2. 前列腺癌的骨转移

在被诊断出前列腺癌的患者中,有 10%～20% 的人即便肿瘤体积尚小,也已经出现了骨转移,这表明即使在癌症早期,骨转移的风险也不容忽视。因此,鉴于前列腺癌骨转移的高发生率和 MRI 在检测骨转移病变上的高敏感性,推荐使用全身 MRI 作为全面检测前列腺癌骨转移情况的首选方法。尽管在多发性骨髓瘤和乳腺癌中,溶骨性病变较为常见,但前列腺癌转移的特点是成骨细胞反应,这由多种介质引发。尽管骨形成占主导,骨保护素(BP)仍被视为一种有效的预防和缓解手段,破骨细胞在骨转移中的骨重塑过程中同样扮演关键角色。前列腺肿瘤细胞会分泌基质金属蛋白酶,进而降解骨基质。此外,有报告指出,前列腺癌骨转移患者在接受骨保护素治疗后,疼痛可以得到迅速且持久地缓解,同时对镇痛药物的需求也会相应减少。治疗性的性腺功能减退可能引发骨质疏松症的发生,这也是早期开始骨保护素治疗的一个重要原因。

对于因激素难治性前列腺癌症引起的疼痛性骨转移的患者,BP 治疗具有显著疗效,不仅能明显减轻疼痛,还能使 75% 的患者的日常止痛药用量得到减少。

最后,需要提醒的是:在使用强效 BP 治疗,尤其是通过静脉注射用药时,必须警惕 BP 诱导颌骨坏死(ONJ)的可能性。特别是当治疗用于尚未获得完全批准的适应证时,患者应充分了解可能产生的副作用,并强烈建议其在开始治疗前咨询专业牙医,同时签署治疗的知情同意书。

3. 其他具有骨嗜性的肿瘤转移

(1) 支气管肺癌:

骨髓活检和尸检研究揭示,肺腺癌患者在诊断时至少有 15% 出现骨髓转移,而尸检研究显示这一比例高达 35%。此外,肺癌骨转移的发生率在 30%～40%,其中肺腺癌骨转移的发生率最高。这些骨转移会引发多种骨骼反应。关于 BP 作用的研究相对较少,这可能是因为患有骨转移的支气管癌患者的存活时间较短——支气管癌骨转移患者确诊后,生存期往往仅数月。然而,多项临床研究结果表明,地舒单抗在减少 SREs 以及推迟首次 SRE 发生时间方面具有积极效果。

(2) 肾细胞癌:

由于这些肿瘤的细胞能够逆行进入椎静脉丛,所以骨髓转移的发生相对频繁(占病例的 25%)。肾细胞癌患者中,有 3%～16.8% 的患者会发生肿瘤导致的高钙血症。尽管尚未开展大规模临床研究,但双膦酸盐在此情境下仍可能展现积极疗效。若出现骨痛、高钙血症或骨溶解症状,建议采用静脉注射含氮双膦酸盐进行治疗。

(八)肿瘤治疗对骨质疏松的影响

骨质疏松症及其并发症,如骨折、疼痛和驼背,已成为严重的公共卫生问题,对公众的生命健康构成了重大威胁。此外,骨质疏松症与抑郁症之间存在关联,抑郁症可能增加骨质疏松症的风险。根据流行病学调查,50 岁以上的人群中,女性骨质疏松的患病率可以达到 32.1%,男性为 6.0%。骨质疏松最常见的并发症是骨折,每年因骨质疏松导致骨折的就诊人群高达 890 万。根据以往的研究,我们了解到,用于治疗恶性肿瘤的化疗药物具有一定的毒性,这种毒性作用能够加速骨密度的流失。骨质疏松引发的并发症,将进一步加剧恶性肿瘤幸存者的预后不良,使其健康状况雪上加霜。定量 CT 技术评估揭示,肺癌患者化疗前骨密度与健康人群相当,而化疗后骨密度显著下降,尤以化疗三个月时最为突出。

目前,针对骨转移癌的治疗方法多种多样,包括手术治疗、放射治疗、化疗治疗、内分泌治疗、双膦酸盐治疗以及中医药治疗等。这些治疗旨在提升患者生活质量,并尽可能延长其生存期。

首先,骨转移癌的放射治疗能够直接杀灭肿瘤细胞,对骨质具有直接的保护作用;其次,放射治疗还能够抑制肿瘤细胞的浸润和扩散;最后,放疗还可能损坏局部的造血微环境,导致骨质结构发生改变,骨髓被脂肪组织替代,从而不利于肿瘤细胞的生长和扩散。治疗的主要目标是减轻患者的疼痛、预防病理性骨折的发生,改善患者的活动能力和功能状态,延长患者的生命,并提高他们的生活质量。然而,需注意的是,放射治疗对单发骨转移镇痛效果显著,但对广泛骨转移而言,治疗难度增加,效果往往难以达到预期。

在肿瘤学和骨科的交叉领域,特别是针对乳腺、前列腺、肺等原发性肿瘤转移到脊柱的情况,手术治疗面临诸多挑战,包括术后并发症的风险、治疗适应证的严格评估以及对患者生活质量的深远影响。特别是当这些肿瘤转移到脊柱时,这不仅要求精准切除肿瘤,更需关注切除后如何有效重建脊柱,确保其稳定性和生理功能的持续发挥。这一点在骨组织质量较差的老年患者中尤为突出,老年患者因年龄增长和骨质疏松等因素,骨组织变得脆弱,这无疑增加了手术的复杂性和挑战性。

在进行肿瘤切除手术时,医生需要特别小心,避免因为手术操作而对周围的骨组织造成更多的损伤。而切除肿瘤后,如何重建脊柱以支撑体重并维持生理功能,成为亟待细致考量的问题。对于无结构畸形的骨受累患者,药物治疗、放疗或化疗等辅助治疗通常是优选方案。这些辅助治疗手段能有效控制肿瘤生长,缓解患者症状,进而提升他们的生活质量。

然而,在某些情况下,如骨塌陷并伴有神经损伤的情况下,手术可能是必要的。但手术是否适合,还需要考虑患者的预期寿命。若患者预期寿命有限,手术伴随的风险与并发症或将超过其潜在益处。因此,医生在决策手术时,需全面考量患者年龄、健康状况、肿瘤类型与位置及预期疗效。

到目前为止,对于脊柱肿瘤的治疗,主要还是以姑息性治疗为主。其治疗核心在于缓解症状、提升生活质量,而非根治肿瘤。在以下情况下,手术通常是必须考虑的:当肿瘤导致严重的疼痛、神经功能受损或脊柱不稳定时,手术可以提供必要的支持和稳定性,从而改善患者的生活质量。

五、骨质疏松性肌少症

(一) 何为肌少症

肌少症(sarcopenia),也被称作肌肉减少症,是一种与年龄增长紧密相关的老年综合征。该病症的主要特征是骨骼肌质量、力量和功能的逐渐衰退,这往往与老年人身体机能的自然退化密切相关。随着年龄的增长,人体的肌肉组织会逐渐减少,肌肉纤维的大小和数量也会减少,导致肌肉力量和耐力的下降。肌肉质量的减少不仅影响老年人的日常生活活动,还可能导致平衡能力下降、跌倒风险加剧以及慢性疲劳等问题。肌少症在老年人群中极为普遍,尤其常见于缺乏足够体育锻炼及营养摄入不足的老年人。这种病症是老年人衰弱、残疾和死亡的重要风险因素,因此,对于老年人来说,维持适当的肌肉质量和功能显得尤为重要。通过采取合理的饮食安排、规律的体育锻炼以及必要的医疗干预措施,可以有效延缓肌少症的进程,从而进一步提升老年人的生活质量。

(二) 流行病学

肌少症,即肌肉减少症,是一种在老年人群中较为常见的病症。研究显示,60至70岁的老年人中,肌少症的患病率为5%~13%,而在80岁以上的高龄群体中,这一比例更是飙升至11%~50%。这一现象在亚洲地区的一般老年人群中也有所体现,其中肌少症的患病率介于4.1%~11.5%。随着人口老龄化的加剧,肌少症在老年人群中的发病率高达30%~50%,对老年人的生活质量和健康构成严重威胁。例如,在台湾65岁以上的老年人中,有10%的人患有肌少症。肌少症不仅会导致肌肉力量下降,增加跌倒和骨折的风险,还可能影响老年人的独立生活能力。因此,社会和医学界需要对这一问题给予广泛关注,并采取科学的营养教育和运动干预措施来预防和改善肌少症。

(三) 症状

骨骼肌质量的下降是一个随着年龄增长而逐渐显现的问题:随着年龄的增长,人体内蛋白质的合成速率会减少,而分解速率却会相应增加,这种不平衡导致了骨骼肌质量的逐渐下降。

随着年龄的增长,老年人的骨骼肌力量逐渐减弱,这不仅影响他们的日常活动能力,还显著增加了跌倒和骨折的风险。例如,跌倒已成为老年人因伤致死和致残的最常见原因,尤其是在家中发生的跌倒占了近四成,而60岁及以上老年人跌倒后骨折率高达36.84%。例如,跌倒可能导致老年人的肌肉撕裂、关节扭伤,限制活动能力,并可能引发长期的并发症,如肌肉萎缩和骨量减少。力量的逐渐丧失,使得老年人在起身、行走等日常活动中遭遇了更多的困难和挑战。

骨骼肌质量和力量的下降直接导致体力活动能力减弱。患者在站立、走路等基本日常活动中可能会出现平衡失调、步伐不稳等问题。严重时,这种能力下降还可能波及内脏功能,引发心力衰竭、呼吸衰竭等严重健康问题。

(四) 发病原因

年龄老化:随着年龄的增长,身体机能逐渐衰退,骨骼肌质量和力量也随之下降。例如,40岁后,骨骼肌开始衰老,数量和质量年均减少约8%,70岁后衰减速度更是加倍。这种现象是由于随着岁月的流逝,人体内的细胞更新速度减慢,细胞的修复能力下降,导致肌肉组织的萎缩和力量的减弱。

不良生活方式:如熬夜、抽烟、酗酒,会削弱生理系统机能适应性,进而诱发肌少症。这些不良习惯持续伤害身体,削弱免疫系统,提高慢性疾病风险,最终影响肌肉健康。

神经因素的改变:随着年龄的增长,骨骼肌出现衰老,可能导致纤维类型组成的改变以及脊髓运动神经元和外周神经的改变,进一步影响肌力。神经系统变化直接影响肌肉控制和力量输出,致使肌肉功能下降。

从西医角度看,肌肉与骨骼在生物力学、生化交互、基因多样性以及肌骨代谢等方面存在紧密的联系。两者相互依存,共同维持人体的正常功能。肌肉为骨骼运动提供力量源泉,而骨骼则作为肌肉的支撑点,它们之间的协同作用构成了人体运动和保持稳定的基石。在中医学领域,SP与OP(即骨质疏松症)被归类于"骨痿""肉痿""骨痹"等范畴,其核心病机在于脾肾功能的衰退。具体而言,肾虚使得骨骼得不到充分的滋养,而脾虚则进一步导致肌肉的萎缩。这两者间的紧密联系不容忽视。中医认为,脾肾两脏是人体生命活动的根基,它们的虚弱会导致身体的多种问题,包括骨骼和肌肉的健康。

借助深入的可视化分析技术,我们揭示出OP与SP不仅关系密切,而且与代谢综合征、糖尿病、肿瘤及心脏病等多种临床疾病之间存在着复杂而广泛的联系。这一发现进一步推动了对骨、肌、脂并发症的共病研究,为相关疾病的预防和治疗提供了新的视角和思路。通过深入分析肌少症与骨质疏松症的相互作用,医生能够更好地理解这些疾病之间的复杂关系,从而制定出更全面的治疗计划,提高患者的治疗效果和生活质量。

(五) 治疗方法

针对骨质疏松性肌少症的治疗,可以采取多种策略,这些策略包括但不限于运动疗法、营养支持、药物治疗以及物理治疗等方法。

运动疗法:作为一种极为有效的治疗手段,运动疗法不仅能够显著促进肌肉的增长与力量的增强,还能对提升身体的整体机能产生积极的推动作用。推荐的运动方式包括渐进性抗阻力训练、有氧运动以及平衡柔韧性训练。这些运动对肌少症和骨质疏松症均有积极改善作用。运动疗法应遵循个体化原则,并着重强调长期坚持的重要性。同时,务必小心避免不当的运动方式,以免引发运动伤害。

营养治疗:对于患有肌少症和骨质疏松症的患者来说,确保足够的膳食钙摄入是至关重要的。根据专家建议,骨质疏松症患者每日推荐摄入的钙量为 1 000～1 200 mg,以维持骨骼健康并减缓骨量丢失的速度。根据《中国老年人膳食指南(2022)》的建议,老年人蛋白质摄入量应为每日每千克体重 1～1.2 g,相当于体重为 60 kg 的老年人每天需要摄入 60～72 g 蛋白质。对于那些参与耐力和阻力运动的人群,蛋白质的摄入量不应低于每千克体重 1.2 g。建议增加牛奶、鸡蛋、豆制品、深海鱼等优质蛋白食物,并适当补充维生素。同时,多吃新鲜蔬菜和水果也是十分有益的。

药物治疗:目前,虽然还没有专门针对肌少症的药物,但是活性维生素 D 已经被证实能够同时改善骨质疏松症和肌少症的症状。活性维生素 D 能提升骨密度,增强肌肉强度,降低跌倒风险。至于其他药物,如同花激素、生长激素等,目前还在研究阶段。

物理治疗:物理治疗包括日光疗法,通过光照来增加皮肤中维生素 D 的合成,从而促进钙的吸收。此外,还可以采用高频电疗、脉冲电磁场疗法等物理治疗方法。这些方法不仅能有效缓解疼痛,还能促进血液循环,进一步激发成骨作用,从而全面优化骨代谢机能。

六、总结

骨质疏松症导致的颈椎、胸椎和胸腰椎骨折是该病的严重并发症,这些骨折类型严重限制了患者的生活质量和健康状况。据世界卫生组织统计,骨质疏松症的发病率在全球常见病、多发病中已跃居第七位,每年因骨质疏松症并发骨折的发病率约为 9.6%,并有逐年增高的趋势。通过结合实施一系列的预防措施和治疗方案,我们能够显著降低骨折的风险,并改善患者的治疗结果。同时,患者应积极遵循医嘱,坚持采纳健康的生活方式,并保持乐观的心态,这将极大地促进康复进程,守护他们的身心健康。此外,患者还应该定期进行骨密度检测,及时了解自己的骨骼健康状况,并在医生的指导下,采取适当的药物治疗和营养补充,以增强骨骼的强度和韧性。借助这一系列综合性的管理举措,我们能够遏制骨质疏松症的脚步,减少骨折的阴霾,进而提升患者的生活质量,让他们拥抱更加健康、充满活力的生活。

在日常生活中,患者可以通过增加户外活动,接受适量的阳光照射,以促进体内维生素 D 的合成。维生素 D 是钙吸收的保证,缺乏时婴幼儿钙吸收率仅为 $10\% \sim 15\%$,而在正常范围内,即血清 25(OH)D 浓度为 $20 \sim 35$ ng/ml 时,钙吸收率可提高至 65%。此外,维生素 D 通过皮肤在紫外线 B 的作用下合成,并在肝肾代谢后变成活性维生素 D,它不仅能促进肠道有效吸收钙、磷,还能直接参与调节骨代谢过程,进而实现补钙的效果。因此,适量的户外活动和阳光照射对于钙质的吸收和骨骼健康至关重要。此外,均衡的饮食也是不可或缺的,应包含足够的钙质和维生素 K,这些营养素对于骨骼的健康和强度有着直接的影响。同时,适度的体重管理同样重要,因为过重或过轻都可能对骨骼造成额外的压力,增加骨折的风险。患者应坚决戒烟,并适当限制酒精摄入,因为这些不良习惯会对骨骼健康造成严重损害。通过这些综合性的自我管理措施,患者可以更好地控制骨质疏松症,减少骨折的风险,从而提高生活质量。

参 考 文 献

［1］ 中华医学会骨质疏松和骨矿盐疾病分会,章振林.原发性骨质疏松症诊疗指南(2022)［J］.中国全科医学,2023,26(14):1671-1691.

［2］ 中国骨质疏松症流行病学调查及"健康骨骼"专项行动结果发布［J］.中华骨质疏松和骨矿盐疾病杂志,2019,12(4):317-318.

［3］ ZHANG Q, CAI W, WANG G, et al. Prevalence and contributing factors of osteoporosis in the elderly over 70 years old: an epidemiological study of several community health centers in Shanghai ［J］. Annals of Palliative Medicine, 2020,9(2):231-238.

［4］ ODÉN A, MCCLOSKEY E V, JOHANSSON H, et al. Assessing the impact of osteoporosis on the burden of hip fractures ［J］. Calcified Tissue International, 2013,92(1):42-49.

［5］ HALVARSSON A, FRANZÉN E, STÅHLE A. Assessing the relative and absolute reliability of the Falls Efficacy Scale-International questionnaire in elderly individuals with increased fall risk and the questionnaire's convergent validity in elderly women with osteoporosis ［J］. Osteoporosis Int, 2013,24(6):1853-1858.

［6］ LEE K. Association of osteosarcopenic obesity and its components: osteoporosis, sarcopenia and obesity with insulin resistance ［J］. Journal of Bone and Mineral Metabolism, 2020,38(5):695-701.

［7］ YIP C H W, LIEM G S, MO F K F, et al. Bone Health in Premenopausal Chinese Patients after Adjuvant Chemotherapy for Early Breast Cancer ［J］. Breast Care (Basel, Switzerland), 2020,15(6):655-666.

［8］ STURGEON K M, MATHIS K M, ROGERS C J, et al. Cancer- and Chemotherapy-Induced Musculoskeletal Degradation ［J］. JBMR plus, 2019,3(3):e10187.

［9］ ATSUMI Y, RINO Y, WADA H, et al. Changes in bone metabolism after gastric cancer surgery in male patients: a prospective observational study ［J］. Gastric Cancer: Official Journal of the International Gastric Cancer Association and the Japanese Gastric Cancer Association, 2019,22(1):237-243.

［10］ BROWN J P, DON-WAUCHOPE A, DOUVILLE P, et al. Current use of bone turnover markers in the management of osteoporosis ［J］. Clinical Biochemistry, 2022,109-110:1-10.

［11］ RAMIN C, MAY B J, RODEN R B S, et al. Evaluation of osteopenia and osteoporosis in younger breast cancer survivors compared with cancer-free women: a prospective cohort study ［J］. Breast cancer research: BCR, 2018,20(1):134.

［12］ PAPADOPOULOU S K, PAPADIMITRIOU K, VOULGARIDOU G, et al. Exercise and Nutrition Impact on Osteoporosis and Sarcopenia-The Incidence of Osteosarcopenia: A Narrative Review ［J］. Nutrients, 2021, 13 (12):4499.

［13］ ZHEN D, LIU L, GUAN C, et al. High prevalence of vitamin D deficiency among middle-aged and elderly individuals in northwestern China: its relationship to osteoporosis and lifestyle factors ［J］. Bone, 2015,71:1 - 6.

［14］ YU R, WONG M, LEUNG J, et al. Incidence, reversibility, risk factors and the protective effect of high body mass index against sarcopenia in community-dwelling older Chinese adults ［J］. Geriatrics & Gerontology International, 2014,14 Suppl 1:15 - 28.

［15］ KANG Y M, CHAO T F, WANG T H, et al. Increased risk of pelvic fracture after radiotherapy in rectal cancer survivors: A propensity matched study ［J］. Cancer Medicine, 2019,8(8):3639 - 3647.

［16］ WILLEY J S, LLOYD S A J, NELSON G A, et al. Ionizing Radiation and Bone Loss: Space Exploration and Clinical Therapy Applications ［J］. Clinical Reviews in Bone and Mineral Metabolism, 2011,9(1):54 - 62.

［17］ ANDREOLI A, CELI M, VOLPE S L, et al. Long-term effect of exercise on bone mineral density and body composition in post-menopausal ex-elite athletes: a retrospective study ［J］. European Journal of Clinical Nutrition, 2012,66(1):69 - 74.

［18］ KOIVULA M K, RISTELI L, RISTELI J. Measurement of aminoterminal propeptide of type I procollagen (PINP) in serum ［J］. Clinical Biochemistry, 2012,45(12):920 - 927.

［19］ COHEN B, HILLER N, SZALAT A, et al. OPPORTUNISTIC EVALUATION OF BONE MINERAL DENSITY BY PET-CT IN HODGKIN LYMPHOMA PATIENTS ［J］. Endocrine Practice: Official Journal of the American College of Endocrinology and the American Association of Clinical Endocrinologists, 2019,25(9):869 - 876.

［20］ KELLY O J, GILMAN J C, BOSCHIERO D, et al. Osteosarcopenic Obesity: Current Knowledge, Revised Identification Criteria and Treatment Principles ［J］. Nutrients, 2019,11(4):747.

［21］ PATRICK D L, CLEELAND C S, VON MOOS R, et al. Pain outcomes in patients with bone metastases from advanced cancer: assessment and management with bone-targeting agents ［J］. Supportive Care in Cancer: Official Journal of the Multinational Association of Supportive Care in Cancer, 2015,23(4):1157 - 1168.

［22］ DODDS R M, GRANIC A, DAVIES K, et al. Prevalence and incidence of sarcopenia in the very old: findings from the Newcastle 85+ Study ［J］. Journal of Cachexia, Sarcopenia and Muscle, 2017,8(2):229 - 237.

［23］ FAHIMFAR N, ZAHEDI TAJRISHI F, GHARIBZADEH S, et al. Prevalence of Osteosarcopenia and Its Association with Cardiovascular Risk Factors in Iranian Older People: Bushehr Elderly Health (BEH) Program ［J］. Calcified Tissue International, 2020,106(4):364 - 370.

［24］ ELLIOTT J A, CASEY S, MURPHY C F, et al. Risk factors for loss of bone mineral density after curative esophagectomy ［J］. Archives of Osteoporosis, 2019,14(1):6.

［25］ CHEN L K, LIU L K, WOO J, et al. Sarcopenia in Asia: consensus report of the Asian Working Group for Sarcopenia ［J］. Journal of the American Medical Directors Association, 2014,15(2):95 - 101.

［26］ CRUZ-JENTOFT A J, BAEYENS J P, BAUER J M, et al. Sarcopenia: European consensus on definition and diagnosis: Report of the European Working Group on Sarcopenia in Older People ［J］. Age and Ageing, 2010, 39 (4):412 - 423.

［27］ CRUZ-JENTOFT A J, BAHAT G, BAUER J, et al. Sarcopenia: revised European consensus on definition and diagnosis ［J］. Age and Ageing, 2019,48(4):601.

［28］ MA J, YE M, LI Y, et al. Zhuanggu Zhitong Capsule alleviates osteosarcopenia in rats by up-regulating PI3K/Akt/Bcl2 signaling pathway ［J］. Biomedicine & Pharmacotherapy, 2021,142:111939.

［29］ VOGL T J, NAGUIB N N N, NOUR-ELDIN N E A, et al. Transarterial chemoembolization in the treatment of patients with unresectable cholangiocarcinoma: Results and prognostic factors governing treatment success ［J］. International Journal of Cancer, 2012,131(3):733 - 740.

［30］ GP L, T G, CP Z. Bone anabolic versus bone anticatabolic treatment of postmenopausal osteoporosis ［J］. Annals of the New York Academy of Sciences, 2010,1205.

［31］ KUO T R, CHEN C H. Bone biomarker for the clinical assessment of osteoporosis: recent developments and future perspectives ［J］. Biomarker Research, 2017,5:18.

［32］ BHUTANI G, GUPTA M C. Emerging therapies for the treatment of osteoporosis ［J］. Journal of Mid-Life Health, 2013,4(3):147 - 152.

［33］ Gkastaris K, Goulis DG, Potoupnis M, et al. Obesity, osteoporosis and bone metabolism ［J］. J Musculoskelet

Neuronal Interact, 2020,20(3):372-381.

[34] Osteoporosis Prevention, Screening, and Diagnosis: ACOG Clinical Practice Guideline No. 1 [J]. Obstet Gynecol, 2021,138(3):494-506.

[35] FÖGER-SAMWALD U, DOVJAK P, AZIZI-SEMRAD U, et al. Osteoporosis: Pathophysiology and therapeutic options [J]. EXCLI Journal, 2020,19:1017-1037.

[36] SIDDIQUI J A, PARTRIDGE N C. Physiological Bone Remodeling: Systemic Regulation and Growth Factor Involvement [J]. Physiology (Bethesda, Md.), 2016,31(3):233-245.

[37] DUQUE G, TROEN B R. Understanding the mechanisms of senile osteoporosis: new facts for a major geriatric syndrome [J]. Journal of the American Geriatrics Society, 2008,56(5):935-941.

第三篇　骨质疏松相关疼痛与功能管理

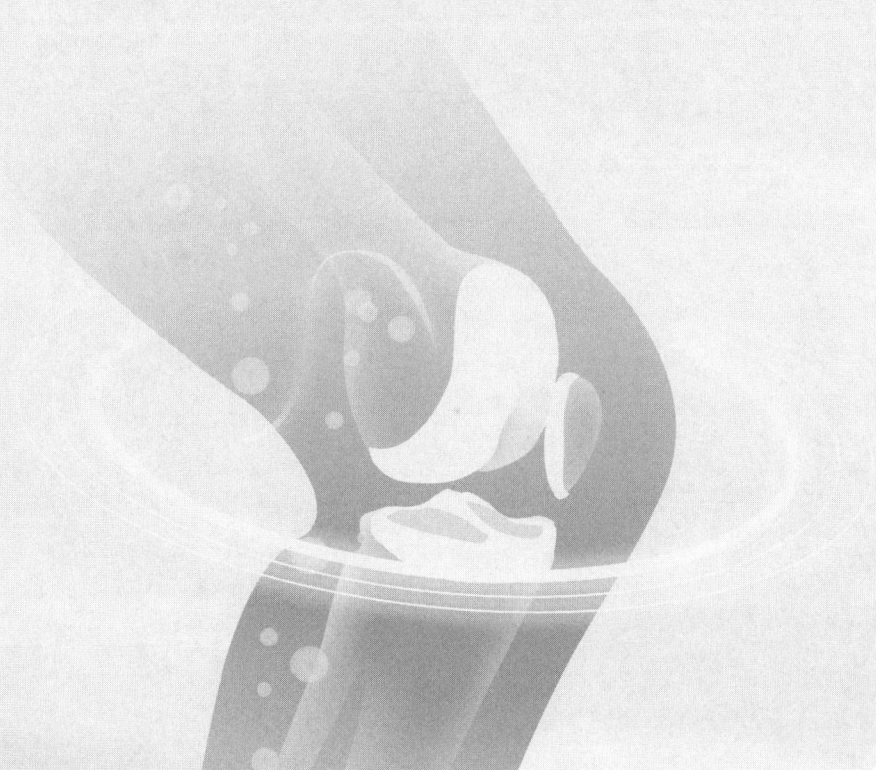

第十一章
生物-心理-社会模式下的疼痛管理

患者经历疼痛性椎体压缩性骨折后,首要任务是有效管理疼痛,只有当疼痛得到有效控制后,才能进一步考虑采取药物治疗或制订运动康复计划。疼痛管理在治疗过程中扮演着至关重要的角色,它是一个不可或缺的治疗干预环节。研究指出,约 62% 的女性骨质疏松症患者会经历疼痛症状,这些症状不仅限于局部疼痛,还可能包括全身性骨痛,严重时可影响日常活动,如翻身、坐起及行走。此外,患者还可能表现出身体变矮、驼背、全身乏力、感觉累和出虚汗等症状。骨质疏松症所引发的疼痛问题有多种可能的原因,这些原因包括但不限于并发的退行性椎间盘疾病、骨关节炎以及椎体骨折等。

骨质疏松性背痛常常突如其来,猛烈如风暴,这通常是由下胸椎或腰椎的骨折引起的。在进行检查时,可以在背部椎体骨折的部位发现明显的压痛点,同时脊柱旁的肌肉会显得非常紧张,并且触碰时会有明显的疼痛感。这种背痛,如同漫长的黑夜,可能持续数周乃至数月,给患者的生活蒙上了一层厚重的阴影。

一、疼痛管理模式的进展

在探索疼痛的奥秘时,我们经历了从笛卡尔的简单二元论到现代生物-心理-社会模式的深刻转变。以往,疼痛仅被视为身体损伤的直接反应,治疗重点在于修复这些损伤。但随着医学研究的深入,我们逐渐意识到疼痛的复杂性,它超越了身体层面,成为身心相互交织的体验。国际疼痛研究协会的定义强调了疼痛的多维性,它涉及感觉、情绪、认知和社会因素。特别是在处理持续性活动性腰背痛(LBP)时,传统的生物医学模式显示出其局限性,复发率高和治疗满意度低的问题促使我们寻求更全面的解决方案。生物-心理-社会(BPS)模式应运而生,它强调在疼痛管理中综合考虑生物、心理和社会因素,以实现更深层次的治疗效果。这一模式不仅关注疾病的治疗,更重视患者功能的恢复和生活质量的提升。通过多学科合作和个性化治疗计划,BPS 模式为患者提供了一个全面的照护框架,旨在减轻疼痛,改善功能,最终实现患者整体福祉的提升。

在笛卡尔时代,疼痛被解释为组织受损的信号。根据"生物-医学"模式,治疗疼痛的目标在于识别并处理或修复引起疼痛的器质性因素。然而,现代观点认为,导致患者疼痛的原因不一定都是器质性因素,单纯针对器质性因素进行治疗,效果可能并不理想。笛卡尔的认知模式让人们习惯于将问题分解为简单要素,再分析这些要素的组合影响。因此,当器质性治疗无效时,人们往往会考虑疼痛可能源于心理因素。在文艺复兴时期,基于二元论的观点,疼痛被视作要么源于结构问题,要么源自心理问题,但不会是两者的结合。然而,根据国际疼痛研究协会(International Association for the Study of Pain,IASP)的最新定义,疼痛并非单纯由结构损伤或病变引起,而是与实际或潜在的组织损伤相关联的一种不愉快的感觉及情绪体验。疼痛不仅与不愉快的身体感觉相关,还与情绪体验紧密关联。根据研究,疼痛的两个基本成分是感觉分辨和情绪体验,其中痛的情绪成分包括原发性痛不愉快和继发性痛情绪两部分。疼痛的产生源自外周物理因素的激活,然而,它亦受到脊髓背角及心理因素(在很大程度上)的调节。因此,疼痛应被视为认知(感知疼痛)与情感(情绪反应)的综合体,而不应仅限于物理性或社会心理性的单一定义。对导致恐惧和痛苦的根源以及心理-生理观念进行综合评估,以便采取相应的预防措施,防止疼痛的复发。

关于个体所遭受的LBP,普遍共识是,结构性因素在引发疼痛和功能障碍方面起着至关重要的作用。在当前治疗方案的框架下,尽管大多数患者的腰背痛症状能够迅速得到缓解,但其复发率和患者对治疗的满意度仍然较低。此外,根据一项历时23年的研究,腰背痛已成为中国人群伤残负担的首位原因,其中持续性、慢性、致残性疼痛病例占据了医疗支出的绝大部分。

随着研究的深入,我们有必要重新审视传统的"生物-医学"模式,以更有效地解决普遍存在的肌肉骨骼疼痛,特别是LBP的问题,迫切需要一种综合性的方法来应对此类患者在生理、心理和社会层面所面临的问题。这一方法被称为"生物-心理-社会(Bio-Psycho-Social Model,BPS)"模式,该模式所涵盖的生物、心理和社会各个方面均需得到充分关注。例如,在间充质干细胞治疗脊柱腰背痛的案例中,治疗方案不仅关注了生物因素,还考虑了心理和社会因素对患者康复的影响。此外,BPS模式在慢性腰痛治疗中的应用,强调了该模式在缓解慢性腰痛患者疼痛、改善身心功能、提高工作能力与生活质量方面的作用。社会心理因素在下腰痛中的作用也不容忽视,研究表明这些因素与下腰痛的发生、发展及预后有较高的相关性。此模式特别强调以保持或恢复患者的功能状态为目标,而非仅仅关注结构性问题和治疗手段。BPS模式的核心理念即综合考虑个体的生物、心理和社会因素,以实现对疼痛管理的全面理解。生物因素涉及个体的生理结构和功能,心理因素则包括情绪状态、认知评估和应对策略,社会因素则涵盖了社会支持、工作环境和文化背景等。BPS模式认为,通过观察患者的行为表现,如面部表情、上肢活动和机械通气顺应性等,可以评估疼痛程度,这些因素相互作用,共同影响个体的疼痛体验和功能状态。

临床实践中,BPS模式要求医疗人员采用多学科协作,与患者建立合作,共同规划治疗方案。这涵盖药物治疗、物理治疗,以及心理治疗、职业治疗、社会支持等多维度干预。该综合策略旨在助力患者有效管理疼痛,提升生活质量。此外,BPS模式强调预防和早期干预的关键作用。识别并管理生物、心理、社会因素,可减少慢性疼痛发生,减轻个体及社会负担。因此,BPS模式不仅适用于治疗阶段,也应贯穿于疼痛管理的整个过程。至于那些无法恢复的病患,医学与生物学方法的局限性显得尤为突出。为了探究导致腰背痛的结构因素,学者执行了一系列具有较高假阳性率的过度敏感性检测。其中一组患者未被告知任何信息,其结果归因于心理因素;另一组患者则被告知其病理状况,并被指导进行适当休息、按时服药,同时教授他们如何在疼痛中维持生活。若他们无法承受疼痛,则会被建议考虑接受手术治疗。

综上所述,BPS 模式为疼痛管理提供了一个全面的框架,它要求医疗专业人员从多个维度综合考虑疼痛的各种影响因素,确保对患者实施全面的照护。该模式的实施不仅能改善患者的临床结果,还能优化医疗资源利用,最终实现提升患者生活质量的目的。

二、腰背痛治疗失败的原因分析

腰背痛已经成为一个严重的公共卫生问题,据搜狗百科,腰背痛是人类脊柱最常见的疾患之一。其高发病率、慢性化趋势、庞大的医疗开支以及患者普遍的治疗不满意和较高的复发率,共同加剧了这一疾病的流行。Waddell 指出:"针对慢性腰背痛,传统治疗模式已显露出明显局限性,当前药物治疗在慢性疼痛管理中的作用亟须进行批判性评估。"腰背痛的发生与发展是多因素相互作用的结果,治疗失败的原因主要可归结为以下四点。

(一) 过度重视结构学检查

在处理腰背痛的临床诊断过程中,过度依赖影像学检查已经成为一个不容忽视的问题。这种诊断方式存在两个主要的弊端:首先,它可能导致一些严重的疾病因为缺乏全面的病史采集和细致的体格检查而被忽略;其次,对于某些结构性的疾病,影像学检查只能识别出与之紧密相关的部分症状,而无法全面反映患者的病情。医疗诊断中,病史采集与体格检查至关重要,能高度敏感地识别潜在重病信号,准确率高达 99% 以上。

诊断椎间盘突出或退行性病变时,影像学检查常出现高假阳性,这意味着影像学检查结果可能显示异常,但实际上这些变化并不一定代表有病理性的疾病存在。因此,影像学检查更适宜作为初步筛查的工具,而不是作为确诊的唯一依据。这种高假阳性率的存在,导致了在临床实践中,许多患者虽然经历了结构性检查,但他们的疼痛症状与检查结果并不匹配,从而被误诊。误诊患者或遭不必要治疗,如药物、物理乃至手术。实际上,影像学变化多属年龄增长的正常退化,非真正病理表现。因此,在解读影像学检查结果时,医生需要谨慎,并结合患者的临床症状和其他诊断信息,以避免过度诊断和不必要的医疗干预。

研究显示,无症状人群的椎间盘异常影像学表现随年龄增长而增加。随着腰椎间盘突出导致坐骨神经痛的发现,人们普遍认同了腰背痛与腿部疼痛的解剖病理学基础。尽管采用了脊髓造影、CT 扫描、MRI 等先进技术,仍有 28%~50% 的无症状个体在检查中呈现阳性结果。颈部疼痛检查中,无症状人群的假阳性率高达 75%。这表明,影像学检查在识别有症状的椎间盘病变方面具有较高的敏感性,但在特异性方面则相对较低。即使有症状的个体出现结构性病理表现,也不一定预示未来会有严重问题。研究表明,有症状患者中部分存在椎间盘或椎管异常,但这些 MRI 表现并不能有效预测未来腰背痛的发生。椎间盘疼痛也不能预测未来腰背痛的发生风险。

从临床实践的角度审视,尽管椎间盘检查对于有症状的患者显示出较高的敏感性,但心理评估可能在预测未来腰背痛的发生和降低治疗成本方面提供更为优越的指导。即使被确诊为椎间盘突出症,许多患者在多数情况下也可能无需手术,而是通过自然康复过程恢复。Bush 等人的研究揭示,相当一部分椎间盘突出症患者能够实现自然康复,即便他们存在直腿抬高试验阳性、神经系统体征以及明确的椎间盘突出表现。颈椎间盘突出症中也观察到了类似的自愈现象。Yukawa 对坐骨神经痛患者的 3 年随访研究显示,57％的患者椎间盘突出程度有所减轻,而仅有 3％的患者出现病情加重。这些研究结果进一步强调了保守治疗在椎间盘疾病管理中的核心地位。

近年来,关于结构性病理变化与腰背痛关系的研究取得了显著进展。研究表明,传统观念中认为导致腰背痛的多种结构性病理变化,其实际作用被过度夸大。影像学检查中常见的退行性改变与临床症状之间的相关性常常被过高估计。即便严格按照影像学标准诊断,椎间盘退变在有症状与无症状个体间的发生率亦无明显差异。这一发现得到了 Jarvik 和 Deyo 的荟萃分析的支持,他们的研究指出,在中老年无症状人群中,椎间盘退变的发生率高达 46％～93％。根据现有证据,研究者们达成一致意见:椎间盘脱水、突出或高度减少等影像学表现不应直接等同于病理改变,因为这些变化在很大程度上与年龄相关的自然蜕变过程有关。然而,确有特定情形与临床症状密切相关,如椎间盘挤压、中重度椎管狭窄及神经根受压等。Van Tulder 通过系统性文献回顾进一步指出,腰椎滑脱症、脊柱裂、脊柱滑脱和脊柱骨软骨病等结构性改变与腰背痛并无明确的关联。

在学术界,普遍存在着一种共识,那就是在众多腰背痛的患者中,大部分并没有明显的结构性病理改变,这类腰背痛被归类为非特异性腰背痛。这一点至关重要,它强调在腰背痛诊疗中,不应过度依赖 X 光片、CT 扫描或 MRI 等影像学检查,而应更重视患者的整体临床表现,如疼痛性质、持续时间、活动受限度及对日常活动的影响。通过全面评估这些因素,医生可以制定出更加个性化和有效的治疗方案,帮助患者缓解疼痛,提高生活质量。

(二) 过度强调卧床休息

鉴于医学界至今未能明确腰背痛的确切病理机制,临床治疗中通常采取卧床休息和使用止痛药物作为标准治疗手段。这种对症治疗的广泛应用,部分源自早期对腰背痛发作时观察到的积极诱因。然而,研究表明,持续卧床休息这一看似无害的方法,实则成为肌肉骨骼疾病治疗中成本高昂的手段之一。Allan 和 Waddell 对此提出了深刻的见解:“遗憾的是,尽管我们努力缓解疼痛,但现行的腰背痛治疗方法似乎与腰背功能障碍的增加存在关联。尽管治疗方法众多——可能由于缺乏长期疗效,我们的管理策略仍然倾向于保守的卧床治疗。实际上,我们已经预见到了腰背功能障碍的发生。”Deyo 的临床对照试验显示,2 天与 2 周的卧床休息疗效相当,且短期卧床未引发长期卧床相关的不良反应。一项最新研究表明,4 天的卧床休息相比建议保持常规活动,反而会导致更多不良反应。研究团队得出结论:卧床休息应仅限于剧烈疼痛患者,持续时间不宜超过 1～2 天。Van Tulder 的研究表明,没有充分的证据支持卧床休息对急性腰背痛有显著效果。此外,Vroomen 的研究进一步证实,对于坐骨神经痛患者而言,卧床休息同样缺乏有效的证据支持。这些研究结果共同指向一个结论:在腰背痛的治疗过程中,过度依赖卧床休息可能并非最佳选择,保持适度活动可能是更为理想的治疗方案。

(三) 外科手术的过度实施

在治疗腰背痛的众多方法中,外科手术的应用一直是一个极具争议的议题。Bigos 和 Battie 的研究指出,对于腰背痛患者,外科手术的有效性仅限于极少数个案(不超过 2％),且不当手术可能加剧慢性腰背痛导致的残疾风险。Saal 指出:“只有当患者经过物理康复项目治疗后仍无法实现功能上的满意恢复时,才应考虑手术治疗。单纯依赖非手术治疗的失败,并不足以单独构成手术决策的唯一依据。"

　　Hakelius 的研究揭示,大多数坐骨神经痛患者通过保守治疗能够取得显著的疗效。Bush 的研究进一步支持了这一观点,指出 86% 具有临床坐骨神经痛症状及神经根压迫影像学证据的患者,经积极保守治疗可成功康复。丹麦的研究团队建议,椎管手术的适应证应严格限定于以下特定情形:腰椎间盘突出症、椎管狭窄或马尾神经综合征等明确指征;经过 4～6 周的保守治疗无效;临床症状与影像学诊断高度吻合;出现进行性下肢无力或持续性的严重下肢症状。

　　根据 Cochrane Collaboration 的系统分析,对于那些经过严格筛选且保守治疗无效的腰椎间盘突出引起的坐骨神经痛患者,椎间盘切除术被证实是有效的。例如,经皮内镜腰椎间盘切除术(PELD)在治疗下腰椎单节段腰椎间盘突出症(LDH)方面,术后疼痛评分显著降低,腰椎功能显著改善。研究指出,65%～90% 的症状持续 6～24 个月的患者能够获得最佳的手术效果,相比之下,保守治疗组仅有 36% 的患者预后良好。然而,Weber 在 1983 年的长期随访研究中发现,即便是在经过严格筛选的患者中,手术治疗与保守治疗在 10 年内的效果并没有显著差异。Gibson 及其研究团队指出:"目前,支持手术治疗退行性脊柱病的科学证据严重不足。"无论是针对退行性腰椎疾病或椎管狭窄症的单纯减压手术,还是针对腰椎滑脱的融合手术,都缺乏确凿的疗效证据。根据临床数据,椎管手术的成功率通常较高,但具体成功率会根据病情的严重程度、手术类型以及医疗条件等因素有所不同。椎管肿瘤手术的成功率可达到 90% 以上,而椎管狭窄手术的成功率也相对较高,通常在 80%～90%。尽管随机对照试验已有超过 25 年的历史,但其方法论仍然受到质疑,其中患者选择不当可能是影响结果的最关键因素。目前,最明确的手术指征包括:马尾神经综合征、轻度瘫痪、快速进展的神经功能障碍或者是在经过 4 周至 3 个月的保守治疗后仍无效的病例。

　　综上所述,对于腰背痛的手术治疗,我们必须严格掌握适应证,充分权衡其利弊,并且要考虑到患者的个体差异。在绝大多数情况下,保守治疗应该被作为首选方案,而手术治疗则应该只限于那些经过严格筛选的特定病例。这是因为手术治疗虽然在某些情况下可以提供显著的缓解,但它也伴随着一定的风险和潜在的并发症。决定手术前,医生和患者需深入讨论,确保已充分考虑并尝试所有非手术治疗选项。此外,患者的身体状况、年龄、职业以及对疼痛的耐受度等因素都应在决策过程中被仔细评估,以确保选择最适合患者个人情况的治疗方案。

(四) 非典型疾病表现

　　Dworkin 指出:"疼痛的主诉通常出现在缺乏明确的病理生理学表现或可识别的外周躯体变化的情况下。这一发现促使我们深入反思疼痛的本质,避免草率地将之归因为心理因素。"LaRocca 强调,医生若仅将病理改变视为症状根源,治疗未果时,易误判为心理因素所致。Merskey 指出:"在被著名神经科医师诊断为癔症的患者中,60% 最终被发现或发展为相关的器质性疾病……"基于这些发现,他得出结论:多数局部疼痛虽非心理性起因,却常被误诊为心理性疼痛。必须明确的是,疼痛行为与疼痛感受并非毫无关联。正如 Dworkin 所言:"学术界已普遍认同,慢性疼痛患者可能会遭受抑郁、焦虑以及多种非特异性躯体症状的困扰,但这并不意味着可以直接将他们的疼痛症状归类为心理性障碍。"疼痛行为普遍存在,应获认可并予以妥善处理。与急性疼痛不同,后者通常与明确的组织损伤或伤害性刺激直接相关,而慢性疼痛所引发的疾病行为和功能障碍,仅部分与伤害性影响有关。心理性疾病行为,包括抑郁、活动减少和疼痛回避,往往是慢性疼痛患者必须经历的过程。鉴于大多数患者缺乏明确的结构性病因或功能性紊乱的诊断,运动系统的疼痛更多地被视为功能受损的一个信号,而非特异性或特异性背部疼痛则往往与肌肉、关节功能紊乱及软组织刺激等因素密切相关。针对结构性损伤或椎间盘病变设计的治疗方案,往往难以达到预期的治疗效果,反而可能引发患者的抑郁、绝望等继发性心理疾病行为。Pilowsky 将异常疾病行为定义为患者对躯体症状的不恰当反应,这种现象在缺乏明确器质性病因的腰背痛患者中尤为常见。对于慢性疼痛患者,医疗的重点应当从单纯避免疼痛转移到功能恢复上。实际上,对于慢性疼痛患者来说,关注其功能活动的改善比单纯关注疼痛本身更为关键。异常疾病行为可能会阻碍恢复过程的完整性或延缓其进展速度。例如,恐惧-回避行为可能引发去适应反应。将疼痛等同于伤害的错误认知会导致不恰当的思维模式,进而产生恐惧-回避行为,最终导致患者的适应能力低于普通腰背痛患者。因此,识别存在恐惧心理的患者并避免强化其"错误模式"至关重要。在临床实践中,医生和治疗师需要采取积极的策略来帮助患者建立正确的疼痛认知,通过教育和心理干预来减少患者的恐惧-回避行为,从而促进其功能恢复和提高生活质量。

三、康复诊断的分类标准

针对神经肌肉骨骼问题的首要目标,澳大利亚维多利亚工作保障机构在其最新的临床工作框架中已经明确地进行了阐述。护理目标及原则简述如下:

(1) 治疗应建立在可获得的最佳证据基础之上。

(2) 治疗效果应通过相应的评估方法进行量化。

(3) 采用生物心理社会方法是治疗中不可或缺的一部分。

(4) 治疗应着重于自我保健和技能学习。

(5) 治疗应具有功能性,注重帮助患者重返工作岗位或恢复日常活动。

四、流程管理

在 80% 的腰背痛案例中,我们无法确定具体原因,这是否意味着我们无法理解这些患者治疗决策的过程呢?

在进行有效的管理时,首要的步骤是进行彻底的诊断和患者分流,这一步骤对于建立护理流程和评估路径至关重要。患者在治疗过程中有两个核心目标:首先,他们希望了解如何应对腰背痛这一常见问题;其次,他们寻求能够恢复正常活动的建议和指导。针对这些目标,医生可能会建议使用非甾体抗炎药来缓解疼痛,如芬必得、西乐葆、英太青等。对于腰背痛的具体原因,如腰肌劳损或腰椎间盘突出,医生可能会推荐休息、理疗如推拿、按摩,以及在必要时采取手术治疗。以患者为中心的护理模式是一种目标导向的护理方法,它不仅专注于功能恢复,还重视满足患者的需求和偏好,以及提高患者的生活质量。在设定护理目标时,医患之间的相互理解至关重要:减轻疼痛、恢复功能并保持患者的独立性。这要求制订策略性计划,关注最实际的方法,以确保治疗个体的安心、疼痛缓解和活动恢复。鉴于以患者为中心的方法是目标导向的,而传统方法往往科技或职业导向(如操作、注射、手术),这些传统方法常令追求健康保健的群体感到迷茫与失望。对于紧急问题的自然病史,必须采取最小干预的办法。除非出现危险信号,否则首要任务是安抚患者,帮助其恢复日常活动。如有必要,可以采取减轻疼痛的治疗措施。应严格避免不必要的手术、过度用药及频繁的诊断性影像学检查。相反,在亚急性期进行治疗比在慢性期治疗更具积极意义,因为预防总比治疗慢性疾病来得简单。治疗的关键时期是在疾病的 4～12 周。对于那些表现出恐惧逃避行为的患者,需要更积极地治疗,可能需要在 3 周内开始,但至少应在 6 周前开始。这并不意味着所有患者都需要进行 MRI 检查,但这确实意味着至少需要康复专家的参与。完整的诊断评估不应仅限于 MRI 或其他结构性评估,还应包括功能性或生理学测试,如功能能力评估以及全面的社会心理评估。

　　尽管大多数患者在症状上很快得到改善,但仍有 20%～25% 的患者对腰背痛或颈椎痛的护理感到不满。然而,通过实施中医综合护理或舒适护理等特定方法,可以显著提高患者的满意度。尽管 Cherkin 的研究显示,许多腰背痛患者在治疗后影像学检查结果有所改善,但研究也指出三分之一的患者对治疗效果并不满意,这种不满意的情况在 7 周后依然存在,且有半数患者可能在长达一年的时间里持续面临同样的问题。根据 Carey 的报告,即便患者恢复到伤前的功能水平,他们往往对自己的治疗结果感到不满。例如,在患者康复效果评估报告中,尽管患者在功能上有所改善,但患者自述和反馈部分显示,他们对治疗效果的满意度并不高。因此,在患者满意度方面,仍有很大的提升空间。患者需要一种方法,让医疗工作者能够真正理解他们的处境。这就是为什么及时的安慰、疼痛缓解以及功能恢复和可能的复原同样重要。医疗团队应当采取一种全方位的方法,既要重视患者的生理症状,也不能忽视其心理和社会层面的需求。通过为患者提供个性化的护理计划,并确保他们在整个治疗过程中得到充分的沟通与支持,我们可以有效提升患者的满意度。此外,教育患者关于他们状况的知识,以及如何管理他们的疼痛和活动,也是至关重要的。通过这些方法,医疗工作者可以帮助患者更好地应对他们的状况,从而提高整体的治疗效果和患者满意度。

五、恢复活动的建议

　　(1) 实施方法:组织一次教育性讨论,明确恢复目标及其达成策略。
　　(2) 具体措施:维持日常活动(例如散步、游泳、骑自行车等),并采取一些措施以减轻生物力学压力(如进行臀部铰链练习、使用腹部支撑带)。
　　(3) 实施时间:从第一天开始。
　　(4) 实施原因:打破必须长时间休息和脊柱易受伤的错误观念。
　　恢复活动的规划需围绕一次深入的教育性讨论展开,旨在明确恢复的具体目标及达成路径。这可以通过让患者感到安心,逐步重新开始基本活动如散步、游泳、骑自行车来实现。这些基本的日常活动对于预防因不活动而导致的衰弱非常有帮助。尽管这些活动初期可能让患者感到些许不适,但重要的是要认识到,疼痛并不必然意味着伤害,无需过分忧虑。许多基础活动,尽管可能会引起不适,实际上比长时间坐着要好得多。例如,一些感冒患者会感到背部疼痛,这是因为他们长时间休息。同样,当疼痛再次出现时,并不是因为有害的活动,而是因为长时间休息。在建议逐步恢复正常活动的同时,还应告知患者一些简单的活动可以减少生物力学张力(例如早晨的弯曲练习、臀部铰链练习以及背部支撑带的使用等)。基础活动的调整措施包括:避免连续坐姿超过 20 分钟,以及避免在无辅助情况下举重超过 20 磅。虽然健康的生物力学措施有望适应恢复并防止复发,但这也可能带来不可预测的不良反应,导致患者适应不良。严格限制弯曲、伸展和举重会导致适应不良。这就像长时间佩戴支架或铁制护具一样。

为了减轻危险的生物力学压力和张力,我们需要设计特定的治疗活动,以确保这些关键肌肉的功能得以维持。例如,我们建议患者抬举重物时避免脊柱完全弯曲,特别是在早晨起床后或长时间坐立后首次抬举重物时。在这种情况下,我们预先规划弯腰活动,以确保脊柱的活动性,并在整个康复期间指导患者避免过度保护腰部。

根据职业保健指南(OHG),普遍认为的第一步治疗方法是建议保持活动,这与职场健康标准中提倡的保持适当运动和活跃的生活方式相一致。有强有力的证据表明,无论是否疼痛,建议尽可能持续正常的日常活动能够带来相同或更快的症状恢复,对于急性疼痛,能够减少工作丢失时间,减少复发,并在未来几年内减少工作丢失率,这比传统医疗建议(建议休息并让疼痛成为恢复正常活动的指标)更有效。

六、缓解疼痛

(1)方法:建议采取对抗性措施、使用处方药物或采取技巧性操作。
(2)时机:在不适感出现后的数天内。
(3)原因:在康复初期,为患者提供更高的舒适度。

尽管不存在一劳永逸的解决方案,但通过选择恰当的疼痛缓解方法,可以显著减轻疼痛。疼痛得到缓解后,患者更愿意参与康复活动。主要目标是预防因休息导致的肌肉萎缩,并在安全的前提下增强对活动的耐受性。依据丹麦指南,急性腰背痛的治疗措施被细致地分为必须采取、可选择和不建议采取三类。例如,卧床休息和物理治疗如按摩、热敷通常被认为是有效的缓解手段,而药物治疗如布洛芬缓释胶囊、对乙酰氨基酚片等可以用于疼痛较为严重的患者。在某些情况下,如腰椎间盘突出症,可能需要考虑手术治疗。

(一)必须采取

(1)采用对乙酰氨基酚、阿司匹林、布洛芬等非甾体抗炎药进行治疗。
(2)物理治疗。
(3)手术:适用于马尾神经综合征。

(二)可选择

(1)仪器治疗。
(2)肌肉松弛剂。
(3)McKenzie 锻炼法。
(4)针灸疗法。

（5）硬膜外穿刺：适用于坐骨神经痛。

（三）不建议采取

（1）镇静剂、安眠药、类固醇。

（2）硬膜外穿刺：不建议用于腰背痛。

（3）手术：不建议用于坐骨神经痛（急性期）；不建议用于腰背痛。

Nicholas 指出，过分关注活动前的疼痛可能会加剧回避行为。根据主要原则，格言"让疼痛引导你"可能导致长期的不必要担忧和功能限制。疼痛可能会反复出现。恢复的关键因素在于人们如何应对他们的疼痛。如果过分专注于减轻疼痛，那么回避行为就会发生，进而演变成生理和心理上的不适应。应告知患者，轻微活动虽可能引发疼痛，但实则无害。针对过分担忧疼痛并害怕活动的患者，结合运动疗法及在监督下逐步挑战其恐惧活动的强化策略至关重要。

七、对结构功能的重新评估以及社会心理因素对持续性疼痛和功能障碍的影响

（1）实施方法：进行全面的生物学评估（包括功能与结构方面）以及社会心理学评估，特别关注黄色预警信号。

（2）评估对象：针对那些处于亚急性期的患者。

（3）评估时机：在亚急性期进行。

（4）评估目的：旨在安抚患者情绪，确认其疼痛非源于严重疾病，并确保未遗漏任何关键诊断。同时，要认识到功能障碍可能是一个实际存在的障碍，它可能妨碍治疗进程并影响患者的情感或认知行为。

重新评估需对结构功能和社会心理学进行深入的审视。针对四周内未见明显恢复的患者，需再次确认其无严重问题，以缓解其焦虑情绪。在这个关键时刻，积极的治疗策略是不可或缺的。必须采取措施限制结构性病理，识别功能障碍，并评估社会心理的黄色预警信号。通常，在结构性影像学检查后，医生往往需要相信这些偶然的影像学发现。但如果在无症状的患者身上进行 MRI 时，能够妥善管理黄色预警信号的问题，功能问题会被评估，医生便能将影像学发现与相关的时间及功能障碍联系起来。

八、再适应

（1）实施方法：对技巧性评估和训练有素的患者进行。

（2）具体措施：采用稳固、积极地加强训练或认知行为方法。

（3）适应时机：在亚急性期或对于可能发展成慢性疾病的疾病，需要更早进行。

（4）适应目的：摒弃消极的对症治疗思维，转而专注于功能/生理学的恢复，而非结构/病理学。

再适应锻炼的成功实施依赖于精确的技巧评估和患者的充分训练。锻炼内容包括 McKenzie 法，稳定、积极地加强训练或认知行为学方法。患者应当认识到，积极参与运动和适应训练能够有效促进康复进程。适应对于年长者尤为重要，因为在 20～50 岁，我们失去

了大部分肌肉的保护能力。

重新评估的结果报告应重点关注患者重建活动耐受性的情况。这需要通过训练或适应来实现。对于那些需要手术、药物、物理治疗或手术的病例,单纯依赖手术或药物治疗并不能提升肌肉的适应力,因此必须强化相关操作或增强稳定性。不论原因和治疗方法,恢复的道路都贯穿于再适应和再活化的过程中。这允许患者预防衰弱并减少身体的代偿能力,以适应正常的年龄变化。

九、总结

疼痛是骨质疏松症中一个极为棘手的问题。在处理这种病症时,疼痛的管理显得尤为重要,因为如果疼痛得不到妥善地控制和处理,它可能会严重影响患者的生活质量。因此,在任何情况下,都不允许出现疼痛管理不当的情况。医疗专业人员必须采取一切必要措施,确保患者能够得到适当的疼痛缓解,以减轻他们的不适,并帮助他们维持正常的生活活动。

对于每一位患者,医生都应当对受影响的骨骼区域进行详细的 X 光检查,以便能够清晰地显示或排除椎体骨折的可能性,并准确记录下骨骼受损的程度。骨扫描技术能够揭示骨折周边区域的急性炎症反应,甚至可能在常规 X 光检查尚未捕捉到异常时,就凭借吸收率的提升来显现出椎骨骨折的迹象。此外,研究还指出,由于机械应力作用而产生的隐匿性小骨折——也就是微骨折——同样可能成为引起疼痛的原因。当骨内的压力超过了一定的阈值时,骨内的液体可能会渗透到骨膜下空间,并对神经施加压力,从而触发疼痛的骨膜反应。在骨折愈合的过程中,疼痛可能与局部软组织损伤、骨膜破裂以及骨痂形成和重塑阶段释放的细胞因子和化学物质有关。这些物质,如前列腺素、组胺和缓激肽等,会刺激神经末梢,进而引发疼痛感。

———————————— 参 考 文 献 ————————————

[1] BUCHBINDER R, JOLLEY D, WYATT M. 2001 Volvo Award Winner in Clinical Studies: Effects of a media campaign on back pain beliefs and its potential influence on management of low back pain in general practice [J]. Spine, 2001,26(23):2535 - 2542.

[2] BORKAN J, VAN TULDER M, REIS S, et al. Advances in the field of low back pain in primary care: a report from the fourth international forum [J]. Spine, 2002,27(5):E128 - 132.

[3] ALLAN D B, WADDELL G. An historical perspective on low back pain and disability [J]. Acta Orthopaedica. Scandinavica. Supplementum, 1989,234:1 - 23.

[4] GIBBS D, MCGAHAN B G, ROPPER A E, et al. Back Pain: Differential Diagnosis and Management [J]. Neurologic Clinics, 2023,41(1):61 - 76.

[5] DABBS V M, DABBS L G. Correlation between disc height narrowing and low-back pain [J]. Spine, 1990,15(12): 1366 - 1369.

[6] WILLEMS P. Decision making in surgical treatment of chronic low back pain: the performance of prognostic tests to select patients for lumbar spinal fusion [J]. Acta Orthopaedica. Supplementum, 2013,84(349):1 - 35.

[7] HLAING S S, PUNTUMETAKUL R, KHINE E E, et al. Effects of core stabilization exercise and strengthening exercise on proprioception, balance, muscle thickness and pain related outcomes in patients with subacute nonspecific low back pain: a randomized controlled trial [J]. BMC Musculoskeletal Disorders, 2021,22(1):998.

[8] CORP N, MANSELL G, STYNES S, et al. Evidence-based treatment recommendations for neck and low back pain

across Europe: A systematic review of guidelines [J]. European Journal of Pain (London, England), 2021, 25(2): 275 - 295.

[9] BAIAMONTE B, KRAEMER R R, CHABRECK C N, et al. Exercise-induced hypoalgesia: Pain tolerance, preference and tolerance for exercise intensity, and physiological correlates following dynamic circuit resistance exercise [J]. Journal of Sports Sciences, 2017, 35(18): 1 - 7.

[10] BURTON A K, BALAGUÉ F, CARDON G, et al. How to prevent low back pain [J]. Best Practice & Research. Clinical Rheumatology, 2005, 19(4): 541 - 555.

[11] CHOU R. Low Back Pain [J]. Annals of Internal Medicine, 2021, 174(8): ITC113 - ITC128.

[12] KNEZEVIC N N, CANDIDO K D, VLAEYEN J W S, et al. Low back pain [J]. Lancet (London, England), 2021, 398(10294): 78 - 92.

[13] BONTRUP C, TAYLOR W R, FLIESSER M, et al. Low back pain and its relationship with sitting behaviour among sedentary office workers [J]. Applied Ergonomics, 2019, 81: 102894.

[14] FORDYCE W, MCMAHON R, RAINWATER G, et al. Pain complaint—exercise performance relationship in chronic pain [J]. Pain, 1981, 10(3): 311 - 321.

[15] J Frank, S Sinclair, S Hogg-Johnson, H Shannon, C Bombardier, D Beaton, D Cole. Preventing disability from work-related low-back pain. New evidence gives new hope—if we can just get all the players onside [J]. CMAJ, 1998, 158(12): 1625 - 1631.

[16] CARRAGEE E J, BARCOHANA B, ALAMIN T, et al. Prospective controlled study of the development of lower back pain in previously asymptomatic subjects undergoing experimental discography [J]. Spine, 2004, 29(10): 1112 - 1117.

[17] ENGEL G L. Psychogenic pain and pain-prone patients [J]. The American Journal of Medicine, 1959, 26(6): 899 - 918.

[18] FAN Z, XU N, QI J, et al. Regression of a large prolapsed lumbar disc herniation achieved by conservative treatment: A case report and literature review [J]. Heliyon, 2023, 9(9): e20041.

[19] MCGUIRK B, KING W, GOVIND J, et al. Safety, efficacy, and cost effectiveness of evidence-based guidelines for the management of acute low back pain in primary care [J]. Spine, 2001, 26(23): 2615 - 2622.

[20] WERTLI M M, RASMUSSEN-BARR E, WEISER S, et al. The role of fear avoidance beliefs as a prognostic factor for outcome in patients with nonspecific low back pain: a systematic review [J]. The Spine Journal: Official Journal of the North American Spine Society, 2014, 14(5): 816 - 836. e4.

[21] IBRAHIM A A, AKINDELE M O, KAKA B, et al. Translation, cross-cultural adaptation, and psychometric properties of the Hausa version of the Fear-Avoidance Beliefs Questionnaire in patients with low back pain [J]. Scandinavian Journal of Pain, 2019, 19(1): 83 - 92.

[22] PINCUS T, KENT P, BRONFORT G, et al. Twenty-five years with the biopsychosocial model of low back pain-is it time to celebrate? A report from the twelfth international forum for primary care research on low back pain [J]. Spine, 2013, 38(24): 2118 - 2123.

[23] PARIKH P, SANTAGUIDA P, MACDERMID J, et al. Comparison of CPG's for the diagnosis, prognosis and management of non-specific neck pain: a systematic review [J]. BMC Musculoskeletal Disorders, 2019, 20(1): 81.

[24] NG J Y, MOHIUDDIN U, AZIZUDIN A M. Clinical practice guidelines for the treatment and management of low back pain: A systematic review of quantity and quality [J]. Musculoskeletal Science and Practice, 2021, 51: 102295.

[25] MERONI R, PISCITELLI D, RAVASIO C, et al. Evidence for managing chronic low back pain in primary care: a review of recommendations from high-quality clinical practice guidelines [J]. Disability and Rehabilitation, 2021, 43(7): 1029 - 1043.

[26] KARLSSON M, BERGENHEIM A, LARSSON M E H, et al. Effects of exercise therapy in patients with acute low back pain: a systematic review of systematic reviews [J]. Systematic Reviews, 2020, 9(1): 182.

[27] WONG J J, DESOUZA A, HOGG-JOHNSON S, et al. Measurement Properties and Minimal Important Change of the World Health Organization Disability Assessment Schedule 2.0 in Persons With Low Back Pain: A Systematic Review [J]. Archives of Physical Medicine and Rehabilitation, 2023, 104(2): 287 - 301.

[28] KAZEMINASAB S, NEJADGHADERI S A, AMIRI P, et al. Neck pain: global epidemiology, trends and risk factors [J]. BMC Musculoskeletal Disorders, 2022, 23(1): 26.

[29] ZHOU T, SALMAN D, MCGREGOR Alison H. Recent clinical practice guidelines for the management of low back pain: a global comparison [J]. BMC Musculoskeletal Disorders, 2024, 25(1): 344.

［30］KHORAMI A K, OLIVEIRA C B, MAHER C G, et al. Recommendations for Diagnosis and Treatment of Lumbosacral Radicular Pain: A Systematic Review of Clinical Practice Guidelines ［J］. Journal of Clinical Medicine, 2021,10(11):2482.

第十二章
颈部疼痛管理

　　头部、颈部、上背部以及手臂的疼痛是普遍存在的问题。这些疼痛大多能自行缓解，但常呈周期性复发。对于疼痛难忍、疼痛加剧或长时间不缓解的患者，应寻求专业医疗护理。这些患者需要通过诊断类选法来排除一些严重疾病的危险信号。必要时，除适当分类外，还需深入了解患者的活动耐受度、功能障碍情况、工作状态及预后不良迹象，这对治疗方案的制定至关重要。本章深入阐述了功能稳定性的评估方法、特定功能测试阳性时的康复策略选择、常见临床症状及组织损伤的持续治疗方案，并探讨了如何通过颈胸部综合功能评估与治疗手段促进功能受限患者的自我管理。

一、颈部疼痛

　　颈部作为头部的支撑，易受外伤和疾病的侵袭，导致疼痛和活动受限。根据《英国医学杂志》的研究，全球范围内肩颈疼痛的人数从 1990 年的 1.643 亿增加到 2017 年的 2.887 亿。在中国，肩颈疼痛的年度发病率在全球排名前三，高达 1037.7/10 万人。尽管颈部疼痛在多数情况下能够自行缓解，但根据研究，仍有 23% 的患者会经历复发。颈部疼痛是一种复杂的生物心理社会疾病，它不仅与生活质量的下降、工作效率的降低以及日常活动的受限紧密相关，还可能由不良生活习惯和工作姿势引起，如长时间使用电脑手机、低头工作等。此外，颈部疼痛的发病率在关节疾病中排名较高，位列导致残疾的疾病中的第四位。由机动车碰撞引发的 NAD 通常被称为挥鞭样损伤相关疾病（whiplash-associated disorders，WAD）。

　　颈部疼痛的形成原因多种多样：

　　（1）肌肉拉伤。长时间使用颈部（如长时间低头使用电脑和智能手机）容易导致肌肉拉伤。即便是诸如卧床阅读这类看似无害的活动，也可能造成颈部肌肉的损伤。

　　（2）关节磨损。颈部关节与身体其他关节一样，会随着年龄的增长而逐渐磨损。面对这种磨损，身体可能会形成骨刺，从而限制关节活动并引起疼痛。

　　（3）神经压迫。颈椎的椎间盘突出或骨刺可能会压迫从脊髓分出的神经。

　　（4）受伤。汽车追尾事故常导致挥鞭伤，头部剧烈前后摆动，从而拉伤颈部的软组织。

　　（5）疾病。类风湿关节炎、脑膜炎或癌症等疾病亦可能引起颈部疼痛。

　　慢性颈部疼痛可能起初仅局限于颈部，或可能扩散至手臂、背部或肩膀。疼痛也可能从身体其他部位开始,随后转移到颈部。症状通常表现为颈部或肌肉僵硬、手臂、双手或手指的刺痛感或麻木感、肌肉无力或痉挛、颈肩关节活动受限,以及恶心或头晕等症状,这些症状的具体表现与疼痛的起因密切相关。

二、诊断类选法

(一) 危险信号

诊断筛选法的核心在于评估并确定初步的管理策略。在初次接触患者时,关键在于确保诊断的安全性,并尽可能采取保守治疗。尽管颈椎疼痛很少导致严重后果,但这种情况确实有可能发生。流行病学数据显示,严重或非良性病例在下背部疼痛患者中更为常见,而非颈椎不适,这主要是因为下背部疼痛在普通人群中的发病率较高。在本节中,我们将概述危险信号的框架,并针对颈胸部区域以及特定情况下的特殊护理技巧进行讨论。

危险信号的目的是为提醒临床医生在进行进一步检查前的筛选步骤。病史询问过程中记录的大多数危险信号,对临床医生根据当前症状推断潜在危险病因至关重要。

病史中的危险信号包括:

(1) 既往有摔倒史。

(2) 发病年龄超过 45 岁。

(3) 有癌症病史。

(4) 发病前有明显创伤史。主要症状涵盖发热、畏寒、盗汗、恶心、呕吐、乏力及腹泻。

(5) 夜间出现疼痛。

(6) 休息或改变体位后疼痛未见缓解。

(7) 疼痛或全身症状与典型肌肉骨骼疾病不符。

(8) 出现不明原因的体重下降。

(9) 排便或排尿习惯发生变化。

(10) 患有全身性疾病(例如糖尿病)。

(11) 处于免疫抑制状态(如长期使用皮质类固醇药物、患有艾滋病等)。

(12) 保守治疗无效。

(二) 鉴别诊断

危险信号评估和诊断分类系统主要关注以下几类病因学分类:骨折/脱位、恶性肿瘤、感染性疾病、内脏牵涉痛、脊髓病变以及神经根病变。临床评估中一旦发现相关危险信号,即需根据疑似病因特征,系统性开展深入问诊、专项体检及诊断性检测。这种分层诊断方法有助于提高诊断效率,确保及时识别严重病理改变。

1. 骨折/脱臼

骨折或脱臼常见,但需注意,仅重大创伤在健康状态下会导致骨折,而老年人或骨质疏松患者等高危人群,轻微伤害也可能引发骨折。

骨质疏松患者的主要风险因素包括:①女性:年龄大于 55 岁、体形偏瘦、绝经后未接受雌激素代替疗法、亚洲或哥伦比亚血统。②男性:有吸烟史、性腺功能减退。

2. 蛛网膜下腔/头颅内症状

卒中和椎基底动脉供血不足常表现为头痛和头晕，与上颈椎介导的不适相似。高血压史或一过性血压升高是缺血性卒中的危险信号。眩晕、视觉障碍、头痛多是椎基底动脉供血不足的临床表现。头痛并发热，伴有颈胸区不适，需考虑脑膜炎。

3. 肿瘤（恶性）

临床医生应警惕恶性肿瘤的危险信号，如年龄超过 50 岁、有癌症史、体重不明原因减轻、休息后不恢复及保守治疗无效。转移性癌症的表现多样，是最普遍的肿瘤性考虑。其他情况包括：一级良性骨癌（骨软骨瘤、骨母细胞瘤、动脉瘤性骨囊肿、血管瘤和类骨瘤），恶性情况包括脊髓内肿瘤。

4. 感染

感染过程可影响脊椎区病变，包括骨髓炎、脑膜炎、椎间盘炎和脓肿形成。免疫抑制状态是感染的危险信号（HIV 阳性、长期使用皮质醇类药物，或其他免疫抑制治疗）。其他高风险因素涵盖尿路感染、静脉药物应用、近期外科或侵入性手术（含牙科手术）以及已知的利器所致伤口（可引发脓肿）。糖尿病患者同样面临较高的感染风险。

5. 骨髓病

骨髓病的迹象表现需要根据原因和神经病学不足的程度进行描绘。病史细节方面，无力和大小便失禁情况尤为重要。检查应涵盖从上肢至下肢的神经学评估，以及肌肉整体协调性和痉挛症状的观察。形成原因包括不稳定的椎骨退行性改变、椎间盘突出，或其他椎管空间占位性损伤（良性或恶性）。骨髓病的发展过程中，创伤可能扮演重要角色，特别是在存在先天性狭窄或其他不稳定因素（例如风湿性关节炎）时。

6. 神经根型颈椎病

神经根型颈椎病的存在并非首选外科治疗，而是持续的或神经学不足的进展，除非保守管理需要额外考虑。最初的检查必须包括从上肢到下肢的肌肉伸展收缩、触感、针刺觉和运动强度。允许的话，肌肉萎缩应划分程度，且肌束震颤如果出现应记录下来。这不仅能定义神经根型颈椎病的程度，也可以作为区间比较的基准。先进的图像和（或）电子诊断研究是未来医学诊断最有用的诊断形式。

7. 内脏牵涉痛

在上述讨论中未提及的一个症状是，不适感复发时，往往忽视了神经肌肉与骨骼系统的检查流程。多种内脏疾病可能导致颈部至颈椎区、上胸部、肩胛区乃至上肢的疼痛。一些更为普遍的原因及其转诊模式详见表 12.1。

表 12.1　内脏牵涉痛的来源及其特征

起源	条件	病史特征	牵涉痛区域
心脏	咽峡炎，心肌梗死，心包炎	胸痛以及高风险因素（包括高血压、冠心病、高血脂和吸烟史）	胸部区域，左肩/中上臂，颈部前方区域
肺部	胸膜炎/肋膜炎，肺栓，气胸	呼吸困难，呼吸系统疾病史	支气管-颈/胸前区，胸膜-颈部，同侧肩部
肝脏	肝炎，肝硬化，肝脓肿，肝癌转移	阳性风险因素包括酗酒、HIV 药物使用以及拥有多个性伴侣。	右肩，肩胛骨内侧，肩胛骨下方

(续表)

起源	条件	病史特征	牵涉痛区域
胆道	胆结石,胆囊炎	患有胆石症的病史,出现上腹部或急性右上腹疼痛,伴有发热和恶心症状	腹部上方/右上腹部,右肩胛区
肠胃	消化性溃疡(胃部或十二指肠)	用餐时,腹部上部疼痛	腹部上方,背部,肩胛骨区域
胰腺	胰腺炎,胰腺癌	有酗酒史和胆石症史	腹部上方/左上腹部,背部/肩胛骨区域

(三) 功能模型(生物-心理-社会学方法)

探讨颈部疼痛的复杂性和其治疗策略时,我们不得不面对一个现实:尽管颈部疼痛普遍存在,但其自然发展过程和有效治疗方法的研究却相对匮乏。症状的严重程度往往与伤害的严重程度不成正比,这使得诊断和治疗变得更加复杂。为了更好地理解颈部疼痛的严重程度及其对患者日常生活的影响,我们可以参考 2000—2010 年间骨和关节十年特别工作组提出的分类方法(表 12.2)。这一分类系统将颈部疼痛的临床表现分为五个等级,从无症状到存在主要结构性病变,具体如下表所示:

表 12.2 2000—2010 年骨和关节十年特别工作组针对颈部疼痛及其相关疾病的 NAD 分类

分级	临 床 表 现
0	无不适症状,体征正常
1	没有发现主要结构性病变的体征或症状,对日常生活活动的影响微乎其微或几乎不存在。
2	尽管没有发现主要的结构性病变,但症状和体征明显干扰了日常生活活动。
3	没有发现主要结构性病变的迹象或症状,然而存在神经学上的体征,例如深部肌腱反射减弱、肌力减弱或感觉丧失。
4	存在主要结构性病变的迹象或症状

近半数(48%)的颈部疼痛患者报告称,自疾病发作以来,疼痛持续时间甚至长达一年。许多慢性高危因素在颈部和下背部疼痛中是共通的。颈部或背部疼痛往往与采取消极应对策略相关,尤其是当伴随功能障碍和护理不当时。40 岁以上的成年人更易发展为持续性颈部疼痛。尽管补救措施在颈部过度屈伸损伤的长期恢复预测中起到一定作用,但系统性回顾前瞻性研究的结果表明,有充分证据表明"补救措施对于延迟功能恢复并无预后价值"。

(四) 结构病理学的局限性

在评估颈椎成像时,区分哪些发现是具有相关性的,哪些可能会产生误导,这一点至关重要。有研究显示,在无症状人群中,颈部影像学检查的假阳性率可能较高,根据医学影像科的统计,阳性率可高达 75%。此外,与无影像学证据的个体(例如 49 岁的人群)相比,颈椎退变患者在疼痛和残疾程度上并无显著差异。影像学技术也被用来研究脊柱的排列与脊椎之间的关系。然而，颈椎或背部的生理曲度对于预测未来颈部疼痛或退行性改变并无显著预后价值。虽然影像学测试在识别椎间盘问题上具有高灵敏度，但特异度较低，因此被视为不够准确的诊断工具。关键在于，不应轻易给患者贴上"受损"的标签，因为这可能会通过促进"疾病行为"和影响功能激活，导致患者出现禁用效应。

有理论认为，大多数挥鞭伤相关疾病（whiplash associated disorders，WAD）患者所承受的是轻度软组织损伤，这种损伤通常不会导致组织坏死，因此也不会被静态成像技术所检测到。慢性软组织损伤，如肌肉和韧带的损伤，可能由于过度使用或重复性运动引起，通常表现为疼痛、肿胀等症状，但大多数情况下，通过适当的休息和治疗，可以恢复到正常水平。在这些亚坏死损伤中，软组织虽未全毁，但已超弹性极限，致功能不稳且愈合困难。

（五）与疼痛和残疾相关的损伤

在医学研究领域，已经有许多研究揭示了与疼痛和残疾相关的各种功能损伤，尤其是与颈部问题紧密相关的损伤。例如，颈椎关节活动范围（range of motion，ROM）的减少在颈部疼痛的个体中表现得比无临床症状的个体更为显著。活动范围缩减，颈部灵活性与运动能力随之下降，疼痛和不适感加剧。然而，值得注意的是，多数损伤关联于异常运动控制，如上斜方肌过度运动，易致肌肉紧张疼痛。此外，重新定位的错误，即在进行某些动作时，肌肉和关节无法准确地回到其原始位置，这也会导致运动控制的异常。最后，颈颅屈曲运动控制得不佳，即在进行头部前倾等动作时，无法有效地控制颈部肌肉和关节，这同样会导致颈部疼痛和功能障碍。因此，对于颈部疼痛的个体来说，改善运动控制和增强肌肉力量是至关重要的。

1. 肌肉激活率

在一系列运动任务的研究中，颈部过度屈伸损伤患者的脊髓肌肉协同变化得到分析，结果显示，主动肌功能减退与协同肌过度活跃能有效区分慢性颈部疼痛患者与康复率高达88%的患者。这说明神经系统能够通过增加运动神经元的数量来检测肌肉或特定肌单元的能力降低或能量产生问题。另外，在未受损肌肉区域或具备相同功能的肌肉中增加运动单位数量，构成了有效的补偿与调整机制。

2. 运动技能

研究显示，颈部疼痛与运动技能及协作能力相关联，探讨了时机把握、肌肉反应强度及肌肉对手臂运动系统的调控能力如何影响颈部疼痛。

（1）在执行需要高度集中注意力的计算机任务时，颈源性头痛患者上斜方肌的肌电图（EMG）活动会增加。

（2）肩周炎患者常表现出节律紊乱，这在手臂外展时尤为明显，特别是在颈部和肩部疼痛的患者中。

（3）慢性 WAD 患者被标记为残疾，与健康对照组相比，主要差异在于前者在静态任务和上斜方肌放松方面的能力下降。

（4）与未出现症状的受试者相较，曾经历颈部过度屈伸损伤或罹患先天性颈部疼痛的患者，在执行低负荷重复性上肢活动时，其胸锁乳突肌与前斜角肌的活动度会有所提升。

（5）运动控制能力的下降与残疾状况的加剧（诸如功能丧失）之间存在着紧密的关联。

3. 位置感知觉意识

研究表明,位置感知觉意识对颈部疼痛的个体有显著影响。能够将头部准确地定位在空间中特定位置的能力被称为复位能力。在颈椎复位治疗中,颈部疼痛患者往往表现出较大的复位误差,通常至少为 5°,而正常人的复位误差则小于 2°。颈椎的机械性功能障碍很可能是导致 WAD 患者头晕眼花的一个原因。在 WAD 患者中,复位误差的增加与相关头晕眼花症状同时出现。关节位置误差与损伤程度之间呈现出显著的相关性,且这种差异仅在 NPI(颈部疼痛指数)所反映的中度至重度残疾个体间得以体现。

4. 颅颈部屈曲

研究显示,颅颈部屈曲测试能够有效区分无症状的受试者与有不同类型颈部相关症状的患者,包括急性与慢性过度屈伸损伤导致的颈部疼痛患者、慢性头痛患者,以及非外伤性颈部疼痛患者。该测试与疼痛程度密切相关。

(1) 在测试过程中,各类患者均表现出浅表颈部肌肉(SCM)的过度活跃。

(2) 在不同实验压力水平下,他们头部稳定性欠佳,尤其在恒定 26~30 mmHg 压力下,难以维持。

(3) 颅颈部屈曲测试结果不佳与颈深屈肌功能紊乱之间存在关联。

(4) 手臂抬高实验中,颈部疼痛患者的深颈屈肌反应时间差异显著。

多项研究表明,颈屈肌耐力(颅颈屈曲实验)或颈伸肌耐力的下降,能有效区分颈部疼痛/头痛患者与无症状个体。

(1) 头部前倾的姿势与等长肌力的降低以及头痛的忍耐力减弱存在关联。

(2) 屈曲、伸展及旋转动作中,等长肌力减退可区分女性慢性颈部疼痛患者与无痛人群。

(3) 然而,肌力的降低可能更多地反映了疼痛忍耐力的下降,而非肌肉实际强度的不足。

5. 神经激发

进行神经激发实验的研究旨在提高对神经根型颈椎病和腕管综合征患者的诊断可信度和精确度。设计的上肢张力测试,旨在正中神经和(或)臂丛神经中产生紧张并引发症状,可被视为上肢的"直腿抬高实验"。相较于包含感觉、运动和反射测试的神经功能评价,这种测试已知具有更高的诊断精确度。

三、评估管理

(一) 引言

本评估管理指南旨在为管理持续时间在 6 个月以内的Ⅰ~Ⅲ级非特异性颈部疼痛(NNP)患者提供指导,涵盖伴有工作相关障碍的情形。

目标人群为 18 岁及以上的成年人,他们患有近期发作的 NNP(持续时间为 0~3 个月)或持续存在的 NNP(持续时间为 4~6 个月),且属于Ⅰ~Ⅲ级;不包括持续时间超过 6 个月的 NNP 病例以及 NNP Ⅳ级患者。

目标受众涵盖临床医生、物理治疗师、护士执业者、脊柱外科医生、运动科学家、心理学家及按摩治疗师等专业人员,他们负责颈部疼痛患者的照护工作。

本指南纳入了针对Ⅰ～Ⅲ级 NNP 患者,评估非侵入性干预措施(如针灸、运动疗法、手法疗法、物理疗法、心理干预、软组织疗法、结构化患者教育、多模态护理、止痛药、非甾体抗炎药和肌肉松弛剂)管理效果的研究。

同时,本指南也分析了涉及成本和健康结果(包括自我评估的恢复情况、功能恢复、残疾程度、疼痛强度、健康相关生活质量、心理结果或不良事件)的随机对照试验(RCT)、队列研究和病例对照研究,例如颈椎病的治疗方案和病例分析。排除在外的是关于管理Ⅳ级 NNP (例如骨折、脱位、肿块、炎症性疾病)的研究。

(二) NNP 评估

临床医生需进行临床评估,旨在排除体征和症状的主要成因,如结构异常或其他病理状况(NNP Ⅳ级)。推荐使用加拿大颈椎规则,以有效排除因急性创伤导致的颈椎骨折及脱位情况。加拿大颈椎规则专为急诊科设计并经过验证,适用于急性护理环境。若病史/检查中发现严重病理的危险因素(亦称为"红旗征",见表 12.3),可能预示着多种潜在疾病,如颈椎病、肌肉劳损、风湿性关节炎、神经根型颈椎病和心血管疾病等。因此,必须进行进一步调查,并将患者转诊至适当的医疗专业人员。

表 12.3　颈痛的严重病理危险因素(红旗征)

可能的原因	在病史采集或体格检查过程中识别出的严重病理的危险因素
骨折脱位	加拿大颈椎规则阳性(可能存在红旗征象)
癌症	癌症病史;不明原因的体重减轻;夜间疼痛;年龄
椎体感染	发热;近期感染情况;静脉注射药物使用
骨质疏松性骨折	具有骨质疏松症病史;使用皮质类固醇药物;年龄较大
脊髓病-重/进行性神经功能缺陷	颈部僵硬伴随疼痛;手臂出现疼痛和力量减弱;下肢感觉异常;肢体无力和肌肉萎缩;反射过度活跃;痉挛性步态
颈动脉/椎动脉夹层	突如其来的剧烈头痛或颈部疼痛
脑出血/肿块	突如其来的剧烈头痛
炎症性关节炎	早晨起床时感到僵硬;多个关节出现肿胀

临床医生还应评估神经学体征(如深部肌腱反射减弱、肌肉无力、感觉缺失)。NNP Ⅲ级指的是在体格检查中出现明显临床证据的神经学体征(深部肌腱反射减弱、肌肉无力或感觉缺失)的颈痛。一旦排除了主要病理,临床医生应将 NNP 的等级分类为Ⅰ、Ⅱ或Ⅲ级,并根据近期或持续存在的情况;患者应接受适当的基于证据的干预措施。

(三) 评估 NNP 影响康复的预后因素

大多数患者最终能够康复。NNP Ⅰ级患者通常能够较快康复,而 NNP Ⅲ级患者可能需要更长时间。那些具备以下预后因素的患者可能面临康复延迟的风险:

(1)基本条件:较高的年龄。

（2）身体健康状况：①既往有颈痛病史；②初始疼痛程度较高；③初始残疾程度较高。

（3）交通事故后的心理因素：①对康复的期望较低，表现出急性应激障碍症状（受伤后4周内出现的症状）或创伤后应激障碍症状（症状持续至少4周）；②对疼痛感到沮丧或抑郁、焦虑或恐惧、极度沮丧或愤怒、消极应付、运动恐惧症、因害怕疼痛而避免活动。

四、干预管理

临床医生需对患者实施教育及心理慰藉，助其明了NNP Ⅰ～Ⅲ级病程多为良性且具自限特点。此外，医生应着重强调维持活动及运动对于康复的关键作用。若患者症状加剧或出现新的身心症状，应立即在治疗中转诊至医生处，以便进一步评估。

在处理NNP Ⅰ～Ⅲ级病例时，临床医生应与患者合作，鼓励患者参与护理计划和决策过程。医生应向患者传达，在大多数情况下，NNP是良性的，并具有自限性的病程。患者应接受教育，了解积极参与护理计划，并通过保持颈部活动和运动来促进康复的好处。临床医生应提倡主动治疗而非被动应对，并提供有限时间内的有效干预措施。

（一）Ⅰ～Ⅱ级 NNP 的短期管理

对于NNP Ⅰ～Ⅱ级且病程不超过3个月的患者，临床医生可能会考虑实施结构化的患者教育方案，并辅以活动范围练习、多模式护理（融合手法矫正或动员的练习），以及根据需求提供短期肌肉松弛剂治疗。鉴于现有证据表明单独的结构化患者教育效果有限，临床医生应避免仅依赖此类教育，而应结合应力对抗疗法、放松按摩、颈托使用、电针疗法、电刺激治疗或热敷等多种手段。

（二）Ⅰ～Ⅱ可持续性 NNP 的管理

对于NNP Ⅰ～Ⅱ级（病程为3个月）的患者，临床医生可能会考虑实施结构化的患者教育计划，并结合活动范围的拓展与强化锻炼、气功练习、瑜伽疗法、多模式护理（融合运动疗法和手法治疗）、临床按摩、低水平激光疗法或非甾体抗炎药的使用。鉴于现有证据表明单一的强化锻炼效果有限，临床医生不应仅依赖于此，而应结合短暂应变力疗法、放松按摩、针对疼痛或残疾的放松疗法、电疗、短波电疗法、诊所热疗、电针疗法，或肉毒杆菌毒素注射等综合治疗手段。

（三）Ⅲ级的短期管理

对于NNP Ⅲ级（即病程为3个月的患者），临床医生可能会考虑在提供结构化患者教育的同时，实施监督下的强化锻炼。然而，鉴于现有证据显示这些方法可能无效，临床医生应避免单纯依赖结构化患者教育、颈托、低水平激光疗法及牵引治疗。

（四）可持续性 NNP 的管理

临床医生不应推荐颈托使用。针对受伤后3个月内神经症状及功能障碍未缓解的患者，应考虑转介至专科医生进行进一步评估与治疗。

(五) 干预措施

表 12.4 概述了评估干预措施有效性的标准以及相应的建议。基于研究证据的力度、临床意义和统计学显著性,干预措施被划分为四个等级:①推荐采用的干预措施:这些措施已被证实明显优于其他干预措施、安慰剂或无干预状态,并且具有统计学上的显著性和临床意义。②不推荐采取的干预措施:这些措施未能证明比安慰剂或假手术更有效,甚至可能对患者造成伤害。③可选择性使用的干预措施:这些措施在效果上与其他干预措施相当,差异在统计学上不显著或缺乏临床重要性。④存在争议的干预措施:当多个低偏倚风险研究的结果出现不一致时,证据被认为是不确定的。本表为临床决策提供了明确的指导,协助医疗从业者挑选最适宜的干预措施。

表 12.4　干预措施的有效性评估

干预措施的有效性	建议
应当采用的干预措施是那些已被证实明显优于其他干预措施、安慰剂、假手术或无干预措施的,且在组间差异上显示出统计学显著性和临床重要性的,对干预有利的	建议
不应当采取的干预措施,它们与安慰剂或假手术相比,并未显示出任何益处,甚至可能有害	不建议
关于提供具有相似效果的干预措施的建议(干预措施之间的统计学差异不显著或在临床上不具有重要性)	有选择地使用
当多个低偏倚风险研究的结果出现分歧时,相应的证据便被视为不确定	存在争议

表 12.5 针对 NNP 的不同阶段(Ⅰ~Ⅲ级)和病程(0~3 个月、4~6 个月),提供了具体的治疗建议,包括休息、热敷或冷敷、按摩、药物治疗、日常保养、物理治疗、功能锻炼等。表中标记"√"表示建议采用的治疗方法,空白则表示不建议或未提及。Ⅰ~Ⅱ级 NNP 在早期阶段(0~3 个月)建议采取患者教育、无监督伸展练习及药物治疗;4~6 个月后,则可考虑引入综合护理方案、气功练习、瑜伽等非药物治疗手段。Ⅲ级 NNP:在早期阶段(0~3 个月)建议采用综合护理方案和力量训练;4~6 个月后,可尝试低水平激光疗法等辅助治疗。本表旨在向临床医生提供分阶段、个体化的治疗指导,以期达到优化患者护理效果的目的。

表 12.5　NNP Ⅰ~Ⅲ期的治疗建议

建　　议	Ⅰ~Ⅱ级 NNP		Ⅲ级 NNP	
	0~3 个月	4~6 个月	0~3 个月	4~6 个月
为启动护理计划提供具有 NNP 特性的性质、管理和病程信息作为框架	√	√	√	√
根据个体患者的表现,制定结构化的患者教育计划,作为有效护理方案的辅助手段	√	√	√	
进行无监督的伸展或活动范围练习(每个练习重复 5~10 次,无需添加阻力,每天最多执行 6~8 次)	√			

(续表)

建 议	I～II级 NNP		III级 NNP	
	0～3 个月	4～6 个月	0～3 个月	4～6 个月
肌肉松弛剂	√			
非甾体抗炎药		√		
在 8 周内,患者最多可接受 6 次的综合护理方案,该方案结合了锻炼和手法疗法。对于持续存在的 I～III 级 NNP,只有在前 3 个月的治疗中未实施综合护理时,才应考虑纳入。然而,若患者展现出持续且显著的病情改善,则可能需要进行第二轮疗程	√	√		
综合锻炼计划(包括力量训练、伸展运动以及灵活性练习)将进行 12 周,建议每周最多进行两次		√		
气功练习计划,持续 12 周,每周最多进行两次。		√		
艾扬格瑜伽课程为期 9 周,每周建议最多练习一次		√		
在 10 周的时间内,最多进行 10 次临床按摩疗程		√		
在四周内,最多进行 12 次低水平激光疗法,疗法可以是连续或脉冲式,使用波长为 830 nm 或 904 nm		√		
每周进行两次,持续 6 周的监督分级颈部力量训练			√	

表 12.6 列出了在 NNP 的不同阶段和病程中不建议采用的治疗方法。表中标记"×"表示不建议使用的方法,空白则表示未提及或未明确禁止。对于 I～II 级 NNP,不建议采用颈托、湿热敷、电针疗法等可能无效甚至有害的治疗方法。III 级 NNP:不建议采用低水平激光治疗(LLLT)、肉毒杆菌毒素注射等可能不适合的治疗手段。本表帮助医疗从业者避免使用无效或潜在有害的干预措施,确保患者接受安全、有效的治疗。

表 12.6　不应提供给 NNP I～III 的治疗建议

不建议	I～II级 NNP		III级 NNP	
	0～3 个月	4～6 个月	0～3 个月	4～6 个月
仅通过口头或书面形式进行结构化的患者教育	×		×	
应力对抗疗法	×	×		
放松按摩	×	×		
颈托	×		×	×
湿热敷	×	×		
肌肉电刺激	×	×		
电针疗法	×	×		
仅包括诊所监督的高剂量强化锻炼的方案		×		

不建议	Ⅰ～Ⅱ级 NNP		Ⅲ级 NNP	
	0～3 个月	4～6 个月	0～3 个月	4～6 个月
经皮电刺激神经疗法		×		
脉冲短波电疗		×		
针对疼痛或残疾的独立放松训练		×		
肉毒杆菌毒素注射		×		
低水平激光治疗（LLLT）			×	
牵引			×	

这三张表格为 NNP 的治疗提供了全面的指导：表 12.4 从证据层面评估干预措施的有效性，结合颈椎疼痛的治疗方法如物理治疗、药物治疗、颈椎牵引、热敷和改善生活习惯等，帮助决策者选择最佳治疗方案。表 12.5 和表 12.6 详细列出了针对颈部疼痛的建议采用和避免使用的具体治疗方法，包括药物治疗、物理治疗、手术治疗等，为临床实践提供了明确的参考。这些表格的结合使用，能够帮助医疗从业者制定科学、合理的治疗计划，提升患者护理质量。

五、重新评估

（一）临床医生应在每次就诊时重新评估患者，以确定：

（1）是否需要进一步的护理。
（2）病情是否有所恶化。
（3）患者是否正在康复。当患者报告出现显著的康复迹象时，应考虑安排其尽早出院。

（二）医疗专业人员应使用自我评定的康复问题来衡量康复情况："您觉得自己从伤病中康复得如何？"

（1）完全康复。
（2）改善很多。
（3）稍有改善。
（4）无变化。
（5）稍有恶化。
（6）恶化很多。
（7）比以往更糟。
若患者回答'完全康复'或'改善很多'，则应认定其已康复。自我评定的康复问题是颈痛患者有效可靠的全局衡量方法。

（三）何时该去急诊

（1）由伤口导致的颈部疼痛，且疼痛往下放射到手臂和腿部。

（2）颈部疼痛突然加剧。

（3）颈部疼痛伴随着手臂或腿部麻木、刺痛或无力。

（4）出现颈部强直、头疼和发热。

（四）何时该联系医生

（1）有新的症状或者症状更严重。

（2）经过治疗后，症状仍未缓解。

（3）患者对病情或治疗有所疑问或顾虑。

六、总结

在处理 NNP 时，我们的管理治疗选择是多方面的，涵盖了从建议、教育、安慰到锻炼、恢复活动、手法治疗以及使用止痛药物等多种方法。根据美国物理治疗协会在 2008 年发布的临床实践指南，对于颈痛的管理，我们建议采取包括教育、颈椎和胸椎的手法治疗、锻炼以及牵引在内的综合措施。此外，物理治疗包括肌肉手法松解、关节松动技术、Mulligan 和 Makenzie 运动以及核心稳定训练技术，这些方法已被证明对缓解颈痛和改善功能有积极作用。对于那些伴有颈部相关疼痛的患者，我们推荐使用胸椎的手法治疗和锻炼来进行管理。

然而，我们并不推荐使用止痛药物或牵引来治疗颈痛。颈痛工作组在一项研究中发现，尽管止痛药物（例如苯乙哌灵）在临床试验中被广泛使用，但其与安慰剂在减轻疼痛方面的效果并没有显著差异，这可能与安慰剂效应的增强有关。这表明止痛药物对于缓解颈痛的效果并不明显。同时，关于牵引治疗的有效性，目前尚缺乏充分的证据支持，特别是对于 III 级 NNP 的多模式计划，并没有显示出额外的益处。此外，我们已经明确了那些不应采取的干预措施，因为现有的证据表明它们是无效的。针灸、认知行为疗法及生物反馈的有效性尚存争议。故而，深入探究这些干预手段的有效性至关重要。此外，研究亦需明确最佳剂量，以期最大化各干预措施的治疗效果。

本章节详尽阐述了诊断类选法，旨在协助我们识别严重疾病的预警信号，并深入理解患者的活动耐受力、功能缺陷、工作状态及预后不佳的迹象。我们希望本章节的内容能够帮助医师、康复师以及患者在面对颈部疼痛功能限制的情况下，推进更为有效的管理。

────────── 参 考 文 献 ──────────

［1］AIRAKSINEN O, BROX J I, CEDRASCHI C, et al. Chapter 4. European guidelines for the management of chronic nonspecific low back pain ［J］. European Spine Journal: Official Publication of the European Spine Society, the European Spinal Deformity Society, and the European Section of the Cervical Spine Research Society, 2006, 15 Suppl 2 (Suppl 2): S192-300.

［2］IQBAL Z A, ALGHADIR A H, ANWER S. Efficacy of Deep Cervical Flexor Muscle Training on Neck Pain, Functional Disability, and Muscle Endurance in School Teachers: A Clinical Trial ［J］. BioMed Research International, 2021, 2021: 7190808.

［3］COHEN S P. Epidemiology, diagnosis, and treatment of neck pain ［J］. Mayo Clinic Proceedings, 2015, 90(2): 284-299.

［4］MARTEL J W, POTTER S B. Evaluation and Management of Neck and Back Pain ［J］. Seminars in Neurology,

2019,39(1):41 - 52.

[5] GROSS A, KAY T M, PAQUIN J P, et al. Exercises for mechanical neck disorders [J]. The Cochrane Database of Systematic Reviews, 2015,1(1):CD004250.

[6] TAMPIN B, BRIFFA N K, GOUCKE R, et al. Identification of neuropathic pain in patients with neck/upper limb pain: application of a grading system and screening tools [J]. Pain, 2013,154(12):2813 - 2822.

[7] PETERSEN J L, MCGUIRE D K. Impaired glucose tolerance and impaired fasting glucose—a review of diagnosis, clinical implications and management [J]. Diabetes & Vascular Disease Research, 2005,2(1):9 - 15.

[8] STORY M R. Integrative Approach to Neck Pain and Dysfunction [J]. The Veterinary Clinics of North America. Equine Practice, 2022,38(3):485 - 492.

[9] CARRINO J A, LURIE J D, TOSTESON A N A, et al. Lumbar spine: reliability of MR imaging findings [J]. Radiology, 2009,250(1):161 - 170.

[10] FREDIN K, LORÅS H. Manual therapy, exercise therapy or combined treatment in the management of adult neck pain-A systematic review and meta-analysis [J]. Musculoskeletal Science & Practice, 2017,31:62 - 71.

[11] ZHANG Y H, ZHAO C Q, JIANG L S, et al. Modic changes: a systematic review of the literature [J]. European Spine Journal: Official Publication of the European Spine Society, the European Spinal Deformity Society, and the European Section of the Cervical Spine Research Society, 2008,17(10):1289 - 1299.

[12] PRABLEK M, GADOT R, XU D S, et al. Neck Pain: Differential Diagnosis and Management [J]. Neurologic Clinics, 2023,41(1):77 - 85.

[13] QASEEM A, WILT T J, MCLEAN R M, et al. Noninvasive Treatments for Acute, Subacute, and Chronic Low Back Pain: A Clinical Practice Guideline From the American College of Physicians [J]. Annals of Internal Medicine, 2017,166(7):514 - 530.

[14] YLINEN J. Physical exercises and functional rehabilitation for the management of chronic neck pain [J]. Europa Medicophysica, 2007,43(1):119 - 132.

[15] HANSSON E, HANSSON T, JONSSON R. Predictors for work ability and disability in men and women with low-back or neck problems [J]. European Spine Journal: Official Publication of the European Spine Society, the European Spinal Deformity Society, and the European Section of the Cervical Spine Research Society, 2006,15(6):780 - 793.

[16] WILKENS P, SCHEEL I B, GRUNDNES O, et al. Prognostic factors of prolonged disability in patients with chronic low back pain and lumbar degeneration in primary care: a cohort study [J]. Spine, 2013,38(1):65 - 74.

[17] FEHLINGS M G, WILSON J R, YOON S T, et al. Symptomatic progression of cervical myelopathy and the role of nonsurgical management: a consensus statement [J]. Spine, 2013,38(22 Suppl 1):S19 - 20.

[18] FANDIM J V, NITZSCHE R, MICHALEFF Z A, et al. The contemporary management of neck pain in adults [J]. Pain Management, 2021,11(1):75 - 87.

[19] MINAMIDE A, YOSHIDA M, MAIO K. The natural clinical course of lumbar spinal stenosis: a longitudinal cohort study over a minimum of 10 years [J]. Journal of Orthopaedic Science: Official Journal of the Japanese Orthopaedic Association, 2013,18(5):693 - 698.

[20] KLEINSTUECK F S, FEKETE T, JESZENSZKY D, et al. The outcome of decompression surgery for lumbar herniated disc is influenced by the level of concomitant preoperative low back pain [J]. European Spine Journal: Official Publication of the European Spine Society, the European Spinal Deformity Society, and the European Section of the Cervical Spine Research Society, 2011,20(7):1166 - 1173.

[21] CHRISTENSEN J O, KNARDAHL S. Time-course of occupational psychological and social factors as predictors of new-onset and persistent neck pain: a three-wave prospective study over 4 years [J]. Pain, 2014, 155 (7): 1262 - 1271.

[22] 朱家明,韩永升.颈部肌张力障碍肌肉疼痛的研究进展[J].中国临床神经科学,2021,29(1):103 - 109.

[23] ZONA J C, CRANOR M. An Osteopathic Approach to Neck Pain [J]. American Family Physician, 2021,103(5):262 - 263.

[24] IYER S, KIM H J. Cervical radiculopathy [J]. Current Reviews in Musculoskeletal Medicine, 2016, 9 (3): 272 - 280.

[25] COULTER I D. Manipulation and Mobilization for Treating Chronic Nonspecific Neck Pain: A Systematic Review and Meta-Analysis for an Appropriateness Panel [J]. Pain Physician, 2019,2(22.2):E55 - E70.

[26] Gross A, Miller J, D'Sylva J, et al. Manipulation or mobilisation for neck pain [J]. Cochrane Database Syst Rev,

2010(1):CD004249.

[27] CHILDRESS M A, STUEK S J. Neck Pain: Initial Evaluation and Management [J]. American Family Physician, 2020,102(3):150-156.

[28] KARADIMAS S K, ERWIN W M, ELY C G, et al. Pathophysiology and natural history of cervical spondylotic myelopathy [J]. Spine, 2013,38(22 Suppl 1):S21-36.

[29] SHAHIDI B, ZAVAREH A, RICHARDS C, et al. Severity of lumbar spinal stenosis does not impact responsiveness to exercise-based rehabilitation [J]. medRxiv: The Preprint Server for Health Sciences, 2024:2024. 09.20.24314088.

[30] ZAINA F, TOMKINS-LANE C, CARRAGEE E, et al. Surgical versus non-surgical treatment for lumbar spinal stenosis [J]. The Cochrane Database of Systematic Reviews, 2016,2016(1):CD010264.

[31] MAISSAN F, POOL J, DE RAAIJ E, et al. The clinical reasoning process in randomized clinical trials with patients with non-specific neck pain is incomplete: A systematic review [J]. Musculoskeletal Science and Practice, 2018,35: 8-17.

第十三章

腰部疼痛管理

腰部疼痛是一种极为常见的症状,不受国家经济水平限制,从儿童到老年人均可能受其影响。1990—2015年,全球因腰痛导致的残疾数增长了54%,这一增长主要归因于人口数量的增加和人口老龄化。目前,根据《柳叶刀》杂志的研究,腰痛已成为全球生产力损失的首要原因,也是健康寿命损失的头号杀手。它不仅影响着个人的日常生活,还对社会经济产生了深远的影响。由于腰痛问题的普遍性,它已成为公共卫生领域的重要议题,各国政府和医疗机构正积极寻求有效的预防和治疗措施。

腰部疼痛是一种症状,而非疾病本身,它可能由多种已知或未知的病理状态或疾病引起。通常,腰部疼痛会伴随一侧或双侧腿部的疼痛,部分患者还可能体验到下肢的神经系统症状。对于大多数经历腰部疼痛的人来说,很难确定疼痛的确切来源,因此这些患者被归类为"非特异性"腰部疼痛。虽然恶性肿瘤、椎体骨折、感染或炎症性疾病(如轴向脊柱关节炎)等严重病因可导致腰部疼痛,并需针对性病理识别和治疗,但这些病因在所有病例中仅占少数。与未报告腰部疼痛的人相比,腰部疼痛患者往往同时伴有身体其他部位的疼痛,以及更广泛的身体和心理健康问题。因此,许多腰部疼痛患者面临的问题多种多样,心理、社会和生物物理因素,以及并发症和疼痛处理机制,都对疼痛体验和相关残疾产生影响。这些复杂因素的相互交织,使得腰部疼痛的治疗与管理变得异常复杂,必须全面考虑患者的个体差异,并融合多学科的治疗方法。

腰部疼痛不仅带来了沉重的经济负担,还导致了医疗保健使用率上升及致残率差异显著,这些差异在不同国家间尤为明显,深刻影响着全球民众的生活质量。本章将探讨腰痛的流行病学、危险因素、发病机制和诊断评估,并对腰痛的管理策略进行详细阐述,旨在帮助人们更好地了解、预防和治疗腰部疼痛。通过深入分析腰痛的成因和影响,我们可以为患者提供更为精准的治疗方案,减少误诊和过度治疗的情况,同时减轻社会和家庭的经济负担,提高患者的生活质量。

一、流行病学

(一)腰痛总体患病率

一项覆盖195个国家的研究,对354种疾病的发病率、患病率和健康寿命损失进行了全面评估,其中特别指出腰痛是全球生产力降低的主要因素,预计到 2050 年全球腰痛病例数将达到 8.43 亿人。根据《柳叶刀》杂志的综述,腰痛已成为全球生产力损失的首要原因,并且是 126 个国家健康寿命损失的头号杀手。

根据《柳叶刀》的综述,一项涉及 54 个国家 165 项研究的分析显示,活动限制性腰痛的时点患病率为 11.9%,而持续一个月的患病率则上升至 23.3%。值得注意的是,这种状况在 40~80 岁的中老年女性中尤为普遍。此外,研究还揭示了中低收入经济群体的腰痛发生率低于高收入经济群体。腰痛的患病率呈现出随年龄增长而上升的趋势,其中 7~10 岁儿童患病率为 1%~6%,青少年则为 18%。而 40~69 岁的人群中,患病率高达 28%~42%,成为腰痛的高发年龄段。

(二) 不同类型腰痛患病率

腰痛可以细分为机械性、神经根性(神经性)或主要的脊髓性疼痛。研究指出,在慢性腰痛患者中,神经性疼痛的总患病率与慢性疼痛的普遍患病率相似,为 30%~40%。在极少数情况下,带状疱疹和转移性肿瘤可能引起神经根性疼痛。

腰椎间盘突出导致的腰痛在 30~50 岁的男性中更为常见,患病率介于 2%~4%。大多数腰椎间盘突出的情况会在 2 年内自然消退。综述研究显示,游离型椎间盘的恢复概率超过 90%,脱出型椎间盘的恢复概率为 70%,而突出型椎间盘的恢复概率超过 40%。根据另一项研究,87% 的患者在 3 个月内因椎间盘突出引起的急性疼痛症状有所缓解。

相比之下,椎管狭窄是一种脊柱的进行性疾病,与年龄相关的退行性病变进展有关。然而,并非所有椎管狭窄患者都会出现神经根性疼痛。研究者在一篇综述中指出,无症状患者的椎管狭窄范围介于 0%~56%,中位数达到 11%。

(三) 社会经济负担

根据多项研究显示,特定的弱势群体,如女性、年轻人、生活质量较低的人群以及众多残障人士,往往是慢性腰痛患者导致社会成本上升的主要原因。这些群体受慢性腰痛困扰,可能导致医疗保健费用攀升及生产力下滑,进而加重社会经济负担。此外,家务劳动、照顾他人、参与娱乐活动以及抑郁和焦虑等因素引发的腰痛,也使得腰痛产生的经济成本更加显著。

根据《柳叶刀》的调查,腰痛在英国造成的经济负担高达 280 亿英镑/年,澳大利亚每年要花费 480 亿澳元,而美国每年用于治疗腰痛的开支已超过 1000 亿美元。这些数据凸显了腰痛对社会经济造成的沉重负担,尤其是生产力损失等间接成本的增加。全球卫生部门和经济研究机构已经认识到,腰痛问题不仅是一个医疗问题,它还涉及广泛的社会经济层面。例如,《柳叶刀》的综述显示,腰痛是全球生产力损失的首要原因,也是 126 个国家健康寿命损失的头号杀手。全球致残首因,给个人和社会带来了巨大的损失。许多国家为治疗腰痛付出了巨大的社会成本,包括医疗支出、生产力损失等。据统计,腰痛带来的经济损失中,约 2/3 来自间接成本,例如生产力损失、人员陪护等。因此,如何有效管理和减轻慢性腰痛带来的社会经济负担,已经成为这些国家面临的一个重要挑战。

二、危险因素

哪些人群的腰痛风险更高？腰痛的发病与多种危险因素有关。了解这些因素可以帮助我们更好地预防和管理腰痛问题。

（一）个人因素

1. 年龄因素

腰痛在中老年人群中尤为常见，尤其在45岁以上人群。然而，近年来年轻人腰痛问题日益凸显，发病年龄呈现年轻化趋势。随着社会的发展和生活方式的改变，年轻人的腰痛问题不容忽视。

研究显示，脊柱稳定性与腰背部肌肉、韧带健康密切相关。年龄增长导致肌肉力量减弱、韧带劳损，加之脊柱、椎间盘退行性变，共同促使腰痛发生。因此，保持良好的生活习惯和适当的体育锻炼对于预防腰痛至关重要。

2. 性别因素

研究显示，男性腰痛发病率高于女性，这与工作性质相关。男性多从事重体力劳动，如扭转、上举等，更易导致腰部损伤。随着社会劳动结构的变化，重体力劳动所占的比例逐渐缩小，而需要长时间固定姿势工作的需求逐渐增加。由于女性的活动量明显比男性少，因此长期从事固定姿势劳动的女性更容易出现腰痛的症状。这提示我们在日常工作中应保持正确的坐姿和站姿，以减少腰痛的发生。

3. 体重影响

肥胖已成为全球性的健康问题，它不仅会加重身体的负担，还是腰痛发生的危险因素之一。过重体重会加剧关节磨损，特别是对脊柱造成沉重负担。肥胖人群若进行不合理的体育锻炼，可能会进一步增加腰痛的风险。尽管肥胖会导致腰痛的发生率增加，但体重过轻者同样存在腰痛隐患。研究表明，体重过轻者腰背肌组织较少，韧带力量弱，这可能导致脊柱稳定性下降，进而增加腰椎间盘突出的风险，引发腰痛。因此，保持健康的体重对于预防腰痛同样重要。

4. 不良姿态影响

正常情况下，人体的腰椎并不是完全笔直的，而是存在一定的生理曲度。随着现代社会科学技术的进步，工作方式也发生了巨大转变，根据国家体质与科学运动研究中心的研究，我国居民平均每天只有34.78分钟的中高强度体力活动量，43.2%的居民没有达到指南推荐的中高强度体力活动量。平均每日久坐时间为465.8分钟（7.8小时），仅37.3%的居民久坐时间≤8小时。进入21世纪后，人群日常体力活动水平显著下降，长期伏案工作的人群逐渐增多。而长期保持不正确的坐姿、卧姿会导致腰椎正常的生理曲度发生变化。在日常工作中，如果腰椎长时间处于前曲或侧弯的状态，则会使腰椎间盘的负荷增加，长此以往则会导致腰椎间盘退变，进而出现下腰痛的症状，因此不良姿态会增加下腰痛的发生概率。此外，如果身体长时间保持过度侧弯、后凸、前凸等动作，都容易引发腰背畸形，进而导致腰痛的发生。我们熟悉的"葛优躺"，就是一种对脊柱和腰椎极为不利的姿势，需要特别注意避免。

5. 不良生活习惯影响

一项针对腰痛患者的调研结果显示，超过 67% 的患者曾有吸烟历史，这表明吸烟与腰背痛发病率的显著上升之间存在密切联系。这种关联可能源于吸烟易诱发肺部疾病，而肺部疾病引发的咳嗽会进一步导致椎间盘内压和椎管内压升高。此外，吸烟还可能降低腰椎椎体的血容量，并诱发骨质疏松等健康问题，进而增加腰痛的风险。因此，戒烟是预防腰痛的重要措施之一。

（二）与疾病相关的因素

腰痛是一个复杂的症状，它可能源自多种不同的原因，并且与一系列的健康问题有着密切的联系。这些健康问题涵盖了从骨骼到肌肉，再到内脏器官的广泛范围。具体来说，腰痛可能与腰部骨质增生、椎间盘突出、椎管狭窄、腰椎骨折、椎管肿瘤等脊柱相关疾病有关。此外，腰肌劳损、强直性脊柱炎等肌肉和关节问题也可能导致腰痛。泌尿系统感染、泌尿系结石、结核病等疾病同样可能引起腰部不适。女性特有的健康问题，如宫颈炎、输卵管炎、盆腔炎、慢性附件炎、子宫后倾、子宫脱垂、子宫肌瘤、子宫颈癌、卵巢囊肿等，也常常是腰痛的潜在原因。这些疾病不仅会引起腰痛，还可能带来其他一系列的健康问题。妊娠中晚期女性常遭遇腰痛，这不仅扰乱睡眠，限制活动，还可能提升剖宫产风险，甚至诱发产后抑郁，严重影响生活质量。

图 13.1 直观展示了骨质增生的具体形态，可以清晰地看到骨骼在增生过程中所发生的变化。

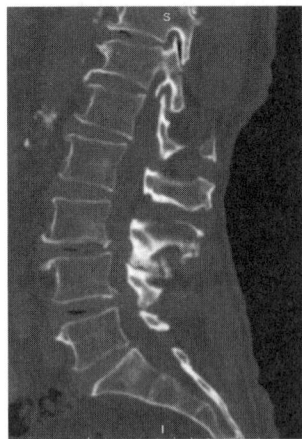

图 13.1 骨质增生

（三）职业相关因素

最新研究显示，约 70% 腰背痛病例与职业相关，特定群体如程序员、编辑、学生等，年发病率高达 50%，令人担忧。流行病学的深入研究揭示了一个令人关注的现象，那就是长时间坐着工作或经常需要站立的人群，他们更容易遭受腰背痛的困扰。长时间同一姿势或频繁弯腰、扭转，加速椎间盘退化，损伤腰部肌肉韧带，显著增加腰痛发生率。例如，护士和搬运工等职业的工作人员，他们的下腰痛发病率可能高达 40% 甚至更高。这些职业活动中的频繁弯腰和扭转动作，无疑对脊椎健康构成了巨大的威胁，使得这些工作人员成为腰背痛的高风险群体。

1. 从事重体力劳动的人群

重体力劳动是引发腰痛的主要因素之一。全球疾病负担研究显示，职业性因素是导致腰痛的一个重要危险因素，特别是在长期坐着、站着、弯腰或提举等劳动中，腰痛的风险显著增加。重复性的推拉和搬运重物等动作，会加速椎间盘的退化、增加腰部肌肉和韧带的劳损，从而导致腰痛。这些活动要求身体某些部位长时间承受高强度负荷，长此以往，不仅会给肌肉和骨骼带来巨大压力，还可能引发椎间盘突出、肌肉拉伤等一系列严重问题。

2. 长时间保持静止姿势的工作者

腰背部的肌肉对于支撑整个躯干和参与运动至关重要，但同时也是容易受伤的部位。长期保持静止姿势会使腰背部肌肉被动拉伸，导致慢性劳损，进而削弱腰椎的稳定性，最终引发腰痛。长时间的坐姿或站立，尤其是那些不正确的姿势，会使得腰背部的肌肉和韧带长时间处于紧张状态，缺乏适当的休息和恢复，最终导致腰痛的发生。

3. 工作环境中有振动的情况

根据多项调查统计，机动车驾驶员的腰痛患病率显著高于一般人群，高达57%～82%。这一现象可能与长时间的驾驶工作、道路颠簸、车辆震动以及不良的坐姿等因素有关。通常情况下，驾驶员多采取前倾坐姿，这种坐姿会使骨盆后倾，从而增加椎间盘和韧带的负担，导致腰痛。此外，车辆在行驶过程中产生的振动，会通过座椅传递到驾驶员的身体，这种持续的震动会对腰椎造成冲击，进而加剧腰痛症状，严重时甚至可能引发腰椎间盘突出等问题。

（四）心理因素

众多研究揭示了心理因素与下腰痛之间存在显著的相关性。例如，一项针对65例慢性下腰痛患者的调查显示，他们在心理测试中表现出与对照组显著不同的特征，如疑病症、抑郁症等。此外，研究还发现，心理因素如压力、焦虑和抑郁可能加剧腰痛症状。因此，在过去的几十年里，生物-心理-社会模式已经成为理解腰部疼痛复杂性的主要框架，这一模式已经取代了传统的纯生物医学方法。这一模式涵盖了包括生物物理、心理、社会和遗传因素以及并发症在内的众多因素，这些因素都可能导致致残性腰部疼痛。然而，腰痛的成因复杂，涉及多种因素，包括不良姿势、腰椎老化、类风湿关节炎等，它们之间相互作用，相互影响。因此，持续的致残性腰部疼痛显然不仅仅是痛觉输入的结果。尽管来自中低收入国家的数据相对较少，但现有数据表明，与高收入国家类似的多因素促成因素似乎也非常重要。

生物物理因素方面，尽管生物物理损伤在致残性腰部疼痛发展过程中的具体作用尚未完全明确，但持续性腰部疼痛患者的生物物理损伤表现却十分明显。例如，一些持续性腰部疼痛患者的肌肉大小、结构和协调性可能与无痛患者不同。这些变化可能不仅仅是疼痛的结果，而且部分受到心理因素的影响。此外，这些生物物理因素可能还会受到社会和遗传因素的影响，从而进一步加剧腰部疼痛。

心理因素：心理因素常被单独探讨，然而，抑郁、焦虑、灾难化思维及自我效能感等要素间存在显著的重叠。对于腰部疼痛患者而言，这些心理因素的存在往往与残疾风险的上升密切相关，尽管其背后的具体机制尚未完全明晰。这些心理因素能够影响个体对疼痛的感受及应对策略，进而对腰部疼痛的发展进程及持续时间产生作用。

三、导致腰痛的相关病变

在深入研究腰痛可能与哪些病变相关联的问题时，我们首先需要对腰痛的多种可能原因有一个全面的了解。腰痛是一个非常普遍的临床症状，它可能与多种脊柱病变有关，这些病变包括但不限于椎间盘退行性病变，同时也可能涉及肌肉、韧带的损伤，关节的炎症，甚至是某些内脏器官的疾病。

（一）腰痛可能与哪些病变相关联

1. 椎间盘退行性病变

椎间盘是脊柱的重要组成部分，它含有70%～80%的水分，由外部的纤维环和内部的髓核构成。椎间盘的主要功能是吸收冲击力,保持脊柱的灵活性,并分散轴向和扭转力。

当椎间盘发生退行性病变时,其结构和功能会受到影响,导致腰痛的发生。腰椎间盘突出(图 13.2)通常表现为腰痛(源于纤维环的撕裂和椎间盘内部的破裂)以及腿痛(由于神经根受刺激或椎间盘退变引起的牵涉痛)。对于未出现神经受损的患者,此类疼痛大多能在数周内自然消退,然而,也有相当一部分人群会持续感受到疼痛。值得注意的是,腰椎间盘突出的程度与疼痛严重程度之间,并不总是呈现直接的正比关系。

腰椎管狭窄(图 13.3)的患者会遭受腰腿痛的困扰,行走时症状加剧,而前屈时症状则有所减轻,通常表现为步态增大。

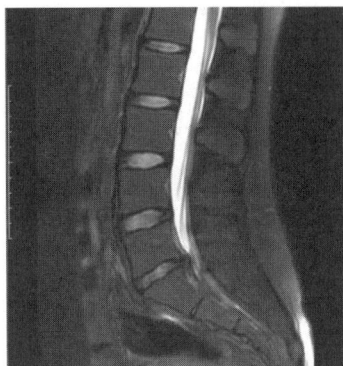
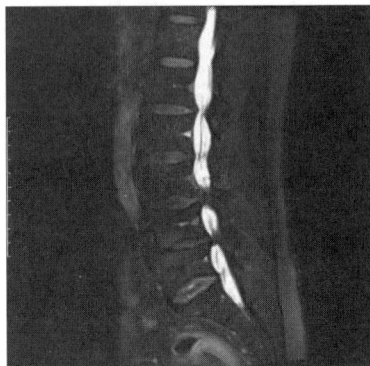

图 13.2　腰椎间盘突出症　　　　　图 13.3　腰椎管狭窄症

尽管一项系统综述指出椎间盘信号变化与腰痛及活动受限之间的关联存在证据上的矛盾,但最新的研究进展揭示了多个信号通路在椎间盘退变中的作用,这些通路的变化可能为理解腰痛及活动受限提供了新的视角。另一项系统综述发现,在 107 名患者中,椎间盘突出与腰痛之间仅存在适度的相关性。椎间盘修复期间,新生血管的形成以及微小感觉神经纤维穿透受损的纤维环和髓核,可能会提升机械和化学刺激的敏感性。髓核突出是导致根性疼痛的常见原因,这种疼痛通常会放射到腿部,且疼痛感会延伸至膝盖以下。

2. 神经根性疼痛

神经根性疼痛与由关节、肌肉和椎间盘引起的牵涉痛不同,它通常表现为皮肤区域的分布性疼痛。这种疼痛的分布模式与特定神经根的支配区域有关,因此,疼痛的性质和位置可以为医生提供关于潜在问题的线索。

髓核突出是导致神经根性疼痛的常见原因,而 60 岁以后,椎管狭窄则成为主要原因。它可导致慢性机械性压迫,进而引发轴突损伤或神经根缺血。无论是髓核突出还是椎管狭窄的情况,医生均可借助放射学手段,如 MRI 或 CT 扫描来进行准确诊断。值得注意的是,并非所有患者都会表现出疼痛症状。60 岁以后,椎管狭窄的情况更为普遍,特别是在 L_4 至 L_5 的腰椎节段,这可能是由于小面关节和黄韧带的增生肥大、先天性短椎体或椎体滑脱等因素所导致。椎管狭窄常与间歇性跛行等其他疾病并存,例如,肥大的小关节可导致椎管狭窄,有研究指出其并存率为 23%。间歇性跛行是指患者在行走一段时间后,由于下肢疼痛或麻木而不得不暂时停止行走,休息后症状缓解,可以继续行走,但不久后症状又会重现。

3. 关节病变

在我们日常生活中,无论进行何种活动,那些连接相邻椎体的小关节,即我们通常所说的关节突关节,都在默默地承受着巨大的压力。随着椎间盘的逐渐老化和退化,这些小关节在支撑身体重量方面的作用愈发显得重要。然而,这些关节也极易出现退行性变化,其中最为普遍的就是骨关节炎。腰椎小面关节的疼痛表现形式多种多样;例如,上段腰椎疼痛不遵循皮节分布,可能扩散至臀部、侧腹及大腿上部外侧,与下段腰椎疼痛在大腿外侧或后侧的表现形成鲜明对比。在所有腰椎关节突关节中,最常受到影响的是 $L_4 \sim L_5$ 和 $L_5 \sim S_1$ 这两个关节突关节,它们有时引发类似神经根症状的疼痛,疼痛可能延伸至小腿。图 13.4 展示了腰椎关节突关节的解剖结构,可以看到关节软骨的磨损、骨质增生(骨刺形成)以及关节间隙变窄等典型的骨关节炎表现。

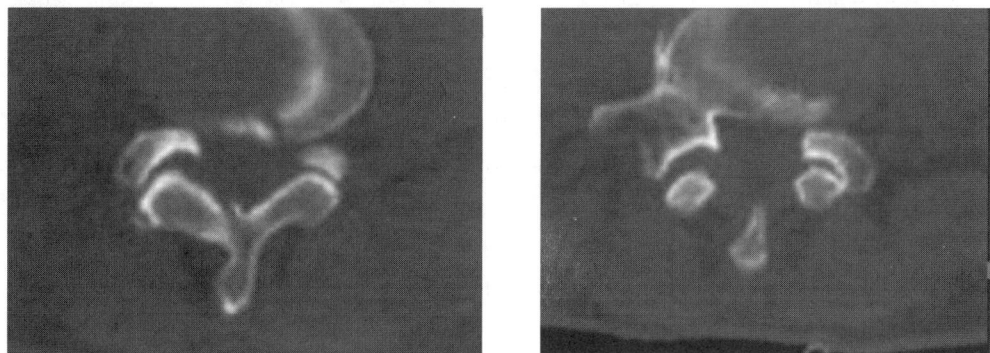

图 13.4　关节骨关节炎

4. 肌筋膜炎

可能导致腰痛的肌肉包括深层的内在肌肉(如多裂肌或旋转肌)以及较浅层的长肌、脊柱肌和髂骨肌,这些统称为竖脊肌。肌筋膜疼痛可能由过度使用、急性拉伸损伤、撕裂或肌肉痉挛(如触发点)引起,包括弥漫性或局部痉挛。此外,腰痛诱因还包括长时间不良姿势、突然运动或不当举重,以及肌肉力量不平衡、柔韧性不足。在某些情况下,腰痛还可能与脊椎的结构性问题有关,比如腰椎间盘突出或脊柱侧弯。

图 13.5 直观地展示了腰椎深层和浅层肌肉的位置,肌肉、韧带等软组织若过度使用、拉伸损伤或撕裂,均会引发疼痛。

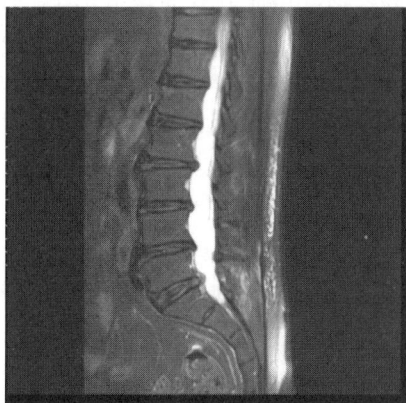

图 13.5　肌 筋 膜 炎

5. 骶髂关节痛

骶髂关节是由背侧和腹侧的广泛韧带网络构成的复杂关节结构,在其前部及下三分之一的位置,存在一个被称为关节囊的结构。尽管骶髂关节疼痛通常表现为臀部的不适感,但值得注意的是,超过三分之二的患者会经历腰部的疼痛;在大约一半的情况下,这种疼痛会向腿部放射,有时甚至会延伸至膝关节以下。老年人群中,关节内病变更为常见;而对于有明显压痛和外伤史的年轻人,则更可能遭遇关节外的病变。

6. 脊柱关节炎

脊柱关节炎是一种涉及炎症性风湿性疾病的总称,包括强直性脊柱炎和银屑病关节炎等。具体来说,强直性脊柱炎的患病率介于 $0.2\%\sim0.5\%$,而中轴型肠病性关节炎的患病率则在 $0.05\%\sim0.25\%$ 的范围内。这些疾病通常会对患者的脊柱和关节造成慢性炎症,导致疼痛、僵硬和功能受限。强直性脊柱炎主要侵袭年轻男性群体,导致脊柱逐渐融合,严重时会造成驼背现象。而银屑病关节炎则与皮肤病变紧密相关,患者除了关节疼痛外,还常伴有银屑病引起的皮肤和指甲异常。尽管这些疾病的确切病因尚未完全明确,但现有研究表明,遗传与环境因素可能共同参与了疾病的发生过程。

7. 非特异性疼痛

非特异性腰痛这一概念是模糊且不断演进的。该术语描述的是那些未能找到明确疼痛原因的情况,并不意味着疼痛没有原因。根据先前的研究,大约 90% 的腰痛病例似乎与特定的病因无关,这可能与腰痛的普遍性和复杂性有关,包括但不限于肌肉疲劳、腰椎间盘突出、腰肌劳损、强直性脊柱炎、腰椎滑脱、腰椎峡部裂、骨质疏松和腰椎肿瘤等。学者们提出了神经性疼痛这一概念,其核心机制涉及神经系统的过度敏感化。正如神经性疼痛和伤害性疼痛可以并存一样,在伤害性疼痛的病例中也可能出现神经性疼痛的成分。这种疼痛的非特异性特点,使得诊断和治疗变得复杂,因为缺乏明确的病理生理学基础来指导治疗方案的选择。医生在治疗这类患者时,需综合考虑心理社会、生物力学及潜在的神经生理等多种因素,以便为患者制定出更加个性化的治疗方案。

(二)大脑中枢及心理因素

1. 大脑的变化

科学研究揭示,慢性腰痛患者脑部白质和灰质区域出现共同及特定的变化,这些变化涉及了丘脑背外侧前额叶、颞叶、脑岛和初级体感皮层等关键区域。这些区域的改变揭示了慢性疼痛与大脑结构重组的紧密联系,腰痛患者的脑部功能亦发生显著变化,具体体现在血流和代谢方面。一项针对腰痛患者的研究表明,通过适当的治疗,受损的解剖结构和功能变化是可以得到逆转的。

2. 心理行为因素

腰痛不仅仅是一种身体上的感官体验,同样也是一种情绪体验,可能受到其他情绪状态(如恐惧、悲伤和焦虑)的影响。心理创伤性事件可能成为诱发或加剧腰痛的因素。在临床研究中,负面期望被证实能预测疼痛结果的不良性。若将疼痛误解为身体伤害的标志,则易引发恐惧和回避行为,进而加剧残疾、抑郁及焦虑状况。腰痛常常导致患者避免那些可能引起疼痛的动作或活动,使他们陷入焦虑、回避、残疾和疼痛恶化的恶性循环。根据一项涉及531名参与者的英国队列研究,疼痛相关的痛苦分别解释了 15% 和 28% 的疼痛和残疾差异。

这与英国广泛存在的慢性疼痛问题相一致,其中约 2 800 万英国人患有慢性疼痛,影响了他们的独立性、灵活性以及能力。慢性疼痛(包括腰部疼痛)的恐惧-回避模型阐释了对疼痛的恐惧如何导致回避活动,进而导致残疾,该模型已经获得了广泛的认可。最近,该模型被扩展,以适应不良的学习过程和致残信念对疼痛感知和行为的影响,这表明疼痛认知在残疾的发展和维持中扮演着核心角色,其影响甚至超过了疼痛本身。例如,研究显示疼痛增加了随后认知能力下降和痴呆的风险,这强调了疼痛认知在长期健康影响中的重要性。一项包含 12 项中介研究的系统综述揭示,自我效能感、心理困扰和恐惧在颈部或背部疼痛与残疾发展之间起着中介作用,这与疼痛与心理因素之间密切关系的研究结果一致。对慢性疼痛病症(包括 23 项腰部疼痛研究)的系统综述(涵盖 83 项研究;15 616 名参与者)确认自我效能感的潜在重要性,该综述发现自我效能感始终与损伤和残疾、情感困扰和疼痛严重程度相关。因此,一些慢性疼痛治疗已从直接缓解疼痛的目标转向改变信念和行为的目标。

(三) 社会和遗传因素

1. 社会因素

慢性致残性腰部疼痛对低收入和受教育程度较低的人群影响尤为显著。一项在英国进行的研究,涉及 2 533 人,揭示了终生社会经济地位与疼痛状况导致的老年残疾之间的关系,这与并发症、心理指标和体重指数无关。来自美国的横断面数据(2009—2010 年全国健康访谈调查,5 103 人)显示,持续性腰部疼痛患者更可能未完成高中教育,且家庭年收入较低。这些研究成果凸显了社会经济地位在慢性疼痛管理中的关键作用,并揭示了其对个体疼痛反应及处理方式的深远影响。

教育程度较低可能导致腰痛的影响机制涵盖多个方面,包括社会经济地位较低群体所处的环境和生活方式因素、其相对较低的健康素养,以及医疗保健服务的不充分或缺乏针对性,这些因素共同作用于教育程度较低的群体。此外,从事常规体力劳动、工作满意度低下或体力工作负担较重,这些因素均与一年后发生致残性腰部疼痛的风险增加相关。中枢疼痛处理/调节痛觉输入在整个神经系统中进行处理,包括脊髓和脊髓上中枢的调节。在慢性疼痛中,脊髓上中枢可表现出不同程度的激活,并可根据痛觉驱动、环境、认知和情绪以动态方式被激活(或不被激活)。一项系统综述(27 项研究;1 037 名参与者)发现,有中等程度的证据表明,慢性腰部疼痛患者在特定皮层和皮层下区域表现出大脑结构差异,疼痛刺激后疼痛相关区域的功能连接也发生了改变。多变量预测模型在外部验证的多变量预测模型中,疼痛强度、心理困扰和腿部或身体多个部位的伴随疼痛被确定为预测因素。

2. 遗传因素

遗传因素对腰痛的影响不容忽视。例如,Carvalho-E-Silva 及其同事在 1 598 对双胞胎中的研究揭示,遗传性对腰痛的终身患病率有 26% 的贡献,对功能限制有 36% 的贡献,对疼痛强度有 25% 的贡献。此外,研究还表明,同卵双胞胎在疼痛敏感性上的差异与关键疼痛基因在化学上被改变的方式的差异有关,这凸显了遗传因素在疼痛感知中的作用。这表明,社会经济因素之外,遗传背景同样显著影响个体腰痛的风险及严重程度。遗传学研究已揭示特定基因变异与腰痛间的密切联系,为针对特定人群开发预防和治疗策略提供了可能。

四、腰痛的评估与诊断

（一）分类

腰痛可根据其疼痛的来源细致地划分为三大类别：轴性腰骶部疼痛、根性疼痛以及牵涉痛。轴性腰骶部疼痛主要涉及腰部或 $L_1 \sim L_5$ 区域，以及骶部或 S_1 至骶尾部交界区的疼痛。根性疼痛源于神经或背根神经节的刺激，其痛感可沿皮节分布放射至下肢。牵涉痛则沿非皮节分布，蔓延至远离其根源的区域。除了依据疼痛区域进行区分，腰痛还可依据病程的不同阶段进行分类，具体可分为急性腰痛（持续时间小于 6 周）、亚急性腰痛（持续时间在 6～12 周）和慢性腰痛（持续时间超过 12 周）。尽管多数非慢性腰痛患者的疼痛持续时间不超过 6 周，但研究显示，仍有 10%～40% 的患者疼痛持续时间会超出此范围。因此，急性和亚急性腰痛患者的治疗策略与慢性腰痛患者存在明显差异。

（二）评估

在常规治疗模式中，首先需对急性和亚急性腰痛患者进行"红旗征"评估，以识别是否存在需要进一步探究的严重病因。这一步骤至关重要，因为"红旗征"代表了临床领域中提示严重疾病的体征或迹象，如骨折、脊髓受压、脊柱关节炎等，这些情况可能需要立即的医疗干预。该流程涉及对患者实施全面的检查与咨询，旨在发现可能预示重大健康问题的警告标志，例如体重骤减、夜间疼痛及持续性的神经症状。若未观察到"红旗征"，医生需向患者详细阐释腰痛的一般非特异性缘由、乐观的预后前景，以及多数患者可能遭遇的复发状况，同时给予患者信心，确认腰痛是可以得到有效治疗的。医生应倡导患者进行自我管理，具体措施包括缩短卧床时长、维持适量活动，并尽早重返工作岗位及日常生活。相较于腰椎支具或冷敷措施，现有文献更倾向于推荐适度且短期的热敷应用。研究显示，在治疗的首周内，短期局部应用辣椒素的镇痛效果优于安慰剂。在药物治疗方面，对乙酰氨基酚、非甾体抗炎药（NSAIDs）和肌肉松弛剂作为一线药物，目的是最大限度地减少药物不良反应。应指导患者尽量避免使用阿片类药物，除非疼痛极为严重且其他药物均无效。对于疼痛持续超过 1 个月的患者，应重新进行评估。

"黄旗征"是慢性疾病发展的潜在风险因素。社会心理和情绪因素是腰痛慢性化的重要预测指标。在此情境下，医生需强化对患者的宣教工作，并将焦点集中于以下几方面的认知行为疗法：焦虑与抑郁情绪、灾难化思维模式、恐惧回避举动（如过分担心日常活动可能加剧腰痛）、不良的应对策略、职场不满情绪、重度心理障碍、躯体化表现以及存在争议的索赔诉求。这些方法旨在帮助患者改变对疼痛的认知和行为反应，从而减轻疼痛和提高生活质量。

慢性腰痛，根据美国医师学会（ACP）的定义，是指疼痛症状持续超过 12 周的腰痛。全球约 60%～80% 的人在其生命的不同阶段都曾经历过腰痛，而慢性腰痛的患者中，约有三分之一在急性腰痛发作一年后会遗留中等强度的腰痛。一项发表在《BMJ》上的荟萃分析显示，对于慢性腰痛患者，多学科生物心理社会康复治疗比常规护理和物理治疗更有效。医学治疗可能包括药物治疗、注射治疗或手术治疗等。心理学治疗则侧重于认知行为疗法，帮助患者理解和管理与疼痛相关的心理因素。物理治疗包括热疗、冷疗、电疗、按摩、拉伸和强化练习等,旨在改善患者的物理功能和减少疼痛。介入治疗可能包括神经阻滞或脊髓刺激等,用于那些对其他治疗方法反应不佳的患者。

(三)诊断

1. 病史

在评估有腰部症状的患者时,诊断过程常常充满挑战。初次评估时,约85%的患者被诊断为非特异性腰痛(NLBP),这是最常见的腰痛类型。由于大多数腰痛没有明显的下肢肌肉乏力、下肢感觉异常等,临床医生根据病人的病史特征、体格检查后就足以诊断超90%的初次就诊病人。然而,对于那些有报警症状的患者,如体重下降、超50岁新发的腰痛、吸烟者、高血压者等,需要警惕可能的严重疾病,并进行进一步检查。腰痛具有独有的特征,值得详细探讨。根据症状持续时间,患者可被分为急性腰痛组、亚急性腰痛组或慢性腰痛组。急性腰痛的病程通常少于6周,亚急性腰痛的病程在6~12周,而慢性腰痛的病程则持续12周以上。这种分类有助于医生根据不同的病程阶段制定相应的治疗决策。无论是轴性疼痛还是根性疼痛,疼痛和放射区域的识别和区分同样重要。疼痛的严重程度可以通过特定量表进行评估,例如数字评分法(NRS)、视觉模拟评分法(VAS)、语言描述评分法(VDS)和面部表情评分法(FPS),这些方法有助于医生制定合适的治疗方案,并可用于确定疼痛的当前、平均、最差和最好的评分。为了更深入地了解疼痛感觉,明确疼痛特征(如灼烧痛、刺痛、麻木和电击感)至关重要。疼痛的诱因也应受到关注。例如,若患者发生车祸,了解患者是司机还是乘客、安全气囊的部署、撞击部位及涉事车辆类型,都可能揭示疼痛的潜在类型。此外,缓解诱发因素(如坐下、站立、行走、躺下)有助于鉴别诊断。患者既往的腰痛发作历史,或许预示着其症状存在间歇性复发的可能性。既往评估和疼痛治疗(包括诊断和治疗方式)有助于指导后续治疗。症状随时间变化的表现可反映症状进展,用于评估症状发展情况。最后,工作和日常生活中出现疼痛的患者,其功能状态可能会影响治疗效果。

此外,对腰痛患者的初步评估应包括与身体状况相关的症状(红旗征)筛查,这些症状可能是疼痛进展或不稳定的潜在原因,如肿瘤、感染、创伤和神经损伤。在腰痛患者中,不足1%的患者可能患有严重的系统性疾病。肿瘤病史(不包括非黑色素瘤皮肤癌)是导致腰痛的骨转移最大风险因素。可能引起骨转移的肿瘤包括乳腺癌、肺癌、肾癌和前列腺癌。癌症的类型、原发部位和治疗方法应特别关注。患者若表现出近期体重减轻、夜间疼痛加剧,以及在休息或平躺时疼痛无法缓解等症状,通常提示可能患有脊柱肿瘤或转移瘤。近期发热、乏力、椎管内注射、硬膜外置管、静脉用药、免疫抑制引起的感染和其他并发感染,指明了引起腰痛的潜在原因,在治疗时应予以考虑。最近的创伤病史或实质性损伤是识别腰痛的关键因素。了解创伤损伤机制有助于治疗脊柱不稳或骨折。最后,神经损伤可见于膀胱或肛门控制功能改变的患者,如脊髓或马尾神经受压可导致尿潴留,随后出现尿失禁和(或)大便失禁。近期出现的麻木、步态不稳或下肢无力都可能是神经损伤的表现。确切而言,双下肢麻木并伴有鞍区麻木,是马尾综合征的典型标志。

对腰痛患者的社会或心理困扰进行评估是必要的。药物滥用史、残疾赔偿、工作状况和抑郁症状是评估社会心理困扰的指标。同样,精神方面的并发症、躯体化症状和(或)适应不良的应对策略都与腰痛患者较差的预后相关,因此也应予以确认。对疼痛治疗的某些重要方面的调查问卷包括阿片类药物风险工具(ORT)、PHQ9问卷和当前阿片类药物滥用措施

(COMM)评分。

2. 体格检查

无论是基础还是全面的体格检查，在腰痛治疗过程中均不可或缺。基础体格检查可帮助医生获取患者生命体征、行走状态(含辅助工具使用、活动能力和步态)、外观行为、潜在不适、皮肤状况、情绪情感、判断力及思维过程等详细信息。这些信息对医生评估患者健康状况极为关键。此外，还需进行神经系统检查，评估腰背部和下肢的肌力、感觉、腱反射及病理征。这些检查有助于医生诊断和(或)排除腰痛的特定原因，例如脊髓、神经根和周围神经的病变。通过这些检查，医生可以更准确地判断出腰痛的来源，从而制定出更有效的治疗方案。

体格检查的其他方面包括胸腰段脊柱的检查、棘突触诊、活动度评估，以及针对特定疾病的特殊检查。胸腰段脊柱的检查可以提供关于体位和脊柱序列的信息，包括脊柱后凸、脊柱前凸或脊柱侧凸等畸形。对皮肤的检查应特别注意皮疹、疤痕、肿胀、外伤或炎症的迹象，这些都可能是某些疾病的早期信号。棘突触诊能有效识别局部压痛，提示可能存在脓肿、硬膜外肿瘤或椎体压缩性骨折等问题。此外，椎旁区域的压痛也不容忽视，它可能与关节突关节病或肌筋膜疼痛相关。浅触诊有助于发现痛觉异常或痛觉过敏，这是神经病理性疼痛的典型表现。

活动度的评估以及活动受限的情况可以提供关于腰痛类型的更多线索。胸腰椎的正常活动度为前屈 90°、后伸 30°、侧旋 60°、侧屈 25°。由侧旋和后伸引起的疼痛可能提示关节骨关节病。由前屈引起的疼痛可能提示椎间盘或椎体相关的病变，因为腰椎前屈会增加轴向负荷。然而，活动度内的疼痛并不具有特异性，可能由其他多种原因引起。

体格检查还包括针对特定疾病的多种测试。"4"字试验(Patrick's test)可用于评估髋关节和骶髂关节，这两者都与腰痛有关。在患者仰卧状态下，检查医生会屈曲、外展并外旋患者的髋关节进行检查。如果患者出现腹股沟处疼痛，这可能提示髋关节病变；如果出现腰部疼痛，则可能提示骶髂关节病变。

直腿抬高试验是诊断腰椎间盘突出症的重要手段，通过该试验可以判断腰神经根是否受压或粘连，从而明确其与腰痛的关系。当患者仰卧时，检查医生应保持患者膝关节伸直的情况下抬起患者足跟。正常情况下，髋关节可屈曲 70°～90°。这一试验会增加腰神经根的张力。直腿抬高试验阳性时，患者会感受到从腰部或髋关节沿神经根向下放射至踝关节的根性疼痛。如果疼痛仅局限于大腿后方区域，可能是由于腘绳肌紧张引起的。

通过骶髂关节扭转试验(Gaenslen's test)，可以明确判断腰痛是否与骶髂关节相关。当患者仰卧时，一侧髋关节最大限度地屈曲，对一侧髋关节伸直，同时对两侧骶髂关节施加压力。可以让患者一侧下肢屈髋屈膝使膝关节贴近胸部，另一侧下肢从检查床沿垂下，同时对两侧下肢施加向下压力，屈曲两侧骶髂关节。如果出现与骶髂关节相关的疼痛，则认为该试验阳性。

3. 诊断性检查

在腰痛治疗过程中，诊断性检查通常不是必需的，实验室检查亦然。然而，对于疑似恶性肿瘤或感染的患者，除了进行 X 线检查外，还需检查红细胞沉降率(ERS)和(或)C 反应蛋白(CRP)，以便确定是否需要进行更深入的高级影像学检查。尽管如此，电生理诊断检查，包括肌电图(EMG)和神经传导速度(NCV)检查，对于区分慢性和急性神经根病变、定位病变位置以及明确影像学异常是否为腰痛病因,具有重要作用。

影像学检查仅在特定情况下进行。对于腰痛持续时间少于 4 周的大多数患者,影像学检查并非必需。仅当存在严重或持续恶化的神经功能损伤,或强烈怀疑严重神经病变(即红旗征)时,才考虑进行影像学检查。针对表现出椎管狭窄和神经根病变症状及体征的患者,仅在适宜手术或微创治疗的前提下,才建议其接受影像学检查。

影像学检查包括 X 线和(或)更高级的检查。若腰痛经保守治疗无效,且决定采取影像学检查时,应首先进行腰椎负重位(正侧位)X 线检查。如果 X 线无法解释持续的腰痛或对潜在的系统性疾病(如红旗信号)有充分的临床怀疑,更高级的影像学检查,如 CT 或 MRI,可以提供帮助。对于大多数需要进行高级影像学检查的腰痛患者,首选非增强 MRI 检查。含钆的 MRI 增强扫描有助于区分既往背部手术患者的瘢痕与椎间盘信号。对于不能进行 MRI 检查但需要更高级影像学检查的患者,通常考虑 CT 扫描。

目前,多种筛查工具已经开发出来,包括影像学检查(如 X 线、CT、MRI)、实验室检查、神经系统检查等,这些工具有助于识别那些可能发展为慢性疼痛的急性腰痛患者,并指导针对性的治疗。例如,通过使用 pain DETECT 疼痛量表、s-DN4 量表、S-LANSS 量表等,可以有效区分非神经性疼痛和神经性疼痛。中枢敏化测评量表和疼痛敏感性问卷可用于评估腰痛的严重程度。大多数(78%)指南支持通过包括体格检查和影像学检查在内的综合诊断方法来识别神经根受压患者。对于非特异性腰痛患者,指南不建议进行影像学检查。然而,超过半数的指南建议,对出现"红旗征"(危险信号)的患者实施影像学检查,并在此过程中纳入"黄旗征"评估(涉及信念、评估、判断、情绪反应及疼痛相关行为),以便及时采取干预措施,阻止疾病恶化。对于评估后怀疑病变(有危险信号)的急性腰痛患者,包括严重或进行性神经缺陷患者,需进行影像学检查。

对于慢性腰痛患者,常规影像学检查并不被推荐,但应依据个体情况综合考量,特别是当检查结果可能对治疗决策产生重大影响时(例如,考虑手术转介)。在评估脊柱不稳(屈伸)、脊椎滑脱或脊柱侧凸筛查时,可以考虑 X 线平片。MRI 检查可作为判断脊柱是否行手术治疗的有力依据。对于那些需要更高级影像学检查但有禁忌证不能行 MRI 检查的患者,通常考虑 CT 扫描。

五、腰痛的治疗

实际上,不存在一种普遍适用的单一疗法,能够对所有患者都产生积极的效果。因此,基于科学证据和治疗效果的指导原则,我们采取一种或多种治疗手段的有限试验方法,旨在有效控制疼痛的同时,努力降低整体的治疗成本。治疗方案涵盖药物治疗(缓解疼痛和炎症)、心理治疗(减轻心理压力)、物理及康复治疗(通过运动和训练改善功能)、补充和替代疗法(如针灸、按摩)以及经皮微创治疗(小切口,减少创伤和恢复时间)。

(一) 药物治疗

药物治疗是应对急性和慢性腰痛的基本手段。对乙酰氨基酚和 NSAIDs 已被证实能有效缓解疼痛,其中对乙酰氨基酚片通常在半小时左右开始发挥作用,而 NSAIDs 则具有确切的镇痛和抗炎作用。在急性疼痛的情况下,对乙酰氨基酚在 4 g/d 剂量下的镇痛效果与非甾体抗炎药相当。然而,在慢性腰痛的治疗中,尽管对乙酰氨基酚在止痛方面的效果略逊于NSAIDs,它仍然是一种常用的解热镇痛药。对乙酰氨基酚的优点在于其良好的安全性和低廉的成本;但是,当剂量超过4g/d时,可能会出现无症状性转氨酶升高的情况,其临床意义尚不明确。使用对乙酰氨基酚时,还应注意是否与其他含有对乙酰氨基酚成分的药物同时使用。

NSAID同样适用于急性和慢性腰痛治疗,其中非选择性和选择性COX-2抑制剂均比安慰剂更有效,但两者间疗效差异不显著。在使用非甾体抗炎药时,务必留意其对肾脏、心血管及胃肠道可能产生的不良反应,故推荐尽量在短期内采用最低有效剂量。

骨骼肌松弛剂也被证实是治疗急性腰痛的有效药物。为期两周的短期研究显示,肌松剂在镇痛效果上优于安慰剂,而不同肌松剂间的差异则并不显著。肌松剂使用中的主要不良反应包括导致中枢神经系统镇静及增加跌倒的风险。特别需要注意的是,异丙基甲丁双脲(carisoprodol)这一特殊肌松剂,其代谢产物是甲丙氨酯(meprobamate),具有镇静作用和潜在的成瘾性。

在考虑使用曲马多和更强力的阿片类药物时,应格外谨慎,并且只有在其他药物无法控制的严重、致残性疼痛时才考虑使用。使用阿片类药物时,应定期重新评估镇痛效果(analgesic efficacy)、活动改善情况(improved activity)、不良反应(adverse effects)和异常行为(aberrant behavior),统称为4A。鉴于阿片类药物的成瘾风险,特别是对于有个人或家庭吸毒成瘾史、控制不佳的心理疾病、性虐待史或年龄在45岁以下的患者,医生在开具阿片类药物时应格外谨慎。尽管曲马多对慢性腰痛的镇痛作用有限,但能轻度改善腰椎功能,在3个月和6个月的随机试验中,强效阿片类药物显示出显著的镇痛效果和明显的功能改善。

三环类抗抑郁药(TCA)对腰痛的治疗效果良好,在随机对照试验中已显示出对慢性腰痛的确切疗效。TCA主要通过5-羟色胺和去甲肾上腺素再摄取抑制、钠通道阻滞和拮抗NMDA受体发挥镇痛作用。常见的不良反应有口干、便秘(由抗胆碱能作用引起)以及头晕、嗜睡(由抗组胺药作用导致)。

此外,5-羟色胺、去甲肾上腺素再摄取抑制剂(SNRIs)也是治疗慢性腰痛的药物。随机对照试验已明确杜洛西汀(duloxetine)和文拉法辛(venlafaxine)的疗效,其中杜洛西汀的耐受性较好。SNRIs通过抑制5-羟色胺和去甲肾上腺素的再摄取来实现镇痛效果,这对于减轻疼痛抑制作用至关重要。常见的不良反应包括口干、自限性的恶心、头晕、头痛和失眠。

最后,尽管过去曾有观点认为抗癫痫药物如加巴喷丁(gabapentin)对神经根病引起的慢性腰痛有镇痛作用,但最新证据表明这些药物对缓解腰痛或因背部问题导致的腿部神经疼痛并没有显著效果。因此,患有腰痛的人应考虑其他治疗方法,如锻炼或理疗等非药物疗法。托吡酯的不良反应包括体重减轻,也与头晕、嗜睡和罕见的肾结石有关。

(二) 心理治疗

在腰痛治疗的过程中,心理治疗扮演着至关重要的角色。对患者进行心理评估是治疗过程中不可或缺的一部分。针对慢性腰痛,已有大量研究显示心理干预的重要性,尤其是对于那些表现出多个警示信号的急性腰痛患者。心理干预不仅有助于缓解焦虑和抑郁情绪,还能有效预防疼痛的慢性化,提高患者的生活质量。心理社会因素和激励机制在减轻疼痛和减少功能障碍的多学科治疗方案中占据着重要的地位。心理治疗的主要手段涵盖了认知行为疗法(CBT)、渐进式肌肉放松训练以及生物反馈疗法等多种方法。

CBT 是一种目标明确的治疗方法,它主要针对不适应的思维模式和应对策略进行调整,以实现行为的改变和情绪的改善。凭借随机对照试验的有力证据,CBT 在短期内展现出了显著减轻疼痛和改善功能障碍的效果。渐进式放松涉及一系列降低肌肉张力的技术,包括有系统地进行肌肉的收缩与放松,以达到深度放松的状态,这种方法同样能在短期内缓解疼痛和改善功能。生物反馈则是一种通过听觉和视觉反馈来降低肌肉张力的放松技术。尽管如此,关于疼痛改善程度的研究结果却显示出一定的差异性。

(三) 康复治疗

物理治疗和康复疗法是康复治疗中的重要组成部分,它们的主要目标是提升患者的功能表现和缓解疼痛。这些方法能够灵活融入其他腰痛治疗手段中,共同实现最佳疗效。运动疗法是其中的一个重要分支,它专注于通过一系列特定的练习来训练身体,促进健康。相较于常规疗法,运动疗法能在较短时间内显著减轻慢性腰痛患者的疼痛感和功能受限程度。此方案中,伸展运动有效缓解疼痛,肌肉力量训练则大幅提升功能恢复。多学科康复计划有效减轻疼痛、改善功能障碍,并提升患者情绪。该康复模式融合生物、心理、社会因素,涵盖身体康复(运动锻炼、物理治疗)及非身体康复(心理、社会、职业康复)。至于其他物理治疗或康复手段,如腰椎支具、手法按摩、保护腰背部的健康教育、牵引治疗、浅表组织的热敷或冷敷,以及经皮神经电刺激(TENS),这些方法对于慢性腰痛的治疗效果,目前尚缺乏充分的随机对照试验数据支持。因此,虽然这些方法在临床上被广泛应用,但其确切的疗效和适用范围仍需进一步研究和验证。

(四) 补充和替代疗法

针灸是一种古老的补充和替代疗法,它通过在人体经络上的特定解剖穴位使用细针进行巧妙的针刺,或者使用电刺激,以达到治疗的效果。一项针对慢性腰痛的随机对照试验荟萃分析显示,针灸在缓解疼痛和改善功能方面,相较于假手术、非甾体抗炎药或肌松剂,具有显著的优势。针灸通过刺激特定穴位,如腰部、臀部及下肢穴位,能够疏通经络、止痛,并促进血液循环,加快炎症组织吸收,从而有效缓解症状。此外,通过整骨疗法或脊柱正骨疗法,可以恢复脊柱序列和良好的腰椎活动范围。荟萃分析显示,这种治疗方法与全科医生的治疗方案、止痛药、物理治疗和运动治疗的疗效相同。最后,使用柔软适中的床垫帮助睡眠,可以减少白天、夜间的疼痛程度,并且与结实的床垫相比而言,柔软适中的床垫更利于患者从床上起身。

在某些情况下,经皮微创介入治疗可用于治疗轴性腰痛。在多学科的保守治疗难以控制疼痛的情况下,应考虑微创介入治疗,如射频热凝联合臭氧消融,以改善功能、减轻疼痛、减少药物治疗的不良反应。介入治疗的预后不良因素包括控制不佳的精神疾病、灾难化思维和恐惧回避行为、其他并存的慢性疼痛、疼痛评分较高和明显的功能障碍、既往介入治疗失败、阿片类药物的剂量逐渐增加、次级收益和既往曾行脊柱手术。

腰椎关节突关节介入治疗是经皮微创介入治疗的一种。腰椎关节突关节由脊神经后支的内侧支支配,解剖学研究发现,其神经末梢止于关节突关节内。关节腔内注射、内侧支神经阻滞和内侧支的射频消融术是治疗关节骨关节疼痛的有效方法。随机对照试验显示,关节腔关节内激素注射的获益有限或无效，因而不推荐关节腔内注射激素。如果诊断性腰神经内侧支神经阻滞能明显、暂时性地缓解疼痛，则可以考虑采用射频进行神经消融术，以获得长期的疼痛缓解。同样，随机对照试验的阳性结果证实，腰神经内侧支射频消融术能在6至12个月内缓解疼痛并改善功能。关节突关节介入治疗并发症罕见，主要包括穿刺部位疼痛或肿胀及射频消融术后短暂疼痛。

另外，骶髂关节介入治疗是治疗腰痛的另一种微创手术方式。骶髂关节是脊柱关节病患者、高龄患者以及腰椎融合术后患者疼痛的重要来源。已有一项小型随机对照试验研究在强直性脊柱炎患者中使用骶髂关节腔内激素注射和减少非甾体抗炎药的效果。然而，仍然没有随机对照试验探索介入治疗用于非风湿性骶髂关节疼痛的作用。骶髂关节由骶神经的前支和后支支配，骶髂后关节和韧带（骶髂后复合体）由骶神经后支的外侧支支配。已有研究显示，作用于骶髂后复合体的骶神经外侧支射频消融术，包括冷凝消融和单极射频消融技术，已被用于治疗慢性骶髂关节疼痛。例如，一项多中心、随机比较有效性研究显示，冷却射频消融技术相较于标准医疗管理，在缓解疼痛和提高生活质量方面显示出显著优势。

六、腰痛的日常预防

（一）避免不良姿势

在我们的日常生活中，保持正确的站立、坐姿、睡眠姿势以及行走方式，对于预防腰部疼痛的发生至关重要。

1. 站姿

在繁忙的工作场合或社交活动中，长时间维持站立姿态并非明智之举。这不仅会让腿部和背部承受过大的压力，还可能引发身体不适。因此，建议站立一段时间后，适时进行活动，特别是针对腰背部的运动，有助于放松紧张的肌肉，减轻累积的疲劳感，保持身体的舒适和健康。

2. 坐姿

保持正确的坐姿对身体健康至关重要。正确的坐姿应当是上身挺拔，小腹微微内收，下颌轻轻回收，双腿自然并拢。这种坐姿有助于维持身体平衡，保护腰骶部位的韧带和肌肉组织，防止长时间坐姿不当导致的牵拉和损伤。在使用带有靠背的椅子时，除了维持正确的坐姿，还应尽量让腰背与椅背紧密贴合，以此减轻腰骶部肌肉的负担，防止因长时间保持同一姿势而引发的肌肉疲劳及潜在的腰背疼痛。

3. 睡姿

不正确的睡眠姿势可能引发腰痛、腿痛等症状，甚至颈椎损伤。建议采取侧卧位或平卧位的睡眠方式。侧卧时微屈身体，平卧时尽量伸展身体，使腰背部肌肉放松。这样的姿势有助于提高睡眠质量，有效缓解或预防腰痛。避免睡在过于柔软的床上也很重要，因为软床可能导致腰椎生理曲度改变，引起腰部肌肉和其他软组织劳损。因此，选择木板床搭配厚床垫是较为理想的选择。

4. 减少高跟鞋穿着频率

为减轻穿着高跟鞋可能带来的不适和健康风险，建议女性减少高跟鞋的穿着频率，尤其是高度过高的款式,因为它们可能会导致腰部肌肉劳损和骨盆前倾,从而引发腰痛。对于已有腰痛症状的女性,更应注意避免穿着高跟鞋。一般而言,选择 3 cm 左右的鞋跟高度最为合适,以减少对腰椎的不良影响。因为鞋跟高度每增加 1 cm,腰椎后伸程度和腰背部肌肉收缩力度都会成倍增加,这可能是引发或加剧腰痛问题的重要因素。

(二) 掌握正确的用力方式

在搬运重物时,采取正确的姿势至关重要,以避免对腰椎造成不必要的压力和伤害。特别需要注意的是,应避免直接弯腰搬起重物,因为这种姿势会导致身体和物体重量集中在脆弱的腰部区域,从而大大增加腰部的压力。腰部损伤多由搬运重物时姿势不当所致。为了有效地保护腰部,避免受伤,搬运重物前应先采取正确的姿势,即先蹲下身体,确保身体重心降低,然后安全地接近重物,这样可以分散重量,减少对腰部的冲击。应用腿部力量提起重物,保持背部挺直,缓慢起身,以减轻腰部负担。

(三) 进行合理运动

保持身体健康,维持规律和合理的运动习惯非常重要,尤其是对已有腰部问题的人群。他们应当格外小心,避免那些可能给腰部带来伤害的动作,比如剧烈的扭腰动作。对于这类人群来说,选择那些对腰部负担较小的运动方式更为适宜,比如游泳、慢跑以及散步等有氧运动形式。特别是游泳,不仅能有效缓解腰部不适,对维持脊柱健康也有显著效果。游泳时,水的浮力帮助减轻脊柱压力,水中动作锻炼肌肉,增强力量和耐力。水的阻力作用还能保护脊柱和关节,避免运动损伤。

(四) 控制体重

随着现代生活方式的快速演变,肥胖已成为全球性的健康挑战。我国 18 岁及以上成年人中,肥胖发生率高达 11.9%,且持续上升。肥胖不仅影响外观,还与一系列健康问题紧密相关,包括动脉粥样硬化、脑卒中、高血脂、高血压、冠心病以及肝胆系统疾病。例如,肥胖者患心脏病的风险是正常体重人群的两倍,高血压的发病率比正常人高 2 至 6 倍,糖尿病的发病率也显著增加。更令人担忧的是,肥胖与大肠癌和乳腺癌发病率密切相关。肥胖导致的腰部疼痛问题也不容忽视,主要是腹部体积增加和腰椎额外压力引起。鉴于肥胖带来的健康风险,控制体重尤为重要。理想体重控制目标是将体重指数(BMI)维持在 18.5～24.9 kg/m² 的健康范围内;男性腰围控制在 90 cm 以下,女性不超过 80 cm。为达到这一目标,应采取积极的生活方式改变,包括均衡饮食和适量体育锻炼,而非依赖减肥药物或极端节食。

(五) 培养良好的生活习惯,对维护身体健康和提高生活质量至关重要

首要的是,戒烟限酒极为关键,它们对身体的危害不容小觑。其次,培养良好睡眠习惯,确保充足休息,避免过劳与受寒,这对于维护身体机能及提升免疫力至关重要。再者,合理排解压力与负面情绪同样重要,长期的精神重压与消极情绪会严重损害身心健康。缓解压力时,可尝试健康活动如运动、阅读或与朋友交流。然而,在缓解压力的同时,避免盲目按摩,特别是在腰痛急性期,更应避免随意按摩,因为不当按摩手法可能加重病情。是否适合按摩,以及如何进行按摩,应遵循专业医生建议,确保安全和效果。

七、总结

尽管腰痛是一个普遍现象，影响着全球数以百万计的人们，但许多人对其认识并不充分，缺乏足够的了解和重视。据研究预测，到 2050 年，全球将有 8.43 亿人受到腰痛的困扰。此外，许多患者由于各种原因，比如对症状的轻视、对医疗资源的不熟悉、经济负担或时间限制等，未能及时就医。本章旨在深化我们对腰痛从风险因素到治疗预防的理解，提供全面的视角和实用的建议。我们强调，对腰部疼痛的诊断评估需要提高精确性和客观性，以便及时发现病因，并进行针对性治疗。此外，我们提议医疗专业人员采纳更为科学与系统的诊断手段，从而确保每位病患均能获取精确的诊断及有效的治疗方案。最后，我们建议，如果腰痛症状频繁出现或发作时疼痛剧烈，患者应立即就医，查明原因，并接受规范化的治疗，以避免可能的长期影响和并发症。

参 考 文 献

[1] HOY D, GEERE J A, DAVATCHI F, et al. A time for action: Opportunities for preventing the growing burden and disability from musculoskeletal conditions in low- and middle-income countries [J]. Best Practice & Research. Clinical Rheumatology, 2014,28(3):377-393.

[2] CASSER H R, SEDDIGH S, RAUSCHMANN M. Acute Lumbar Back Pain [J]. Deutsches Arzteblatt International, 2016,113(13):223-234.

[3] KEEFFE M, SULLIVAN P, PURTILL H, et al. Cognitive functional therapy compared with a group-based exercise and education intervention for chronic low back pain: a multicentre randomised controlled trial (RCT)[J]. British Journal of Sports Medicine, 2020,54(13):782-789.

[4] SHAMSI M, MIRZAEI M, HAMEDIRAD M. Comparison of muscle activation imbalance following core stability or general exercises in nonspecific low back pain: a quasi-randomized controlled trial [J]. BMC Sports Science, Medicine & Rehabilitation, 2020,12:24.

[5] LINTON S J, BOERSMA K, TRACZYK M, et al. Early Workplace Communication and Problem Solving to Prevent Back Disability: Results of a Randomized Controlled Trial Among High-Risk Workers and Their Supervisors [J]. Journal of Occupational Rehabilitation, 2016,26(2):150-159.

[6] FUMING Z, WEIHUI X, JIAJIA Y, et al. Effect of m-health-based core stability exercise combined with self-compassion training for patients with non-specific chronic low back pain: study protocol for a randomized controlled trial [J]. Trials, 2022,23(1):265.

[7] MAHER C G. Effective physical treatment for chronic low back pain [J]. The Orthopedic Clinics of North America, 2004,35(1):57-64.

[8] GBD 2019 RISK FACTORS COLLABORATORS. Global burden of 87 risk factors in 204 countries and territories, 1990-2019: a systematic analysis for the Global Burden of Disease Study 2019 [J]. Lancet (London, England), 2020,396(10258):1223-1249.

[9] GBD 2015 DISEASE AND INJURY INCIDENCE AND PREVALENCE COLLABORATORS. Global, regional, and national incidence, prevalence, and years lived with disability for 310 diseases and injuries, 1990-2015: a systematic analysis for the Global Burden of Disease Study 2015 [J]. Lancet (London, England), 2016, 388(10053):1545-1602.

[10] BEITH I D, KEMP A, KENYON J, et al. Identifying neuropathic back and leg pain: a cross-sectional study [J]. Pain, 2011,152(7):1511-1516.

[11] CHOU R. Low Back Pain [J]. Annals of Internal Medicine, 2021,174(8):ITC113-ITC128.

[12] BUCHBINDER R, VAN TULDER M, ÖBERG B, et al. Low back pain: a call for action [J]. Lancet (London, England), 2018,391(10137):2384-2388.

［13］SCHMIDT C O, SCHWEIKERT B, WENIG C M, et al. Modelling the prevalence and cost of back pain with neuropathic components in the general population［J］. European Journal of Pain (London, England), 2009,13(10): 1030－1035.

［14］RUSSO M, DECKERS K, ELDABE S, et al. Muscle Control and Non-specific Chronic Low Back Pain［J］. Neuromodulation: Journal of the International Neuromodulation Society, 2018,21(1):1－9.

［15］MAHER C, UNDERWOOD M, BUCHBINDER R. Non-specific low back pain［J］. Lancet (London, England), 2017,389(10070):736－747.

［16］BI X, ZHAO J, ZHAO L, et al. Pelvic floor muscle exercise for chronic low back pain［J］. The Journal of International Medical Research, 2013,41(1):146－152.

［17］SÁNCHEZ ROMERO E A, ALONSO PÉREZ J L, MUÑOZ FERNÁNDEZ A C, et al. Reliability of Sonography Measures of the Lumbar Multifidus and Transversus Abdominis during Static and Dynamic Activities in Subjects with Non-Specific Chronic Low Back Pain［J］. Diagnostics (Basel, Switzerland), 2021,11(4):632.

［18］CASE A, DEATON A. Rising morbidity and mortality in midlife among white non-Hispanic Americans in the 21st century［J］. Proceedings of the National Academy of Sciences of the United States of America, 2015,112(49): 15078－15083.

［19］FREYNHAGEN R, BARON R, TÖLLE T, et al. Screening of neuropathic pain components in patients with chronic back pain associated with nerve root compression: a prospective observational pilot study (MIPORT)［J］. Current Medical Research and Opinion, 2006,22(3):529－537.

［20］KABEER A S, OSMANI H T, PATEL J, et al. The adult with low back pain: causes, diagnosis, imaging features and management［J］. British Journal of Hospital Medicine (London, England: 2005),2023,84(10):1－9.

［21］HARTVIGSEN J, HANCOCK M J, KONGSTED A, et al. What low back pain is and why we need to pay attention［J］. Lancet (London, England), 2018,391(10137):2356－2367.

［22］SUTANTO D, HO R S T, POON E T C, et al. Effects of Different Trunk Training Methods for Chronic Low Back Pain: A Meta-Analysis［J］. International Journal of Environmental Research and Public Health, 2022,19(5):2863.

［23］PARASKEVAS K I. Low back pain［J］. Lancet (London, England), 2018,392(10164):2547－2548.

［24］BUCHBINDER R, VAN TULDER M, ÖBERG B, et al. Low back pain: a call for action［J］. Lancet (London, England), 2018,391(10137):2384－2388.

［25］HAYDEN J A, VAN TULDER M W, MALMIVAARA A V, et al. Meta-analysis: exercise therapy for nonspecific low back pain［J］. Annals of Internal Medicine, 2005,142(9):765－775.

［26］MAHER C, UNDERWOOD M, BUCHBINDER R. Non-specific low back pain［J］. Lancet (London, England), 2017,389(10070):736－747.

［27］FOSTER N E, ANEMA J R, CHERKIN D, et al. Prevention and treatment of low back pain: evidence, challenges, and promising directions［J］. Lancet (London, England), 2018,391(10137):2368－2383.

［28］BLÖDT S, PACH D, KASTER T, et al. Qigong versus exercise therapy for chronic low back pain in adults－a randomized controlled non-inferiority trial［J］. European Journal of Pain (London, England), 2015, 19 (1): 123－131.

［29］WANG X Q, XIONG H Y, DU S H, et al. The effect and mechanism of traditional Chinese exercise for chronic low back pain in middle-aged and elderly patients: A systematic review［J］. Frontiers in Aging Neuroscience, 2022, 14:935925.

［30］ARORA N K, DONATH L, OWEN P J, et al. The Impact of Exercise Prescription Variables on Intervention Outcomes in Musculoskeletal Pain: An Umbrella Review of Systematic Reviews［J］. Sports Medicine (Auckland, N.Z.), 2024,54(3):711－725.

［31］HARTVIGSEN J, HANCOCK M J, KONGSTED A, et al. What low back pain is and why we need to pay attention［J］. Lancet (London, England), 2018,391(10137):2356－2367.

第十四章

呼吸功能管理

呼吸力学对于维持姿势和脊椎稳定性至关重要,无论是在进行稳定运动时,还是维持日常姿势时,均需确保呼吸力学的正常运作。本质上,主要呼吸肌必须协同工作,而更为关键的是,神经系统必须通过皮质调控来维持正常的呼吸模式。因此,在疼痛管理中,纠正错误的呼吸力学至关重要。针对慢性颈椎病及压力相关疾病(如高血压)患者,尤其是初期治疗反应不佳者,应将呼吸力学评估纳入常规体检。本章旨在向医生和患者提供实用的呼吸评估方法,帮助识别并纠正不当的呼吸模式。为了实现这一目标,我们需要关注以下三个方面:了解潜在的诱发因素。重建正确的呼吸力学。持续训练,直至新的呼吸方式在大脑皮层形成反射,并在功能上达到协调一致。

一、呼吸力学

(一) 呼吸力学的影响因素

呼吸力学主要受以下三个关键因素的影响:

(1) 生物力学因素,包括肋骨头的固定、肌肉的过度活跃或松弛。

(2) 生物化学因素,这些因素影响机体的酸碱平衡,例如过敏反应、感染、营养不良、内分泌问题以及肾功能失调。

(3) 心理因素,如长期的焦虑、愤怒或沮丧。

在正常情况下,我们往往不会刻意关注呼吸的存在。呼吸的频率与深度会根据物理条件、化学变化或情感需求而自动调节,一旦这些影响因素消失,呼吸便会自然而然地恢复到其正常的自主节律。这些过程受到自主神经系统的调控,不依赖于我们的意志,也就是说,只要我们的神经系统功能正常,这些过程就会自然发生。

多数情况下,错误的呼吸模式源于大脑皮层下的代偿机制,这是对疼痛等刺激的一种反应。此外,当压力、兴奋、感染、肾病等因素导致血液 pH 值发生变化时,机体也会通过调整呼吸来维持血液的酸碱平衡。当一种自主应答被整合后,特别是初始因素不再存在时,问题就会显现,这种情况常见于慢性过度呼吸。错误的呼吸模式一旦形成,可能会长期存在。例如,当过度呼吸发生时,呼吸深度会提升 10%,呼吸频率也会加速 10%,甚至一个简单的叹息动作都可能使得每分通气量增加 10%。

在呼吸训练中达到成功的过程中,生物力学、生化和生理因素至关重要。我们必须转变思考方式和评估患者的方法,从仅仅关注硬件问题(例如病理结构)到深入探究潜在的诱发因素,诸如代谢紊乱、运动状态、调控机制及协调性(类似于软件层面)。治疗必须注重这些因素,重建正常的皮层下运动。由于大脑皮层可以通过皮质脊髓束随意控制呼吸,因此运动训练是可行的。为了确保训练的有效性,我们必须摒弃传统思维,积极探索新的训练模式,并将这种模式视为一种自主选择的技能提升途径。

(二) 呼吸力学的作用

作为医疗领域的专业人员,我们不应该仅仅将呼吸看作是一个简单的、次要的自主生理过程,即仅仅是气体交换的机制。相反,我们应当深刻认识到呼吸实际上是一个复杂的、精细的运动系统,它不仅涉及自然的生理功能,而且是一个可以通过人为的干预和影响来管理和改善的过程。

1. 正常呼吸

呼吸系统通过调节体内二氧化碳的浓度来暂时维持血液的 pH 值,而肾脏则通过重吸收作用和尿液排泄来持久调节酸碱平衡。血液缓冲系统,特别是碳酸氢盐/碳酸的缓冲对,能够迅速中和 pH 值的变化,保护组织和细胞免受不良影响。正常情况下,人体血液的 pH 值范围在 $7.35 \sim 7.45$,这一范围对于维持正常的生理功能至关重要。呼吸的调节主要依赖于血液中二氧化碳的浓度,而非氧气。运动时,身体若需更多氧气,便会排放更多二氧化碳(引发体内酸度上升),进而迅速促使呼吸变得更为急促且深沉。反之,当身体对氧气的需求减少时,二氧化碳的产生也会减少,从而减弱呼吸。

主要的呼吸肌包括膈肌、肋间肌、斜角肌、腹横肌、盆底肌和脊柱深部肌肉。在呼吸过程中,每一块肌肉都发挥着双重作用,以达到稳定体位的目的。吸气之际,斜角肌群会令胸腔拓宽增高,这一作用在每次吸气时均会发生,故而斜角肌群被视为呼吸的主要肌肉,而非辅助性肌肉。在轻微呼吸时,斜角肌群的运动微小,但随着呼吸的加强,肌肉运动逐渐变得明显。在需氧量增多,如过度通气时,斜角肌群以及辅助肌肉胸锁乳突肌和斜方肌上部的运动将变得剧烈。

膈肌是固有的呼吸肌,它是一块穹窿状的扁平肌肉,构成了胸腔的底部。吸气时,膈肌收缩,中心腱向下移动,胸腔体积增大,胸膜腔内压降低,同时腹内压升高,腹腔容积减小,腹壁呈穹窿状。腹横肌、骨盆肌和膈肌的收缩,以及腹横肌的舒张,共同提高了腹内压。肌肉的持续收缩导致下位肋骨的垂直纤维牵引水平打开,形成桶状运动,胸腔在各个方向上扩大,就像气球被充气一样。在静息呼吸过程中,肋骨会呈现出桶状运动,这对于保持脊柱的灵活性和促进骨骼肌的营养循环至关重要。

2. 异常呼吸

上位肋骨运动是正常呼吸中不可或缺的一部分,可以根据机体需求的强度而调整。当呼吸加强时,辅助呼吸肌也会参与进来。在平静呼吸时,胸部上部不会上升,因此应当注意胸部的扇形运动。吸气时,如果胸骨不是水平扩展而是垂直上升,这便构成了一种错误的呼吸模式,其根源往往在于斜角肌、斜方肌及肩胛提肌的过度活跃。这种错误的呼吸模式被称为"胸式呼吸",是错误呼吸模式中较为常见的一种,它可能对人们的身心健康造成影响,常见症状包括慢性颈椎负荷过重、肋间肌活动减缓以及肋骨活动减弱。当这种呼吸模式成为慢性时,可能会出现锁骨凹陷加深。

呼气则是吸气过程的反向进行。在平静状态下,呼气主要依赖于腹壁、肋软骨及肺部的弹性回缩力量,是一个相对被动的生理过程。膈肌放松下降,腹壁向脊柱方向拉近,肋骨和胸腔下移内收。如果呼气不完全,肋骨运动减弱,出现复式呼吸或呼气时腹腔扩展,则表明呼吸出现了异常。被迫或强烈的呼气会涉及肌肉参与,肋间内肌收缩使肋骨移动,胸骨下移后移,前腹壁的肌肉使腹内压增高,导致膈肌上移。

当一个人的呼吸受到阻碍,例如在演讲时,腹壁肌肉就会发挥作用。持续呼吸时,腹部支撑能力能增强机体稳定性,这是一种皮质下反射,常在拳击、提重物或短跑等活动中显现。尽管如此,背部疾病患者仍需进行适当训练。不同于吸气后屏气产生的瓦氏动作,在紧急情况下需要提高稳定性时,这种现象可以发生在呼吸的任何阶段,例如在车祸中。平静呼吸时屏气或亢奋都是不正常的。

在平静呼吸时,通过鼻腔呼吸可以产生各阶段的呼吸。当需氧量增加时,会出现通过口腔呼吸的情况,如运动员在剧烈运动时。正常平稳呼吸时,若通过口腔呼吸则属异常。正常呼吸的节律是相同的(即吸气和呼气),当身体放松时,节律会变慢。放松状态表现为身体、腹肌和斜角肌的松弛,以及面部、嘴唇、下巴、舌头的平和,且外部环境无噪声干扰。

二、呼吸紊乱与常见病症的关联

膈肌作为呼吸的主要肌肉,不仅在呼吸过程中起着关键作用,而且在维持脊柱稳定性方面也至关重要。其稳定躯干和控制姿势的能力,通过增加腹内压(IAP)和胸腰椎筋膜的张力,对脊柱的稳定性产生显著影响。反之,脊柱的稳定性也会影响膈肌的功能,两者之间存在相互作用。当颈背部的肌肉功能出现紊乱时,呼吸功能往往也会出现异常。在功能紊乱和脊柱受损的情况下,通常会观察到以下现象。

在呼吸紊乱或反常呼吸中,呼吸作用超过了维持体位平衡的作用,导致吸气时胸腔异常上提,使得相关肌肉过度使用。当遭遇惊跳反射或突如其来的强烈刺激,胸腔会不由自主地向上提起,头部前倾,肩部耸起,这一反射动作自头部起始,逐渐波及全身,引发一系列精细的弯曲动作。这种模式可能演变成慢性的、顽固的运动方式,即使最初的压力触发因素已经不存在。

呼吸紊乱中最严重的情况是反式呼吸,即吸气时腹部收缩,呼气时腹部膨胀。这种情况可能出现在即将进行活动的短暂反应中,而慢性反应可能与压力、严重的慢性肺部阻塞疾病,或是由于习惯性地使腹部收缩以保持腹部平坦有关。

(一) 呼吸与颈部疼痛

现代生活中,人们常因长时间面对电脑、电视屏幕,或在应对慢性呼吸困难和气促时,不自觉地采取头部前倾的姿态,以此作为身体的一种补偿机制。这种现象在颈部辅助肌肉和膈肌呈现高紧张性的患者中尤为常见,尤其是在那些颈前屈姿态、颞下颌关节异常、鼻窦问题的患者身上。临床研究发现,半膈肌肉紧张亢进常伴随同侧腹肌和斜方肌无力,这些肌肉无力与对侧颈部疼痛存在关联。

在电子时代,面对电脑和电视,以及在缓解慢性呼吸困难和气促时,头部前屈常作为一种姿态补偿。肺气肿、慢性支气管炎、哮喘等呼吸受限的患者会转为张口呼吸,通过舌骨下降回缩,减弱了张力,使得咽部通气空间变狭窄。为了适应这种变化,头部在骨骼系统上施加了更大的生物应力,从而扩大了正常的气道空间。为了改善呼吸,患者常使用辅助呼吸肌,站立时身体前倾,头部前倾时向下看,并采用唇式呼吸。

当胸式呼吸占据主导地位时,肩胛区会进行代偿性呼吸,进而引发头部前倾的现象。上斜方肌、肩胛提肌的肌紧张,盂肱关节前移内旋,胸锁关节、肩锁关节的因素以及伴随的胸肌无力,可能导致肩夹挤综合征和神经血管压迫综合征。这些问题不仅损害了患者的呼吸功能,还可能进一步加重颈部疼痛,从而形成恶性循环。

(二) 呼吸与脊柱稳定性

病态呼吸,也就是不正常的呼吸模式,可以通过多种途径导致下背部的功能出现紊乱。一旦膈肌、腹横肌、骨盆底或脊柱深层肌肉中的任何一块肌肉功能失调,这种不协调就可能扩散到其他相关肌肉,对整个脊柱的稳定性造成不利影响。例如,膈肌的运动如果受到限制,那么肋骨的运动模式可能会发生改变,甚至完全丧失正常的活动能力。这种情况通常是由下背部关键肌肉的功能障碍所引起的,这些关键肌肉的异常可能会进一步导致呼吸模式的恶化,形成恶性循环。

特别是在身体对能量和氧气的需求显著增加的情况下,呼吸与腹腔运动之间的不协调可能会导致腹壁肌肉的功能受到抑制。根据 McGill 的研究,当人们进行高强度的运动时,如果心肺耐力不足,神经系统可能会过度集中精力于呼吸上,这会超出脊柱稳定性的极限。例如,那些体能状况不佳的中年男性在参与滑雪这项运动时,经常会遇到这种问题。呼吸困难时,为维持呼吸,腹肌力量减弱,腹腔容积维持能力下降,最终损害脊柱稳定性。

在异常的呼吸状态下,正常的胸廓运动往往会出现缺失,这种情况会导致胸部中部反复出现疼痛。尽管低位肋骨的微弱桶状运动能够在一定程度上改善脊柱的运动和血液循环,但这种改善对于整个胸腰椎的健康来说是不利的。浅呼吸时,呼气和肋骨运动减弱且持续时间延长,常见于第 4~5 腰椎水平。当出现驼背的情况时,异常呼吸的固定化会进一步加剧驼背的程度,反之亦然,头部前倾和肩部前屈的动作也会使得异常呼吸的情况变得更加严重。膈肌的过度收缩会改变胸廓的形状以及肋骨的解剖位置。如果持续出现中下胸廓的外旋,继膈肌高张力之后,后纵隔会被拉伸,导致中部胸椎变得粗壮,腰部脊柱前弯和头部后旋的情况也会因此而加剧。

(三) 呼吸与有氧运动

根据最新的研究发现,参与中等强度有氧运动,如重复性肢体动作活动时,膈肌和腹横肌会持续紧张。有氧运动时,腹肌与膈肌协调不佳,可能导致腹肌过度收缩,影响脊柱稳定。

在进行有氧运动的过程中,为了确保身体的稳定性和适应氧气需求量的增加,我们的神经系统会自动地调整呼吸节奏,以确保脊柱的稳定性得以保持。运动调节顺畅但有氧功能不强时,反复弯腰或提重物易致背部过度负荷受伤,引发问题。单边桥训练是一种既简单又高效的方法,它可以帮助您锻炼呼吸和膈肌的稳定性。有氧运动中,心率加快且需转身时,单边桥姿势可促呼吸深长。在进行单边桥训练时,如果您的心率和呼吸频率并没有随之增加,您可能会体验到一种强烈的灼热感,这是因为您的身体正在努力适应这种新的稳定状态。

(四)呼吸紊乱对健康的影响

在我们当今这个快节奏的现代社会中,在巨大的生活压力下,人们往往忽略了维持正常呼吸模式的重要性。实际上,呼吸紊乱与多种身体和心理问题密切相关,如困倦、焦虑、疼痛及恐惧症等。在那些表现出这些症状的人群中,许多人还伴随着肌骨系统的不适。习惯性的慢性过度换气,即呼吸频率过快或过深,会导致呼出过多的二氧化碳,进而引发呼吸性碱中毒。这种状况常见于情绪激动、紧张或剧烈运动后,以及中枢神经系统疾病或某些药物影响下。例如,一位 30 岁男性在长时间户外运动后出现呼吸急促、出汗、头晕和乏力等症状,被诊断为呼吸性碱中毒。这种碱中毒状态会诱发恐惧和焦虑情绪,进而导致惊恐发作和恐惧症。其原因在于神经末梢的刺激阈值降低,导致肌紧张性增加、肌痉挛以及对痛觉、光和声音的过度敏感。这种不正常的呼吸模式还会加剧慢性疼痛症状,并导致情绪不稳定,从而形成恶性循环。

遗憾的是,正常的呼吸模式并不普遍,反而较为罕见。根据 2003 年的一项研究,为了评估普通人群中病态呼吸的发生情况,研究者们进行了一项涉及 96 人的飞行研究。结果显示,仅有 25% 的人表现出正常的呼吸模式,这表明正常呼吸模式在人群中并不常见。进一步的分析发现,53% 的人采用胸式呼吸,这种呼吸方式可能并不利于肺部的完全扩张。此外,56% 的人存在低位肋骨非正常运动,这种现象可能会影响呼吸效率和深度。另有 19% 的人群在呼吸时会呈现出深锁骨凹陷的现象,这往往源于呼吸肌肉的错误运用或过度紧张。

三、呼吸评估

目前,医务人员可以使用简单的工具,非常简便且准确地评估呼吸。全面评估可能影响呼吸的因素是必要的,包括:

(1)心脏、肺部、肾脏或其他器官的疾病史。

(2)药物治疗情况。

(3)月经周期(孕酮水平的增加会导致呼吸频率上升)。

(4)内分泌系统的紊乱。

(5)焦虑和恐惧症的既往病史。

(6)长期的情绪状态,如焦虑、愤怒或恐惧。

(7)近期出现的呕吐或腹泻症状。

呼吸检查作为功能检查的关键环节,在治疗流程中发挥着不可替代的作用,能够迅速且便捷地为我们提供宝贵的信息。在患者不知情的情况下,观察其呼吸运动是可能的;只要我们专注于呼吸,呼吸模式就会立即发生变化。当要求患者进行深呼吸测试时,不少人往往会不自觉地回归到错误的胸式呼吸模式。为了避免这种情况,可以通过引导患者进行缓慢、放松的完全呼吸,而不是深呼吸。当患者专注于其他活动,皮质意识不集中在呼吸上时,此时获得信息是最为准确的。

(一)评估呼吸运动

在临床观察中,我们注意到患者在不同的身体姿势或特定情景下,其正常的呼吸模式可能会出现显著的变化。例如,在放松状态下,患者的呼吸方式看似正常,但一旦进行功能性体位活动或特定活动,如驾车、长时间电脑工作、打高尔夫,以及体位变换如从坐立到仰卧时,其呼吸模式常由腹式转为胸式。鉴于此,在进行患者呼吸模式的检查过程中,医生和医疗人员应当特别留意在不同体位下的呼吸情况,特别是那些患者在日常生活中经常进行的活动,或者是那些可能会导致患者疼痛加剧的特定体位。

在日常生活中,呼吸运动通常应当是从腹部开始的自然过程,而不是从胸部发起。对于那些已经习惯了腹式呼吸方式的人群来说,当他们被指示进行一次深呼吸时,往往会不自觉地转而采用胸式呼吸。这种转换是由大脑皮层的高级神经中枢所调控的。胸式呼吸在吸气的过程中,实际上是一种不正常的呼吸模式,它表现为斜角肌和上斜方肌的过度活动,这些肌肉开始代替膈肌的正常功能,导致上部肋骨发生垂直方向的上升运动,使得呼吸动作从胸部开始,而不是从腹部。在胸式呼吸的过程中,还可能会观察到耸肩、频繁的叹气以及下部肋骨无法进行水平方向的扩张等现象。

1. 进行以下体位的检查

(1)静坐或站立。

(2)仰卧。

(3)俯卧。

(4)功能性运动。

在吸气时,下位胸腔应正常地向水平方向扩展。评估肋骨运动的最佳手段是在坐姿或站立状态下进行触诊。吸气的最终阶段应表现为上位肋骨呈扇形展开,而最常见的病态呼吸表现为上位肋骨垂直方向上提。

2. 每个体位的基本检查项目

(1)呼吸是从腹部开始还是从胸部开始?

(2)吸气时胸腔是否向水平方向扩展?

(3)胸部运动是正常的还是垂直的?

3. 主要病态呼吸

(1)吸气时,整个胸腔会上提,特别是上部胸腔的表现更为明显。

(2)胸部运动先于腹部运动。

(3)下位肋骨不进行侧向运动。

(4)腹部运动相反:吸气时腹部收缩,呼气时腹部膨胀。

(5)维持腹腔正常呼吸存在障碍。

4. 次要病态呼吸

(1)呼吸较浅,腹部或胸腔运动弱至无。

(2)胸腹部运动不对称。

(3)正常的呼吸顺序发生变化,变为从下腹部开始,经过中胸部,最后到达上胸部。

(4)呼吸节律紊乱或过度呼吸。

(5)吸气和呼气的速度过快或节奏不均衡。

(6) 面部、嘴唇、下颌或舌头过度紧张。

(7) 频繁叹气或哈欠。

5. 精细评估

当这些基本评估熟练后,可以进行更加精细地观察。

腹式呼吸可以根据腹部区域的运动进一步细分为:

(1) 仅胸腔下部运动。

(2) 脐部区域运动。

(3) 脐下区域运动。

呼吸越深越放松,腹部运动越靠下。临床经验表明,即便是长期接受呼吸训练的患者,也可能难以掌握从腹部最下端开始的呼吸技巧。未经训练的人通常能自然地从腹部最下部开始呼吸,而焦虑或疼痛的患者则较少能做到这一点,但经过训练,他们的呼吸模式可以得到改善。

正常呼吸时,腹部吸气时前突,呼气时后缩,这是呼吸循环的自然现象。这种自然的生理现象是呼吸循环的一部分。在腹式呼吸中,腹部的运动模式与常规呼吸相反,即在吸气时腹部会向内收缩,而在呼气时腹部则会向外突出,这种运动有助于更有效地利用肺部容量,增加肺通气量。

为了更精细化地观察和理解呼吸过程中的腹部运动,我们可以关注腹部运动的方向性。通过仔细观察,可以发现腹部的运动并不仅仅是单一方向的上下或前后移动,而是一种更为复杂的类似于气球在充气时发生的圆柱形运动。这种运动涉及腹部的全方位扩张和收缩。许多传统的呼吸训练方法并未充分关注到这一点,它们通常只侧重于水平方向的运动,比如胸廓的扩张和收缩。鼓励患者进行圆柱形运动的训练,将能显著提升呼吸训练的效果。根据研究,这种训练方式能够更全面地锻炼呼吸相关的肌肉群,从而提高肺功能和运动耐力。

呼吸运动中,左右不对称是一种常见的异常模式,尤其在脊柱侧凸或慢性疼痛患者中更为普遍。这种不对称性可能会导致一侧的运动幅度大于另一侧,从而影响整体的呼吸效率。慢性疼痛患者常表现出运动幅度减小,这不仅局限于疼痛部位,还可能影响呼吸时的肌肉协调性。因此,对于这些患者来说,呼吸训练需要特别注意运动的对称性和协调性,以帮助他们改善呼吸功能。

(二) 不同体位下呼吸的评估

1. 立位时呼吸的评估

在对站立或坐立时的呼吸状态进行评估时,医务工作者能够获得更为丰富和有价值的信息,这是经验丰富的医师在临床实践中常用的体位。检查低位肋骨运动时,常采用观察结合触诊的方法。若能在坐立位检查侧肋运动,则更为理想,因为此时胸腔运动更自由,能提供更准确的呼吸状态信息。

在直立状态下,胸腔的扩张比腹部运动更为显著,而腹部主要起到维持体位的作用,其运动作用较仰卧时有所减弱。当然,上位肋骨不应垂直运动,而下位肋骨应侧向扩展,呼吸应主要源自腹部而非胸部。进行腹部运动时,呼吸会自然变得微弱,而在有氧运动中,腹腔的大小却能保持稳定,这显示出在不同体位下,呼吸的机制与效率存在差异。

2. 仰卧位呼吸评估

仰卧位是一种非常理想的体位,用于评估和治疗呼吸问题。在这个体位下,腹式呼吸、胸式呼吸以及反式呼吸的活动都能够被轻松地观察到。尽管侧肋运动可能会受到些许限制,但观察这种运动依然能够相当清晰地进行。当患者处于仰卧状态时,通常会先观察到腹式呼吸的开始,而侧肋运动则稍后出现。在这个过程中,上位肋骨的运动是不存在的,因此可以在腹部得到适当支撑的情况下,观察到正常的呼吸模式。在呼吸功能出现严重紊乱的情况下,仰卧自由呼吸时胸部垂直上提的现象会变得尤为明显。

与其他体位相比,仰卧位在进行呼吸活动时不需要克服重力做功,这使得它成为评估和训练呼吸时的首选体位。这是因为,相较于仰卧位,其他体位如坐位或站立位会增加日常活动的做功量,进而对呼吸功能评估和训练产生一定影响。

3. 俯卧呼吸运动的评估

在进行俯卧位呼吸评估时,应当非常仔细地观察背部皮肤的变化情况。具体而言,吸气时,脊椎棘突间会有细微的分离现象;呼气时,这些棘突则相互贴近。呼吸搏动自腰椎区域起始,沿脊柱上行至头部,其间腰围略显膨胀,下位肋骨向侧前方移动,而上位胸椎区域则主导肋骨的开合动作。与仰卧位的呼吸评估相似,俯卧位时若出现病态呼吸,通常表现为吸气时脊柱和上胸腔上提,而肋骨不发生水平扩张,或者呼吸节律出现异常。

当脊柱被固定在特定角度时,正常的水平呼吸运动可能会缺失,但其上方和下方的呼吸运动仍然保持正常。疼痛区域的棘突和肋骨运动也会消失。训练的目标是恢复该区域的正常呼吸模式以及呼吸时肋骨的正常运动。一般而言,需先纠正运动缺失的区域,患者方能着手恢复呼吸功能,反之,呼吸功能的恢复亦能促进相关区域的正常运动。如果患者未能恢复正常的呼吸模式,长期持续的病变将难以得到纠正。

(三) 呼吸功能在运动评估中的作用

在运动评估的过程中,对呼吸功能的评估扮演着至关重要的角色。其终极目标是将呼吸功能与运动相结合,以真实地反映患者在日常活动中的表现。这包括让患者展示其在日常生活中频繁进行的动作以及那些可能会引起疼痛的动作。仅仅了解患者在静止状态下的呼吸模式是远远不够的。更为关键的是要了解他们在进行功能性运动时的呼吸状态。对于依赖腹式呼吸或亟须强化呼吸调控的患者而言,这一点尤为重要。尽管评估呼吸与腹肌的协调性颇具挑战,但它能揭示至关重要的信息,这些信息在制定有效治疗计划及提升患者运动能力方面不可或缺。

四、呼吸训练

(一) 修复策略

1. 持续性诊疗

(1) 核心原则:避免低头、穿着紧身衣物以及过度紧张腹肌,同时要警惕叹气和耸肩等动作带来的压力。

(2) 关键操作:关注 1～4 肋骨,颈 3、4 节和胸 2～9 节(自主神经/肺牵张反射)。

（3）关键运动：呼吸练习、俯卧撑、瑜伽、气功和太极。

（4）关键放松训练：针对斜角肌、上斜肌和肩胛提肌。

2. 修复呼吸模式

修复呼吸模式的方法可以概括为消除病因和控制训练两个步骤。

制定计划时，需充分考虑患者的目标及其需调整的生活习惯，如减少咖啡摄入或寻求心理专业支持，并着重指出呼吸紊乱的潜在诱因。最有效的治疗应该是可行的、渐进的且不枯燥，训练时间应适合个人操作，操作过程应尽可能简单明了。更为重要的是，要鼓励患者坚持每日锻炼。如果患者意识到呼吸紊乱对身心健康的重大影响，他们将更容易接受训练。

呼吸训练能够改善平衡和呼吸功能、放松肌肉、提高疼痛控制能力。为确保治疗效果持久，必须治疗潜在的功能失调。初始治疗应涵盖人体工程学调整、姿势矫正、肌肉张力与力量的恢复、关节及肋骨稳定性增强、错误运动模式的纠正，以及本体感觉的提升。

应高度关注潜在的生化因素及压力影响。膈肌在维持姿势与呼吸功能中均扮演关键角色。呼吸紊乱或膈肌触发点的存在，可能预示着局部稳定系统（如腹横肌或骨盆）存在问题。在这种情况下，必须纠正这些功能紊乱，在膈肌重建和呼吸训练之前，必须先恢复这些部位的平衡。这与没有骨盆稳定就没有肌腱训练的道理是一样的。

（二）呼吸训练

1. 呼吸训练前的注意事项

在进行呼吸训练之前，必须确保所有身心疾病得到妥善控制。患者应与主治医生密切合作，特别是在出现胸痛、呼吸困难或眩晕等症状时。由于呼吸训练对血液的酸碱平衡有显著影响，接受药物治疗的患者应被告知训练可能带来的所有变化。

2. 呼吸训练的三大原则

识别并纠正错误的呼吸模式。

（1）重新训练膈肌和腹部的呼吸运动（神经-肌肉运动）。

（2）在静息或运动状态下，能够自主调节正常呼吸的运动模式。

训练开始前，患者应充分了解自己的呼吸习惯和正常的呼吸模式。尽管患者已经意识到正常状态，但仍有许多人难以自主控制执行正常功能，这往往与功能紊乱密切相关。

对于习惯于上胸部呼吸的患者，首先应放松过度紧张的辅助呼吸肌肉（如斜角肌、上斜方肌），并避免过分专注于吸气。我们鼓励患者尽量放松胸部，转而采用腹式呼吸法，呼气时想象'清空肺部'，随后自然地、规律地进行深吸气。

尽管我们的最终目标是改善呼吸，尤其是吸气时，但起初应更多关注在无引导的情况下，皮质下控制的呼气时膈肌的运动。一旦这种呼吸模式的改变得以实现，相关的健康理念也将深入人心。

疲劳和紧张可能导致患者恢复到错误的呼吸模式，因此日常训练和自我意识至关重要。训练期间，一旦患者出现眩晕、紧张或不适，应立即暂停训练，稍作休息后，再继续进行正常的呼吸练习，而非过度深呼吸。如果症状持续存在，应及时治疗潜在的紊乱。

3. 重视并关注呼吸训练的重要性

在我们忙碌的日常工作与生活中，我们强烈建议患者们每个小时至少抽出一点时间来进行一次呼吸关注练习。通过使用电脑屏幕上的一个小红点或者一个计时器，患者们可以轻松地进行规律性的呼吸训练。举个例子,在等待交通信号灯的红灯时,患者们就可以利用这段时间来进行这样的练习。需要注意的是,每个人形成新呼吸模式的时间各异,大多数人需数周至数月持续练习。

对于患者来说,在进行呼吸训练时,采用一种浅而有节奏的呼吸方式是至关重要的,应当尽量避免进行深呼吸。呼气前开始吸气,并稍用力带动腹部和肋骨运动,以延长呼气至吸气时间的两倍。这种训练方法简单明了,易于理解和执行,其核心目的是通过最小的皮质活动干预,帮助患者形成新的、健康的呼吸习惯。

4. 呼吸训练的基础

呼吸训练旨在将胸式呼吸转为腹式,确保低位肋骨水平运动,维持脊柱稳定,与正常呼吸机制协调。呼吸训练可以采用多种姿势,但初始阶段建议采用仰卧屈膝的姿势。对于患者和医生而言,一个放松且无压力的环境至关重要。在所有运动训练中,对于那些缺乏运动技巧或难以进行运动的患者,耐心指导尤为关键。

(1)运动知觉:

1A. 腹式呼吸与胸式呼吸:要求患者在放松状态下进行呼吸,一手置于腹部,一手置于胸部,观察呼吸模式。然后根据提供的简单指导,判断呼吸是腹式还是胸式。

如果患者腹部运动较为明显,则表明呼吸方式正常,接下来应专注于肋骨的横向运动。

如果患者胸部运动较为明显,则应转向基本知觉训练。

1B. 侧肋运动:要求患者在放松状态下进行呼吸,双手分别置于下位肋骨的两侧,观察呼吸时的侧肋运动。无论是坐位还是仰卧位,都应根据提示观察呼气和吸气时的侧肋运动。

如果侧肋运动正常,指导患者进行正常的呼吸节律训练。

如果下位肋骨无运动,应进行基本知觉训练。

1C. 基本知觉训练:目标是使患者能够区分正常与异常的呼吸方式。

通过详细的口头说明、直观的示范以及耐心地引导,向患者清晰展示正常的呼吸运作机制:

① 在呼气,尤其是用力呼气时,如何使腹部向内收缩,而在吸气时腹部向外膨胀?

② 呼气时下位肋骨如何水平靠拢,吸气时向外展开(研究显示,大多数患者的下部胸腔能够进行水平运动,因此应向患者解释这种运动是可行的)

③ 如何在呼吸时保持上位肋骨不提升的同时进行开合(因此,有必要让患者在吸气时夸大胸式呼吸,一旦患者理解了这一点,便能更容易地纠正上位肋骨的呼吸运动)。

治疗师应指导患者自我评估呼吸模式,并提供精确的反馈,以便患者对自己的起点有清晰的认识:

若患者在腹式呼吸练习上仍感困难,则进行 2A 步骤——强化膈肌的深呼吸训练。

如果患者在横向肋骨运动方面有困难,进行 2B—促进肋骨横向运动

如果腹部、肋骨和上胸部的运动均正常,进行 2C—正常节律训练

(2)呼吸运动训练:

2A、2B、2C 的训练旨在引导患者放松,并观察他们的呼气运动。指导患者缓缓呼气,经由嘴部释放气息,直至自然转为吸气阶段(此时无需刻意用力),稍作停顿,随后通过鼻子平稳吸气。

2A. 促进膈肌深呼吸:治疗师将一只手置于患者背部第 9 胸椎水平,另一只手置于剑突

下方,指导患者放松并进行正常呼吸。

在患者呼气之际,治疗师适度减轻手部压力;而当患者吸气时,则轻微施加压力,并引导双手向中心聚拢,以此助力膈肌与腹肌的协同运动。鼓励患者专注于缓慢的呼气,感受腹腔深处的呼吸。经过几次重复后,上胸部和腹部开始放松,膈肌被激活以引导呼吸。

膈肌深呼吸:我们会注意到膈肌深呼吸与仅涉及腹部肌肉的呼吸之间存在显著差异。在腹式呼吸中,呼气时腹部会凹陷,吸气时腹部则会鼓起。对于患者和治疗师而言,激发这种呼吸模式仅需数分钟,但对呼吸训练来说是必不可少的。

2B. 促进侧肋运动:治疗师将两手置于低位肋骨两侧,指导患者放松并进行正常呼吸。

无需额外说明,治疗师会根据患者的呼吸节奏,在呼气阶段减轻手部压力,吸气时则轻微加压,并引导双手向中心移动,以此激发低位侧肋的有效运动。引导患者缓缓呼气,体会胸腔在每一次呼吸间的微妙收缩与舒张。

经过几个呼吸周期后,如果肋骨未见运动,应返回至1C——基本知觉训练。

2C. 训练正常节律:一旦腹部、侧肋和上胸部达到正常机制,患者应将注意力转移到呼吸节律上。指示患者逐渐延长呼气时长,在呼吸愈发放松与深入之时,呼气时长应达到吸气时长的两倍之多。呼吸训练的理想最终目标是平静呼吸时达到每分钟 6~8 次,每次呼气持续 7~8 秒,吸气持续 2~3 秒。刚开始时,仅需延长呼气,使呼气达到最大,并确保呼气时无任何紧张感。

务必避免过度用力呼气,以免引发后续的急促喘息式吸气。如果呼气彻底,吸气自然会加深。

2D. 支撑和呼吸合作:在达到正常机制后,让患者将手置于腹肌上,并用 10% 的最大力量支撑腹部,同时维持正常的呼吸模式。待此步骤完成后,逐步增加有氧运动和稳定性挑战,以提升训练难度:通过跑步机或步行使患者心率上升,并尝试在维持腹腔稳定的同时完成单边桥动作。对患者而言,在疲劳状态下维持腹腔大小是至关重要的。

(三) 自动化与功能一体化

患者要掌握这种节奏和运动,通常需要几天时间的练习。关键在于放松上胸部,将双臂举过头顶,双手紧握并置于头顶上方。放松身心,减少用力,乃是通往成功的秘诀。

呼吸训练需要持续进行,建议患者每天进行两次浅慢呼吸:

(1) 每天两次(早晨、中午或晚上),每次 10~20 次。

(2) 每小时 2~3 次。

对于多数患者来说,在仰卧或站立时,将呼吸与支撑动作融合,最为简便易学。一旦学会一种新模式,接下来是将这种呼吸方式应用于日常活动,最后关注在劳累性活动中的呼吸。在全部的运动训练中,建立一个新的习惯需要三个月的时间。

1. 呼吸训练:俯卧位

对于采用腹式呼吸的患者,俯卧位训练是最合适的,因为它能够增加胸廓活动范围和肺容积,从而提高氧合水平和改善通气功能。这种姿势有助于发现吸气时上胸部缓慢抬高的呼吸模式,尤其是在体操球上。

在急性或慢性疼痛,甚至在疼痛消失的区域,常见患者停止呼吸。指导患者感知运动缺失的部位,并重启其运动机能,这对于恢复正常的运动功能极为关键。治疗师轻触背部运动不足之处,协助患者将呼吸导向该区域。

2. 呼吸训练:雾化技术

以下技术可以在各种姿势的训练中加强呼吸训练:

(1) 最佳的易化技术是在特定区域施加轻微压力,无论是患者还是医生的手。

(2) 尽可能从最低处向上至耻骨以上移动手,以简化腹式呼吸。

(3) 皱起嘴唇或吹吸管有助于促进浅慢呼气。

(4) 将舌头置于前牙后硬腭处,这是所有训练中一项有效的技巧。

(5) 双手紧握置于头顶(沙滩姿势),有助于控制上胸部运动,促进腹式呼吸。

(6) 对于无法吸气和扩大腹腔的患者:

A. 让患者每天吹几个气球。

B. 吸气时用膝盖挤压气球或推动桌子(兴奋膈肌)。

(7) 对于呼吸和支撑不能协调的患者,首先分别训练呼吸力学和支撑,然后将两者结合。最佳姿势是站立。

3. 呼吸训练:在日常生活中

训练呼吸和支撑位置非常重要,这有助于提高患者在日常生活中的症状表现(如开车、坐在电脑桌前等),并要求他们在日常活动中保持。日常活动中的训练需遵循基本原则。

1)提高正常呼吸的家庭训练

(1) 仰卧、正坐以及站立时进行腹式呼吸,有或没有镜子前的支撑,以促进协调并监视训练,提高胸部运动。

(2) 低且缓慢的呼吸应注意:

● 延长呼气时间。

● 放松,使运动从腹部最低部位发生。

● 放松,使侧面肋骨得到加强。

(3) 控制呼吸节奏。

(4) 坐在有扶手的椅子上,在深呼吸时将肘部放在扶手上。

2)检查与纠错

若训练进展缓慢或难以掌握正常呼吸技巧,请留意以下事项。

潜在的生物力学紊乱必须纠正:

(1) 斜角肌、上斜方肌以及肩胛提肌的肌张力异常偏高。

(2) 第 1～4 肋骨和胸椎骨的固定。

(3) 软组织受限以及膈肌存在触发点。

(4) 紧身衣的限制。

(5) 体重过轻。

潜在的生物化学因素需要检查:

(1) 潜在的生物化学代谢疾病。

(2) 营养不良。

(3) 咖啡因的过量摄入。

潜在的压力需要解决:

(1) 通过练习瑜伽或减少压力。

（2）改变生活方式。

（3）寻求专业医生的帮助以解决心理问题。

（4）适当的方式解决睡眠障碍。

五、总结

恰当的呼吸力学对于维持脊柱的稳定性和促进整体健康至关重要,因为呼吸模式的正确性直接影响到脊柱姿势的稳定和脊柱周围肌群的协同工作。正确的呼吸模式对于维持核心稳定性至关重要,因为核心深层肌肉如膈肌、盆底肌和腹横肌在呼吸过程中起到关键作用,错误的呼吸模式可能导致核心不稳定,进而影响颈肩腰的疼痛。我们的最终目标是恢复呼吸的自然运动,使其与腹部支撑（皮质下控制）协同工作,成为日常活动中的自然运动模式。通过这种方式,呼吸不仅能够支持脊柱的健康,还能促进整个身体的协调性和功能性。

呼吸是自主神经系统中一个开放的通道,每一个思维活动和身体动作都不断地影响着呼吸力学。确切地说,一个人的呼吸状态直接反映了其健康状况。恢复正常的呼吸力学对于健康和身体修复的重要性是至关重要的,因为它涉及呼吸压力、阻力、顺应性及呼吸做功等关键参数,这些参数是诊断与确定呼吸治疗的重要手段。呼吸训练如同日常刷牙般不可或缺,短短几秒的练习即可维护运动功能的稳定。这些练习对治疗效果及患者生活质量均有显著提升。定期呼吸练习能提升氧气利用效率,强化心肺,同时缓解压力与焦虑,全面提高生活质量。

参 考 文 献

［1］任杨洋,杨帆,梅玲,等.腹式呼吸训练联合电刺激和生物反馈应用于产后盆底肌高张治疗的研究［J］.中国康复医学杂志,2024,39(7):978-983.

［2］张吉瑞.呼吸康复护理联合分级运动训练对慢性阻塞性肺疾病患者呼吸功能及运动耐力的影响［J］.医学信息,2024,37(13):157-160.

［3］BURTCH A R, OGLE B T, SIMS P A, et al. Controlled Frequency Breathing Reduces Inspiratory Muscle Fatigue ［J］. Journal of Strength and Conditioning Research, 2017,31(5):1273-1281.

［4］MCPARLAND C, KRISHNAN B, LOBO J, et al. Effect of physical training on breathing pattern during progressive exercise ［J］. Respiration Physiology, 1992,90(3):311-323.

［5］KUO Y C J, CHEN K H S. Electrophysiological assessment of respiratory function ［J］. Handbook of Clinical Neurology, 2022,189:15-40.

［6］GIMENEZ M, UFFHOLTZ H, FERRARA G, et al. Exercise training with oxygen supply and directed breathing in patients with chronic airway obstruction ［J］. Respiration, International Review of Thoracic Diseases, 1979,37 (3):157-166.

［7］HENDERSON W R, CHEN L, AMATO M B P, et al. Fifty Years of Research in ARDS. Respiratory Mechanics in Acute Respiratory Distress Syndrome ［J］. American Journal of Respiratory and Critical Care Medicine, 2017,196 (7):822-833.

［8］ELAD D, SCHROTER R C. Respiratory Biomechanics ［J］. Respiratory Physiology & Neurobiology, 2008,163(1-3):1-2.

［9］LÓPEZ-DE-URALDE-VILLANUEVA I, DEL CORRAL T, SALVADOR-SÁNCHEZ R, et al. Respiratory dysfunction in patients with chronic neck pain: systematic review and meta-analysis ［J］. Disability and Rehabilitation, 2023,45(15):2422-2433.

［10］BERSTEN A D, DAVIDSON K, NICHOLAS T E, et al. Respiratory mechanics and surfactant in the acute respiratory distress syndrome [J]. Clinical and Experimental Pharmacology & Physiology, 1998, 25(11):955 - 963.

[11] LORINO A M, HARF A. Techniques for measuring respiratory mechanics: an analytic approach with a viscoelastic model [J]. Journal of Applied Physiology, 1993, 74(5):2373 - 2379.

[12] PARK J W, KWEON M, HONG S. The influences of position and forced respiratory maneuvers on spinal stability muscles [J]. Journal of Physical Therapy Science, 2015, 27(2):491 - 493.

[13] DAREH-DEH H R, HADADNEZHAD M, LETAFATKAR A, et al. Therapeutic routine with respiratory exercises improves posture, muscle activity, and respiratory pattern of patients with neck pain: a randomized controlled trial [J]. Scientific Reports, 2022, 12(1):4149.

[14] BELONCLE F M, RICHARD J C, MERDJI H, et al. Advanced respiratory mechanics assessment in mechanically ventilated obese and non-obese patients with or without acute respiratory distress syndrome [J]. Critical Care (London, England), 2023, 27(1):343.

[15] SEALS D R, NAGY E E, MOREAU K L. Aerobic exercise training and vascular function with ageing in healthy men and women [J]. The Journal of Physiology, 2019, 597(19):4901 - 4914.

[16] PIOTROWSKA M, OKRZYMOWSKA P, KUCHARSKI W, et al. Application of Inspiratory Muscle Training to Improve Physical Tolerance in Older Patients with Ischemic Heart Failure [J]. International Journal of Environmental Research and Public Health, 2021, 18(23):12441.

[17] LI Y E, REN J. Association between obstructive sleep apnea and cardiovascular diseases [J]. Acta Biochimica Et Biophysica Sinica, 2022, 54(7):882 - 892.

[18] DORADO J H, ACCOCE M, PLOTNIKOW G. Chest wall effect on the monitoring of respiratory mechanics in acute respiratory distress syndrome [J]. Revista Brasileira De Terapia Intensiva, 2018, 30(2):208 - 218.

[19] KOSEKI T, KAKIZAKI F, HAYASHI S, et al. Effect of forward head posture on thoracic shape and respiratory function [J]. Journal of Physical Therapy Science, 2019, 31(1):63 - 68.

[20] YAU K K Y, LOKE A Y. Effects of diaphragmatic deep breathing exercises on prehypertensive or hypertensive adults: A literature review [J]. Complementary Therapies in Clinical Practice, 2021, 43:101315.

[21] GHERSCOVICI E D, MAYER J M. Impact of Indoor Air Quality and Breathing on Back and Neck Pain: A Systematic Review [J]. Cureus, 2023, 15(8):e43945.

[22] RIETBERG M B, VEERBEEK J M, GOSSELINK R, et al. Respiratory muscle training for multiple sclerosis [J]. The Cochrane Database of Systematic Reviews, 2017, 12(12):CD009424.

[23] SILVA I S, PEDROSA R, AZEVEDO I G, et al. Respiratory muscle training in children and adults with neuromuscular disease [J]. The Cochrane Database of Systematic Reviews, 2019, 9(9):CD011711.

[24] DENG W, YANG M, SHU X, et al. Respiratory training combined with core training improves lower limb function in patients with ischemic stroke [J]. American Journal of Translational Research, 2023, 15(3):1880 - 1888.

[25] WANG L, LI X, YANG Z, et al. Semi-recumbent position versus supine position for the prevention of ventilator-associated pneumonia in adults requiring mechanical ventilation [J]. The Cochrane Database of Systematic Reviews, 2016, 2016(1):CD009946.

[26] KATZ S, ARISH N, ROKACH A, et al. The effect of body position on pulmonary function: a systematic review [J]. BMC pulmonary medicine, 2018, 18(1):159.

[27] TATSIOS P, GRAMMATOPOULOU E, DIMITRIADIS Z, et al. The Effectiveness of Spinal, Diaphragmatic, and Specific Stabilization Exercise Manual Therapy and Respiratory-Related Interventions in Patients with Chronic Nonspecific Neck Pain: Systematic Review and Meta-Analysis [J]. Diagnostics (Basel, Switzerland), 2022, 12(7):1598.

[28] HOUSTON J G, ANGUS R M, COWAN M D, et al. Ultrasound assessment of normal hemidiaphragmatic movement: relation to inspiratory volume [J]. Thorax, 1994, 49(5):500 - 503.

第十五章
老年人运动管理

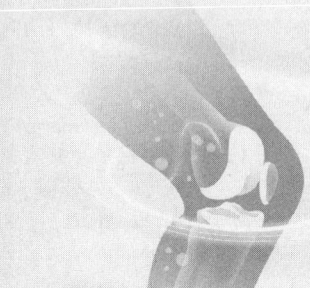

　　众多研究和实践经验表明,将体育活动与日常锻炼相结合的健康生活方式,对于75岁以上的老年人来说,具有极其显著的益处。例如,美国匹兹堡大学的研究显示,70岁以后的老人进行恰当的、积极的运动可以显著改善肌肉骨骼功能,增强身体灵活性,减少跌倒和致残概率。此外,每周进行至少150分钟中等强度运动的老年人,寿命比长期静养的人长4.5年。这种综合性的健康方法在减缓老年人随着年龄增长而出现的功能衰退(即所谓的脆弱性)、预防冠心病以及减少因年龄增长而可能产生的各种残疾等方面,已经得到了广泛的科学证实。此外,研究显示,通过特定的锻炼计划,如平衡训练和力量训练,可以有效预防老年人跌倒事故。例如,动态平衡定位训练和单足站立训练能够提高老年人的平衡能力和下肢稳定性。此外,提踵训练和墙壁俯卧撑等力量训练,有助于增强肌肉力量,提升站立能力和全身协调性。这些锻炼不仅能够降低跌倒风险,还能提升骨关节炎患者的日常生活能力及整体生活质量。

　　根据疾病预防控制中心(CDC)国家卫生统计中心的最新报告,只有大约23%的美国成年人符合有氧运动和肌肉增强运动的建议,而美国卫生与公众服务部建议18～64岁的人每周至少应进行150分钟的适度体育活动或75分钟的剧烈体育活动。此外,他们应每周至少锻炼两次肌肉。这一数据凸显了美国成年人普遍缺乏运动的现状。与此同时,为了应对这一问题,CDC积极提出建议,鼓励所有美国公民每天至少进行30分钟的中等强度体力活动。这样的活动可以包括快步走、游泳、骑自行车等,旨在提高心肺功能,增强肌肉力量,以及改善整体健康状况。此外,美国国立卫生研究院(NIH)也提出了与CDC相似的建议,强调了定期锻炼对于预防慢性疾病、维持健康体重以及提高生活质量的重要性。这两个权威机构均着重指出日常锻炼对公共健康的关键作用,并揭示了美国社会在实现全民锻炼目标上的重重挑战。

　　研究显示,老年人群普遍锻炼不足,且女性活动量较男性低30%。在60～69岁的老年人中,有30%的女性没有参与任何休闲活动,而男性只有17%。在80岁以上的年龄段中,62%的女性和40%的男性没有参与任何休闲活动。这些数据凸显出一个亟待解决的公共健康问题。外科专家建议老年人每天至少进行30分钟体力活动,以提升生活质量和健康状况。报告强调,无论性别、年龄或社会经济地位,适量的体育锻炼对于维持身体机能和预防慢性疾病都至关重要。因此,鼓励老年人参与各种形式的体力活动,如散步、游泳、瑜伽等,不仅能够增强他们的体质,还能提高他们的社交互动和心理健康水平。

多项科学研究已经明确地表明,定期进行体育锻炼与延长人类的寿命之间存在着显著的相关性。例如,最新研究发现,如果 40 岁以上的人群能够达到目前最活跃的 25% 人群的锻炼水平,他们的平均预期寿命将延长 5 年。特别是在 60 岁这个年龄段,规律锻炼的人与不活跃的人相比,死亡率可以降低多达 50%。例如,每周进行 2～4 倍于《美国人身体活动指南第 2 版(2018)》推荐量的中度或高强度体力活动的成年人死亡率显著降低,其中每周进行 2～4 倍指南推荐量的中度体力活动的成年人全因死亡风险总体降低 20%～21%。这一令人鼓舞的结论得到了哈佛大学一项针对校友的广泛研究的支持。研究显示,那些原本久坐不动的校友,一旦开始规律锻炼,与同龄的静态生活方式者相比,其死亡率竟能下降 23%。此外,檀香山心脏研究项目也揭示了锻炼对延长寿命的积极影响。根据研究,退休人员中每天步行超过 4 000 步的人群,其死亡率显著低于每天步行少于 2 000 步的人群。例如,步行 4 000～7 999 步/天的参与者,10 年内的死亡率为每年 21.4/1 000,而步行少于 2 000 步的参与者死亡率则高达每年 76.7/1 000。哈基姆在其后续的研究中进一步指出,每天步行距离少于 4 000 米的人群,其冠心病的风险几乎是每天步行 3 公里的人群的两倍。同时,研究也表明,每天步行超过 3 公里可以更有效地预防冠心病的发生。不仅男性校友和退休人员受益于规律的步行,就连女性护士也通过这一简单方式显著降低了心血管疾病风险,进而提升了整体健康水平。

众多医疗专家和医生都向他们的患者提出了减少吸烟和控制体重的建议,然而,他们中很少有人强调定期参与体育锻炼的重要性。传统观念认为,只有当运动强度达到个人最大心率值的 60%～80% 时,运动才会对健康产生显著益处。但是,现代医学研究已经表明,即使是较为缓慢的运动,如每小时 5 公里的散步,也能够对健康产生积极的影响。例如,慢走可以提高心肺功能、增强肌肉力量、促进血液循环,并有助于减轻压力和改善睡眠质量。然而,慢走时间过长或强度过大可能会导致关节磨损,增加受伤风险。因此,建议在医生指导下进行慢走,避免过度运动。此外,锻炼并不需要一次性完成。例如,可以将锻炼分成三个阶段,每个阶段进行 10 分钟的散步,这样的锻炼方式对健康同样是有益的。

老年人的身体活动能力受到多种因素的限制,这些因素可以分为两大类:固定的和可变的。固定的限制因素通常是指那些不易改变的个人特征,比如性别、种族、年龄以及是否患有慢性疾病等。这些因素在很大程度上决定了老年人的生理基础和健康状况。而可变因素则包括了那些可以通过个人努力或外界干预来改变的条件,例如活动量的多少(比如适度的锻炼)、社交网络的特征以及心理特征(例如个人对自己身体功能的信念和态度)。通过综合考虑老年人的身体锻炼情况和他们从社交网络中获得的情感支持,我们可以对他们在未来 2 年内的身体活动能力进行有效的预测。研究和临床观察表明,适度的运动(如散步),或者更为剧烈的运动(如快走),对于保持和提高老年人的身体活动能力都是同样有效的。适量的运动可以增强心肺功能、肌肉力量和柔韧性,同时减少运动损伤的风险。

一、心血管风险与益处

(一) 老年人参与活动和锻炼对心血管健康的益处

多项科学研究显示,参与运动的实验组相较于未参与运动的对照组,疾病死亡率下降了

27%，心脏病死亡率更是降低了 31%。例如，一项为期 15 年的研究涉及 8 万人，发现挥拍类运动可以降低 47% 的全因死亡率和 56% 的心血管疾病风险，游泳可以降低 28% 的全因死亡率和 41% 的心血管疾病死亡风险，室内有氧运动降低了 27% 的全因死亡率和 36% 的心血管疾病死亡风险。这些研究结果表明，规律性的体育活动不仅能够减少心肌梗死（myocardial infarction，MI）的风险，同时也能显著降低死亡的风险。长期心血管不适与冠心病及死亡率紧密相关，是重要的独立风险因素。随着年龄的增长，根据最大氧气消耗量评估的心血管健康状况下降的趋势也变得越来越明显。

根据多项研究，包括一项长达 16 年的跟踪研究，适度的运动计划被发现能够显著降低心脏病患者的死亡风险。例如，坚持运动的高龄心脏病患者死亡率比缺乏锻炼的患者低 36%。此外，每天仅需 11 分钟的适度运动，就能将早逝风险降低 23%。研究对象包括那些因工作性质而久坐、患冠心病风险相对较高的个体。研究数据显示，每天 10～30 分钟低强度锻炼，能有效降低冠心病导致的早死风险。锻炼的效果以及心血管健康状况也与锻炼的强度密切相关，适度的运动强度对于老年人来说尤为重要。

老年人参与各种活动和锻炼，对于他们的心血管健康有着重要的影响。这些活动不仅能够帮助他们保持活力，还能在一定程度上降低心血管疾病的风险。

然而，值得注意的是，老年人在参与锻炼时，也面临着一系列的安全问题和潜在风险。这些风险涵盖运动伤害、过度疲劳，以及可能诱发的心血管问题，诸如心肌梗死等严重状况。因此，在鼓励老年人参与锻炼的同时，必须充分说明这些潜在的风险，并确保他们能够在一个安全的环境中进行锻炼。

（二）老年人参与活动与锻炼对心血管风险的影响

尽管老年人锻炼具有显著的好处，但他们的安全问题、可能引发的二次风险以及对健康的潜在损害也应得到充分说明。只有在全面了解风险与益处之后，才能期待产生积极的改变。老年人在挑选锻炼方式时，需根据自身健康状况和身体耐受力做出选择，避免过度激烈的运动，以防造成不必要的身体损害。

目前，心肌梗死的发病机制研究正在进行，旨在确定哪些活动可能触发老年人急性心肌梗死。一项研究指出，在剧烈运动后一小时内，心肌梗死的相对风险可上升至 12.7。剧烈运动时，心脏需更努力工作以满足身体对氧气和养分的需求，导致心跳加快、血压升高，心脏负荷加重。若存在心血管问题，如冠状动脉粥样硬化，剧烈运动可能促使粥样斑块破裂，引发血栓形成，堵塞冠状动脉，导致心肌缺血、缺氧，最终引发心肌梗死。相对风险是指两组不同人群在特定条件下发病率的比值，此处特指剧烈运动后人群与常规运动人群心肌梗死发生率的比值。相当于 6 个代谢当量（METS）的剧烈运动，包括慢跑、快走、网球、重体力园艺活动、铲雪等。而 2 小时内性活动（3～4METS）的心肌梗死相对风险为 2.5。

根据一项针对老年人心血管疾病的纵向研究"心血管健康研究报告"，79 岁女性若每周坚持剧烈运动 3 天，其心肌梗死风险略有上升，从 1.3% 增至 1.6%；而 90 岁男性组的风险也从 3.9% 增至 4.8%。值得注意的是，心肌梗死是一种严重的疾病，可能由多种因素引起，包括高血压、血脂异常、吸烟、饮酒等。保持健康的生活方式，如适量运动、均衡饮食、戒烟限酒，对于预防心肌梗死至关重要。随着时间的推移，这一风险会有所下降，因为规律性运动的人群中，剧烈运动引发心肌梗死的相对风险较低。实际上，规律性的锻炼能够降低老年人心肌梗死和死亡的风险。因此,鼓励老年人参与适度的体育活动,对于提高他们的生活质量,预防心血管疾病具有重要意义。

二、骨质疏松

(一) 风险因素

随着年龄的增长,骨质流失成为普遍现象。这一自然过程导致骨骼逐渐变得脆弱,从而使得骨折的风险显著增加,特别是在髋关节、脊柱和腕关节这些部位。骨质疏松发病率在不同性别、地域和种族间存在显著差异。大量科学研究表明,(有氧的、逐渐加强的)体力活动在女性绝经前期对于维持骨量具有积极的作用,而在绝经后期则能显著减缓骨质流失的速度。经常锻炼者,每年腰椎和股骨颈骨质流失率可降低约 1%。

(二) 锻炼的重要性

理想的锻炼方式应当包含一定的负重练习。这类练习的例子不胜枚举,包括散步、远足、慢跑、爬楼梯、网球以及跳舞等。尽管越来越多的研究显示,高强度的运动有助于提高或保持绝经前妇女和老年人的骨密度,但这类运动的风险也相对较高。对于骨密度较低的绝经后妇女而言,进行躯干屈曲练习而非躯干伸展练习,可能会增加楔状骨折或压缩骨折的风险。这是因为骨质疏松症患者的脊柱,特别是胸椎区域,含有较高比例的松质骨,这种结构在脊柱弯曲时容易导致不均匀的载荷分布,从而增加骨折风险。因此,选择适合自己的锻炼方式至关重要,它不仅能够帮助我们维持健康的生活方式,还能预防某些疾病的发生。锻炼形式多样,不仅限于健身房的高强度训练,轻松愉快的户外活动如骑自行车、游泳、团体运动等同样有效。这些活动能增强心肺功能,提升肌肉力量和耐力,促进社交,为生活增添乐趣。然而,在进行任何形式锻炼时,都应考虑到个人身体状况和健康目标,以确保运动的安全性和有效性。尤其对于老年人或有慢性疾病等特殊健康需求者,咨询专业健康顾问或物理治疗师,制定个性化锻炼计划至关重要。

(三) 年轻女性运动员与骨质疏松症

参与高强度运动的年轻女性(例如,长跑运动员、铁人三项运动员、芭蕾舞者)容易遭受与老年女性相似的多种负面影响。

1. 雌激素水平下降,与绝经后的状态类似

2. 月经异常

(1) 竞技性女性运动员中,50% 的人会出现这种情况,而普通人群仅为 5%。

(2) 月经量减少(月经周期不规律)。

(3) 闭经(月经功能停止)。

3. 骨质疏松症

即便进行高强度体力活动,骨质流失仍普遍,尤其在腰椎处明显。

应力性骨折的风险增加。这增加了她们晚年患骨质疏松症的风险。

三、膝关节骨性关节炎

(一) 功能表现

膝关节骨性关节炎患者步行慢、步幅短,踏地末期踝关节力量减弱,影响快速行走时的膝关节功能。在以 20 cm 步幅行走或下楼梯时,肌肉活动和肌肉协同激活会增加。然而,这一步伐高度对于老年人来说可能过高。双膝均受骨性关节炎影响的个体平衡能力较差,不及同龄健康人。Pandya 等人的研究指出,膝关节骨性关节炎会削弱个体躲避障碍的能力,增加趋向障碍的行动风险(痛苦越明显,风险越高)。在活动水平和功能性能(如自由步行试验、计时起走测试、定时楼梯性能)方面,接受全膝关节置换术的个体表现不如正常老年人。膝关节骨性关节炎患者相较于同龄的正常人群,存在以下问题:

(1) 家庭得分仅为 16%。

(2) 患有膝关节骨性关节炎的个体往往只能走较少的楼梯,且购物活动也相对减少。

(3) 膝关节骨性关节炎患者的运动参与度仅为无症状人群的十分之一。

患有骨性关节炎(OA)的个体行走速度仅为正常人的 62%。女性患者的肌肉耐力仅为正常人的 46%。值得注意的是,尽管有症状组在性能测试中表现不佳,但他们并未表现出更多的痛苦。

(二) 康复

膝关节骨性关节炎常导致患者仅参与低强度活动,这可能增加他们患心血管疾病的风险。过去,患者常被建议避免运动。然而,现在人们逐渐认识到,对于膝关节或髋关节骨性关节炎患者来说,参与运动是有益的。一项涉及 4 396 名 60 岁以上患有放射性膝骨关节炎个体的大型研究显示,无论是有氧运动还是持续性运动,都能改善功能、减轻疼痛,且不会加剧影像学上的关节炎症状。Petrella 指出,运动能增强体能和活动能力。康复训练有助于防止膝关节骨性关节炎恶化至晚期,从而避免进行全膝关节置换术。具体有效的康复方法包括:

(1) 股四头肌等长收缩训练。

(2) 监督下的行走训练。

(3) 常规的有氧运动。

患者对治疗的自我效能感的提升,可以最大化地提高治疗效果。结合心理-社会方法与运动,比单独使用任何一种方法都更为有效。Keefe 等人的研究表明,配偶参与的应对技能训练能够显著提升膝关节骨性关节炎的治疗效果。

四、全膝关节置换术

(一) 人口统计学特征

髋关节和膝关节置换手术通常适用于 65~80 岁的患者群体。然而,这种手术现在也适用于年龄在 40~90 岁的个体。特别值得注意的是,在四五十岁的患者中,聚乙烯植入物的无菌性松动现象更为常见。此外,女性植入物的存活率普遍高于男性。

(二) 术后恢复预期

通常情况下,患者在手术后 1 周疼痛会开始减轻。Rissanen 等的研究表明,在全膝关节置换术后 2~5 年,患者的疼痛强度可减少 55%。然而,尽管 Noble 的研究表明,接受全膝关节置换术的患者与未接受手术的同龄同性别个体相比,仍可能经历一定程度的残疾,但临床实践中,膝关节置换术通常旨在缓解疼痛、改善关节功能,并且在大多数情况下,患者在积极地治疗和康复训练后,不会留下长期的残疾。全膝关节置换术后,预期的残余功能障碍包括:跪下、蹲下、横向移动、转身、切向运动、搬运重物、拉伸、腿部力量减弱,以及在进行网球、跳舞、园艺和性活动时的困难。

尽管所有接受人工全膝关节置换术(TKA)的患者在监督下都能跪下,但他们的跪下能力通常不如观察到的能力。跪姿困难的患者主要受限于瘢痕疼痛和背部问题。Noble 还指出,全膝关节置换术的患者在游泳、骑自行车、打高尔夫球等方面,其能力与无症状的同龄人相似。

计时起走测试、6 米步行时间、上楼梯运动表现及肌电图评价均显示,多数 TKA(全膝关节置换术)患者术后仍存在术前已存在的功能缺陷。具体缺陷表现为:髋关节灵活性异常增高,而膝关节及腕关节灵活性则有所下降。因此,建议进行更多的术后康复治疗来解决这些功能缺陷。

(三) 康复过程

根据 Munin 的研究以及相关文献的分析,早期康复治疗(在 3 天内开始)相较于常规护理,能够显著提升脑血管病患者的生活质量和肢体运动功能,同时提高患者对护理的满意度。康复组的住院时间更短,总医疗费用更低,且能更快实现目标功能。

五、髋关节骨关节炎

髋关节是人体中非常重要的一个关节,它连接着大腿骨和骨盆,负责支撑身体重量以及实现腿部的运动。髋关节骨关节炎是一种常见的关节疾病,它主要影响到人体的髋关节部位。髋关节骨关节炎的患者在日常生活中会遇到许多困难,尤其是在进行一些需要髋关节参与的活动时。

(一) 功能

髋关节炎患者通常会表现出一些功能障碍,其髋关节强度低于年龄相匹配的健康人群,且与对侧髋关节相比,肌肉萎缩现象明显。在骨性关节炎(OA)的晚期阶段,患者会出现严重的心血管功能失调,并且步行方式也会发生改变。记录数据显示,与一般人群相比,接受全髋关节置换术(THR)的患者在身体和社会功能方面可能面临更多挑战,但综合康复干预措施已被证明能有效促进 THR 后患者的功能恢复和日常活动能力。与同龄同性别健康对照组相比,终末期髋关节骨关节炎患者的髋关节肌肉力量大幅下降,具体而言,大腿伸肌力量仅为正常人的 51%，大腿屈肌力量为 68%。此外，髋关节炎患者在进行如上下楼梯、蹲下或站立等日常活动时，可能会感到明显的疼痛和不适，因为这些活动对髋关节造成了较大负担。

（二）锻炼

研究显示，为 55 岁以上的髋关节骨关节炎患者设计的为期 8 周的高强度训练计划，结合生活方式指导，已被证实能有效缓解疼痛、改善髋关节功能、减少自我报告的残疾程度，并提升性能，如计时起走测试。例如，一项研究指出，膝关节炎患者通过增加髋部强化运动，如阻力型举重，可以显著改善行走功能。此外，常规的有氧运动也被证明是有益的。有氧运动如快走、游泳或骑自行车等，可以增强心肺功能，改善血液循环，同时也有助于减轻关节的负担，减少关节疼痛。对于髋关节骨关节炎患者来说，定期进行适度的锻炼，不仅可以提高生活质量，还能在一定程度上延缓疾病的进展。

六、全髋关节置换术

（一）恢复期望

全髋关节置换术（total hip replacement，THR）后，大多数患者会在术后 3~5 天开始感受到疼痛的缓解，而术后一周内疼痛通常会明显减轻。术后 3 个月，患者开始体验到显著的改善，但完全恢复可能需要更长时间，根据个体差异，一些患者可能需要 1~2 个月，甚至更长时间。根据 Rissanen 的研究，全髋关节置换术患者在术后 6 周内，疼痛强度平均减少了超过 70%。这一数据为患者提供了术后恢复的积极预期，同时也为医生评估手术效果提供了参考依据。

然而，手术的成功与失败在患者和医生之间有着不同的期望和定义，因此评价标准也存在差异。医生通常将需要进一步修复的情况视为手术失败，而患者则认为，只要疼痛依旧存在、功能受限，或者实际获得的疼痛缓解未达到术前预期，手术即为失败。患者对医生的满意度在很大程度上受术前对症状改善和功能恢复期望的影响。若依据患者对手术失败的界定（即满意度）来衡量，则有 20% 的 THR 被视为失败；反之，若按外科医生标准，即是否需要再次修复，则失败率仅为 7%。这一差异凸显了医患之间在手术期望和评价标准上的不同视角。

全髋关节置换术的成功与否，通常依据修复率或综合评估疼痛减轻、行走能力、关节灵活性以及影像学结果的评分系统来判定。THR 术后可能出现的残余功能障碍包括：行走时双脚站立时间明显长于正常人、步行速度较慢，以及在双脚站立阶段身体会轻微向患侧倾斜。残余功能障碍需借助康复训练和辅助器具来改善，促进患者日常生活适应。

根据医疗保险所提供的详尽数据，我们可以发现一个引人深思的现象：在所有髋关节置换手术中，有超过一半，即 52% 的手术是由那些每年进行此类手术次数不超过 10 次的医生所完成的。这一数据与髋关节置换手术的普遍性和手术次数的限制相关，例如，根据相关研究，髋关节置换手术一般情况下可以进行 1~2 次，具体次数需要根据患者病情以及身体状况而定。同样，在髋关节修复手术方面，伊利扎诺夫髋关节重建术等先进技术的应用使得手术成功率显著提高,根据相关研究,术后恢复良好的比例高达77%。这些医生可能在其他领域有着丰富的经验,但在髋关节手术方面,他们的经验相对较少。医院统计数据也显示,手术量与医院规模或专业程度不成正比。

此外,关于发病率和死亡率的数据,研究显示髋关节置换手术的发病率为1%～2%,死亡率低于1%。这些数据揭示了一个与医院手术量之间存在反比关系的有趣现象,即手术量较大的医院可能由于经验更丰富、技术更成熟,从而降低了这些风险。也就是说,那些手术量较大的医院,其患者的发病率和死亡率往往较低。这可能是因为手术量大的医院拥有更多的经验丰富的医生,以及更先进的医疗设备和更完善的术后护理流程。

对于患者来说,在全髋关节置换术后,一旦他们感到安全,便可以开始准备出院。这一过程不仅依赖于患者自身的恢复情况和自信心,还依赖于来自家人和朋友的大力支持和鼓励。社会支持网络对患者康复至关重要,能加速术后适应,减轻焦虑抑郁,全面促进康复进程。

(二) 康复训练

根据 Berge 的研究,未接受康复训练的患者疼痛强度降低了43%,而接受康复训练的患者疼痛强度减少了55%,这与康复训练在慢性疼痛管理中起到的积极作用相一致。尽管功能改善不明显,但生活质量有所提升。手术效果最佳的案例出现在那些参与了术前康复训练的患者中,术前康复训练的步骤及其预期达成的效果。

(1) 体格强健的患者在手术后恢复得更快。

(2) 参与术前康复的患者平均住院4.2天,而未参与者则需7.2天。

(3) 术前髋关节强度是住院时间的一个独立预测因素。

(4) 建议先进行30分钟的有氧或力量锻炼,接着进行30分钟的水疗池移动行走锻炼。

(5) 前5分钟作为热身。

(6) 与术前进行12周康复训练相比,术后进行24周的康复训练残疾率更高。

Maire 指出,在 THR 的术后康复训练中,除了针对下肢的锻炼外,上肢锻炼项目也被认为是有效的,有助于整体恢复。全髋关节置换术后进行被动的物理治疗可能会导致运动能力和身体状况的退化。上肢锻炼项目从术后1周开始,频率为每周3次,每次30分钟,持续6周。每节锻炼含6次5分钟练习,前4分钟低强度(通气阈值),最后1分钟高强度(最大允许力量)。

(三) 临床建议

(1) 建议避免髋关节过度弯曲至90度以上。

(2) 建议避免髋关节过度内收,超过身体中心线。

(3) 建议避免髋关节过度内旋。

七、身体虚弱

(一) 问题

年龄增长导致肌肉强度和质量不可避免地下降。四肢肌肉萎缩和巅峰力量、体力的流失是年龄增长和活动能力减弱的共同特征。近期研究揭示,通过增加运动(包括有氧运动和持续性运动)以及改善营养(如摄入适量的雌雄类激素和生长激素),可以有效减缓与年龄相关的肌肉减少症。例如,香港中文大学学者的研究发现,老年人坚持中高强度运动、少久坐和多吃水果蔬菜,显著降低肌少症风险。此外,美国心脏协会提出的 7 个心血管健康指标也与肌少症显著相关,保持健康体重、健康饮食使得肌少症发生风险降低 80% 以上。胰岛素抵抗与肌肉减少症的发展之间可能存在关联。与老年人常见的急性或慢性疾病相比,肌肉减少症带来的风险更大。随着年龄的增长,尽可能保持肌肉质量和蛋白质储备对于维持生活质量至关重要。医疗专业人士和公众虽关注年龄增长导致的骨密度变化,却常忽视肌肉变化的影响。然而,在评估跌倒、骨折风险以及整体福祉时,肌肉的变化显得尤为重要。

与体育活动和锻炼带来的益处相伴随的,是长期卧床休息导致的体能下降。McGuire 等人在 1966 年指出,一名 20 岁的健康男性如果 20 天完全静止不动,将会导致严重的去条件作用。研究显示,持续八周的特定训练项目,如瑜伽放松休息术或功能性训练,能够显著改善睡眠质量、动态平衡能力,并在分子水平上全面改变身体,从而逆转卧床休息的负面影响。针对这群人的追踪研究表明,20 天卧床休息导致的去条件作用相当于久坐不动的人 30 年累积的影响,表现为体重显著增加(25%),身体脂肪率翻倍(100%),以及最大需氧量、最大心率、最大搏出量的减少。此外,为期 6 个月的耐力训练项目有助于改善因 30 年久坐不动导致的去条件作用。

从这些研究中我们可以得出结论:卧床休息 20 天对身体的负面影响等同于连续 30 年久坐不动;其条件作用是可以通过适当的训练逆转的。

身体虚弱程度(依据步行速度评估)是与潜在残疾显著相关的唯一因素。一份最新的报告发现,持续的身体活动是老年人在新近进入残疾人社区后能否成功恢复日常生活相关功能(例如,沐浴、更衣、室内行走、座椅间移动等)的一个独立预测指标。

(二) 干预措施

Gill 及其团队针对那些身体虚弱的老年人开展了一个为期六个月的居家运动项目,这些老年人是被计划驱逐出居住环境的。以下两项测试被用来识别身体虚弱,它们是功能下降的预测指标:

(1) 快速行走(在 3 米的距离内尽可能快速地来回行走)。

(2) 单椅站立(无需用手辅助,从硬背椅或扶手椅上自行站立起来)。

评分标准:如果快走耗时超过 10 秒或者无法完成单椅站立,则被判定为虚弱。

若两项测试均未通过,则判定为严重虚弱;若仅一项未通过,则判定为中度虚弱。

该项目是基于家庭环境的,旨在识别身体功能的特定障碍。重点在于详细阐述这些障碍及其对个体日常活动能力的影响。会询问患者是否认可这些障碍,并愿意尝试克服。干预措施将被详细说明,同时也会询问患者对干预成功可能性的看法。患者的个人偏好将被明确考虑进干预计划中。

干预组将接受特定的锻炼,而对照组仅接受相关教育。在随后的 7～12 个月中,锻炼组在残疾程度、机动性和身体性能方面均有显著改善,这与荷兰科学家的研究结果一致,该研究发现每周运动至少 3 小时的老年人体内 NAD+ 水平接近健康的年轻人,表明运动有助于维持正常的肌肉功能并减缓肌肉衰老。在 7 个月时,日常生活能力(ADL)比教育组提高了

45%,在 12 个月时提高了 37%。在后续的跟踪研究中,Gill 发现锻炼组与教育组相比,并未增加不良事件的发生率。

Chandler 等人发现,针对脆弱社区老年人的下肢强化项目能够显著提升他们的机动性、从椅子上站起的能力、移动速度以及预防跌倒的能力。这一发现与近期研究一致,例如一项针对老年下肢骨折患者的研究表明,强化护理干预措施能够显著降低疼痛评分,提高生活质量评分,并减少术后并发症的发生率。此外,下肢康复训练系统也被证明能够帮助提升老年人的下肢活动能力和身体平衡能力,从而增强站立、行走和屈膝等动作的协调能力。一项针对 60~89 岁老年人下肢力量的测试研究进一步证实,经常进行体育锻炼的老年人下肢力量显著优于不经常锻炼的老年人。个体的障碍越严重,强化效果越明显。

八、椎管狭窄

(一) 诊断

椎管狭窄,作为一个医学术语,不仅指影像学检查显示的管道狭窄,而且意味着这种狭窄并不总是直接导致症状的出现。脊柱问题常导致患者活动能力受限,椎管狭窄患者可能会明显感到步行耐力减退。而缺乏活动能力本身也会增加心脏疾病的风险。椎管狭窄导致的神经性跛行是老年人中最常见的脊柱疾病之一,也是脊柱外科最常见的病因之一。实际上,超过 65 岁的患者接受下背部手术的数量正在迅速上升。然而,这些手术并非没有风险,心血管并发症是导致手术死亡的主要原因。

步行时腿部疼痛是椎管狭窄的一个典型症状,但这个症状需要与血管性跛行相鉴别。行走疼痛在弯腰时是否得到缓解是区分椎管狭窄和血管性跛行的一个重要依据。椎管狭窄患者的踏板运动试验表现通常比自行车运动试验表现差,而血管性跛行患者则不会。在术前进行 20 分钟的踏板运动试验测试时,有高达 88% 的椎管狭窄患者症状会加重。相比之下,只有 41% 的患者在 10 分钟的握把骑自行车测试中症状明显加重。在手术后 2 年的重复测试中,踏板运动试验测试结果有显著改善,而自行车测试则没有。

(二) 潜在的并发症

根据临床研究,椎管狭窄的患者中约有 40% 会经历并发症,但其中仅约 12% 的患者会遭遇严重的并发症。Deyo 的研究发现,如果手术包括关节融合,患者的发病率会增加,住院时间也会延长。

(三) 结果

Atlas 等人比较了椎管狭窄的保守治疗与手术治疗的效果,发现 8~10 年后,在下背部疼痛缓解、主要症状改善和满意度方面,手术治疗与保守治疗效果相当。然而,手术治疗的患者在腿部症状缓解和背部功能改善方面表现更佳。Simotas 等人针对一组手术治疗候选患者实施了一种基于弯曲的稳定性训练项目,并配合镇痛和硬膜外类固醇注射。经过 3 年的随访,80% 的患者对治疗效果表示了一定程度的满意。治疗效果与脊髓狭窄程度无显著相关性。年龄和侧凸畸形程度均与较差的治疗效果呈正相关。Katz 的研究显示,在对接受腰椎管狭窄手术的患者进行的 10 年长期跟踪中,约有 70% 的患者对手术效果表示满意,并愿意考虑再次接受手术。根据 Padua 等人的数据,在椎管狭窄手术 4 年后,尽管疼痛有所改善,但与生活质量相关的物理方面仍显示出严重损害。此外,术前和术后的肌电图也没有显著差异。手术并发症受多种因素影响,诸如脊髓狭窄程度、女性患者身份以及较高的 Waddell 非器质性症状得分等。

Katz 及其他研究者认为,术前自我评估健康状况良好或优秀的患者,术后往往表现出更强的行走能力、症状更轻微,且手术满意度更高,这已成为评估术后恢复效果的关键预测因素。研究者们通过深入的研究和分析,得出了一个重要的结论,那就是术后并发症是导致恢复效果不理想的一个主要风险因素。Hurri 及其研究团队发现,在众多影响治疗选择的因素中,包括治疗选择(保守治疗或手术)、年龄、性别、身体质量指数等,通过 Oswestry 指标衡量的椎管狭窄程度与残疾的相关性是最高的。Mariconda 等人在他们的研究中指出,椎管直径对保守治疗的效果有影响,但对手术治疗效果似乎没有显著的影响。手术治疗效果不佳的患者中,女性占比较高,但这与椎管狭窄程度无直接相关性。Sprat 对腿部疼痛、行走时的疼痛以及 Waddell 非器质性体征等治疗效果进行了深入的研究,发现有 58.3% 的患者在治疗后被认为是成功的。研究者们通过精确的逻辑回归分析,确定了 Waddell 非器质性体征(NOS)为唯一显著的风险因素。这表明,在器质性病变高度复杂的疾病如椎管狭窄中,患者的行为表现对于评估治疗结果同样具有重要的参考价值。

鉴于长期数据分析和研究结果已明确表明,手术治疗在某些情境下相较于保守治疗能显著改善疗效,因此,手术治疗前推荐保守治疗的做法是否恰当,值得深入探讨。这无疑是一个需要我们深入探讨和思考的问题。Amundsen 及其研究团队在他们的研究中指出,尽管手术治疗在效果上略胜一筹,但是,如果患者在经历了一段时间的保守治疗,比如 3~27 个月,并且该保守治疗未能取得预期的成功之后,再转而选择手术治疗,那么最终的治疗结果与那些直接接受手术治疗的患者相比,并没有显示出明显的差异。基于这样的研究发现,保守治疗显然是一种值得认真考虑的治疗选项。因为,保守治疗不仅未降低手术治疗的效果,还为患者提供了更安全的选择,特别是年长的患者,因手术治疗常伴随医源性风险,如手术并发症、恢复期延长及潜在健康问题,而保守治疗则有效规避了这些风险。

九、劳累风险评估

(一) 美国运动医学会(ACSM)和美国心脏协会(AHA)风险评估的建议

随着锻炼和身体活动的益处变得日益明显,认识到与活动相关的风险同样重要。无症状心肌缺血,又称为隐匿性心肌缺血,影响着 200 万~500 万人,是冠心病中非常普遍且严重的问题。因此,对无症状个体进行筛选,以避免活动导致心脏并发症,显得尤为重要。ACSM 和 AHA 发布了与运动性活动相关的危险因素筛查指南。

(二) ACSM 和 AHA 的风险限制

1. 评估建议
ACSM 和 AHA 均建议,老年人在开始剧烈运动及参与中度运动前,均应进行运动负荷试验。但需注意,多数测试项目并不适合75岁以上老年人。因此,在评估身体过劳风险时,需根据年龄因素复核测试适用性。

ACSM通过最大氧消耗率(VO_{2max})区分运动强度,但老年人最大需氧量测量困难,且数学统计在此群体中不够精确。而AHA指南则以最大能力定义运动强度,却未详述评估方法。Gill认为这些准则适用于特别针对青年人和中年人低过劳风险因素,而不适用于老年人。

超过75岁的人参加运动负荷试验的一个主要问题是:众多患有无症状冠状动脉疾病(CAD)的老年人在测试中会被检出,并因此被建议接受具有创伤性的心脏手术。然而,实际上并无确凿证据表明这种积极的评估和治疗手段对提升他们的健康状况有益,相反,还可能带来医源性风险。

还有另一个因素限制着老年人参加运动负荷测试。大多数老年人都无法很好地完成踏板运动试验。仅有26.4%的75岁以上老年人,在没有已知心血管疾病、医学禁忌或物理损伤的情况下,能够完成达到最大运动量的测试,这里的最大运动量指的是持续至少2分钟、换气比值达到1.10及以上的运动量。最大运动量在这里指的是最少持续2分钟、换气比值为1.10及以上的运动量。

因此,老年人普遍存在的无症状CAD和难以完成运动负荷测试,成为希望促进老年人体育运动的卫生保健提供者建议将这一测试作为老年人参与体育活动的先决条件的主要障碍。

二维超声心动图(例如,甲氧基异丁基异腈或多巴酚丁胺超声心动图)被建议用来筛选将进行老年脊柱手术的患者的无症状心脏病。相当数量的准备手术治疗腰椎管狭窄的患者(18%)被发现有冠状动脉疾病的证据。对于即将接受脊柱手术的患者进行此类测试,在资源利用上或许看似合理,但其实际效用却令人质疑——毕竟,以如此高昂的成本来筛选是否适合开始锻炼计划的患者,其性价比值得深思。

2. 身体活动健康检查
(1)体力活动准备问卷(PAR-Q)。
(2)识别哪些患者不适合进行身体活动或应该有医疗建议。
(3)评估可能预示着心肺疾病或冠状动脉疾病存在的迹象与症状。

3. 暗示的心肺疾病的迹象和症状
(1)缺血性疼痛,包括胸部、颈部、颚部、手臂不适。
(2)在休息或轻度用力时呼吸急促。
(3)头晕或晕厥。
(4)端坐或阵发性夜间呼吸困难。
(5)踝关节水肿。
(6)心悸或心动过速。
(7)间歇性跛行。
(8)心脏杂音。
(9)在进行日常活动时表现出异常的疲劳感或呼吸急促现象。

4. 冠状动脉风险因素
(1)年龄:45岁以上的男性,55岁以上的女性。

（2）家族史：心肌梗死，哥哥或父亲年龄小于55岁时突然死亡，母亲或姐姐65岁以下突然死亡。

（3）当前吸烟。

（4）高血压：超过140/90 mmHg。

（5）高胆固醇血症：血清总胆固醇含量超过200 mg/dl或高密度脂蛋白胆固醇低于35 mg/dl。

（6）糖尿病。

（7）长期保持久坐不动的生活习惯。

（三）Gill 关于筛选老年人活动疲劳的心脏风险的建议

鉴于运动对老年人确实有益，同时心脏过劳的风险因素确实存在，进行某种形式的评估是必要的。例如，通过健康管理综合干预加强监测，可以显著提高老年心血管疾病患者的生活质量，如在一项研究中，综合干预组在心血管知识知晓水平、健康行为评分、自我管理水平、心血管风险事件发生率以及生活质量评分上均显示出优势。VO_{2max} 标准并不适合作为评估老年人运动能力的标准。最大心率、心率储备及主观劳累感知评级虽可能有效，但研究尚不充分。药物负荷试验结合核素显像能检测无症状心肌缺血，但因其高昂成本和优点的不确定性，实用性受限。尽管存在这些问题，医疗标准也缺失，Gill提出以下建议评估没有无症状性心血管疾病史的老年人。

1. 完整的病史和体检发现心脏运动禁忌

（1）过去6个月内有心肌梗死。

（2）心绞痛。

（3）充血性心脏衰竭症状。

（4）双边啰音。

（5）呼吸急促。

（6）休息收缩压大于110 mmHg。

2. 胸痛或由以下任一项触发的气短

（1）步行15米。

（2）爬一层楼梯。

（3）转圈1分钟。

（4）从检查桌上起坐（1分钟）。

3. 静息心电图

（1）新出现的Q波。

（2）ST段凹陷。

（3）T波倒置。

有心血管疾病的人应该进行风险分层，运动的风险与收益都应该被考虑到。若识别出风险因素，未经心脏专家许可，不建议患者无监督锻炼。Gill认为，在无风险因素的情况下，患者参与无监督的低强度锻炼，其益处通常超过潜在风险。

4. 初始风险分层

（1）显然健康：无症状，不超过一个主要的冠心病危险因素。

（2）增加的风险：心肺疾病症状，两个或两个以上的冠心病危险因素的症状。

十、针对老年人开展轻度至中度锻炼活动的建议

根据 Gill 的观点，所有久坐且未被诊断出心血管问题的老年人应参与适度的锻炼项目，如游泳、慢跑、散步、骑车等，以温和至稍剧烈的强度进行，每周 3～5 次，每次 30～60 分钟，以保证心血管得到有效锻炼。这些项目包括：

（1）步行训练。

（2）平衡练习。

（3）太极拳。

（4）自由行走。

（5）利用弹性管或脚踝配重进行下肢耐力训练。

建议在任何锻炼活动中都应接受适当的技术指导，并至少在一次锻炼过程中接受监督。运动的强度和剂量应根据个人的耐受力逐步增加。下肢耐力训练应包含热身和冷却环节，同时，鉴于老年人常见的平衡、听觉及视觉障碍，为确保安全，这些因素在训练设计中均需予以考虑。同时，应考虑气候变暖对疲劳和虚弱的影响。

若出现以下症状，个体应保持警觉：

（1）胸痛。

（2）呼吸急促。

（3）头晕。

若出现上述症状，患者应立即休息。若这些症状持续或反复出现，应立即就医。

当患者能够轻松应对低强度锻炼后，逐步增加至中等强度锻炼便成了一个可行的选择。例如：

（1）使用器械进行力量训练。

（2）快走。

（3）游泳。

（4）骑自行车。

务必注意，锻炼初期最好在专业人士的指导下进行，同时，定期检查血压和心率也是必不可少的。

心脏异常反应可能包括：

（1）收缩压至少下降 20 mmHg。

（2）收缩压至少上升至 250 mmHg。

十一、总结

众多医疗专家建议患者戒烟、控制体重，但同样重要的是减少久坐不动的习惯。研究显示，久坐不动超过 6 小时会显著增加 17 种慢性病的风险，包括心血管疾病和死亡风险。身体活动的替代可以显著降低这些慢性病的发生风险。传统观念认为，只有当运动强度达到最大心率的 60%～80% 时，才能对健康产生积极影响。不过，现代研究表明，即便是以每小

时 5 千米的速度悠闲散步,也对健康有着显著的益处。此外,运动无需一次性完成;例如,分 3 次进行,每次 10 分钟的步行同样有益健康。

锻炼对各个年龄段的人来说都极为重要。然而,随着年龄的增长,过度劳累所带来的风险也随之增加。因此,进行与年龄相匹配的劳累风险评估是必要的,这有助于了解提升个体活动水平的好处与潜在风险。多项研究和综述报告表明,经常参与体育锻炼的老年人在心血管健康、肌肉力量、骨骼密度以及心理健康等方面均表现出积极的改善。例如,有规律的体育运动可以有效减缓阿尔茨海默病的发病风险,改善脑血管损伤,降低血脂水平,保持血压稳定,从而预防心血管疾病和血管性痴呆。此外,运动还能增强肌肉细胞的增长,提高肌肉的力量和耐力,延缓肌肉衰老,对骨质疏松症和关节炎等疾病也有预防作用。推广适合老年人的自我管理策略,可以有效降低慢性疾病的影响,并缓解与年龄相关的身体衰退。

为了激励老年人积极投身于运动之中,社区与医疗机构应当采取一系列多元化的鼓励措施。举例来说,可以特别设计一些适合老年人的健身课程,这些课程需细致考虑老年人的体能局限性以及可能存在的健康隐患。此外,通过为老年人量身定制运动计划,并紧密结合他们的个人兴趣与实际能力,可以显著提升他们的参与热情与运动成效。家庭成员和照护者在支持老年人运动方面也扮演着重要角色。家庭成员与照护者可以积极鼓励老年人参与诸如园艺、轻松的家务劳动等户外活动,这些活动在促进身体健康的同时,还能有效增强他们的心理素质。同时,定期的健康检查和与医生的沟通,可以帮助老年人制订和调整运动计划,确保运动的安全性和有效性。

参 考 文 献

[1] 王保平,赵斌.老年人体育锻炼现状及其对老年人心血管功能指标的影响[J].中国老年学杂志,2020,40(5):1005 - 1007.

[2] 汪凤兰,张小丽,郝晶,等.老年膝骨关节炎患者运动锻炼自我管理行为及影响因素调查[J].中国康复理论与实践,2014,20(3):295 - 297.

[3] 尹诗琴,李方卉.体育锻炼对老年人骨质疏松的影响研究综述[C]/2022 年首届"一带一路"国际合作高峰论坛交流大会论文摘要集.中国体育科学学会体能训练分会,2022:2.

[4] KATZ J N, ZIMMERMAN Z E, MASS H, et al. Diagnosis and Management of Lumbar Spinal Stenosis: A Review [J]. JAMA, 2022,327(17):1688 - 1699.

[5] CAVALCANTE D de F B, BRIZON V S C, PROBST L F, et al. Did the Family Health Strategy have an impact on indicators of hospitalizations for stroke and heart failure? Longitudinal study in Brazil: 1998 - 2013 [J]. PloS One, 2018,13(6):e0198428.

[6] CORNELISSEN V A, GOETSCHALCKX K, VERHEYDEN B, et al. Effect of endurance training on blood pressure regulation, biomarkers and the heart in subjects at a higher age [J]. Scandinavian Journal of Medicine & Science in Sports, 2011,21(4):526 - 534.

[7] CORNELISSEN V A, VERHEYDEN B, AUBERT A E, et al. Effects of aerobic training intensity on resting, exercise and post-exercise blood pressure, heart rate and heart-rate variability [J]. Journal of Human Hypertension, 2010,24(3):175 - 182.

[8] WATSON S L, WEEKS B K, WEIS L J, et al. High-Intensity Resistance and Impact Training Improves Bone Mineral Density and Physical Function in Postmenopausal Women With Osteopenia and Osteoporosis: The LIFTMOR Randomized Controlled Trial [J]. Journal of Bone and Mineral Research: The Official Journal of the American Society for Bone and Mineral Research, 2018,33(2):211 - 220.

[9] MURPHY N J, EYLES J P, HUNTER D J. Hip Osteoarthritis: Etiopathogenesis and Implications for Management [J]. Advances in Therapy, 2016,33(11):1921 - 1946.

[10] HALL M, VAN DER ESCH M, HINMAN R S, et al. How does hip osteoarthritis differ from knee osteoarthritis

[J]. Osteoarthritis and Cartilage, 2022,30(1):32 - 41.

[11] PUVILL T, LINDENBERG J, DE CRAEN A J M, et al. Impact of physical and mental health on life satisfaction in old age: a population based observational study [J]. BMC geriatrics, 2016,16(1):194.

[12] WOLF I A C, GILLES M, PEUS V, et al. Impact of prenatal stress on the dyadic behavior of mothers and their 6-month-old infants during a play situation: role of different dimensions of stress [J]. Journal of Neural Transmission (Vienna, Austria: 1996),2017,124(10):1251 - 1260.

[13] CORNELISSEN V A, ARNOUT J, HOLVOET P, et al. Influence of exercise at lower and higher intensity on blood pressure and cardiovascular risk factors at older age [J]. Journal of Hypertension, 2009,27(4):753 - 762.

[14] LURIE J, TOMKINS-LANE C. Management of lumbar spinal stenosis [J]. BMJ (Clinical research ed.), 2016, 352:h6234.

[15] CANOVAS F, DAGNEAUX L. Quality of life after total knee arthroplasty [J]. Orthopaedics & traumatology, surgery & research: OTSR, 2018,104(1S):S41 - S46.

[16] LOVELL D I, CUNEO R, GASS G C. Resistance training reduces the blood pressure response of older men during submaximum aerobic exercise [J]. Blood Pressure Monitoring, 2009,14(4):137 - 144.

[17] SELLEI R M, KOBBE P. [The coexistence of spinal canal stenosis in fragility fractures of the spine] [J]. Der Orthopade, 2019,48(10):837 - 843.

[18] KISTLER-FISCHBACHER M, WEEKS B K, BECK B R. The effect of exercise intensity on bone in postmenopausal women (part 2): A meta-analysis [J]. Bone, 2021,143:115697.

[19] CHUDYK A M, WINTERS M, GORMAN E, et al. Agreement Between Virtual and In-the-Field Environment Audits of Assisted Living Sites [J]. Journal of Aging and Physical Activity, 2014,22(3):414 - 420.

[20] CHAPMAN R F, KARLSEN T, RESALAND G K, et al. Defining the dose of altitude training: how high to live for optimal sea level performance enhancement [J]. Journal of Applied Physiology, 2014,116(6):595 - 603.

[21] KATZ J N, ARANT K R, LOESER R F. Diagnosis and Treatment of Hip and Knee Osteoarthritis: A Review [J]. JAMA, 2021,325(6):568 - 578.

[22] BONAIUTI D, SHEA B, IOVINE R, et al. Exercise for preventing and treating osteoporosis in postmenopausal women [J]. The Cochrane Database of Systematic Reviews, 2002(3):CD000333.

[23] VARAHRA A, RODRIGUES I B, MACDERMID J C, et al. Exercise to improve functional outcomes in persons with osteoporosis: a systematic review and meta-analysis [J]. Osteoporosis international: a journal established as a result of cooperation between the European Foundation for Osteoporosis and the National Osteoporosis Foundation of the USA, 2018,29(2):265 - 286.

[24] LAFIAN A M, TORRALBA K D. Lumbar Spinal Stenosis in Older Adults [J]. Rheumatic Diseases Clinics of North America, 2018,44(3):501 - 512.

[25] WEBB C W, AGUIRRE K, SEIDENBERG P H. Lumbar Spinal Stenosis: Diagnosis and Management [J]. American Family Physician, 2024,109(4):350 - 359.

[26] HUNTER D J, BIERMA-ZEINSTRA S. Osteoarthritis [J]. Lancet (London, England), 2019,393(10182):1745 - 1759.

[27] NELSON M E, REJESKI W J, BLAIR S N, et al. Physical Activity and Public Health in Older Adults: Recommendation from the American College of Sports Medicine and the American Heart Association [J]. Medicine & Science in Sports & Exercise, 2007,39(8):1435.

[28] DI MONACO M, VALLERO F, TAPPERO R, et al. Rehabilitation after total hip arthroplasty: a systematic review of controlled trials on physical exercise programs [J]. European Journal of Physical and Rehabilitation Medicine, 2009,45(3):303 - 317.

[29] BOLAM K A, VAN UFFELEN J G Z, TAAFFE D R. The effect of physical exercise on bone density in middle-aged and older men: a systematic review [J]. Osteoporosis international: a journal established as a result of cooperation between the European Foundation for Osteoporosis and the National Osteoporosis Foundation of the USA, 2013,24(11):2749 - 2762.

[30] PAPALIA R, CAMPI S, VORINI F, et al. The Role of Physical Activity and Rehabilitation Following Hip and Knee Arthroplasty in the Elderly [J]. Journal of Clinical Medicine, 2020,9(5):1401.